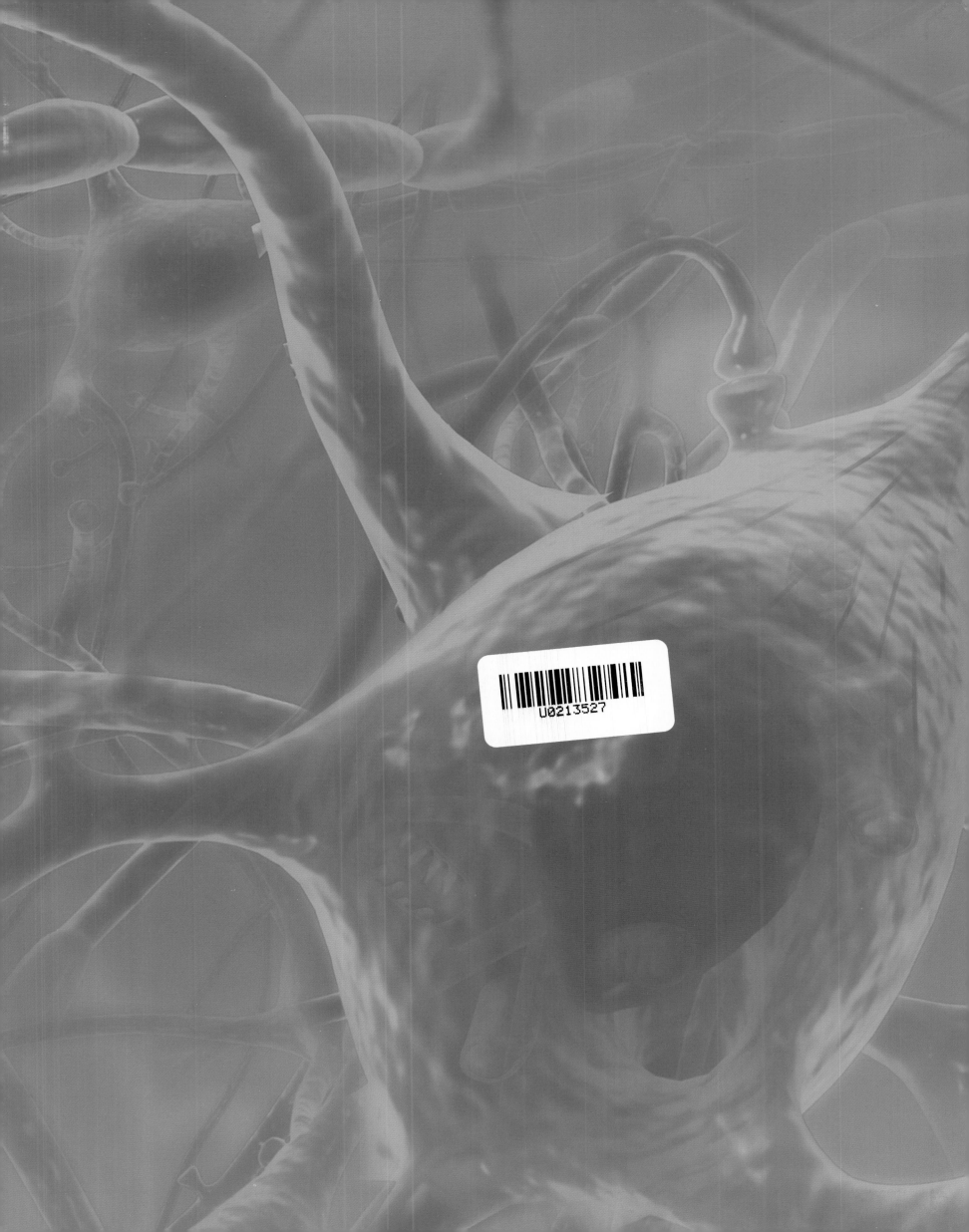

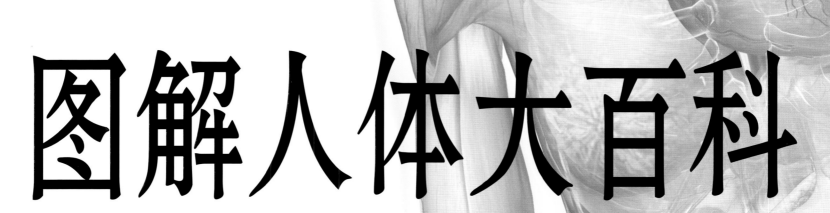

图解人体大百科

［美］贝弗莉·麦克米伦（Beverly McMillan） 编著

刘庆奎 译

北京出版集团公司
北京美术摄影出版社

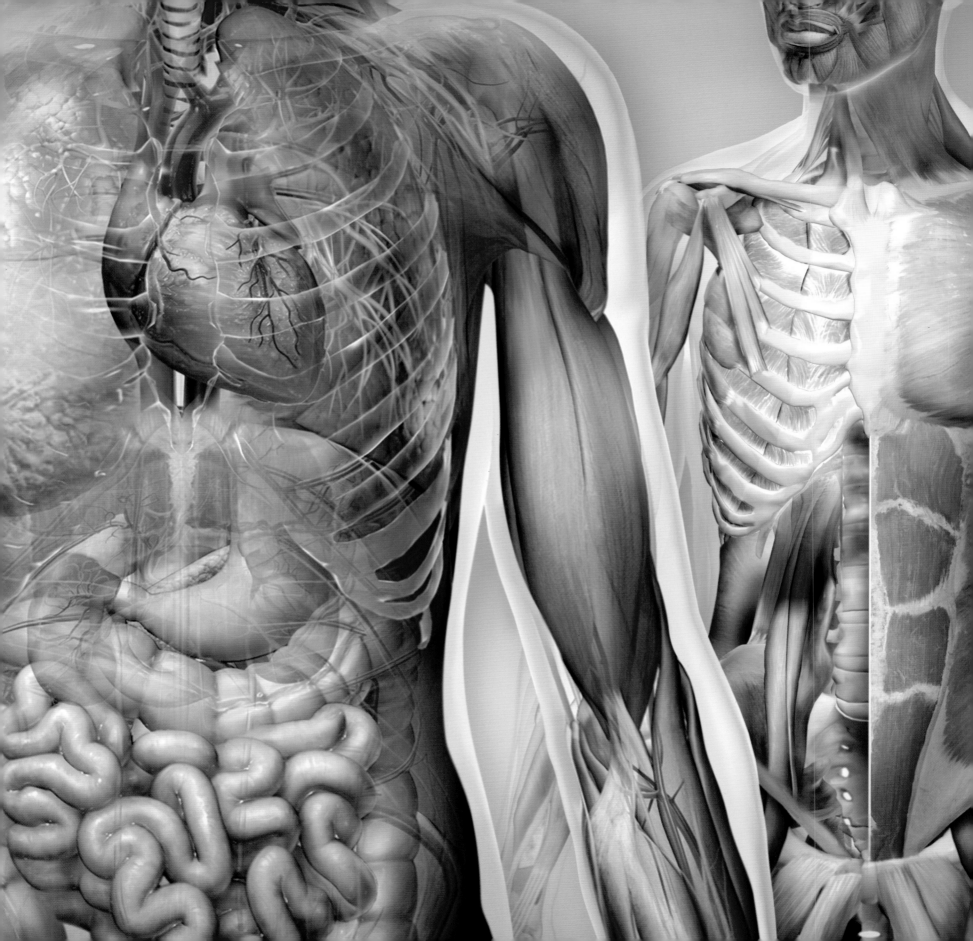

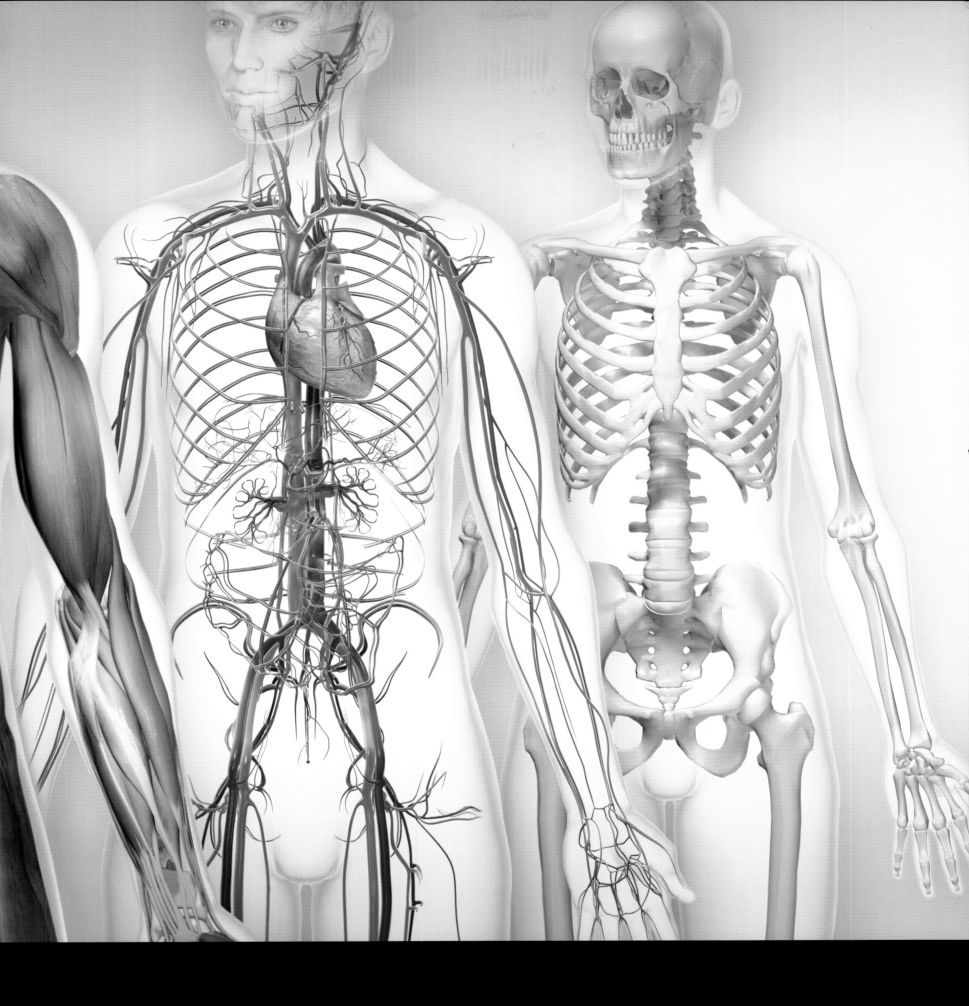

图解人体大百科

图书在版编目（CIP）数据

图解人体大百科 /（美）麦克米伦编著 ； 刘庆奎译 . —
北京 ： 北京美术摄影出版社，2013.6
书名原文：The Illustrated Atlas of The Human
Body
　ISBN 978-7-80501-515-6

　I. ①图… II. ①麦… ②刘… III. ①人体—图解
IV. ①R32-64

中国版本图书馆CIP数据核字（2012）第257629号

北京市版权局著作权合同登记号：01-2012-4089

Original Title:The Illustrated Atlas of The Human Body
Copyright © 2013 Weldon Owen Pty Ltd.

责任编辑：黄汉兵
执行编辑：范晓丽
审校编辑：阎珊珊　张　静
责任印制：彭军芳

图解人体大百科
TUJIE RENTI DA BAIKE

[美] 贝弗莉·麦克米伦　编著　刘庆奎　译

出　版　北京出版集团公司
　　　　北京美术摄影出版社
地　址　北京北三环中路6号
邮　编　100120
网　址　www.bph.com.cn
总发行　北京出版集团公司
发　行　京版北美（北京）文化艺术传媒有限公司
经　销　新华书店
印　刷　北京利丰雅高长城印刷有限公司
版　次　2013年6月第1版　2019年1月第4次印刷
开　本　267毫米×337毫米　1/8
印　张　35
字　数　420千字
书　号　ISBN 978-7-80501-515-6
定　价　168.00元
质量监督电话　010-58572393

高尔基体（右图）
这张彩色电镜图显示的是橘子中的高尔基体。高尔基体是几个细胞器之一，细胞器是细胞内的小器官。高尔基体可以行使细胞的中央供应系统的功能——将蛋白质和脂质加工修饰并运输到细胞内的其他地方，或把它们运出细胞之外。高尔基体是根据卡米洛·高尔基（Camillo Golgi）命名的，他是意大利内科医生和神经学家，他在1898年首次识别出此细胞器。

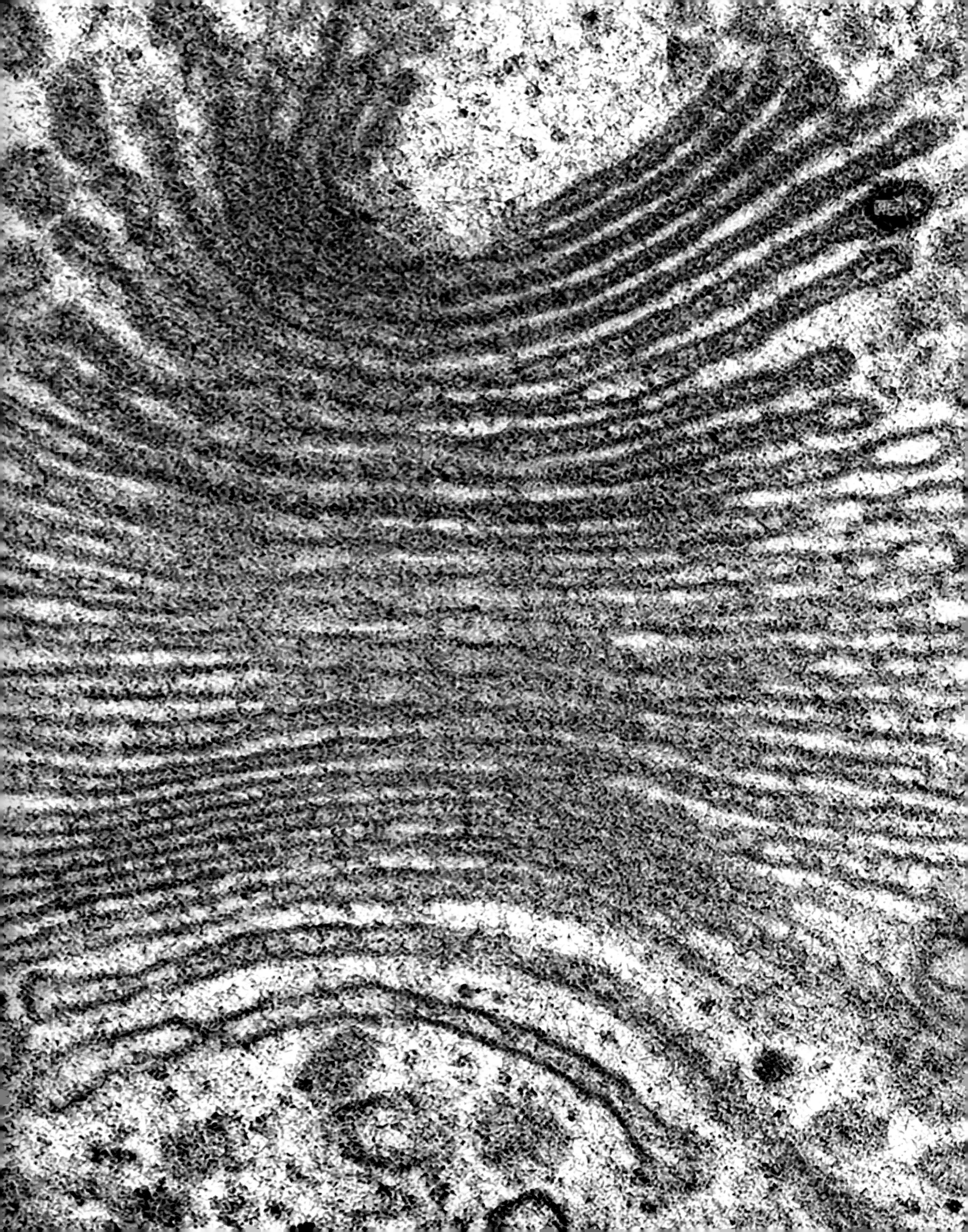

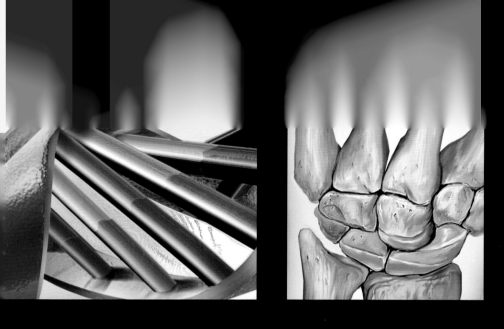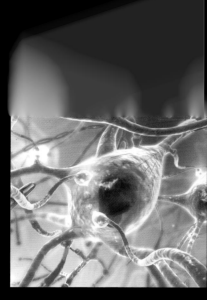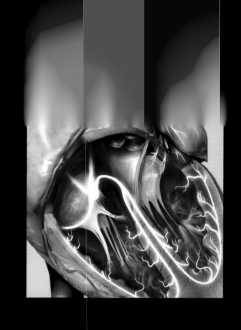

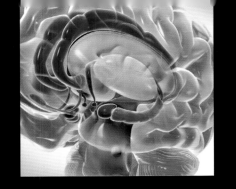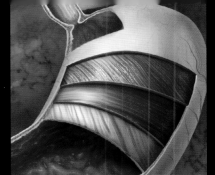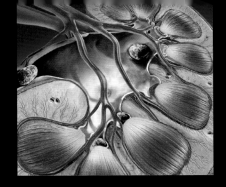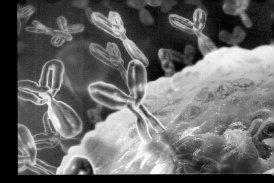

肾单位（图1）

这张彩色电镜图显示的是弯曲肾小管的内部结构，这是尿液形成的地方。连续不断的尿液流进集合导管中，并由集合导管将其运送到肾脏中的空腔，也就是肾盂。

神经元支持（图2）

这是一个少突胶质细胞的彩色电镜图，它是维系神经细胞轴突的细胞。它的主要功能是围绕轴突，产生起绝缘作用的髓磷脂鞘。

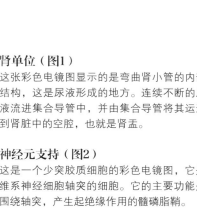

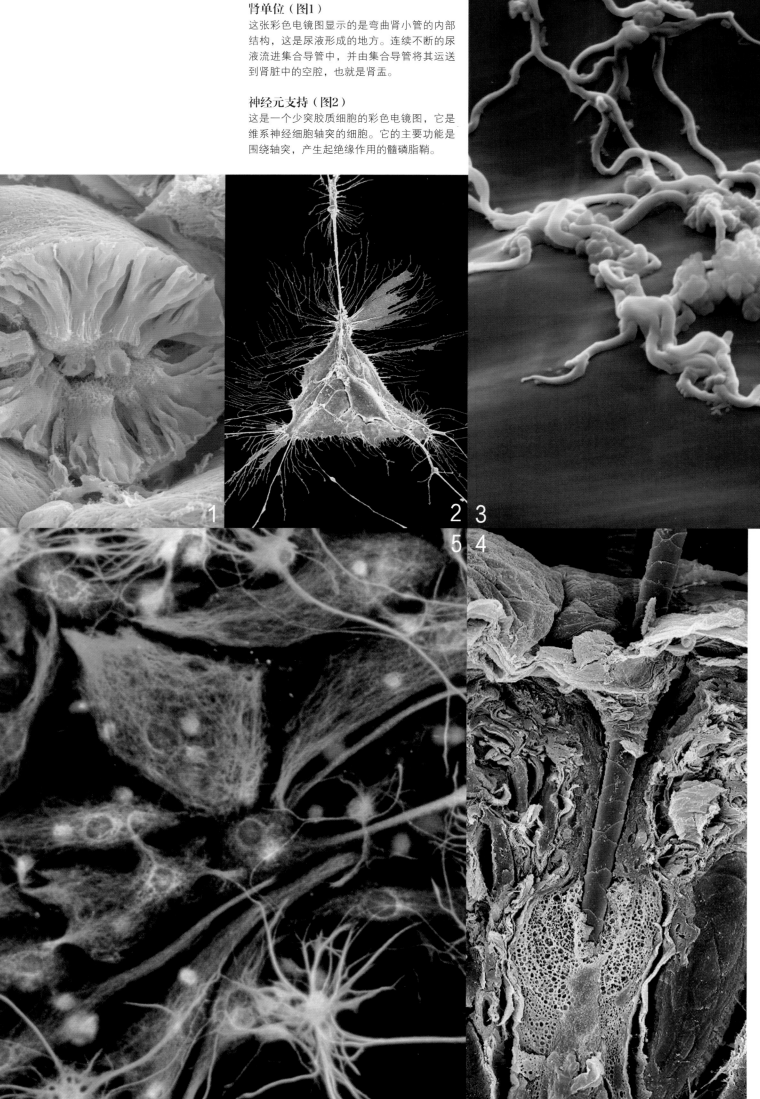

细菌（图3）

细菌以不同形状存在，有杆状的、螺旋状的。图中这些螺旋状的细菌叫作伯氏疏螺旋体，它可以引起莱姆关节炎。

皮脂腺（图4）

皮脂腺常见于毛囊根部周围，这张彩色电镜图显示了从皮肤表面穿出的一根头发，也显示了皮脂腺（下部中间位置的浅蓝区域）向毛发和皮肤上面分泌的多油皮脂。

神经组织（图5）

这张彩色电镜图，突出了星星形状的星形细胞，它是大脑神经组织的组成部分。它们都属于一种叫作神经胶质蛋白的细胞群，它们为神经元提供结构性和营养性支持。

前言

不分年龄和国别，不分性别和种族，全球几十亿人都有一个共同点——那就是都属于人类。尽管经过了多年的医学研究和进步，但身体机能的许多方面仍然是有待研究的课题。大脑是怎样思考的？身体为什么（怎样）衰老？人体怎样抵御疾病的侵袭？今天，卓越而先进的科学技术，正在帮助人们回答上述问题以及其他有关人体内部机能运转的问题。与之前相比，对身体结构和各器官机能中所出现的复杂现象有了更新、更深奥的理解。

这本《图解人体大百科》是让人们了解身体是如何发育、如何运转的一部必不可少的家庭用书。在这本书中，汇集了全世界实验室和医学研究方面的相关信息和资料。除了分别针对体内12个系统的多章内容之外，本书还探究了以下内容：重大疾病和功能障碍、诊疗方案的升级和拓展，以及有关干细胞研究、饮食障碍、组织培养和器官移植等方面的最新课题。

本书一开始就展现了超强的影像技术，这为医生和研究人员在活体内的检查和手术操作提供了基础和条件。第二部分展示了身体结构和机能的基本原理，具体包括细胞和组织、DNA和基础遗传学以及传染病感染的风险监测等章节。之后是关于身体每个主要系统的注解部分，具体又分成了几个章节，分别描述每个系统的主要构成以及相关的健康问题。总体而言，本部分对生理过程的变化进行了清晰描述，既包括呼吸、消化和心律，也包括神经系统和内分泌系统连续不断地对众多"生物事件"（biological event）的协调反应。还探索了人类的皮肤、肌肉和骨骼、泌尿系统、免疫系统以及"繁衍后代"的生殖器官等在维持人体生命中的关键作用。700多张醒目的图片，以及对身体系统和构成的精彩注解，也为本书丰富的内容增色不少。

经过学科专家、科教工作者以及生物学插图作家这些国际团队的构思和精心策划，这本《图解人体大百科》，为广大读者在人体——这个自然奇迹中提供了一次奇妙的启蒙和视觉之旅。

如何使用本书

　　本图集主要分为三大部分。第一部分是基本原理，包括人类生命最基本单位的简介纵览以及对人类构成危害的疾病和细胞突变的展示。第二部分是比较大的一部分，主要介绍人体系统，它展现了这些共同维持人体的生命系统的解剖和生理特征。还有一个参考资料部分，使这一图集更加完善。具体包括展示医学历史的大事记，解剖学和生理学术语汇编，以及鸣谢。

身体系统概览
每一小部分的开始都是对身体系统的一个简介和概览。在这些起首版面中包含有图解，它具体展示了构成每一系统器官的位置和结构，并对这些器官如何协调工作进行了解释和说明。

示意详图
这个放大的示意图对解剖学的复杂区域进行了必要的详尽反映

人体中的位置
通过"透视"的人体图片，显示系统和器官在人体中的相对位置，进而使读者对其在人体内整体上的定位有了更深入的了解

描述标签
这个提示标志包括附加的事实信息，以使读者对于示意图和照片有更深入的了解

简介
这段文字专门对解剖学和生理学内容的最突出特点进行简单清楚的概述

数据表
数据表简单解释了生理及其功能

医学影像
从显微摄影到正电子发射体层摄影术（PET），这一系列成像技术所拍摄的图片，显示了肉眼看不到的世界

信息框
这个文本信息框对世界医学方面的重要信息进行了更加详尽的讨论

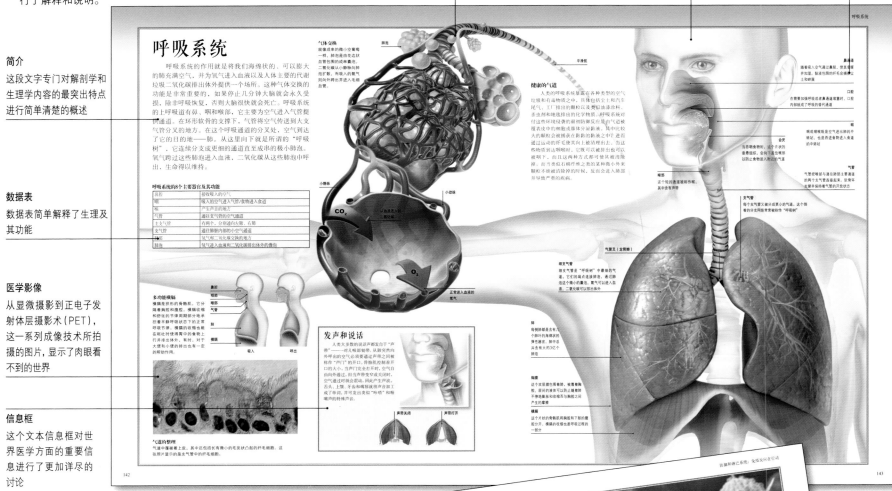

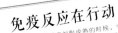

定位标志
这个定位标志标记着在整个人体内可以看到的每个系统的位置

照片
现在流行的幕后照片展示了医学事件，并为世界范围内的疾病和医学问题提供了一个真实的画面

示意图
通过更加鲜明的示意图片，阐明体内运转系统的解剖学和功能性特征，使读者对介绍系统有更清晰的了解

基本原理

这个部分提供了人体结构的总体情况。从一个单细胞内部的惊人复杂结构，再到组成人体12个主要系统的器官，这部分内容揭示了身体是如何协调运转的，也介绍了传染媒介和细胞突变对人体的威胁。

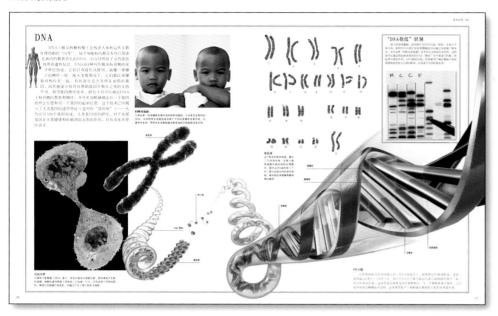

直观教具

示意图

这个图集的许多版面，都把重点放在了示意图的美观和技术精准度上。剖面图、分割图和放大示意图，甚至身体最边缘的区域，都进行了详尽和清楚的展示。

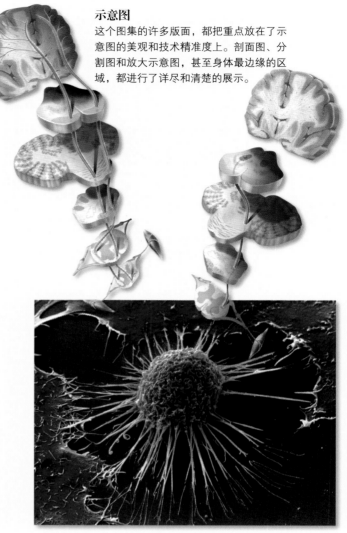

器官

在系统概览之后，逐个展示了每个系统的构成，并在文字和视觉处理上都具有一定的深度。与此同时，还解释了健康器官的功能及其在系统内和整个人体中的作用。描述清晰易懂，并提供了丰富的相关技术信息。

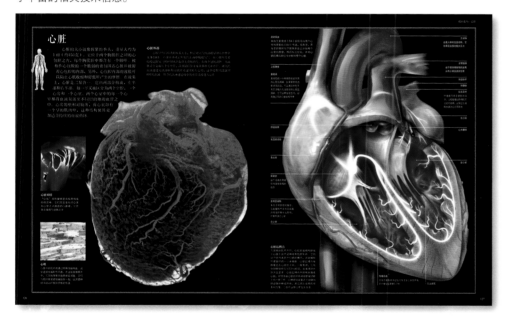

图片

从显微照片到放大图片，从世界范围内有代表性的专题再到疾病的威胁，都以图片方式进行了展示。照片美观、精准，让读者对身体结构和疾病有了真实直观的了解。

感染性疾病

病原体	侵袭感染模式	例子
细菌	通过有毒物质改变细胞形态或产生危险的免疫反应	莱姆病、淋病、肉毒杆菌中毒、梅毒、感染性休克、龋齿
真菌	通过酶类降解并消耗活性和无用的物质	酵母菌感染、香港脚、组织胞浆菌病、鹅口疮
寄生虫	把宿主细胞和组织作为营养源，也会产生危险的免疫反应	贾弟鞭毛虫病、肝吸虫、疟疾、其他蠕虫病
病毒	利用活体细胞进行自我复制，然后侵袭其他细胞，可能引起细胞癌变	SARS、流感、肺炎、脑炎、脑（脊）髓膜炎

疾病

每一小部分都以对所介绍人体系统健康功能的潜在威胁作为最后结论。从普通感冒到罕见的遗传疾病，这部分解释了人体是如何（为什么）被侵袭的，以及如何才能预防侵袭。其中也涉及了大量的最新诊断和治疗技术方面的相关信息。

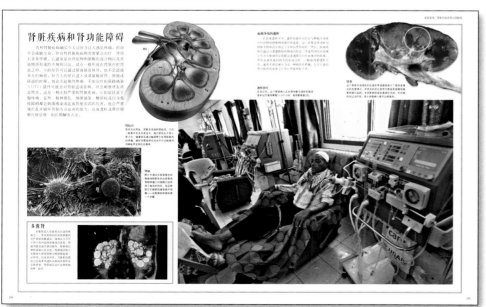

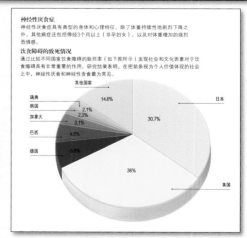

图表和示意图

对人体、疾病和公共健康方面的复杂信息，通过图表以及示意图等方式进行了简单明了的展示。示意图方式可以简化难懂的资料，概括生理过程的阶段，阐明难以用语言表达的具体问题。

人体影像

影像技术正在彻底改变着疾病诊疗和对人体机能的深入了解。X射线可以对类似骨骼和肿瘤的致密结构提供一个一般性的影像。在核医学领域，使用一种叫作放射性同位素的放射性材料，可以示踪体内某些物质的运动和分布范围。而超声波检查仪可以通过声波形成组织和器官的较低分辨率的影像。很多更先进的科学技术是把X射线、放射性同位素或核磁相互作用等功能互相结合成影像，再辅之以计算机分析和色彩加强技术的应用。具体有：计算机X射线断层摄影术(CT)、正电子发射体层摄影术（PET）以及核磁共振成像术（MRI）。每一成像技术都提供一种特殊类型的图片，例如，MRI可以提供软组织的高对比度的影像。在内窥镜检查方面，将一根内含光导纤维装置的可以灵活转动的探头通过身体开放处或小的切口插入体内，让医生直接观察并在体内直接操作手术。

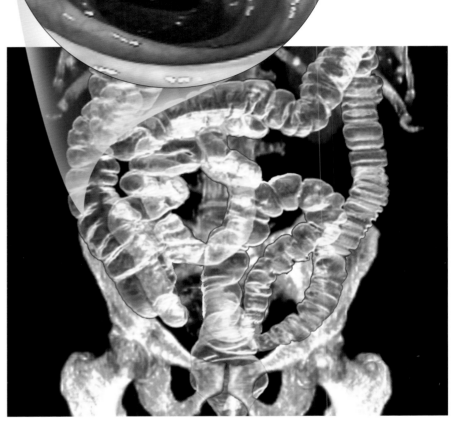

内窥镜检查
内窥镜通常是细小、中空而又非常灵活的管道，管道内含光源以及光导纤维观察装置，并与视频监视器相连。这张图片显示的是一个健康人的结肠。必要时可以通过这个管道插入远端控制的手术设备。

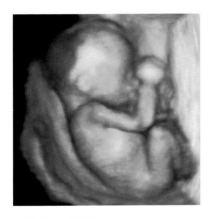

3D超声波检查仪
在超声波方面，脉冲声音的回声波能够形成图像。在常规应用方面，产科医生经常采用这种相对简单、无创伤的方法，在胎儿出生前，对于胎儿的生长和定位进行周期性的监测。在3D扫描方面，通过一台计算机操纵声波的数据，形成一个更加详尽的图像资料，详见这张妊娠中期的胎儿图像。

3D计算机X射线断层摄影术（CT）
使用3D计算机X射线断层摄影术（CT）（以前被称作CAT），就是通过病人周围旋转的装置将X射线打入人体。计算机可以针对重点部位，生成特别清晰的三维照片。这张是肠道的照片，肋骨和骨盆显现蓝绿色。

扫描电子显微镜（SEM）
扫描电子显微镜可以将电子束扫过样本表面。有时样本表面还要用薄薄的金或其他金属材料喷涂一下。计算机将电子信号转换成三维图像。这张扫描电子显微图片揭示了一个小血管的分层结构。

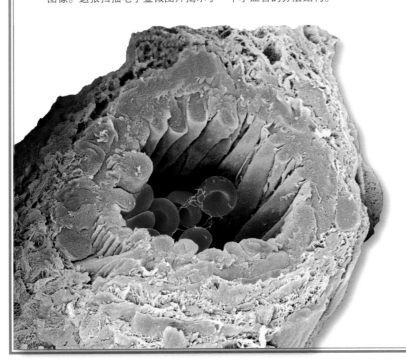

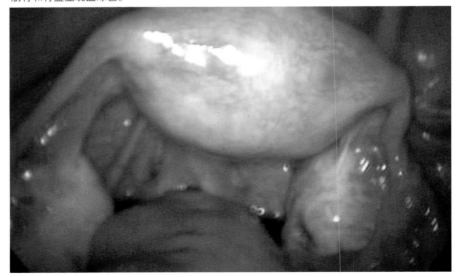

内窥镜诊断和治疗
各种类型的内窥镜是微创诊断和微创手术的主要工具。腹腔镜检查就是通过腹部的小切口将探头插入，它通常用于胆囊、胃和子宫等器官的手术操作。上图就是妇女子宫和卵巢腹腔镜检查所显示的健康器官的图像。关于关节内窥镜检查，就是将导管插入关节，比如肩关节和膝关节。其他的内窥镜操作一般利用自然通道，如嘴、鼻和肛门等。

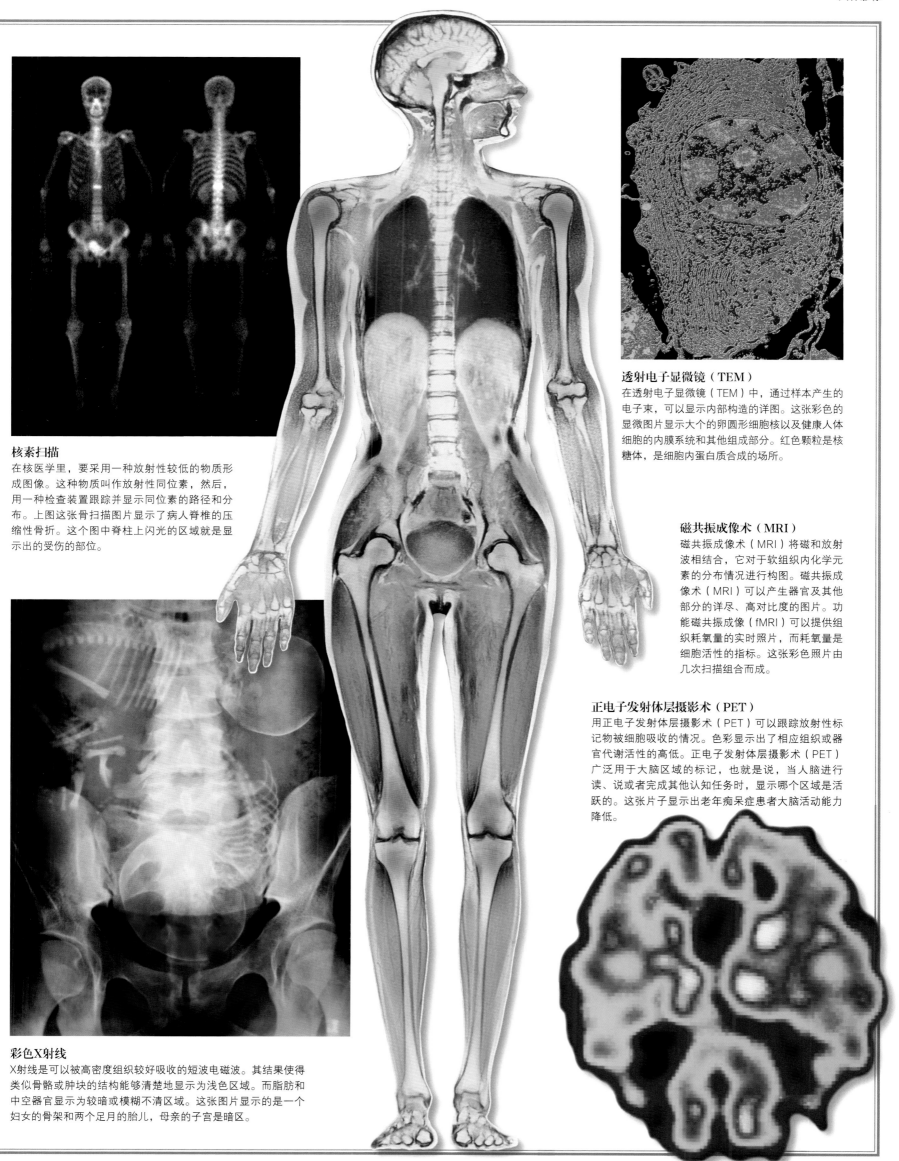

核素扫描

在核医学里，要采用一种放射性较低的物质形成图像。这种物质叫作放射性同位素，然后，用一种检查装置跟踪并显示同位素的路径和分布。上图这张骨扫描图片显示了病人脊椎的压缩性骨折。这个图中脊柱上闪光的区域就是显示出的受伤的部位。

透射电子显微镜（TEM）

在透射电子显微镜（TEM）中，通过样本产生的电子束，可以显示内部构造的详图。这张彩色的显微图片显示大个的卵圆形细胞核以及健康人体细胞的内膜系统和其他组成部分。红色颗粒是核糖体，是细胞内蛋白质合成的场所。

磁共振成像术（MRI）

磁共振成像术（MRI）将磁和放射波相结合，它对于软组织内化学元素的分布情况进行构图。磁共振成像术（MRI）可以产生器官及其他部分的详尽、高对比度的图片。功能磁共振成像（fMRI）可以提供组织耗氧量的实时照片，而耗氧量是细胞活性的指标。这张彩色照片由几次扫描组合而成。

正电子发射体层摄影术（PET）

用正电子发射体层摄影术（PET）可以跟踪放射性标记物被细胞吸收的情况。色彩显示出了相应组织或器官代谢活性的高低。正电子发射体层摄影术（PET）广泛用于大脑区域的标记，也就是说，当人脑进行读、说或者完成其他认知任务时，显示哪个区域是活跃的。这张片子显示出老年痴呆症患者大脑活动能力降低。

彩色X射线

X射线是可以被高密度组织较好吸收的短波电磁波。其结果使得类似骨骼或肿块的结构能够清楚地显示为浅色区域。而脂肪和中空器官显示为较暗或模糊不清区域。这张图片显示的是一个妇女的骨架和两个足月的胎儿，母亲的子宫是暗区。

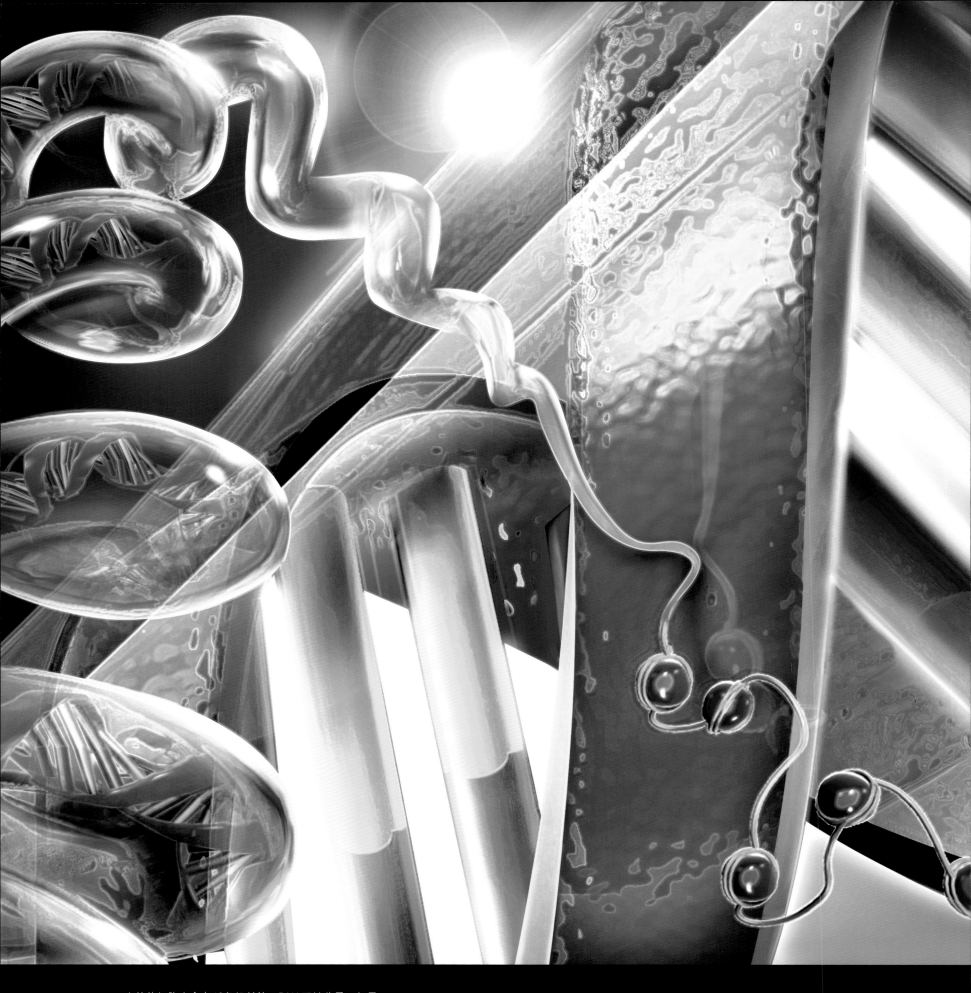

　　人的体细胞中含有46条细长的、DNA双链分子，如果把它们端端相连，将超过6英尺（1.8米）长。每个DNA分子都与稳定的蛋白质缠绕并折叠在一起，形成染色体，这46条染色体都存在于细胞核内。

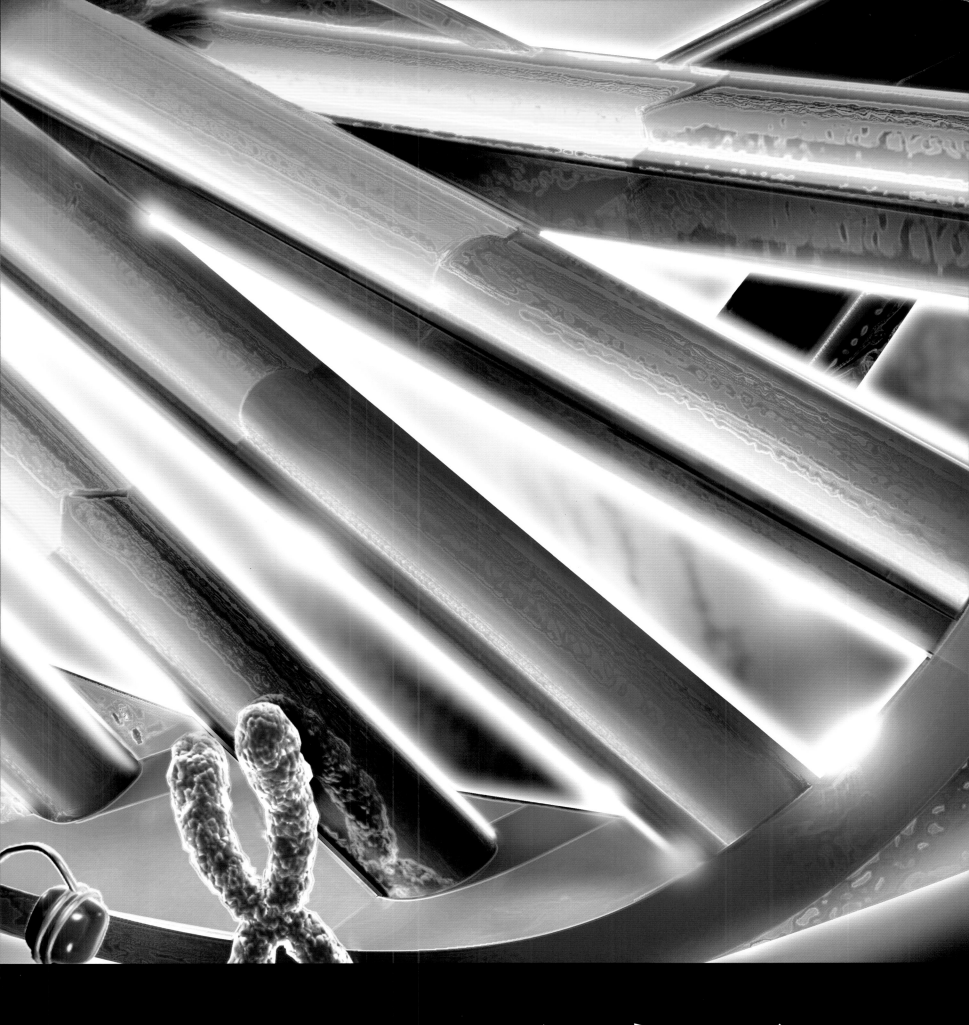

基本原理

基本原理

在人类身体之中，非凡而又多样的结构形成了一个复杂的生命体——这远不只是各个部件的简单汇合。这项生物工程的高超在于如何把身体的各个部件有机结合成功能单位。首先，根据身体正常运转需要完成的多项复杂任务，要在人体的12个系统中间进行分工。每一项任务，都需要一个或多个器官协同工作才能完成，例如，从空气中摄取氧气以及从食物中摄取营养等。每个器官又依次与众多的组织相结合，例如，类似骨骼、软骨、皮肤和内膜的上皮组织的结缔组织。所有这些细胞无时无刻不在相互影响、相互作用，以维持人体生命，促进人体旺盛成长。

系统

与其他动物一样，每个人体系统，都解决一个或多个维持生命的基本问题。例如，骨骼系统可以为系软的肉体提供有力的支持并负责细胞的制造；循环系统可以使血液流动，它可以携带包括氧气和食物的营养成分在体内的多种物质，也可以携带活细胞代谢所产生的废弃物质。系统也是相互依赖，相互依存的。缺少其他系统的支持，哪个系统也不能正常工作。

传送并加工信息的神经组织，坚固又柔韧的肌肉组织，胶原和弹性蛋白构成的结缔组织，以及构成皮肤和内膜的上皮组织。这些组织的结构单元是大约60万亿个细胞。它是人体的最小生命单位。

大脑

大脑，作为神经系统最重要的器官，是人体的交流中心

软骨

软骨是强韧而又灵活的结缔组织，它可部分起到软组织的支撑作用，例如气管、鼻子和外耳

肺

肺是人体重要的呼吸器官，氧气进入人体内部，通过肺，废弃的二氧化碳排出体外

胰腺

胰腺是多功能器官，它既为消化系统工作，也为内分泌系统工作

小肠

小肠是消化系统的主要器官，人体内的绝大多数营养物质都是通过小肠吸收的

大肠

进一步的营养吸收以及粪便的形成都在大肠内进行

卵巢

卵巢是女性的一种成对生殖器官，它可以产生含有遗传信息的卵细胞，这个遗传信息可以传给下一代，而睾丸是男性的成对生殖器官

膀胱

膀胱是泌尿系统的器官，它用来接收和储存来自肾脏的尿液

人体构造

假如去除人体表面被覆的皮肤，组织、奇异的结构复合体就会清晰地呈现。它令人惊叹的器官和系统形成了紧凑的人体系列，它们集体协同功能共同维持了人体的生命状态。

皮肤

皮肤是体表系统的主要组成部分，体表系统也包括一些小的附属器官，例如，毛囊、指甲、汗腺和皮脂腺

心脏

作为人体的血液泵，心脏把富含氧气和营养物质的血液回送到人体各个组织脏器

胃

胃是消化系统的器官，食物的初级阶段是在胃里进行的

子宫

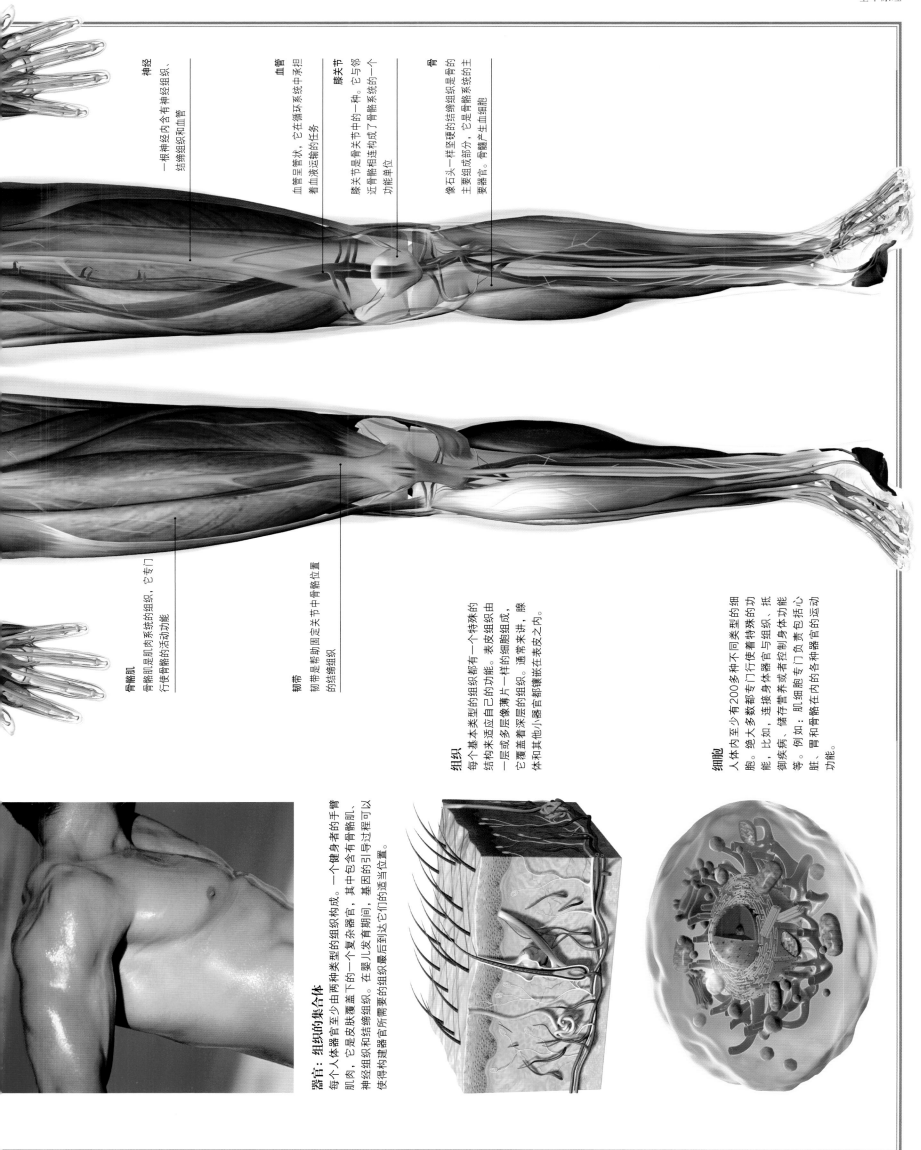

神经
一根神经内含有神经组织、结缔组织和血管。

血管
血管呈管状，它在循环系统中承担着血液运输的任务。

膝关节
膝关节是骨关节中的一种。它与邻近骨骼相结构成了骨骼系统的一个功能单位。

骨
像石头一样硬的结缔组织是骨的主要组成部分，它是骨骼系统的主要器官。骨髓产生血细胞。

骨骼肌
骨骼肌是肌肉系统的组织，它专门行使骨骼的活动功能。

韧带
韧带帮助固定关节中骨骼位置的结缔组织。

组织
每个基本类型的组织都有一个特殊的功能。绝大多数都专门行使着特殊组织与结构来适应自己的功能。表皮组织由一层或多层像薄片一样的细胞组成，它覆盖着深层组织。通常来讲，腺体和其他小器官都镶嵌在表皮之内。

细胞
人体内至少有200多种不同类型的细胞。绝大多数细胞行使着身体的功能，比如，连接身体组织、抵御疾病、储存营养或者控制身体功能等。例如：肌细胞专门负责包括心脏、骨骼和其他各种器官的运动功能。

器官：组织的集合体
每个人体器官至少由两种类型的组织构成。一个健身者的手臂肌肉，它是皮肤覆盖下的一个复杂器官，其中包含有骨骼肌、神经组织和结缔组织。在婴儿发育期间，基因的引导过程可以使得构建器官所需要的组织最后到达它们的适当位置。

细胞

细胞是生命的最小单位，绝大多数细胞都非常微小，只有通过显微镜才能看到。细胞的质膜包围着细胞的内部，并让物质不停地进出细胞。除了细菌之外，在所有的有机体之中，都有一个被称作"细胞核"的特殊结构，在里面储存着遗传物质——DNA。"细胞核"是众多细胞器之一，细胞器就是细胞内的"小器官"，在DNA的引导下，这些细胞器进行着分工明确的运转，以维持细胞的生命并使其都具有特殊的生物学功能（例如，一个肌细胞，大脑内的一个神经细胞等）。凝胶状的细胞质围绕着细胞器。在细胞内，有一种被称作细胞骨架的纤维和丝状框架，它对细胞提供结构性支持，并从物理上对细胞内部结构的形成和运动提供帮助。

细胞膜

与固体屏障不同，包围每个细胞的细胞膜，实际上是双层的蛋白质和脂质的嵌合体，脂质分子组成磷脂双分子层。这个结构对于细胞膜的功能至关重要。包括胆固醇在内的脂质，容易弯曲和移动，因此可使质膜更具灵活性。嵌入质膜内的不同的蛋白质通过化学物质的识别，与类似激素类物质结合，并帮助这些物质在细胞内进出。

特殊的细胞

绝大多数人体细胞成熟后都有特殊的功用（例如：血细胞，神经元细胞以及其他类型的细胞）。与之不同的是，干细胞，尤其是来自于胚胎的干细胞，它仍然保持着能够分化成各种细胞的潜在功能。它的这个特性，就使得在帕金森氏病和老年痴呆症等细胞破坏性功能障碍类疾病的治疗应用方面具有很大的潜力。围绕胚胎干细胞应用的争论，已经刺激了从其他来源获得干细胞的研究。

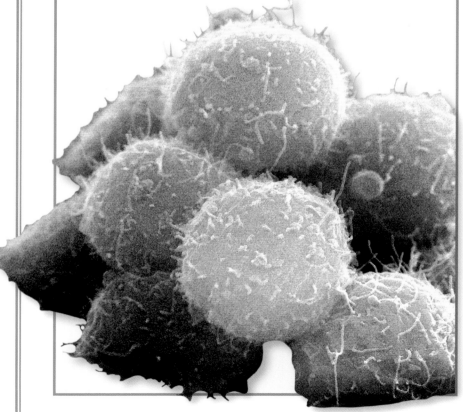

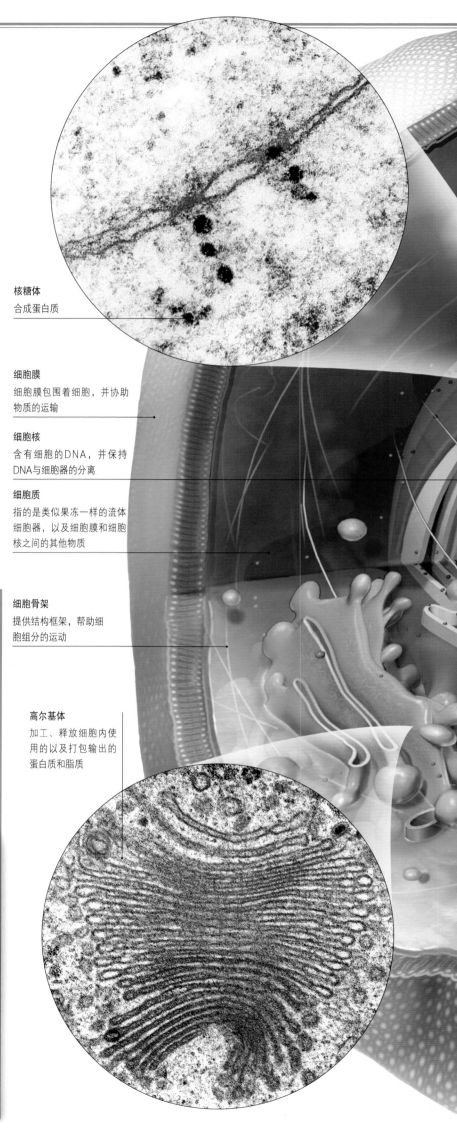

核糖体
合成蛋白质

细胞膜
细胞膜包围着细胞，并协助物质的运输

细胞核
含有细胞的DNA，并保持DNA与细胞器的分离

细胞质
指的是类似果冻一样的流体细胞器，以及细胞膜和细胞核之间的其他物质

细胞骨架
提供结构框架，帮助细胞组分的运动

高尔基体
加工、释放细胞内使用的以及打包输出的蛋白质和脂质

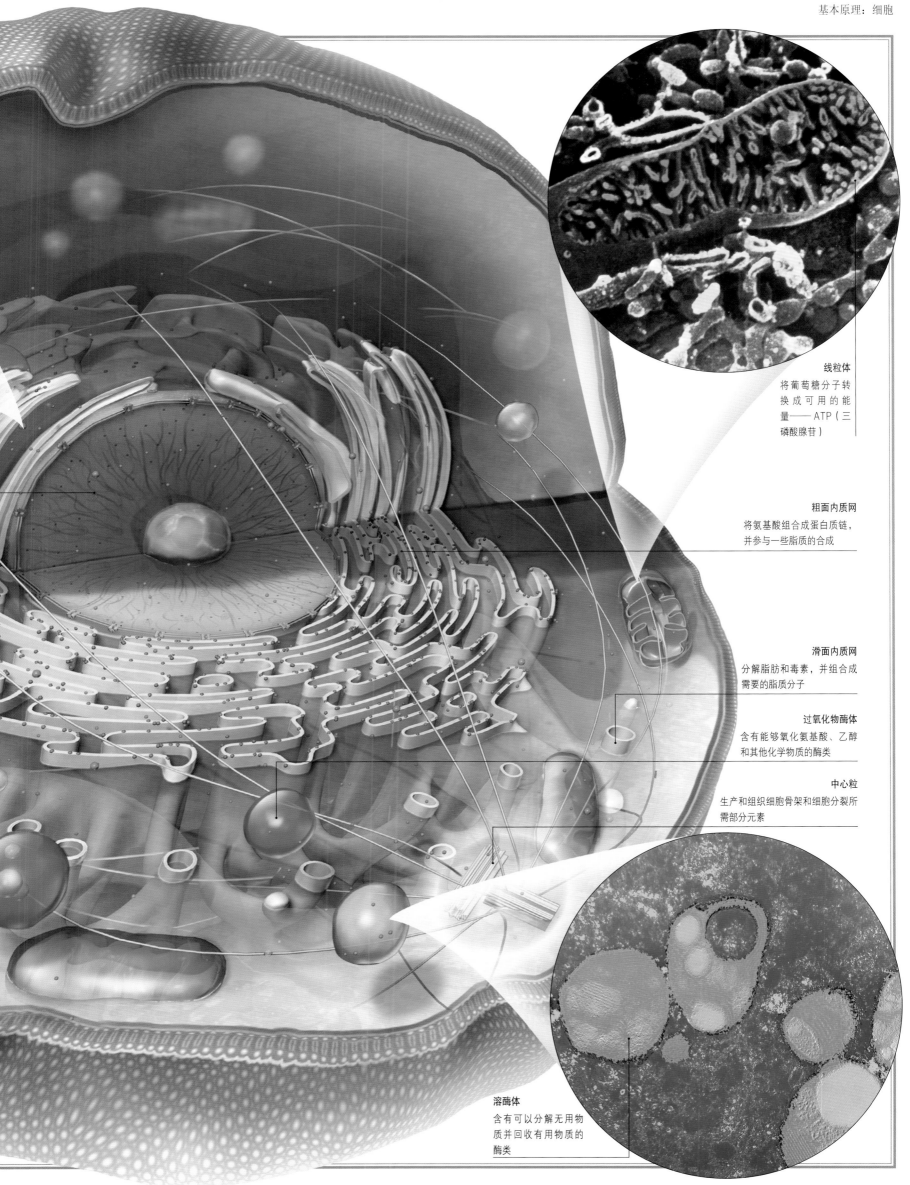

线粒体
将葡萄糖分子转换成可用的能量——ATP（三磷酸腺苷）

粗面内质网
将氨基酸组合成蛋白质链，并参与一些脂质的合成

滑面内质网
分解脂肪和毒素，并组合成需要的脂质分子

过氧化物酶体
含有能够氧化氨基酸、乙醇和其他化学物质的酶类

中心粒
生产和组织细胞骨架和细胞分裂所需部分元素

溶酶体
含有可以分解无用物质并回收有用物质的酶类

DNA

DNA（脱氧核糖核酸）是构建人体和运转无数生理功能的"向导"。每个细胞核内都含有结合到染色体内的数英里长的DNA。由父母传给子女的染色体带有遗传信息。DNA由4种叫作脱氧核苷酸的化学单位组成，它们以双链形式排列，就像一架梯子的横杆一样。绝大多数情况下，它们都以双螺旋结构绞在一起。有的部分是含有特征密码的基因，而其他部分则具有帮助基因开和关之类的支持作用。利用基因测序技术，研究人员可以确定DNA上核苷酸的数量和顺序，并可更加精确地定位一个基因的终止位置和另一个基因的起始位置。这个技术已经揭示了人类基因的遗传特征（也叫作"基因组"）——大约由21500个基因组成。人类基因组的研究，对于发现基因在人类健康和疾病预防方面的作用，具有非常重要的意义。

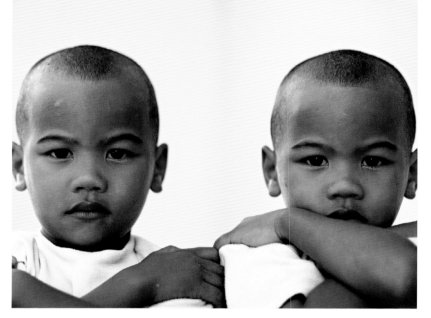

同卵双胞胎
只有由单一的受精卵发育而成的同卵双胞胎，才共享完全相同的DNA。而异卵双生双胞胎是由两个不同的受精卵发育而来。从遗传学来讲，异卵双生双胞胎基本跟其他的兄弟姐妹没有区别。

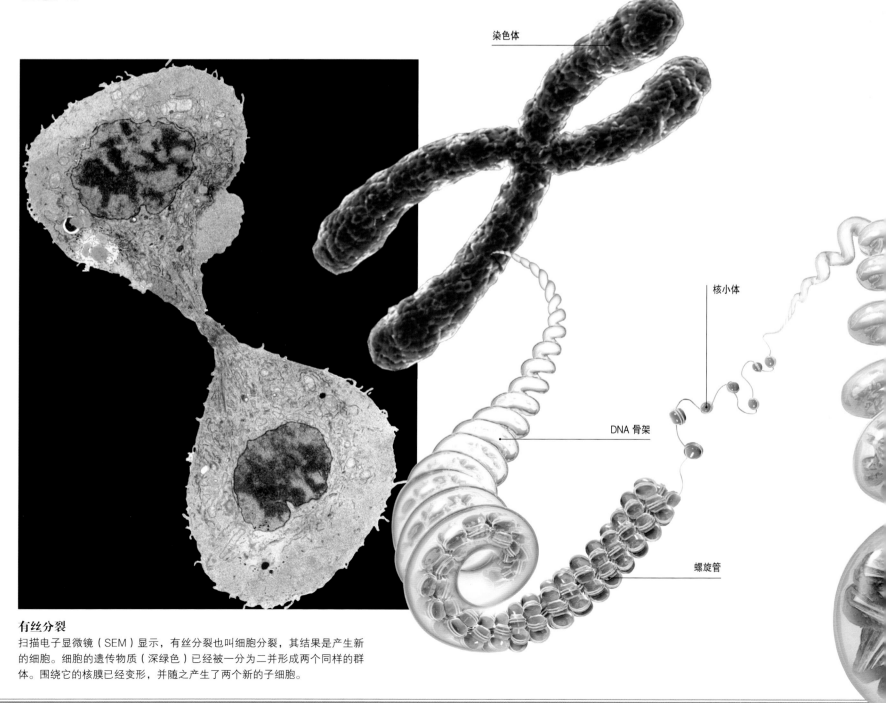

染色体

核小体

DNA 骨架

螺旋管

有丝分裂
扫描电子显微镜（SEM）显示，有丝分裂也叫细胞分裂，其结果是产生新的细胞。细胞的遗传物质（深绿色）已经被一分为二并形成两个同样的群体。围绕它的核膜已经变形，并随之产生了两个新的子细胞。

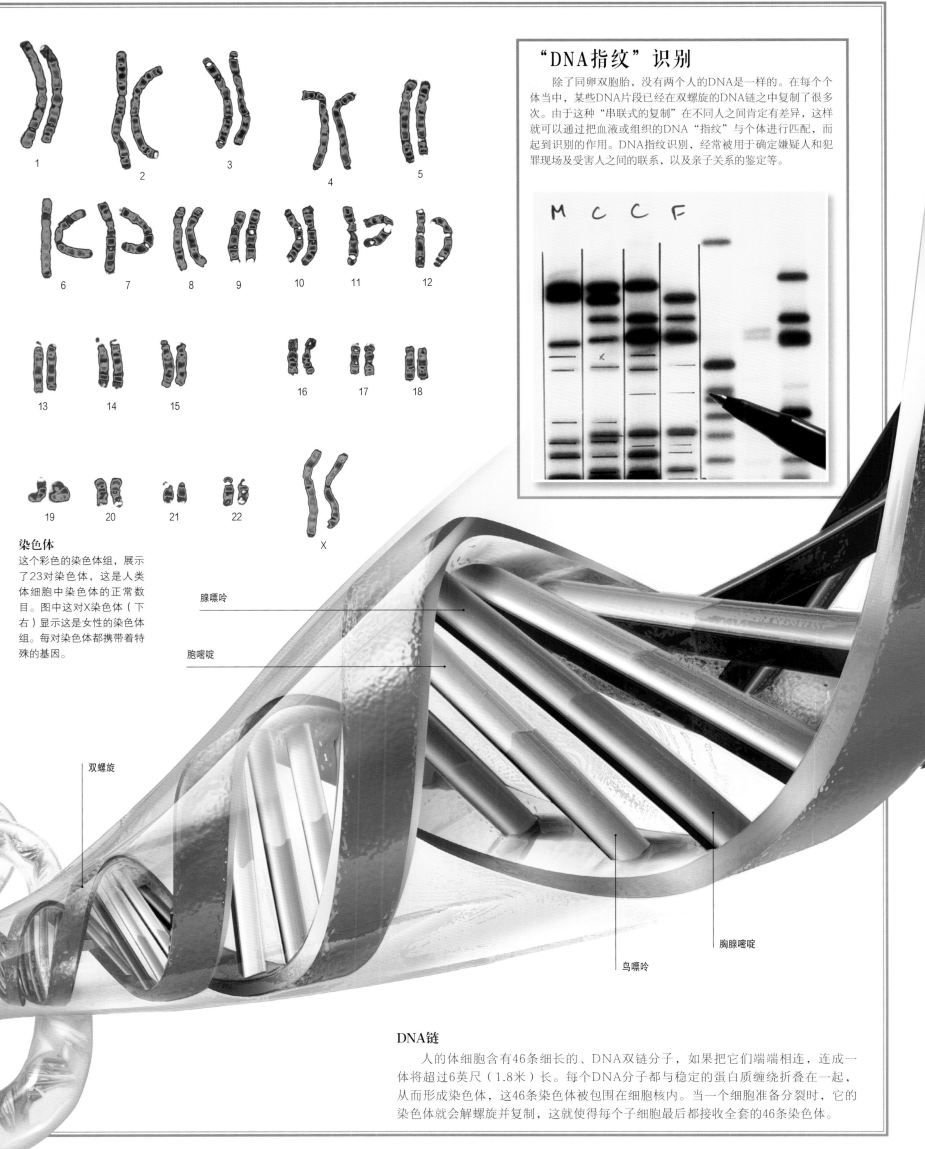

"DNA指纹"识别

　　除了同卵双胞胎，没有两个人的DNA是一样的。在每个个体当中，某些DNA片段已经在双螺旋的DNA链之中复制了很多次。由于这种"串联式的复制"在不同人之间肯定有差异，这样就可以通过把血液或组织的DNA"指纹"与个体进行匹配，而起到识别的作用。DNA指纹识别，经常被用于确定嫌疑人和犯罪现场及受害人之间的联系，以及亲子关系的鉴定等。

腺嘌呤

胞嘧啶

双螺旋

鸟嘌呤

胸腺嘧啶

染色体

这个彩色的染色体组，展示了23对染色体，这是人类体细胞中染色体的正常数目。图中这对X染色体（下右）显示这是女性的染色体组。每对染色体都携带着特殊的基因。

DNA链

　　人的体细胞含有46条细长的、DNA双链分子，如果把它们端端相连，连成一体将超过6英尺（1.8米）长。每个DNA分子都与稳定的蛋白质缠绕折叠在一起，从而形成染色体，这46条染色体被包围在细胞核内。当一个细胞准备分裂时，它的染色体就会解螺旋并复制，这就使得每个子细胞最后都接收全套的46条染色体。

组织

人体包含4个基本类型的组织，每个组织中同样类型的细胞都具有特殊的功能。表皮组织是人体表皮器官、绝大多数皮肤和人体管腔内膜的主要组成部分。人体也含有3个类型的肌组织：骨骼肌、平滑肌和心肌，它们都专门行使运动的功能。神经组织由神经细胞或神经元构成，它是涉及人体的信息传递和支持身体功能运转的细胞。仅从体积来看，人体的绝大部分都是结缔组织，它具有很多类型，具体包括：骨骼、软骨、脂肪组织，甚至还包括血液。根据命名的含义，结缔组织确实从物理上对人体部件具有约束和固定作用，也具有一定的代谢支持作用。绝大多数结缔组织是由蛋白质及其周围的间质混合构成的，它既可以像骨骼一样是固态的，也可以像血液一样是液态的，有的还介乎两者之间。

显微镜下的软骨

软骨（绿色）由胶原，有时还由弹性蛋白纤维构成，并形成致密而又柔软的组织，它还具有一定的抗压能力。骨端部的透明软骨可以减少骨骼在活动关节，例如髋部、肩膀和手指内的摩擦力，它也可以构成肋骨、气管和鼻子。弹性软骨一般会出现在柔韧性特别高的部位，例如外耳。抗压的纤维软骨富含胶原，它一般填塞在膝关节内以及腰椎之间。

身体脂肪

人体在脂肪组织中存储脂肪，脂肪组织的绝大部分是由含有油滴的细胞构成，而这些油滴是由代谢过程中过剩的碳水化合物和蛋白质转化而成。绝大多数脂肪组织都直接贴附在皮肤之下，它既充当着垫子也起着绝缘的作用。有些人有过量的脂肪存储在髋部、臀部和大腿上，而也有些人的过量的脂肪存储在腹部。对腹部脂肪相关性的某些研究认为，腹部脂肪堆积可以增加包括心脏病在内的某些疾病的患病风险。

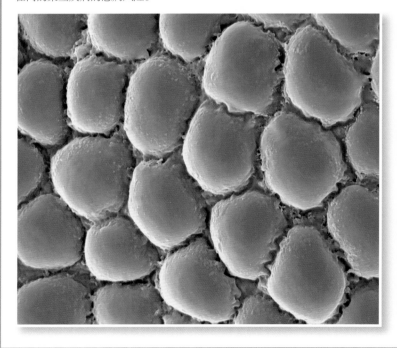

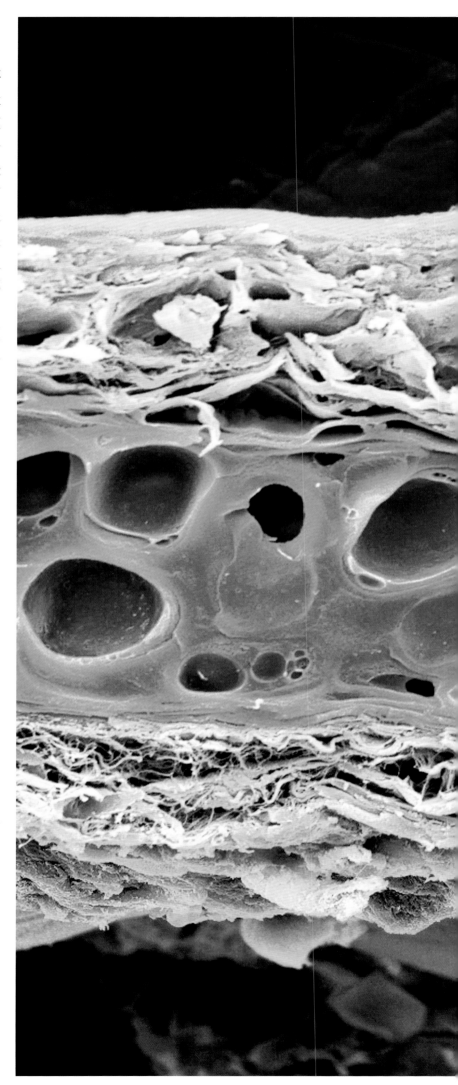

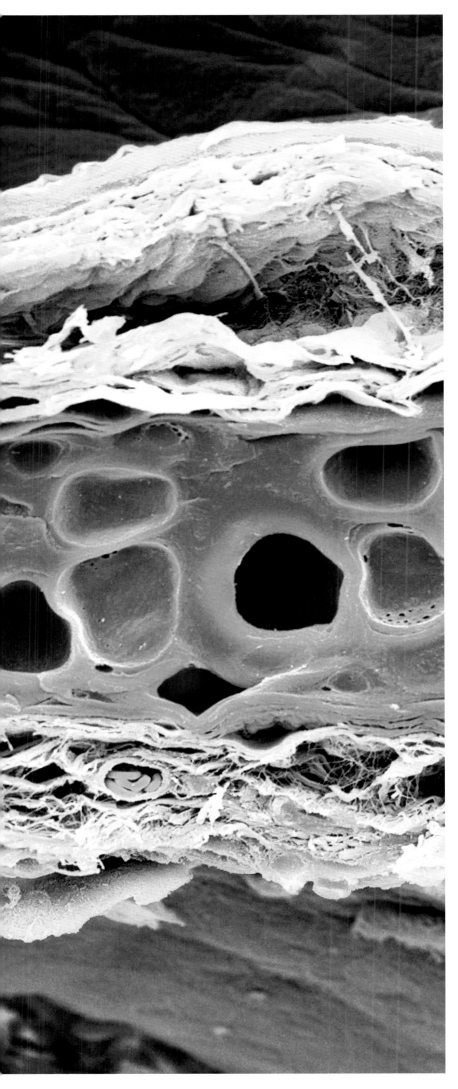

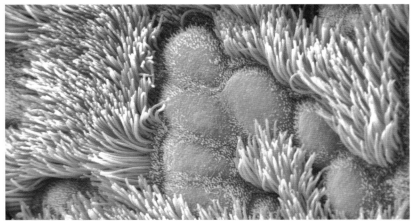

上皮细胞

这张图片显示的是纤毛状的上皮细胞，它来源于上呼吸道的内膜。这个组织包括腺细胞和上皮细胞，腺细胞分泌的黏液能够黏附碎片，上皮细胞具有头发状纤毛（粉红色），纤毛把黏液向上推移到喉部以保持喉咙湿润并起到保护作用。

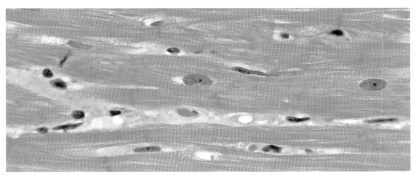

肌

心肌是人体内3种类型的肌组织之一。这个图片的肌细胞是个长的圆柱体。特殊的结合点融合在了细胞里（垂直的粉红色的线），就像连续的组织一样，使它们能够作为一个单位进行收缩。

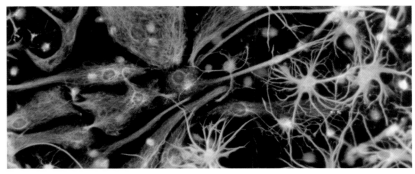

神经组织

这张照片突出了星型的星细胞，它是大脑神经组织的组成部分。它们都属于一种叫作神经胶质蛋白的细胞群，为神经元提供结构性和营养性支持。星细胞是最多类型的神经胶质细胞。

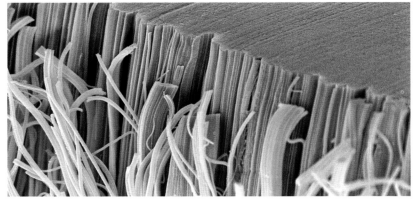

结缔组织

肌腱使肌肉附着于骨骼上，必须要非常强韧、有弹性。上图显示的是由一束胶原纤维组成的结缔组织，还有一个接一个平行排列的肌腱（粉红色）防止被撕开。通过肌腱把骨骼肌的力量传递给骨骼。

组织修复

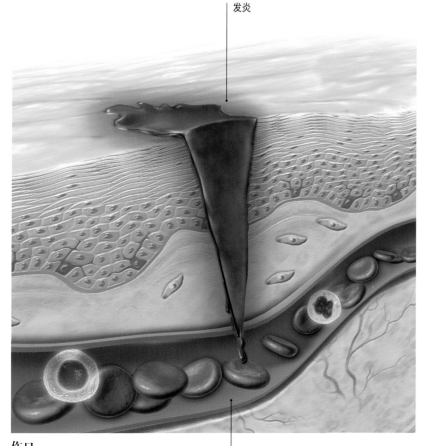

组织受到伤害，特别是皮肤受到割伤和撕裂时，微生物就会从伤口侵入，从而对健康造成了潜在的严重威胁。因此，当组织受伤时马上会有一系列的活动机制启动修复过程。例如，在表皮受伤特别严重的膝盖，一系列的炎症反应会调集有防御作用的血细胞和蛋白质形成一个血痂止住流血，并用健康的组织挡住微生物。之后，受伤的组织开始重新启动叫作生长因子的信号物质，刺激健康细胞的分裂，进而取代坏死细胞。新生血管逐步开始对伤口愈合处细胞的供血。器官内部的特定细胞和组织还可以再生。一个最戏剧性的例子发生在肝脏，即使只剩下1/3的肝组织，通过再生也可使肝脏恢复至原来的大小。

愈合的步骤

流出血液的伤口，可以释放大量化学物质，进而吸引抗感染细胞并刺激血痂的形成。随着血管在这一区域的浸润生长，纤维母细胞也转移至伤口处，产生胶原纤维。进而，富含胶原纤维的肉芽组织开始形成并生长。当血痂形成后，生长因子刺激新生组织的发育并填充伤口。一周到两周之内，血痂脱落，并在患处露出新长出的淡粉色的组织。由肉芽组织留下的纤维结缔组织逐渐形成可见的伤疤。

延迟愈合

绝大多数伤口都会逐渐愈合，但也有一些愈合过程会变得非常慢或出现问题。愈合慢的伤口，由于某些因素不能正常愈合，比如糖尿病病人的供血障碍或者血糖含量过高，都能干扰正常的持续愈合过程。涉及心脏、腹部器官或盆腔内器官的外科手术，常常会导致粘连——瘢痕组织将正常情况下分离的脏器黏附在一起。另外，伤口再受伤或感染，由于持续炎症反应，也会延缓愈合的过程。

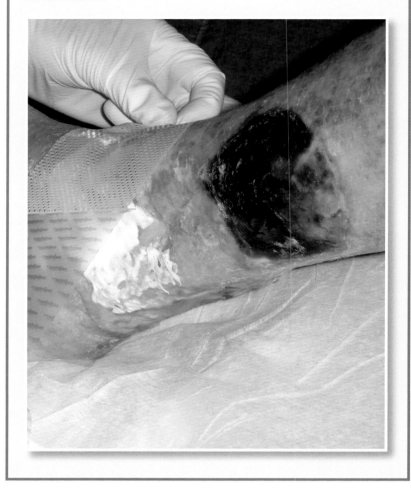

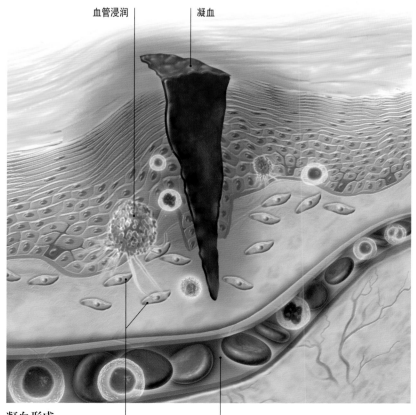

发炎

伤口

血管

血管浸润　凝血

凝血形成

纤维母细胞　受限制的血管

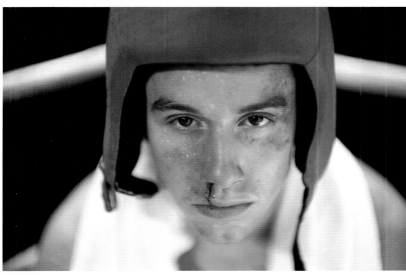

炎症

在产生炎症过程中，毛细血管扩张，更多的血液流向有炎症部位，因此使组织变成红色。血管管壁的细胞间隙增大，防御细胞从血管中排出并进入受伤区域，伴随液体渗出而导致局部肿胀。

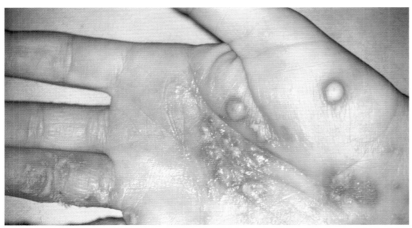

肉芽组织

损伤修复包括一个肉芽生长阶段。在这个阶段，细胞成倍增多并慢慢填充受伤区域。这张图片展示了一个增生性皮炎的病例，继发感染导致了肉芽组织的过度生长。

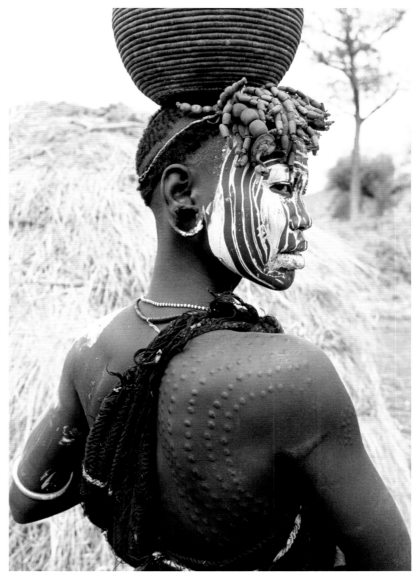

宗教礼仪的瘢痕

在埃塞俄比亚的Mursi族人当中，用瘢痕装饰皮肤，又称刺割法，是给予消灭敌人的勇士的一种标记。上图中这名勇士的瘢痕呈螺旋式排列。

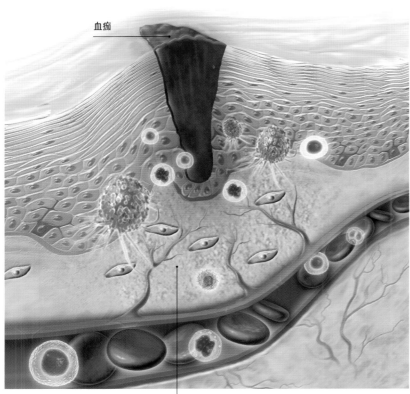

血痂

肉芽组织

血痂的形成

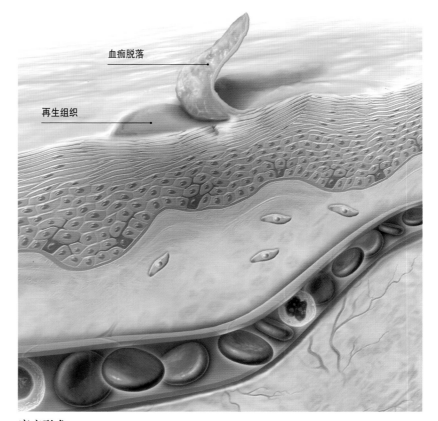

血痂脱落

再生组织

瘢痕形成

膜和腺体

　　膜在对人体表面和空腔的保护、覆盖方面具有非常重要的作用，绝大多数膜都存在于上皮部分——可以形成腺体的组织。上皮细胞膜与上皮组织通过结缔组织相结合形成一个薄层。人体内的大部分膜都属于这个类型。有一种类型是湿润、粉红的黏膜，它被覆在消化、泌尿、呼吸和生殖系统的管腔和通道的内侧。另外还有一种类型是浆膜，它是一个双层膜。膜之间的液体，可以防止单层膜或双层膜移动时产生的摩擦。浆膜包覆着能够扩张和收缩的器官，例如，心脏和肺。也有的浆膜被覆在器官腔室的内侧表面。从专业的角度讲，皮肤也是一种膜，它是上皮细胞膜的第3种类型。仅仅由结缔组织构成的滑膜，是第4种类型的膜。它们被覆在活动的器官表面，例如肩关节和髋关节，它们都含有能够释放润滑液体的细胞。

黏膜

　　黏膜被覆在呼吸道、消化道、类似阴道的生殖器官通道以及大部分尿道的内侧。所有黏膜都有一个上皮层，有很多分泌黏液的细胞。有一种主要由水和蛋白质组成的混合物，叫作黏液素，这种黏液润滑着表面并有助于软化咀嚼的食物。在鼻腔和支气管通道中，它还可以黏附灰尘、类似细菌的小病原微生物以及有可能进入肺部的其他外来物。

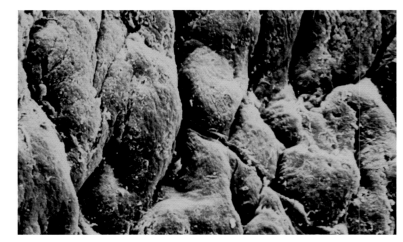

滑膜

这个特写图片，就是人类膝关节的滑膜。滑膜细胞分泌的滑膜液流进关节腔并润滑它的活动、营养它的软骨组织。

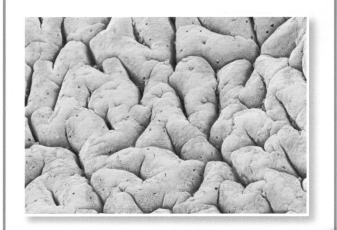

浆膜心包

这张电镜图显示的是：心脏外周浆膜心包的横切面、包围心脏的心包腔，以及被润滑的心脏（蓝色部分）。浆膜心包分为两层：壁层（上部）和脏层（下部），二者之间是心包腔。

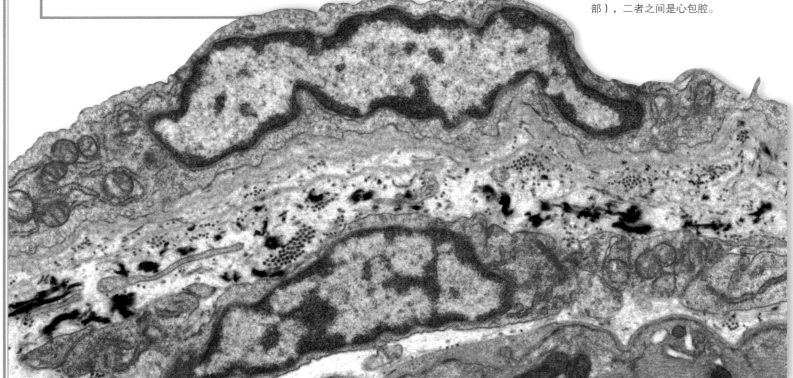

腺体

腺体是分泌物质的结构体，可以分为两大类。内分泌腺，例如垂体，可以向血液内释放激素。与之相反的是外分泌腺，它向皮肤或某种器官的内膜表面分泌物质。外分泌腺具体包括皮肤上的汗腺和皮脂腺，以及口腔中的唾液腺，它们可以分泌汗液、皮脂、唾液。女性乳房的乳腺，就是异化的汗腺，其分泌物为乳汁。

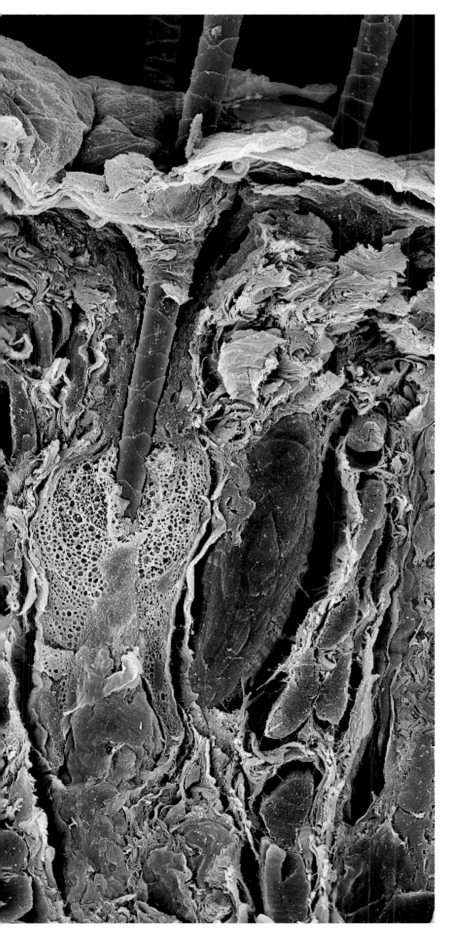

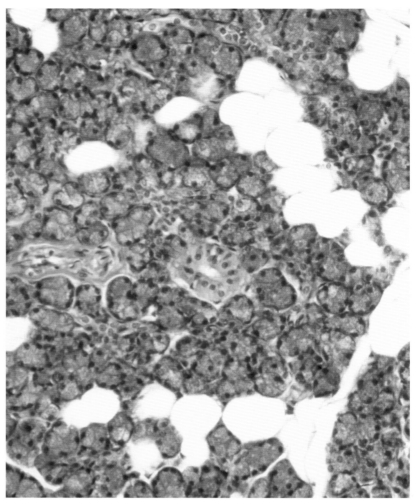

唾液腺

唾液腺，例如耳朵附近的腮腺，分泌唾液，唾液是水、黏液、酶以及其他物质的混合物。与其他外分泌腺一样，唾液腺也能通过导管释放物质。

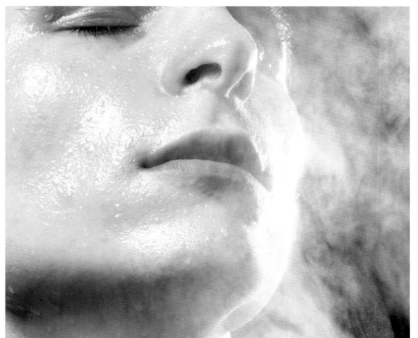

汗腺

人体的几百万个汗腺，可以向皮肤或毛囊释放透明、酸性的汗液。汗液中含有大量的水，随着水分的蒸发，可以帮助身体散热。

皮脂腺

皮脂腺一般围绕着毛囊根部。这张彩色电镜图显示的是皮肤真皮层内毛囊的横切面。有一根头发从皮肤表面穿出，皮脂腺（中间偏下位置的浅蓝区域）向毛发和皮肤上分泌皮脂。

器官与体腔

一个器官要与两个或者更多类型的组织相结合，共同行使人体的一项或多项功能。如果把大脑、肝脏、胃和肺等结构冠以我们熟悉的"器官"的概念，应该没什么问题，但是要知道，整个肌和骨骼也都属于器官的范畴，因为它们也包括神经、血管以及各种类型的结缔组织。每个器官，都是人体12个系统的组成部分。在这12个系统之中，只有生殖系统不参与日常的生命维持活动，功能性的生殖器官只是单独满足传宗接代的需要。在胸腔里的人体器官，有的悬在其中，有的附着在腔壁上。这些空腔保护并容纳着人体这些柔软而又至关重要的器官，防止病原体的进入。腹腔和盆腔这两个体腔，是一个单室中的两个独立区域。

小的人体空腔

众多的较小的人体空腔，是通过骨性部分构建而成的。仅在颅骨内就有4对鼻窦腔、包围着眼球只露出前部的眼眶、口腔（嘴）、鼻腔和耳腔。脑髓和脊髓都含有腔体，腔体内充满着脑脊液，就像膝盖、髋关节和肩部的滑膜关节都含有充满润滑液的腔体一样。

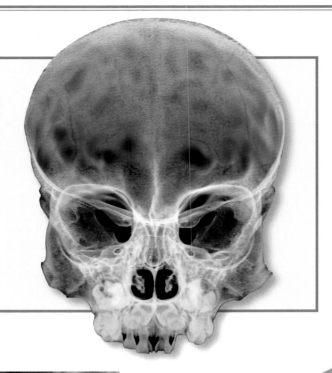

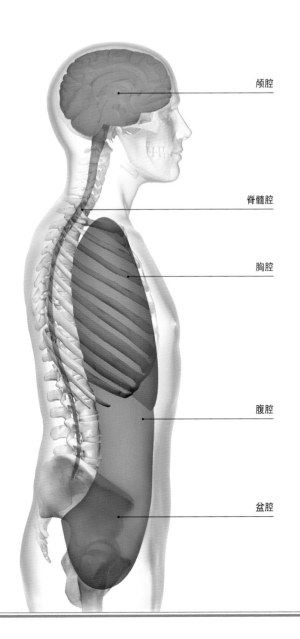

颅腔

脊髓腔

胸腔

腹腔

盆腔

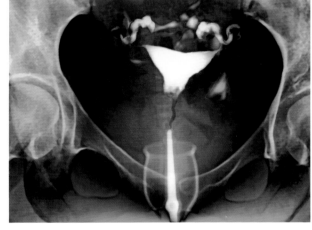

盆腔
这是一个女性盆腔的彩色加强X射线平片，展示了她的生殖器官，包括子宫顶部的输卵管。此时，正在通过导尿管（白色的管子）注射不透明的物质，这使得器官照片更加清晰。

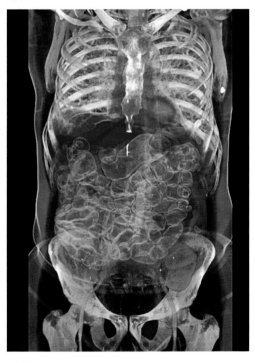

器官
这个彩色扫描图片显示的是一个肾移植病人腹腔内的器官情况。捐献的肾（下部右侧，橘红色）已经接到了下腹部的血管上。上图还可看到卷曲的肠道。

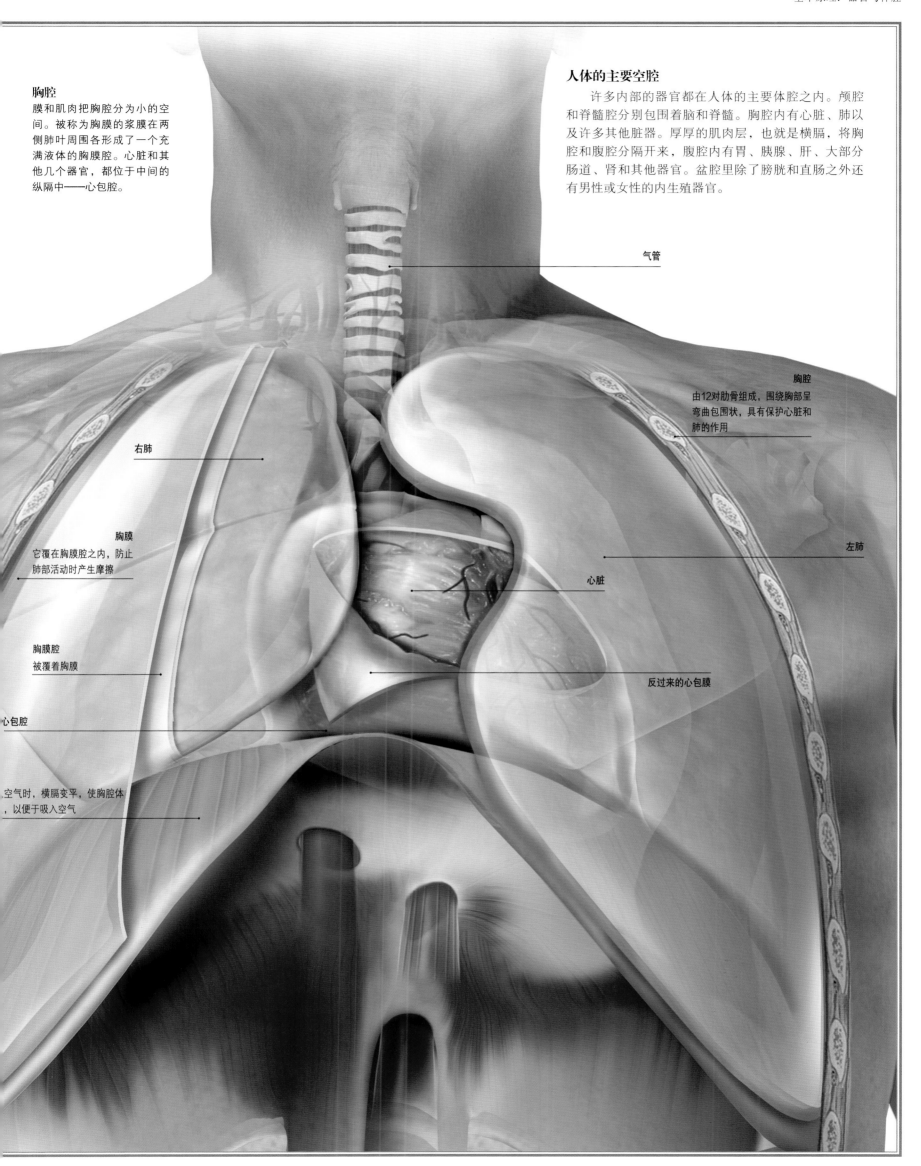

胸腔

膜和肌肉把胸腔分为小的空间。被称为胸膜的浆膜在两侧肺叶周围各形成了一个充满液体的胸膜腔。心脏和其他几个器官，都位于中间的纵隔中——心包腔。

人体的主要空腔

　　许多内部的器官都在人体的主要体腔之内。颅腔和脊髓腔分别包围着脑和脊髓。胸腔内有心脏、肺以及许多其他脏器。厚厚的肌肉层，也就是横膈，将胸腔和腹腔分隔开来，腹腔内有胃、胰腺、肝、大部分肠道、肾和其他器官。盆腔里除了膀胱和直肠之外还有男性或女性的内生殖器官。

气管

右肺

胸膜
它覆在胸膜腔之内，防止肺部活动时产生摩擦

胸膜腔
被覆着胸膜

心包腔

空气时，横膈变平，使胸腔体以便于吸入空气

胸腔
由12对肋骨组成，围绕胸部呈弯曲包围状，具有保护心脏和肺的作用

左肺

心脏

反过来的心包膜

感染性疾病

疾病的诱因或病原体，永远不可避免。它们广泛存在于空气中和绝大多数物品表面，以及水、土壤和食物之中。某些感染性疾病是可以传播的，它可以从一个宿主扩散到另一个宿主。这类传染病包括类似感冒和流感的这些普通而传染性又非常强的疾病。有些类型的感染性疾病则既不能传播，也不能传染，例如食物中毒，有些食物中毒是在人们食用了被污染的食物之后才发病。病原体通过不同的方法侵袭人体。病毒直接侵入人体并破坏细胞。细菌产生毒素对细胞造成毒害：有些是通过死细胞释放的内毒素，而其他的则是通过细菌分泌的外毒素。真菌和寄生虫吞噬机体的组织，并激发免疫反应，例如比较严重的炎症，因此加重了对人体的危害程度。

抗生素和耐药性

抗生素能够杀死或抑制细菌和某些微生物的生长，但对病毒是无效的。在治疗病毒类疾病方面，这些药物的错用或滥用，都是促使微生物对抗生素的耐药性上升的一个重要原因。从化脓性咽喉炎再到肺结核，很多病原微生物正在迅速消失，留下来的菌属，如链球菌、金黄色葡萄球菌，从遗传学角度来讲，它对绝大多数的可用抗生素都有耐药性。

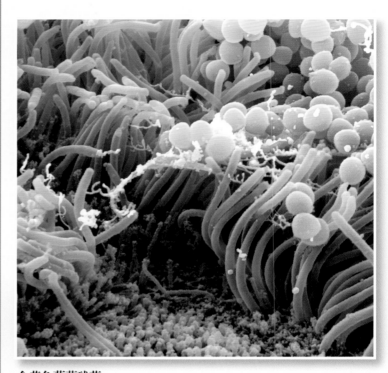

金黄色葡萄球菌
细菌（黄色）粘在像头发一样的纤毛（棕色）上，这是鼻腔中表皮细胞的纤毛。这种细菌能够引起组织红肿和感染。

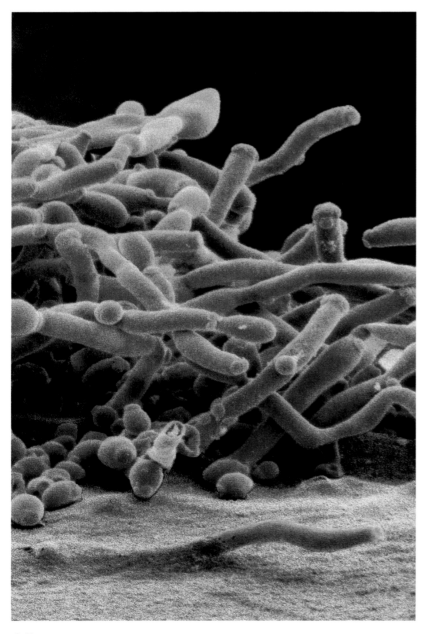

真菌
这种真菌是白色念珠菌（一种酵母菌），它会引起酵母菌感染。它可以产生消化宿主组织的酶类。

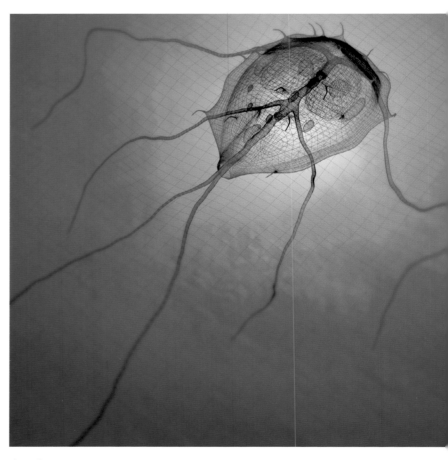

寄生虫
这种寄生虫，叫作贾第虫，一般生活在粪便污染的水中，它可以引起一种严重的肠炎，叫作贾第鞭毛虫病。

感染性疾病

病原体	侵袭感染模式	例子
细菌	通过有毒物质改变细胞形态或产生危险的免疫反应	莱姆病、淋病、肉毒杆菌中毒、梅毒、感染性休克、龋齿
真菌	通过酶类降解并消耗活性和无用的物质	酵母菌感染、香港脚、组织胞浆菌病、鹅口疮
寄生虫	把宿主细胞和组织作为营养源，也会产生危险的免疫反应	贾弟鞭毛虫病、肝吸虫、疟疾、其他蠕虫病
病毒	利用活体细胞进行自我复制，然后侵袭其他细胞，可能引起细胞癌变	SARS、流感、肺炎、脑炎、脑（脊）髓膜炎

致病性

根据致病性或对健康的危害能力，对感染性生物体进行了排名。致病力决定于受感染组织或器官的炎症反应，以及这种病原体侵染的速度。有些细菌和病毒的侵染目标是主要器官，比如大脑、肝和肺，因此跟普通的感冒病毒相比，侵袭重要脏器的细菌和病毒的危险性更大。高危病原体是指那些能够引起血液感染（败血症）的细菌，它在几天之内即可使人死亡。

病原体的世界

普通病原微生物有：细菌、病毒、真菌、寄生虫和显微镜下的原生动物。毒性非常高但不常见的有：朊病毒，也就是感染性蛋白质，它可以引起疯牛病以及其他类型的疾病。还有一种不常见的病原微生物叫作支原体，它可以引起不太严重的呼吸系统疾病，即：无须卧床休息的肺炎，也就是轻度肺炎。

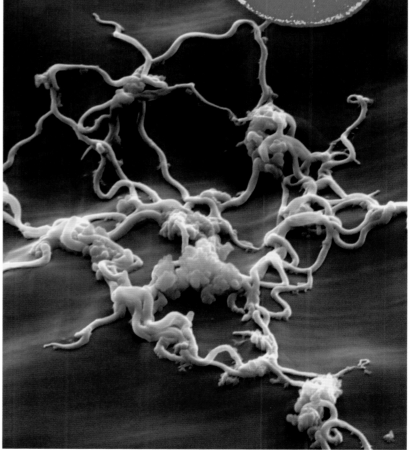

产气荚膜杆菌，是能够引起败血症的几种细菌之一

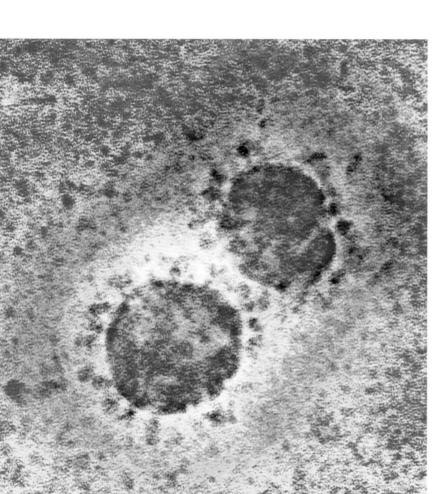

病毒
图片显示的是SARS病毒，它会侵占宿主细胞的代谢机器来进行自我复制。

细菌
细菌的形状各异，有杆状的、螺旋状的。这些螺旋状的细菌叫作伯氏疏螺旋体，它会引起莱姆关节炎。

疾病的传播和预防

传染性疾病是可以传播和传染的，它可以通过多种方式从一人传至他人。直接接触可以导致一对一的传播，例如，接触开放的伤口。许多疾病都是间接传播的，比如，一个健康的人接触了别人用过的纸巾，或者饮用了受到污染的水等。莱姆病的传播是通过蜱虫，疟疾的传播是通过蚊子，这都是病原微生物传播的具体实例。但迄今为止，最常见的传染源还是通过空气传播的微生物，例如流感病毒，吸入了病人咳嗽或打喷嚏传出来的病毒会患上流感。充分了解致病微生物是怎样传播的以及常居何处，是一个非常有效的疾病预防措施。从简单的洗手，到政府努力确保清洁的食物、水和血液的供应，世界卫生组织倡导的几项实际措施，已经证明对于限制疾病的传播是非常有效的。

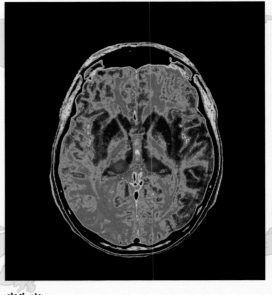

疯牛病
这张扫描图片展示了一个10多岁儿童大脑的疾病区（红色），他死于可以损害神经细胞的克雅氏病（creutzfeldt-jakob，CJD）。有一种形式的克雅氏病的发病原因是患者曾经吃过感染了疯牛病的牛肉。

新发疾病和再发疾病

所谓新发疾病是指在一个宿主物种中突然出现的一种疾病，而这个宿主物种以前从未受到过感染；或者是传播范围超出了历史记载。具体的实例包括：莱姆病，它第一次在人类中发现是在20世纪中叶；还有SARS引起的呼吸系统感染。近年的肺结核是由于结核杆菌（TB）对抗生素的耐药性增强导致的再发疾病，另一再发原因就是国际旅游的增加，以及全世界范围内城市越来越拥挤的生活条件。

疾病热点地区
许多新发感染属于动物传染病——动物是主要宿主。这张图显示了疾病发病率的分布，绝大多数都位于赤道地区的发展中国家。

图例
- ■ = 多发地区
- ▨ = 中等发病率地区
- □ = 低发病率地区

疾病贮主

土壤、水、受感染的动物以及人体本身都可以成为疾病贮主，在那里病原体能够存活直至寻找机会侵染宿主。疾病贮主包括病原载体，如下图蚊子之类的生物体，或者是携带病原体但没有发病特征的人。人类是目前已知的某些疾病的唯一贮主，例如普通感冒和淋病。

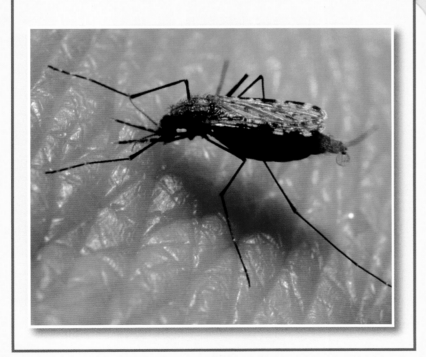

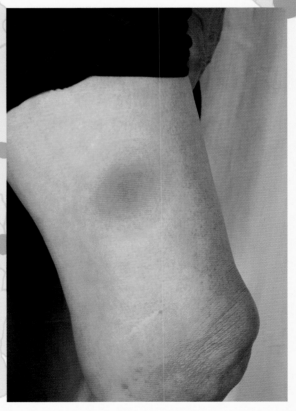

莱姆病
由蜱虫传播的莱姆病是美国的一个主要的新发疾病。被蜱虫充满细菌的唾液喷射过的感染部位周围会形成牛眼一样的疹子，这是莱姆病的典型症状。

发病模式

流行病学是研究疾病发生模式的学科。地方性疾病，如莱姆病常在同一人群中发病；禽流感则是时不时地零散发生。传染性疾病的发生模式则是在同一地区，大量人群较突然地发生同种疾病。传染病大流行是指同一种传染病在世界各地暴发。HIV感染和病毒传播使艾滋病成为全球传染性疾病，给人类带来了巨大挑战。

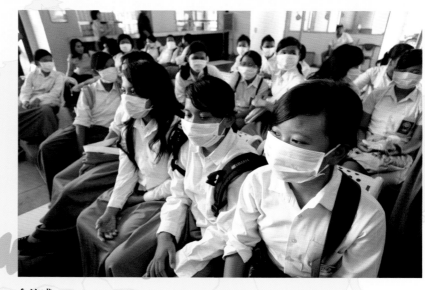

禽流感

印度尼西亚学校的孩子们都戴着口罩，把嘴和鼻子都捂得严严的，以防禽流感病毒（H5N1）感染和传播，这个病毒是由鸡携带的病毒，又转到了鹅和其他野禽身上。学生们刚刚参观了鸟类保护区，那个保护区发现了禽流感。

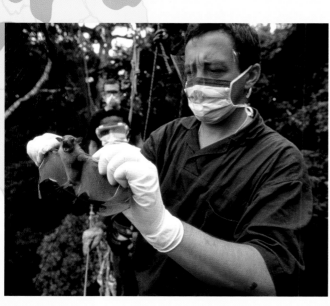

埃博拉病毒

埃博拉病毒可以引起散发的出血热，进而引发人体脏器大量地出血。多年的研究已经确认这个疾病的可能感染源是感染了埃博拉病毒的蝙蝠的排泄物。这只蝙蝠被捕获并被测定携带的病毒情况。

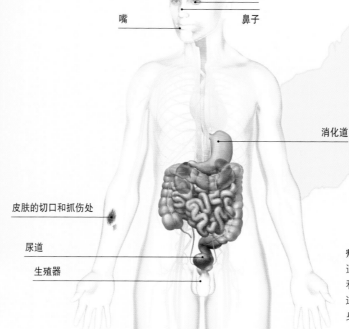

眼睛

嘴　　　鼻子

消化道

皮肤的切口和抓伤处

尿道

生殖器

病原体入口

通常来讲，皮肤、眼睛的外表面和身体开口，例如鼻子、嘴和尿道口等，都可能成为病原体进入身体的入口。

癌症

癌症属于一系列疾病，它们有一个共同的基本特点：由于基因控制的丧失，不能控制正常细胞的过度分裂。在癌细胞中，一系列的基因突变导致细胞异常频繁地分裂，进而引起该细胞所构成的组织器官出现问题。如果免疫系统不能迅速查明并杀死这些有缺陷的细胞，那么它们疯狂扩张的后代可以侵入周围的组织，并形成一个癌性肿瘤。最危险的癌症具有侵袭性，其侵入和扩展范围已经超出了原发部位，即扩散或转移。致癌作用，也就是癌症的发生，通常有这么几个阶段：致癌基因的激活，一个或多个抑癌基因的钝化，正常来讲，这种抑癌基因可以防止细胞的异常分裂。癌症可能是命运的安排，但是，遗传因素、病毒感染、电磁辐射和化学致癌物都能诱发癌症。

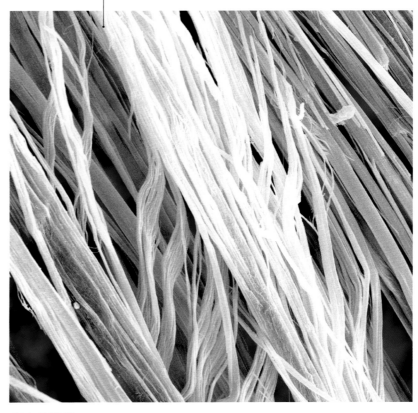

石棉纤维（致癌物）

癌症的激发

实际上，各种类型的癌症病例中，正常基因对于细胞分裂的控制都被打乱了。这个变化可以始于一个突变，这个突变就是将原癌基因（癌前基因）转化成致癌基因。通常来讲，第二步也是必需的，那就是肿瘤抑制基因也失去了作用。病毒感染、致癌物（像建筑材料里的石棉纤维）以及太阳光辐射和医用X射线都能使基因突变。遗传性的基因突变，一般会占到癌症病因的5%。

癌症的检查

任何癌症的最终确诊都要通过病变组织的活检，这样病理师才能检查细胞是否癌变。活检之前，对前列腺癌患者抽血进行前列腺特异抗原测验（PSA），能够检查出肿瘤的标志物——恶性细胞或正常细胞发生癌症反应时，都会产生这类物质。实际上，3D计算机X射线断层摄影术（CT）、磁共振成像术（MRI）、专业的X射线装置和超声波都可以确定肿瘤的具体位置。

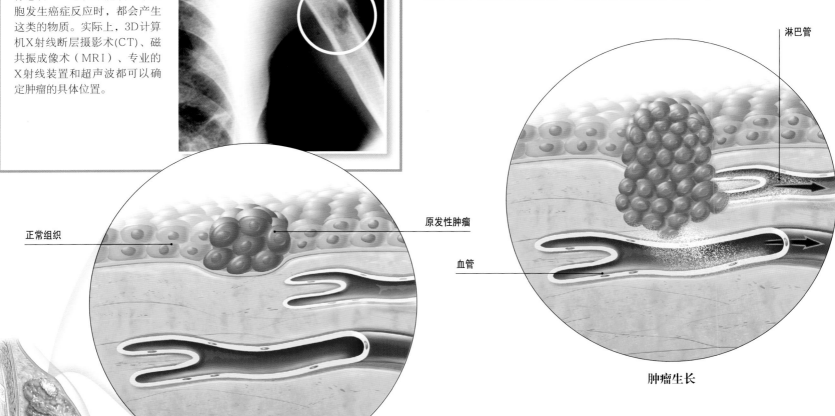

正常组织

原发性肿瘤

淋巴管

血管

肿瘤生长

恶性肿瘤的形成

癌症是如何转移的

癌症的扩散（转移）分3步：第1步，恶性细胞从母瘤上脱离；第2步，它们释放酶类，以使它们进入血液或淋巴管；第3步，通过血流到达新的地方，然后再以同样方式重新侵入其他组织。

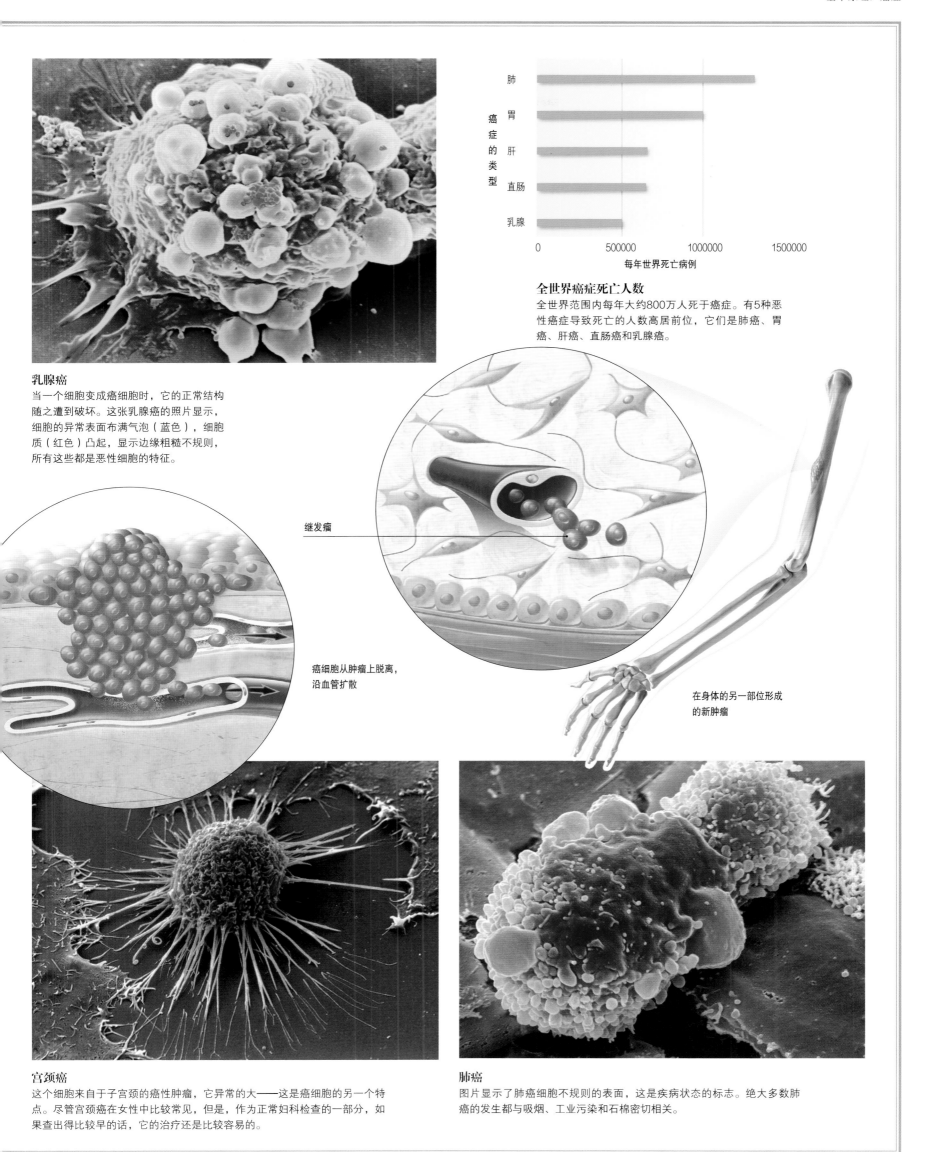

乳腺癌
当一个细胞变成癌细胞时，它的正常结构随之遭到破坏。这张乳腺癌的照片显示，细胞的异常表面布满气泡（蓝色），细胞质（红色）凸起，显示边缘粗糙不规则，所有这些都是恶性细胞的特征。

全世界癌症死亡人数
全世界范围内每年大约800万人死于癌症。有5种恶性癌症导致死亡的人数高居前位，它们是肺癌、胃癌、肝癌、直肠癌和乳腺癌。

癌症的类型：肺、胃、肝、直肠、乳腺

每年世界死亡病例

继发瘤

癌细胞从肿瘤上脱离，沿血管扩散

在身体的另一部位形成的新肿瘤

宫颈癌
这个细胞来自于子宫颈的癌性肿瘤，它异常的大——这是癌细胞的另一个特点。尽管宫颈癌在女性中比较常见，但是，作为正常妇科检查的一部分，如果查出得比较早的话，它的治疗还是比较容易的。

肺癌
图片显示了肺癌细胞不规则的表面，这是疾病状态的标志。绝大多数肺癌的发生都与吸烟、工业污染和石棉密切相关。

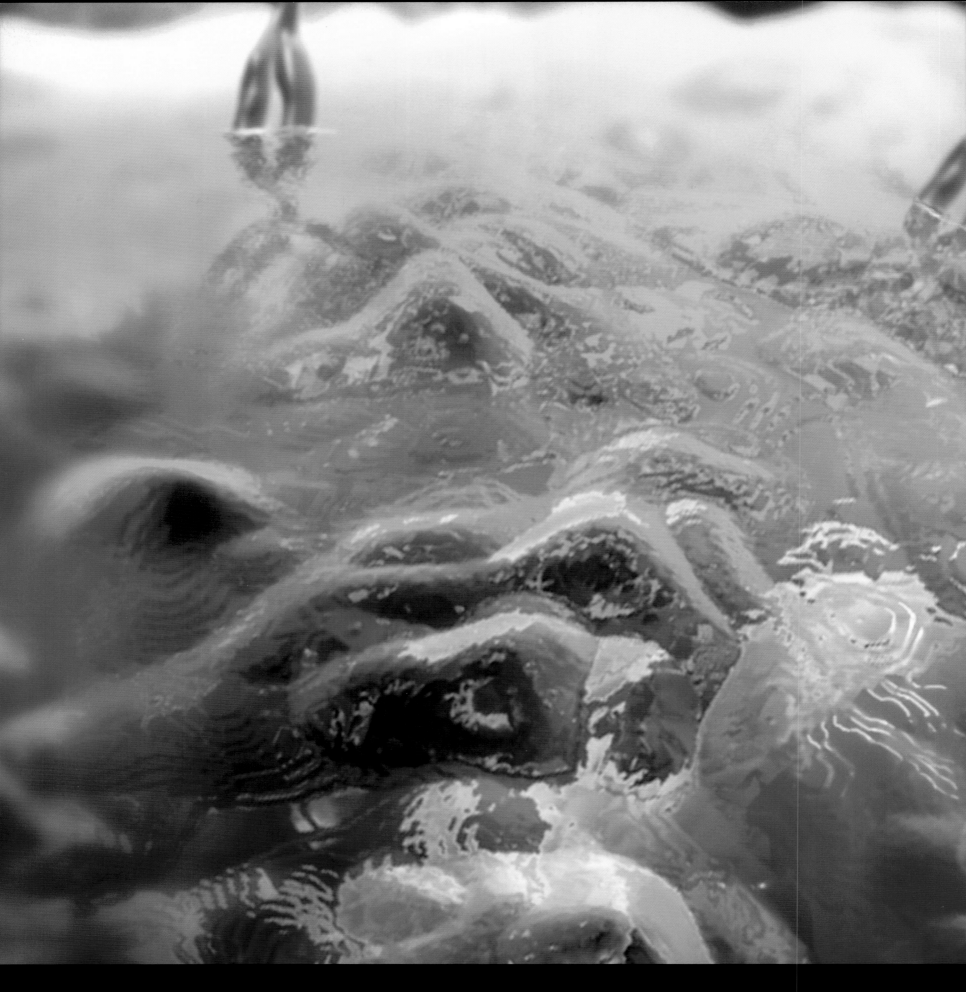

这张图显示了工作中的免疫系统。在一个B细胞的表面，抗体像天线一样首先显现出来，然后，定位准确地与入侵者结合在一起。这种意外的相遇，刺激B细胞倍增，并形成被称作浆细胞的抗体"工厂"。抗体附着在目标上，并标记以破坏它们。

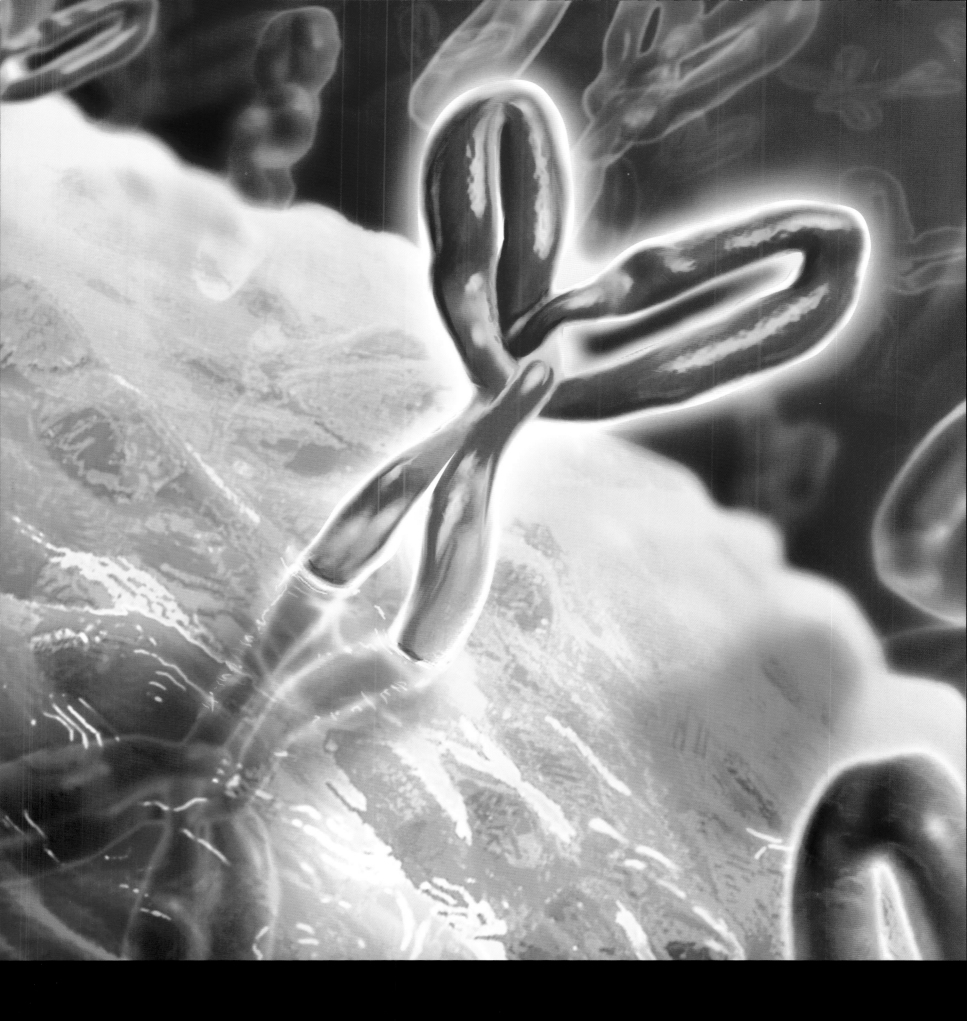

人体系统

人体系统示意图

　　人体共有12个系统，每个系统都履行着特殊的职能。皮肤或叫体表系统，是一个具有很多用途的外围覆被，而骨骼系统的骨骼提供身体框架的支持作用。人体的几百个骨骼肌与骨骼互相影响、互相作用保持人体及其构件的运动功能。消化系统通过食物摄取和食物加工，把营养物质释放到血液中，排出不能消化的残渣，从而起到营养作用。血液循环系统和呼吸系统，可以把氧气、营养物质和其他关键物质运送到几万亿个人体细胞当中，并将维持生命的代谢活动之中产生的潜在毒性废料运送出去。与循环系统紧密配合的是淋巴器官和淋巴管，它为免疫反应提供了一个表演的舞台。泌尿系统净化着血液中的杂质，并管理人体中"内海"的水分、盐及其他物质。生殖系统为传宗接代提供了生理手段。身体各方面机能的控制和调节，是通过内分泌系统的激素以及无与伦比的人体神经系统来实现的。

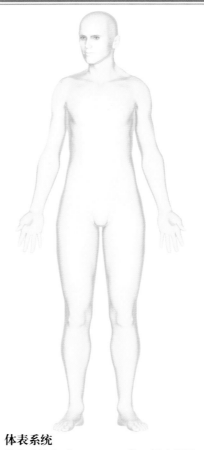

体表系统
体表系统［"Integument"一词来源于拉丁文的"to cover"（覆盖的意思）］由皮肤以及诸如毛发、指甲等结构组成。皮肤是防止水分散失和外来微生物进入的屏障。它也保护深层的组织免受物理上的危害，并可协助控制身体的温度，此外它还含有感觉感受器。镶嵌在皮肤里的腺体可以排出体内的某些垃圾。

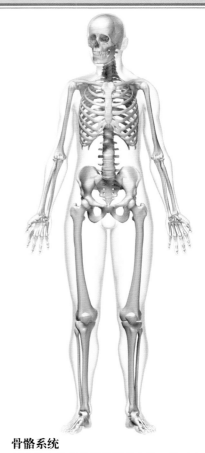

骨骼系统
骨骼为人体的软组织提供支持，并对大脑、脊髓、心脏和肺等重要器官提供保护。骨骼为骨骼肌提供了坚实的附着场所，它也在身体运动中起到了杠杆的作用。骨骼还储存着矿物质钙和磷，骨髓可以产生红细胞。

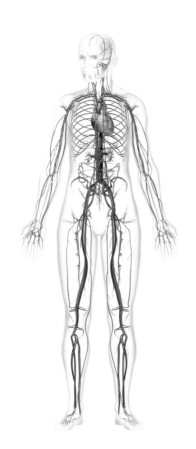

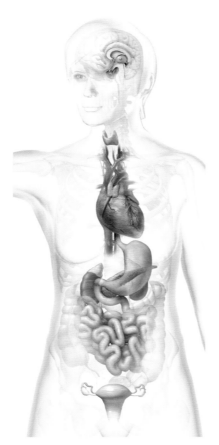

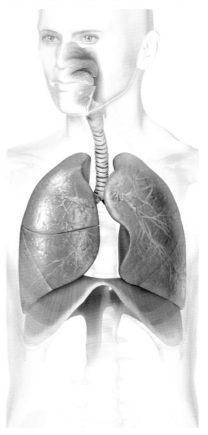

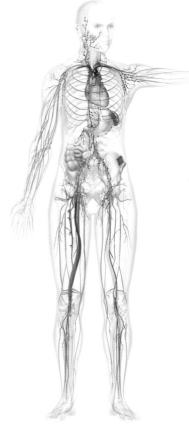

循环系统
泵血的心脏和运血的血管，可以将氧气、营养物质和许多其他物质快速地移进、移出细胞。这个系统也有助于稳定身体的温度和体内的化学环境。

内分泌系统
内分泌器官可以产生激素，在控制人体长期和短期机能方面具有重要作用。这个系统的运转与神经系统的活动紧密相连。

呼吸系统
这个系统可以从空气中吸取氧气，并把它传到血液中循环到整个身体。它也可以排除废弃的二氧化碳，并帮助维持身体的酸碱平衡。

防御和淋巴系统
作为器官和淋巴管的过滤网，防御和淋巴系统可以采集并向血液中返回组织液。它也可以产生能够保护身体免受组织危害和感染的细胞与其他物质。

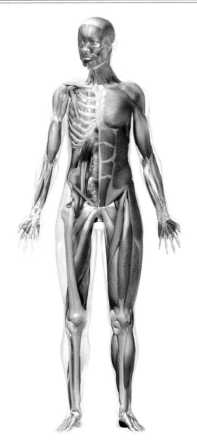

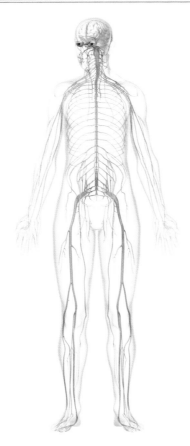

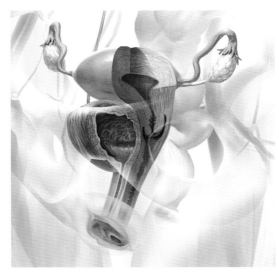

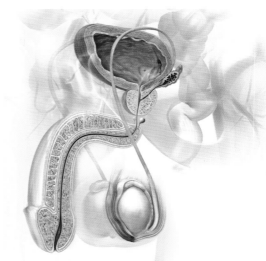

肌肉系统

人体有几百根骨骼肌（又称为随意肌，因为它接受意识的控制），骨骼肌依靠骨骼可以控制身体的活动。骨骼肌也能产生身体的热量，有时也用来维持人体的直立姿势。而人体的平滑肌和心肌是不能受意愿控制的，因此又称为非随意肌。

神经系统

这个系统把其他所有系统的活动整合到一起。通过与感觉器官的串联，神经系统可以侦察到来自身体内外的刺激物，并对身体和行为的反应进行管理和控制。中枢神经系统包括脑和脊髓；周围神经系统组成了其他的所有的神经结构。

生殖系统

女性的生殖系统能够产生卵子，它是女性的性细胞，女性生殖系统还为卵子的初级发育提供条件。男性的生殖系统可以形成精子，这是男性的性细胞。男性生殖系统还可把精子传送给女性。而且男性和女性两个生殖系统都可产生激素，并对身体产生广泛的影响效果。

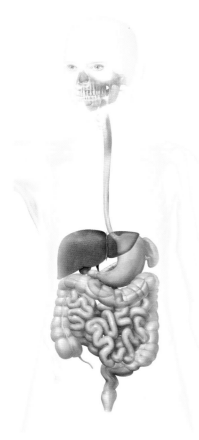

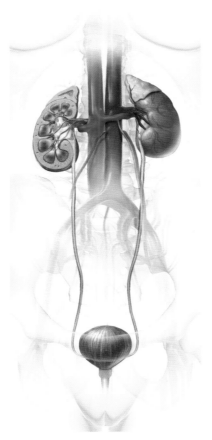

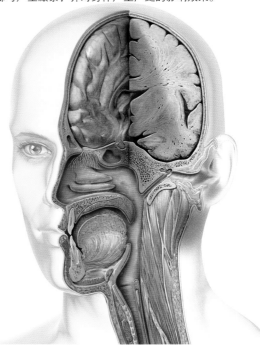

消化系统

这个系统摄取大量的食物，并通过机械和化学手段把它们消化分解，以提取人体细胞所需的营养物质。该系统可以实现消化酶的特殊功能，吸收有用的营养物质，去除未消化的食物残渣。

泌尿系统

这是人体的过滤系统，它的主要责任是保持血液和组织液适当的化学平衡。它也可以去除血流中的废料和过多的水分并将它们排到尿液当中。

感觉系统

这个系统可以给人体带来信息，并保证人体对内外环境变化进行接收、管理以及反应。人类的感觉一般有两种：一般感觉，比如触、压和痛；特殊感觉，比如视、听、嗅、味和平衡。

体表系统

人类的绝大多数体表（体被）都是由皮肤组成，这就是体表系统。除了因为正常磨损使皮肤变厚之外（比如脚底），一般来讲，人体的皮肤也就是像包装纸那样厚。即便如此，它的关键作用还是很多的，例如阻挡微生物、防止身体水分的过度散失、吸收有害的太阳辐射以及散发代谢热量等。皮肤可以合成维生素D$_3$，这是维生素D的主要成分。另外，皮肤的感觉感受器，可以传送有关接触、温度、疼痛及其他环境方面的信息。皮肤有两层：防水的表皮层，它的细胞内含有角质素；下边的真皮层。由于要经受长时间的洗、抻拉、碰撞和抓，通常来讲，表皮具有再生能力。随着外层死细胞的脱落或磨损，下层的活细胞就会取代它们——这个过程也有助于伤口的愈合。

皮肤的变化

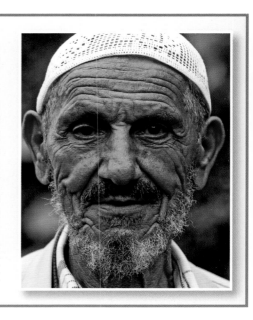

人类皮肤随着时间的变化而变化。新生儿的皮肤脆弱、柔软，它的上表皮很薄，呈半透明状，几乎没有什么功能性的汗腺以及实际的皮下脂肪层。尽管青春期激素的变化使皮脂腺变大，分泌物变多（导致粉刺和青春痘的生长），但年轻人的皮肤也含有丰富的胶原纤维和弹力纤维使其更加柔软、更具弹性。随着年龄的增长，以及长期受到太阳的照射，表皮层和真皮层变薄，并使得胶原纤维和弹力纤维的结构发生变化，导致皮肤松弛和皱纹的产生。

真皮层的血管

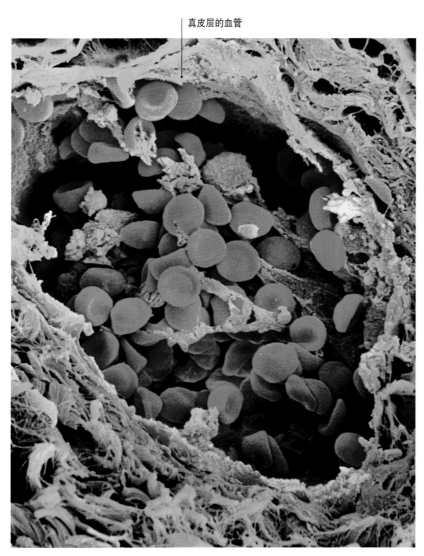

皮肤和身体温度

脑区的血液监测感受器，也被称作下丘脑，能够侦察到人体核心的温度变化。对于大多数人来讲，适宜的温度是98.2℉（36.8℃）。当核心温度上升影响身体健康的时候，下丘脑就会给皮肤里的血管发信号，使血管变粗。血流量增加，就会使过多的热量散失。当核心温度下降太低时，血管会收缩，以减少热量的散失。

防御和淋巴系统
皮肤是抵御入侵者的屏障，免疫反应可以帮助伤口的愈合

呼吸系统
鼻腔中的鼻毛有助于过滤吸入的空气；呼吸系统可以提供氧气并排出二氧化碳

生殖系统
外生殖器的皮肤神经末梢以及腺体促进生殖功能作用的发挥

肌肉系统
皮肤可以产生一种活跃形式的维生素D，它有助于保持肌肉的壮实；而且，活跃的肌肉，也增加了血液向皮肤的流动

神经系统
皮肤神经末梢向大脑提供感觉信息；神经系统可以调节皮肤的许多功能

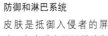

内分泌系统
内分泌系统产生的雄激素可以刺激皮脂腺，调节毛发的生长

消化系统
皮肤可以帮助维生素D转化成激素的活跃形式——骨化三醇，它可以帮助钙和磷的吸收

泌尿系统
皮肤以汗液的形式排出一些废物；泌尿系统可以处置皮肤代谢的废料

循环系统
皮肤可以防止体液的损失以及血液中热量的散失；循环系统可以给皮肤带来营养

骨骼系统
皮肤有助于刺激维生素D的产生，维生素D有助于钙和磷的吸收，而钙和磷又是成骨过程必需的物质。骨骼系统可以为体表系统提供结构支持

体表系统与其他系统的相互关系
体表系统对于其他身体系统的运转具有一定的帮助和支持作用，反过来，除了生殖系统之外的所有系统，对于皮肤及其派生结构的健康功能在某些方面都具有一定的帮助作用。

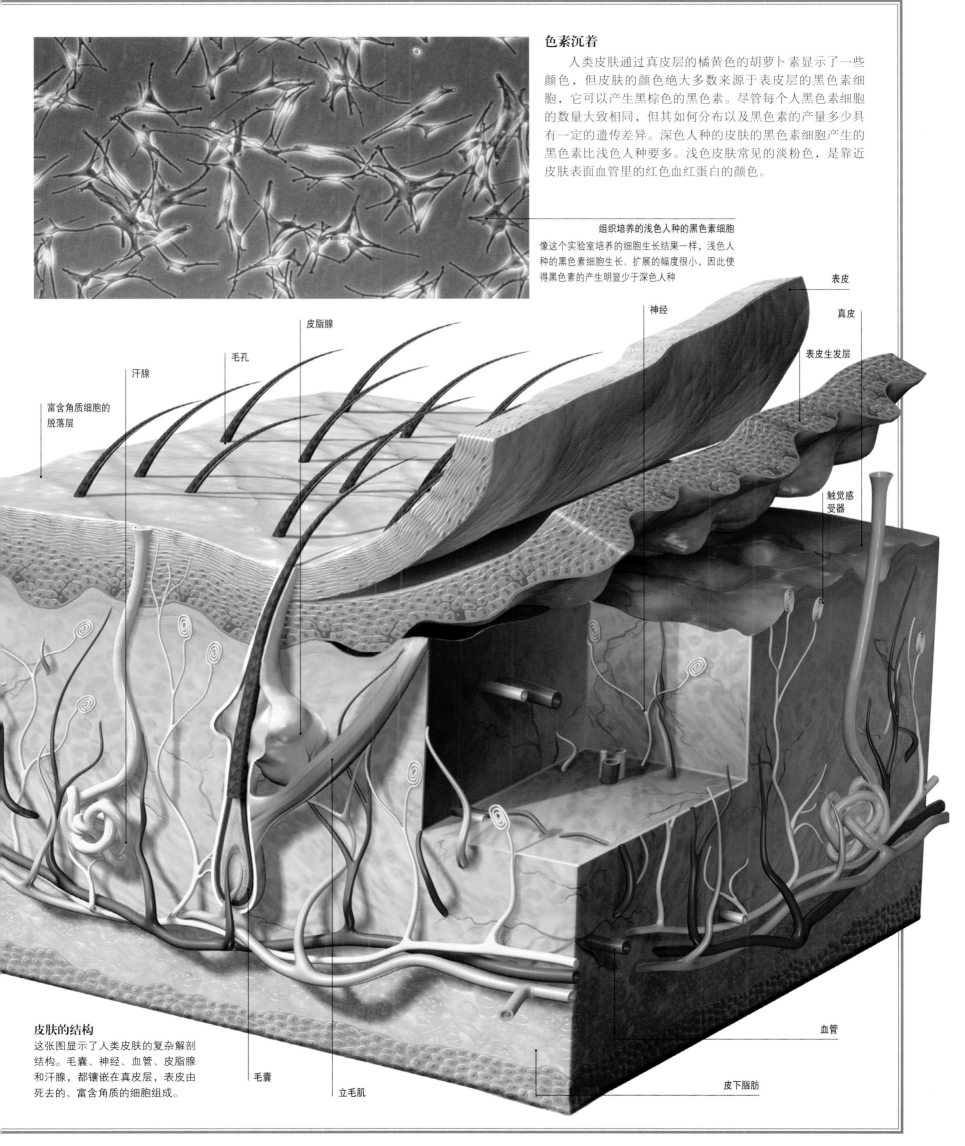

色素沉着

人类皮肤通过真皮层的橘黄色的胡萝卜素显示了一些颜色，但皮肤的颜色绝大多数来源于表皮层的黑色素细胞，它可以产生黑棕色的黑色素。尽管每个人黑色素细胞的数量大致相同，但其如何分布以及黑色素的产量多少具有一定的遗传差异。深色人种的皮肤的黑色素细胞产生的黑色素比浅色人种要多。浅色皮肤常见的淡粉色，是靠近皮肤表面血管里的红色血红蛋白的颜色。

组织培养的浅色人种的黑色素细胞
像这个实验室培养的细胞生长结果一样，浅色人种的黑色素细胞生长、扩展的幅度很小，因此使得黑色素的产生明显少于深色人种

表皮

神经

真皮

皮脂腺

表皮生发层

毛孔

汗腺

触觉感受器

富含角质细胞的脱落层

血管

皮下脂肪

毛囊

立毛肌

皮肤的结构

这张图显示了人类皮肤的复杂解剖结构。毛囊、神经、血管、皮脂腺和汗腺，都镶嵌在真皮层，表皮由死去的、富含角质的细胞组成。

皮肤的来源

毛发、指甲、皮脂腺和汗腺——所有这些结构都是由表皮发育而来的。有几百万根毛发生长在头皮、腋窝、耻骨区以及其他部位。每一根灵活的毛发主要由富含角质素的细胞构成，并从一个毛囊处长出，而毛囊的根是在真皮层。随着毛发的生长，外围部分的细胞死亡并被磨损。手指甲和脚指甲都含有一种特殊的比较坚硬的角质素。随着生长，延长的指甲移出下面的甲床。除了手掌和脚底之外，成年人皮肤的每个部分都有皮脂腺，产生的油性的皮脂会对皮肤和毛发产生一定的润滑和软化作用。成年人大约有250万个汗腺镶嵌在皮肤里。汗的绝大部分构成都是水分，它对人体最重要的作用就是：随着汗液的蒸发，带走体内过多的热量。

深处的毛发

毛囊的生长阶段和休息阶段循环交替。在生长阶段，随着根部新细胞的产生以及死细胞的向上推进，毛发会随之生长。一段休息阶段过后，又开始重新地生长。在毛囊休息之前，头发可能有6年的生长期。毛囊能够敏感地反映性激素的水平。例如，男性的秃头反映了睾酮对于调节头发生长基因的影响效果。随着男性、女性的衰老，激素水平的下降会使头发逐渐变稀。

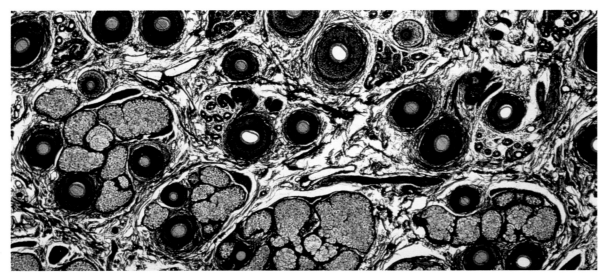

皮脂腺
皮脂腺产生油性皮脂，润滑着头发和皮肤的表面。这张显微照片中显示的小的紫色块就是皮脂腺。

汗

小汗腺存在于大部分人类皮肤。从头皮到手掌和脚底，大部分皮肤区域都有这些汗腺存在，它可以根据需要增加汗的产生，以散发身体的热量。而大汗腺都集中在腋窝和腹股沟。该部位汗液的排出一般通过性唤起或焦虑激发——在紧张条件下，吓了一身"冷汗"。

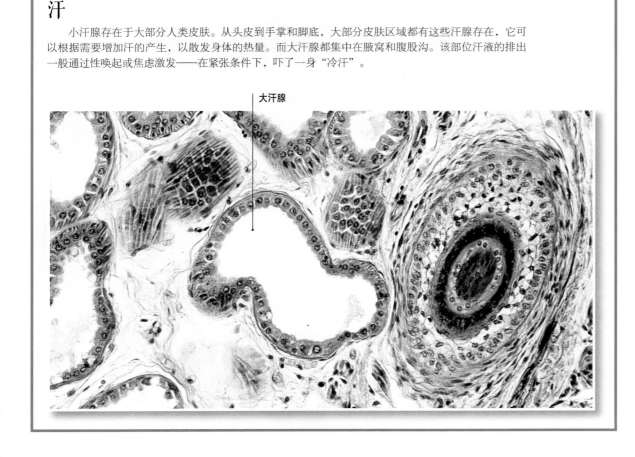

大汗腺

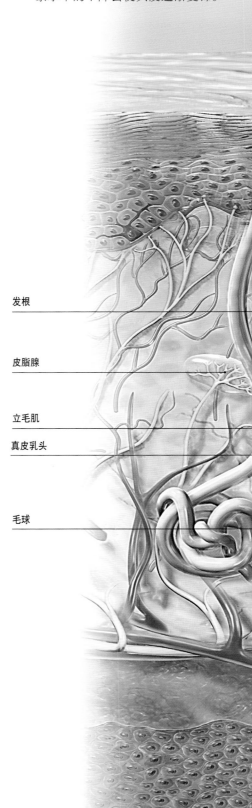

发根

皮脂腺

立毛肌

真皮乳头

毛球

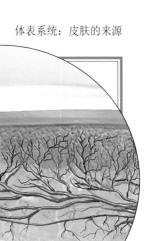

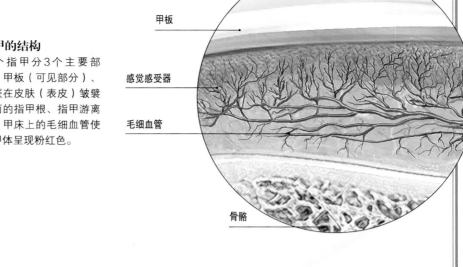

指甲的结构
一个指甲分3个主要部分：甲板（可见部分）、镶嵌在皮肤（表皮）皱襞下面的指甲根、指甲游离缘。甲床上的毛细血管使得甲体呈现粉红色。

甲板

感觉感受器

毛细血管

骨骼

头发杆

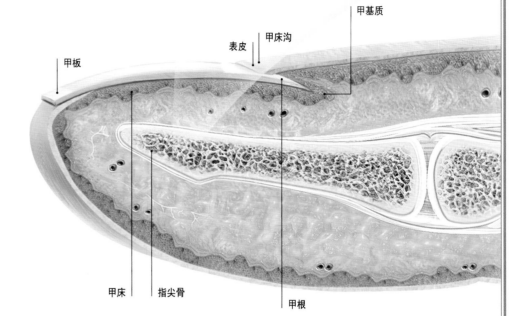

甲基质

甲床沟

表皮

甲板

甲床   指尖骨   甲根

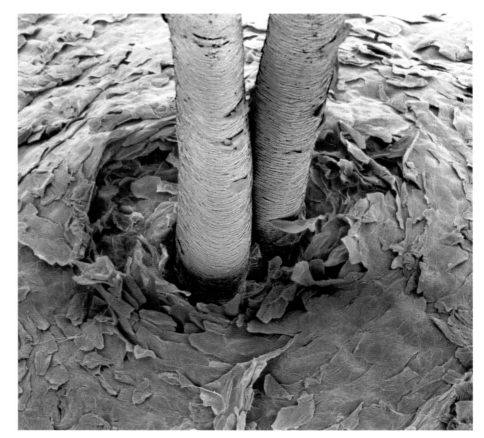

数以万计的头发
这个特写照片，显示头发从头皮中生长出来。平均来讲，在不同的活跃阶段人类头上大约有10万个毛囊。每天会脱落75～100根头发，如果坚持严格的减肥饮食的话，脱落得会更多。头发每年平均会长6英寸（约15厘米）。

皮肤疾病与功能障碍

　　皮肤会受到侵蚀，常常会与刺激物接触，也常常有与尖利物品、热炉子、细菌以及其他病原体接触的风险。最常见的皮肤疾病是一般类型的皮肤炎——从轻度到中度的发炎，并伴随着接触性湿疹和头皮屑的产生。发炎会导致许多慢性皮肤疾病症状的出现：皮肤瘙痒，肌肤磷屑性湿疹斑，面色变红，以及红斑狼疮的标志脓疱等。细菌会引起干痛的脓疱疹，而皮肤表皮的真菌会产生特殊类型的癣。青春痘是几个顽固的皮肤问题之一，它与油脂栓塞或者毛囊感染密切相关。牛皮癣的典型表现是变厚、发白、瘙痒的斑块，常常集中发生在肘关节、膝盖以及其他部位，发病时，皮肤细胞的生命周期从通常的数周缩减到几天的时间。

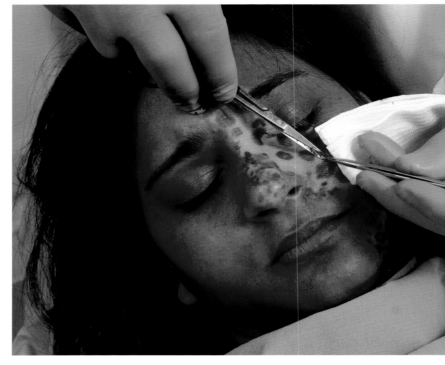

白癜风
皮肤色素的斑状流失就是白癜风的主要表现特征。其原因尚不明确，但在某种情况下，遗传因子具有一定的作用。比较新的治疗方法是把能够产生黑色素的细胞移植到患病处。

烧伤

　　烧伤会损伤皮肤。火、热的液体、化学物质、电和辐射都会引起烧伤，根据烧伤的范围、深度和位置可以进行分级确定。Ⅰ度烧伤指的是表皮烧伤，就像轻度的阳光灼伤一样，尽管它也会变红和疼痛，但它们通常会很快愈合。起泡表示烧伤程度更深了一点，这是Ⅱ度烧伤。而Ⅲ度烧伤的表现是皮肤通常已经没有，露出了烧伤发炎的区域。皮肤受的伤害越严重，危险系数就越大。

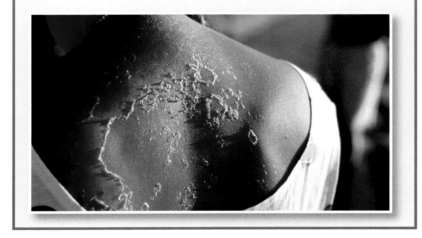

青春痘
青春痘通常与激素水平的改变以及家族史有关。绝大多数的形式是：皮脂腺发炎，产生皮脂过多，堵塞了毛囊，最后形成了红色的脓疱。

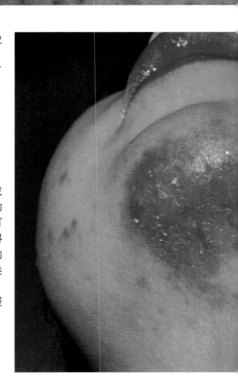

湿疹
许多人都有湿疹或者复发性疹子的遗传倾向性，也可能在童年早期得过这个病。先进的治疗药物有：非类固醇乳膏和乳液，它们可以临时缓解瘙痒。

普通的皮肤病及其病因和治疗方法

疾病	病因	治疗方法
湿疹	原因不明。一般刺激物包括：肥皂、天气、珠宝、化妆品、细菌、精神压力、出汗	远离诱因、不穿紧身衣服、使用护肤液
脓疱疹	链球菌和葡萄球菌	用抗细菌肥皂清洁患处、服用抗生素
牛皮癣	慢性自身免疫系统疾病，其诱因常常与压力、外伤、感染、激素有关	接受充足的阳光，避免用刺激性的化妆品、肥皂，在温水中泡澡，使用润肤液
癣	真菌感染	使用抗真菌治疗药物
白癜风	黑色素细胞丧失导致黑色素分布不均匀，常常由于遗传原因引起	保护皮肤免受阳光直射，偶尔使用可的松乳膏具有一定的帮助作用，皮肤科医生可开具一些使皮肤变黑的药物
青春痘	皮脂腺发炎	使用洁肤液或润肤液，服用抗生素或者激素类药物

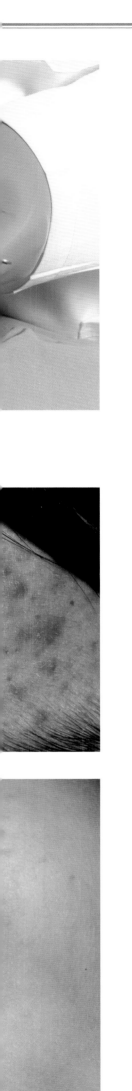

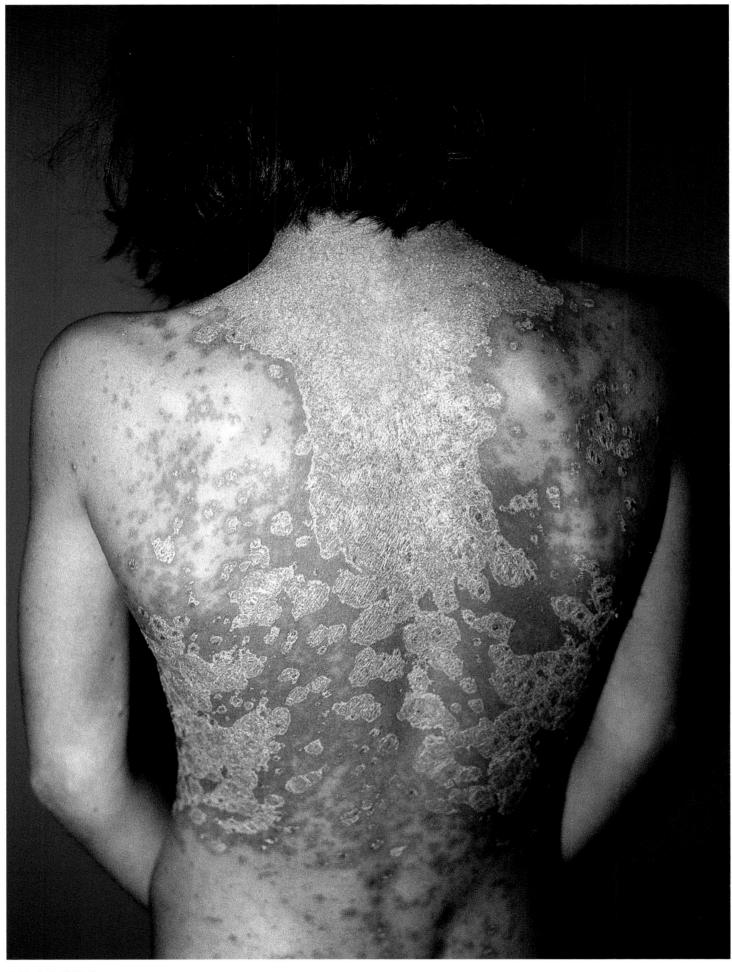

皮肤疾病的治疗

像红斑狼疮、牛皮癣（上图）和湿疹之类的慢性皮肤病，不仅不好治疗，而且病因不明，这使病症的治疗特别困难。其病症对于局部用制剂也许会有些反应，例如维A酸，含有可的松之类的类固醇类药物，以及维生素D族中的某种化学药物。更严重的病例就需要口服甚至注射药物进行治疗。通常来讲，一个综合的治疗措施可能是最有效的选择。

皮肤癌

在所有恶性肿瘤中，皮肤癌较常见。它有3种主要形式：基底细胞癌、鳞状细胞癌和黑色素瘤。这3种形式都与紫外线辐射有关，既包括来自太阳的，也包括来自晒黑床的辐射。大部分皮肤癌属于生长缓慢的基底细胞癌，治疗比较容易，在医生办公室采用微创手术就可处理。鳞状细胞癌是由皮肤表面的扁平细胞发育而来。这种细胞癌是比较危险的，因为这类细胞生长更加迅速并很快会扩散到附近的淋巴结。恶性黑色素瘤常常被误诊为无害的黑痣，它在人们发现其异常生长和破损之前就有可能已经扩散。还有一种与默克尔细胞有关的皮肤癌，默克尔细胞在接触感觉上具有重要作用，这种皮肤癌发生的几率更加小，但进展非常快，几周就可以生长得相当大。尽管任何人都有可能患上皮肤癌，但是肤色白的人危险更大。

上皮皮肤细胞　　　　肿瘤

黑色素瘤细胞
这张显微照片表明，黑色素瘤细胞已经侵入皮肤上皮。黑色素瘤是恶性肿瘤，扩张非常迅速。它是由比较大的未分化细胞构成的，这类细胞分裂非常迅速，并很快进攻周围的健康组织。

人造皮肤

在实验室中培养的人造皮肤可以修复癌症、烧伤以及其他问题对皮肤的损坏。移植成功以后，血管也要移植到这个区域，之后就是上皮细胞的移植。随着时间的推移，人造皮肤腐败后，会留下新的、健康的一块皮肤。人造的替代品必须要使用硅胶，它们不会造成免疫系统过敏反应。

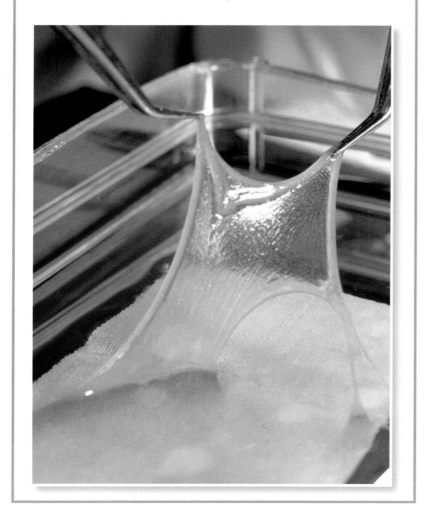

基底细胞癌
长时间暴露在紫外线下，对于表皮基部的细胞产生危害，并形成一个慢慢生长的小肿块，也就是癌细胞。

鳞状细胞

癌细胞

基底细胞

皮肤癌的预防和治疗

由于绝大多数皮肤癌与紫外线的辐射有关，因此要避免不必要的阳光暴晒，特别是在正午阳光最强烈的时候，这样具有一定的预防作用。皮肤科医生建议，穿着防护服装，使用可以挡住UVA（长波紫外线）和UVB（短波紫外线）两种射线的防晒霜。基底细胞癌和鳞状细胞癌的早期都伴随着被称作日光性角化病的癌前期生长，采用激光或者采用冷冻手术通常是可以除掉癌细胞的。

皮肤癌的危险因素	皮肤癌的标志
受到自然和人为阳光照射以及接触砷	疼痛不止
慢性皮肤炎症或皮肤溃疡、白色皮肤的人、疤痕、烧伤	下列几种皮肤区域表现：小范围、隆起、光滑、发亮、蜡色；小范围、隆起、变红或棕红；扁平、粗糙、变红或变棕、有鳞片；有鳞片、流血、有脆皮；类似伤疤而坚硬
接受辐射治疗	
服用抑制免疫反应的药物	

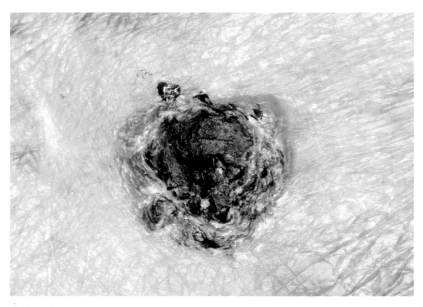

鳞状细胞癌

粗糙、深色的损伤是鳞状细胞癌的典型表现，鳞状细胞癌是第二种最常见的皮肤癌症。癌前病变也被称作日光性角化病，它显示皮肤已经受到了一种严重的太阳损害，这是早期的警告信号。这个类型的癌症多见于老年人。

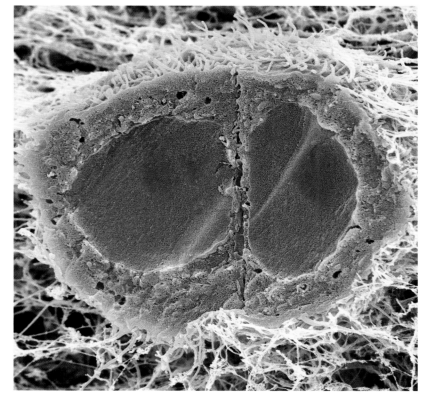

皮肤癌细胞的分裂

这张彩色电镜图展示了皮肤癌细胞的一个切片。它刚刚进行了有丝分裂，细胞核已经分裂，出现了两个细胞核（紫色）。下一个阶段就是细胞质的分裂，结果将产生两个子细胞，进而导致癌症的扩散。

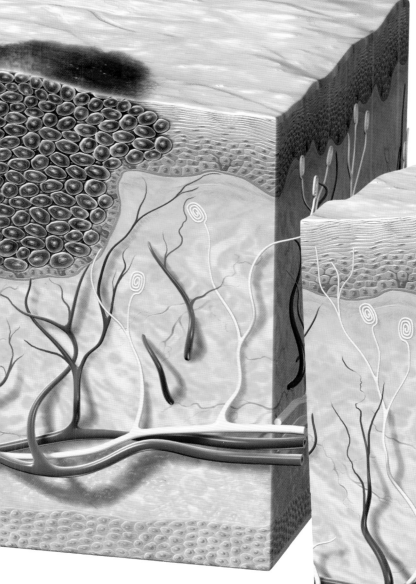

癌细胞　　　色素不均衡

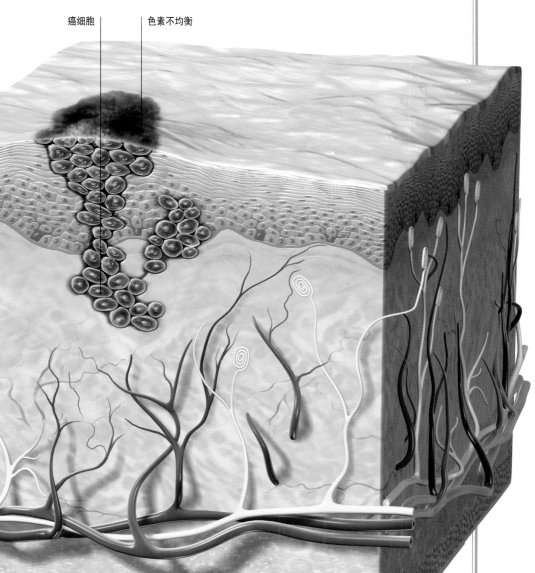

黑色素瘤

对于形成黑色素的黑色素细胞的辐射危害，会形成一个深色而又不规则的大斑块。这种类型的癌症具有高度转移性。

骨骼系统

作为高等动物的人类需要一个身体框架，既能满足其活动的需要，还要对肌肉和柔软的内部器官起到支撑和保护作用。骨骼就是这样的框架结构——由206块骨骼进行多功能组合的产物。每一个人体器官都是骨骼组织和其他构件的最佳组合。从解剖学上来看，骨骼分两个区：中轴骨骼和附肢骨骼。中轴骨骼部分包括：颅骨、脊柱、胸腔。附肢骨骼或者叫作"悬挂"骨骼，它包括肢体上的骨骼以及上肢带骨和下肢带骨。因为骨骼体上的骨骼式必须要满足功能的需要，所以骨的大小各不相同，它有4种形状：长形、短形、扁平形和不规则形。大腿骨主要能承受整个身体的重量，因此与最小的中耳听小骨或连锁的指骨相比，它是非常巨大的，而这些极小的指骨才使人类的手成为了非常灵活的工具。

额骨
这个骨在前额皮肤的下面，它构成了颅骨的前部和眼眶的上部

上颌骨

下颌骨
这个大骨组成了下颌，它是面部唯一可运动的骨

肩胛骨
这个宽阔的骨也被叫作肩胛

肱骨
这个长骨支撑着上肢

尺骨
这个骨的上端构成了肘部突出的骨性部分

桡骨
桡骨从肘部向下延伸到手臂拇指的一端

髋骨
这个强壮的骨是骨盆的主要结构

骶骨
它由5块骶椎融合而成

尾骨
比较柔软的叫法是尾巴骨，它也是由小的骶椎融合而成的

腕骨
这8块骨构成了手腕

耳骨
中耳骨中的3个骨共同被称为听小骨，它们是人体肉里最小的骨。它们都分布在大约像一个小橄榄大小的空腔之内。

- 锤骨
- 砧骨
- 镫骨

舌骨
这个马蹄铁形状的骨支撑着舌头的根部。它是人体肉里唯一一个独立存在的骨，不与其他的骨相连接。

锁骨
锁骨支撑着上胸部

肋骨
肋骨构成了胸腔的腔壁

胸骨
肋骨附着在胸骨上，胸骨还具有保护心脏的作用

人体长轴的支撑
颅骨和脊柱，颈部的舌骨，都为人体的长轴提供了结构性的支撑作用，人体长轴从头顶一直到骶部的底部。

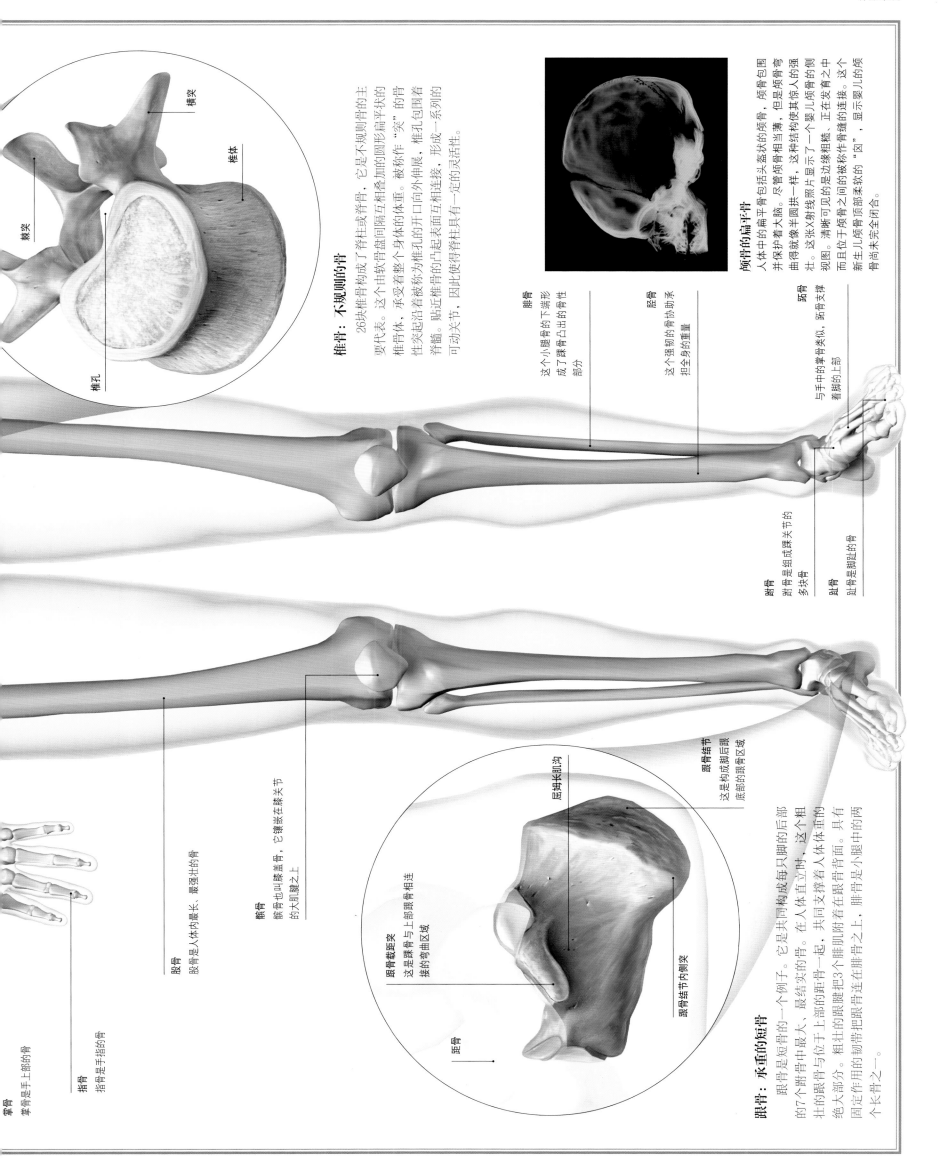

横突

棘突

椎体

椎孔

椎骨：不规则的骨

26块椎骨构成了脊柱或脊骨，它是不规则骨的主要代表。这个由软骨盘间隔互相叠加的圆形扁平状的骨，承受着整个身体的体重。被称作"突"的骨性突起沿着椎骨的开口向外伸展，椎孔包围着脊髓。贴近椎骨的凸起表面互相连接，形成一系列的可动关节，因此使得脊柱具有一定的灵活性。

颅骨的扁平骨

人体中的扁平骨包括头盔状的颅骨，颅骨包围并保护着大脑。尽管颅骨相当薄，但是颅骨弯曲得就像半圆形拱一样，这种结构使其惊人的强壮。这张X射线照片显示了一个婴儿颅骨的侧视图。清晰可见的是边缘粗糙，正在发育之中而且位于颅骨顶部柔软的被称作骨缝的连接。这个新生婴儿颅骨顶部的被称作柔软的"囱"，显示婴儿的颅骨尚未完全闭合。

腓骨
这个小腿骨的下端形成了踝骨凸出的骨性部分

胫骨
这个强韧的骨协助承担全身的重量

跗骨
跗骨是组成踝关节的多块骨

趾骨
趾骨是脚趾的骨

跖骨
与手中的掌骨类似，跖骨支撑着脚的上部

股骨
股骨是人体内最长、最强壮的骨

髌骨
髌骨也叫膝盖骨，它镶嵌在膝关节的大肌腱之上

掌骨
掌骨是手上部的骨

指骨
指骨是手指指的骨

屈姆长肌沟

跟骨结节
这是构成脚后跟底部的跟骨区域

跟骨载距突
这是跟骨与上部踝骨相连接的弯曲区域

跟骨结节内侧突

距骨

跟骨：承重的短骨

跟骨是短骨的一个例子。它是共同构成每只脚的后部的7个附骨中最大、最结实的骨。在人体直立时，这个粗壮的跟骨与上部的距骨一起，共同支撑着人体重的绝大部分。粗壮的跟腱把3个腓肌附着在跟骨背面。具有固定作用的韧带把跟骨连在腓骨之上。腓骨是小腿中的两个长骨之一。

骨的结构

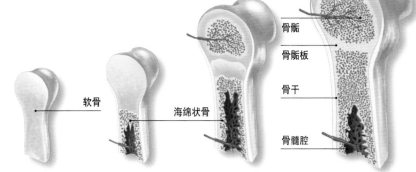

骨骺
骨骺板
软骨
海绵状骨
骨干
骨髓腔

为了满足骨骼对于柔软身体器官的支持和保护需要，骨骼必须非常强壮和坚硬。骨骼组织的结构既保证它不是很重，又能满足上述功能的需要。与其他一些结缔组织类似，骨也是由细胞外纤维间质中的活体细胞和其他物质构成。这些细胞包括形成骨的成骨细胞和用于破坏骨的破骨细胞。骨间质中含有胶原纤维和羟基磷灰石的结晶——这是矿物质钙和磷的混合物，它能使骨间质变得坚硬。以这些物质为基础，可形成两种类型的骨组织。致密的密质骨，构成了骨的平滑外表，而海绵状的松质骨再配合骨小梁间的较大空隙共同构成了骨的内部空间。在某些骨中，在海绵状骨的空隙中充满着骨髓。胸骨中的红骨髓能够产生血细胞。

长骨是如何形成的？

初期的胎儿只有灵活的软骨"骨骼"。随着骨细胞的发育，海绵状骨开始替换出现的软骨和血管。随着时间的推移，骨髓腔就打开了，并在骨末端形成了瘤状的骨骺。

骨的营养

人类需要维生素D，这是因为它有助于钙和磷吸收并进入血管。这些矿物质使骨骼变得坚硬、致密。儿童缺乏维生素D会导致软骨病，软骨病是一种使骨骼变软形成罗圈腿，并且还会带来其他骨问题的骨骼疾病。

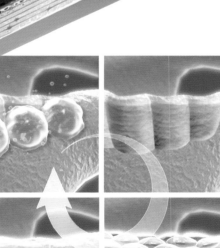

这张照片显示，软骨病能够使缺乏维生素D的儿童下肢骨变形。

骨是钙的仓库

在一种互相关联的骨重建过程中，成骨细胞稳定地形成骨，而破骨细胞也稳定地破坏着骨。破骨细胞能够将骨组织作为"钙"源，以确保钙质的充足供应，从而保证肌肉系统和神经系统对钙的日常需要。当血液中循环的钙太少时，颈部的甲状旁腺就会释放甲状旁腺激素（PTH）。破骨细胞的反应就是通过对骨的破坏而释放出钙，并使钙迅速进入到血液当中。这种效应说明，通过长期节食导致的慢性缺钙，会使骨质严重受损。

骨髓
成年人的长骨具有黄色的骨髓，它储存着脂肪

血管
动脉（红色的）将富含氧气和营养的血液运送到骨组织，而静脉（蓝色的）将废物和其他物质运出

神经
神经将神经信号运进并运出骨膜

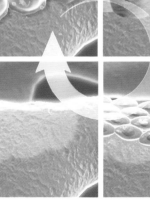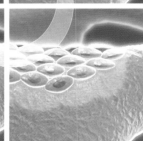

骨组织的重建

骨变长、变宽，并呈现恰当的比例，随着成骨细胞形成并积累骨组织，以及破骨细胞有选择地去除骨组织，受伤的骨骼得到了愈合。骨重建是连续进行的过程，实际上，几年的时间过去以后，随着新骨对老骨的替换，体内所有的骨量基本上已经循环过了。

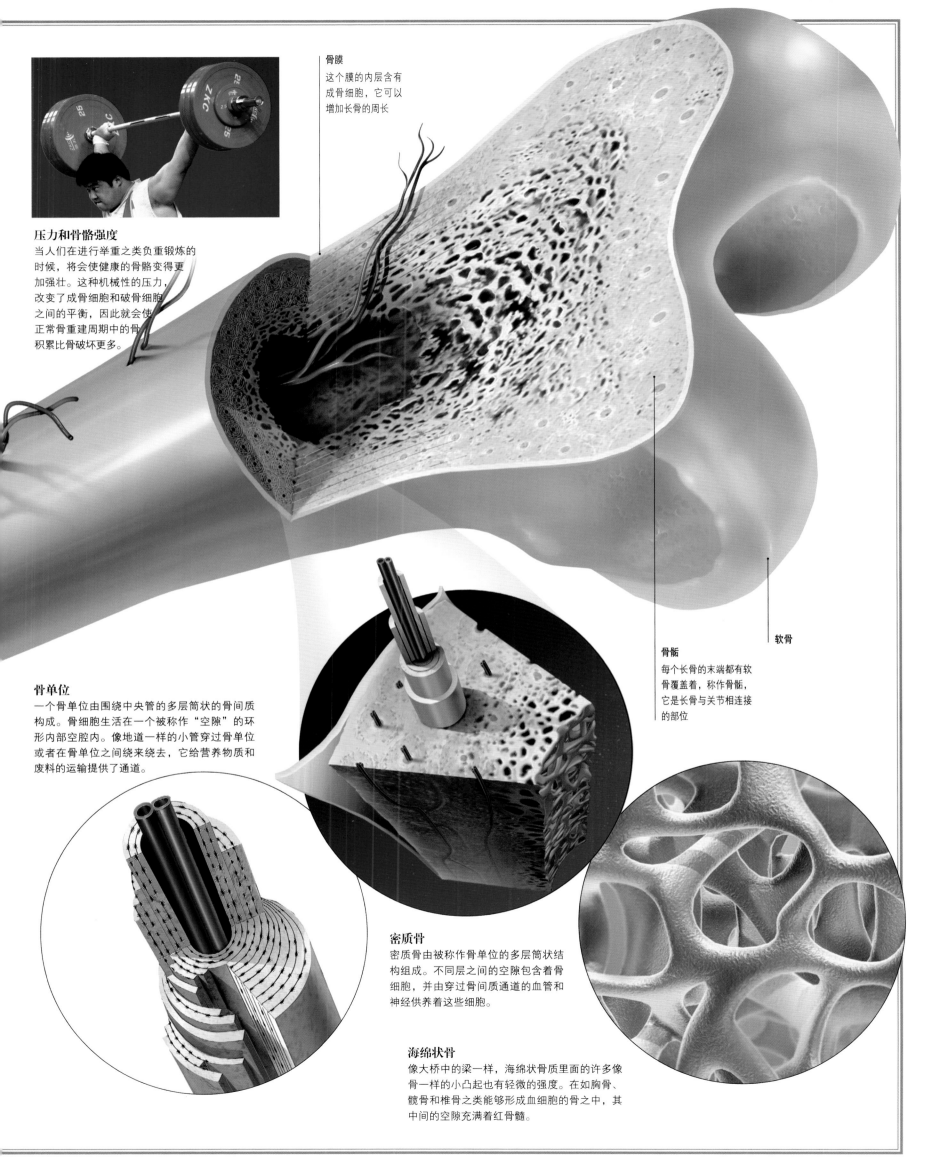

压力和骨骼强度
当人们在进行举重之类负重锻炼的时候，将会使健康的骨骼变得更加强壮。这种机械性的压力，改变了成骨细胞和破骨细胞之间的平衡，因此就会使正常骨重建周期中的骨积累比骨破坏更多。

骨膜
这个膜的内层含有成骨细胞，它可以增加长骨的周长

软骨

骨骺
每个长骨的末端都有软骨覆盖着，称作骨骺，它是长骨与关节相连接的部位

骨单位
一个骨单位由围绕中央管的多层筒状的骨间质构成。骨细胞生活在一个被称作"空隙"的环形内部空腔内。像地道一样的小管穿过骨单位或者在骨单位之间绕来绕去，它给营养物质和废料的运输提供了通道。

密质骨
密质骨由被称作骨单位的多层筒状结构组成。不同层之间的空隙包含着骨细胞，并由穿过骨间质通道的血管和神经供养着这些细胞。

海绵状骨
像大桥中的梁一样，海绵状骨质里面的许多像骨一样的小凸起也有轻微的强度。在如胸骨、髋骨和椎骨之类能够形成血细胞的骨之中，其中间的空隙充满着红骨髓。

中轴骨骼

中轴骨骼是整个身体的框架。沿着长长的中轴，有82块骨支撑着头、颈、胸和腹部，也保护着内部的重要器官，例如大脑、脊髓和心脏等器官。绝大多数中轴骨骼都是扁平的或者具有不规则的形状。有许多骨骼都形成了保护脆弱而柔软器官的体腔，并为血管和神经设置了开口，例如为中枢神经系统与身体其他部分相连接的脊髓和神经都设置开口。颅骨包围着十分重要的大脑并支撑着人体的面部。它们又形成了保护空腔，围绕着给人提供视、听、味、嗅和平衡感觉的各个器官。脊柱骨以一个灵活的骨梁互相连接，这样有助于支持躯干的重量。张开的、成对的肋骨提供了一个坚固的笼子包围着心脏、肺和体内最大的血管。

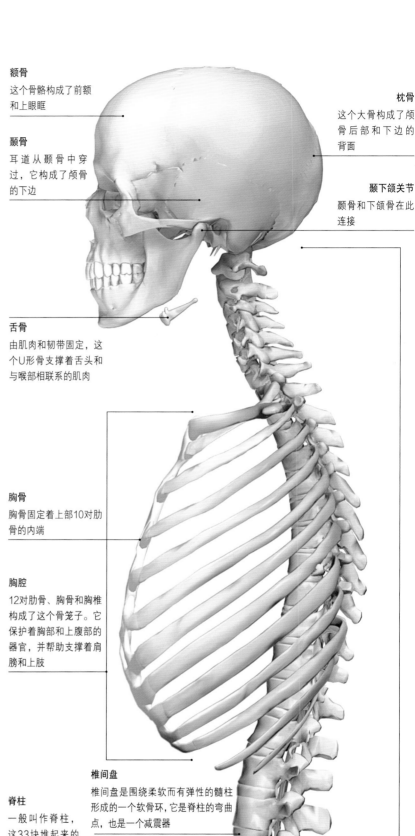

额骨
这个骨骼构成了前额和上眼眶

颞骨
耳道从颞骨中穿过，它构成了颅骨的下边

枕骨
这个大骨构成了颅骨后部和下边的背面

颞下颌关节
颞骨和下颌骨在此连接

舌骨
由肌肉和韧带固定，这个U形骨支撑着舌头和与喉部相联系的肌肉

胸骨
胸骨固定着上部10对肋骨的内端

胸腔
12对肋骨、胸骨和胸椎构成了这个骨笼子。它保护着胸部和上腹部的器官，并帮助支撑着肩膀和上肢

椎间盘
椎间盘是围绕柔软而有弹性的髓柱形成的一个软骨环，它是脊柱的弯曲点，也是一个减震器

脊柱
一般叫作脊柱，这33块堆起来的灵活的椎骨包围着脊髓，并支撑着躯干

骶骨
5块融合的骶椎构成了这个三角形的骨骼

尾骨
4块小椎骨融合成了尾骨，一般称为尾巴骨

鼻窦

鼻窦是颅骨内的空腔，它可以使颅骨的重量减轻。鼻窦的内侧被覆着黏膜，通过短通道与鼻腔相连。呼吸道过敏性疾病和呼吸刺激剂很容易扩展到鼻窦内。当有细菌感染发展至鼻窦时，会出现鼻窦炎的鼻塞、压迫和疼痛的症状。

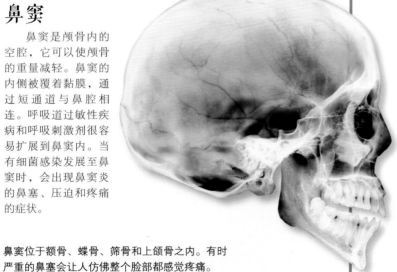

鼻窦位于额骨、蝶骨、筛骨和上颌骨之内。有时严重的鼻塞会让人仿佛整个脸部都感觉疼痛。

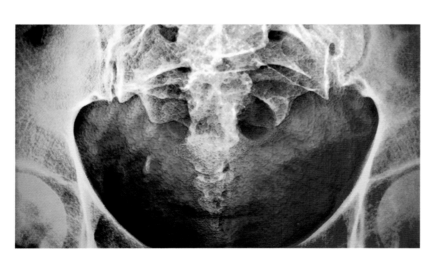

尾骨的故事
在生物学上来讲，小得跟针一样的尾骨，有可能是人类祖先的遗留物，人类的祖先具有一个由下部脊髓神经控制的尾巴。现在，尾骨有助于几个肌肉的固定，例如，屁股上较大的臀大肌。

弯曲的脊柱
从侧面看，脊柱形成了一个波浪形的S曲线。这种生物上的设计，使得脊柱更具弹性，也能更好地减轻走路和跑步造成的物理震动。

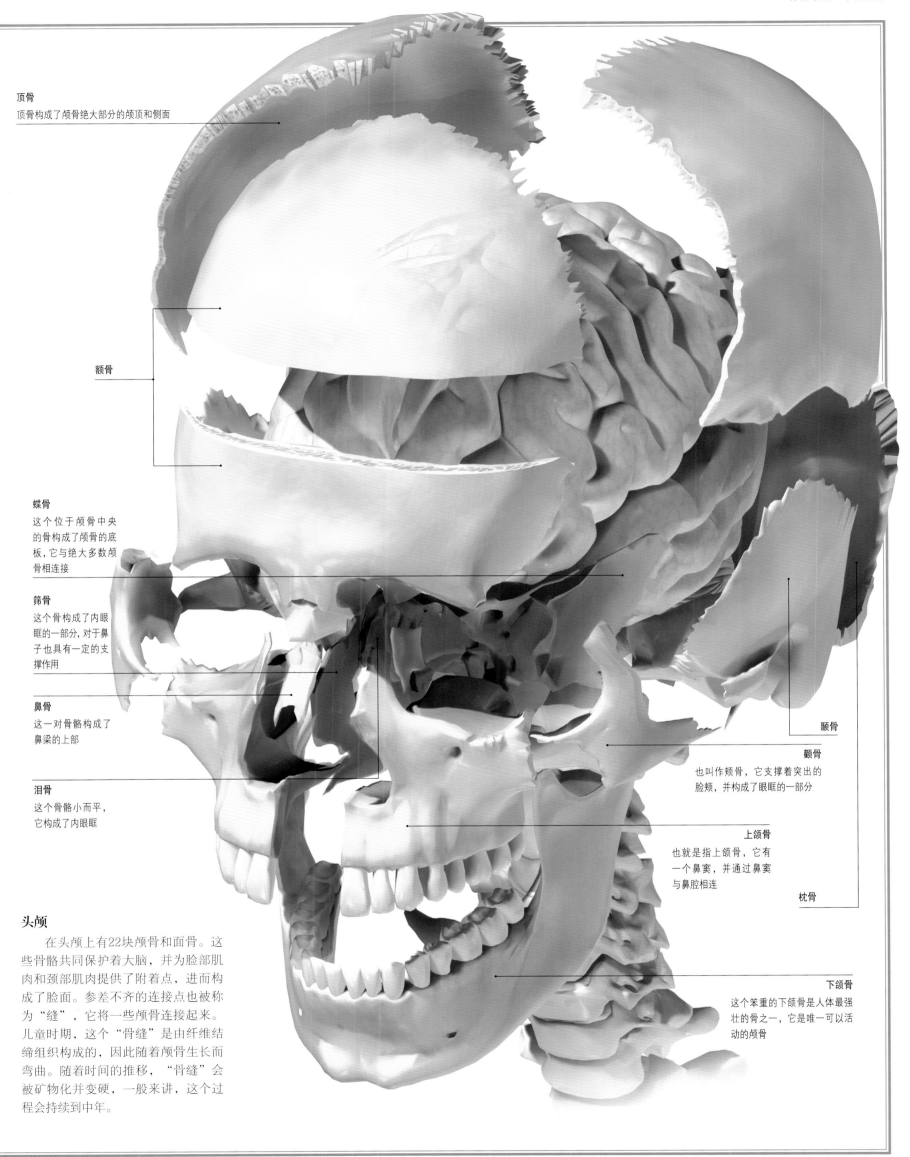

顶骨
顶骨构成了颅骨绝大部分的颅顶和侧面

额骨

蝶骨
这个位于颅骨中央的骨构成了颅骨的底板，它与绝大多数颅骨相连接

筛骨
这个骨构成了内眼眶的一部分，对于鼻子也具有一定的支撑作用

鼻骨
这一对骨骼构成了鼻梁的上部

泪骨
这个骨骼小而平，它构成了内眼眶

颞骨

颧骨
也叫作颊骨，它支撑着突出的脸颊，并构成了眼眶的一部分

上颌骨
也就是指上颌骨，它有一个鼻窦，并通过鼻窦与鼻腔相连

枕骨

下颌骨
这个笨重的下颌骨是人体最强壮的骨之一，它是唯一可以活动的颅骨

头颅

在头颅上有22块颅骨和面骨。这些骨骼共同保护着大脑，并为脸部肌肉和颈部肌肉提供了附着点，进而构成了脸面。参差不齐的连接点也被称为"缝"，它将一些颅骨连接起来。儿童时期，这个"骨缝"是由纤维结缔组织构成的，因此随着颅骨生长而弯曲。随着时间的推移，"骨缝"会被矿物化并变硬，一般来讲，这个过程会持续到中年。

附肢骨骼

附肢骨骼包括肢干、上肢带骨和下肢带骨——它的所有构成都附着在中轴骨骼之上，并为大多数的人体主要活动提供了骨性框架。人的肢干，特别是腕和手，都具有一个复杂的结构。每只手都有19块骨骼，它们彼此相连或与腕骨相连，因此就给挠痒痒、弹钢琴或者敏捷的肢体语言提供了更大的灵活性。肩关节也是非常灵活的，这就为肱骨和上肢长骨在类似投球以及高尔夫球俱乐部中进行的摆动或者将重物举过头顶的运动提供了基本保证。下肢带骨和下肢都比较笨重，不够灵活，但它们相当强韧，当一个人直立时，它完全能够对抗地心引力，而支撑起人体的重量。

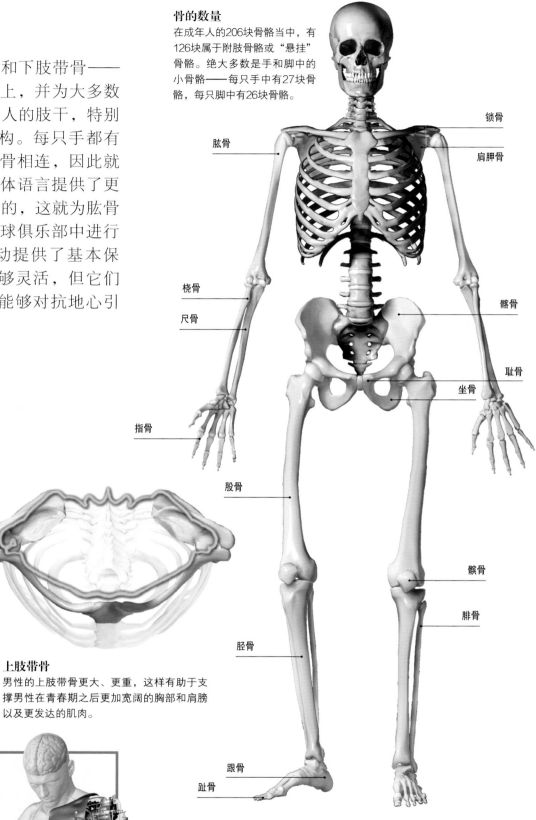

骨的数量
在成年人的206块骨骼当中，有126块属于附肢骨骼或"悬挂"骨骼。绝大多数是手和脚中的小骨骼——每只手中有27块骨骼，每只脚中有26块骨骼。

锁骨
肱骨
肩胛骨
桡骨
尺骨
髂骨
耻骨
坐骨
指骨
股骨
髌骨
腓骨
胫骨
跟骨
趾骨

下肢带骨
与男性的骨盆相比，女性的骨盆相对较薄、较轻，并形成了一个更圆、更大的开口。妇女臀部的运动范围也更宽。

上肢带骨
男性的上肢带骨更大、更重，这样有助于支撑男性在青春期之后更加宽阔的胸部和肩膀以及更发达的肌肉。

置换的骨骼

与过去的木制假腿和单钩"手臂"不同，今天的假肢、假腿、假手和假脚，已经包含了非常复杂的生物工程原理。利用最简单的设备，也就是所谓的"静态假体"，佩戴者可以通过操纵一个带状和绳状系统，来实现各器官的不同活动。与之相反的是，"动态假体"具有内部电子控制装置，它可以对神经冲动产生电子反应。

敏感的手
这款设计复杂的假手，具有温度感受器，感受器能够将热和冷的信息传送到佩戴者的皮肤上。

平衡和适应性
利用先进的电子和材料技术，有些义足，在佩戴者行走或跑步时，可以模仿人脚的机械反应。

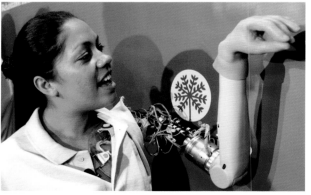

意向控制的手臂
这是一款意向控制的仿生学手臂，这位女士能够依靠意念指示神经冲动，进而移动她的假肢。她在一次事故中失去了一只手臂，这个装置与保留下来的运动神经"相连"。

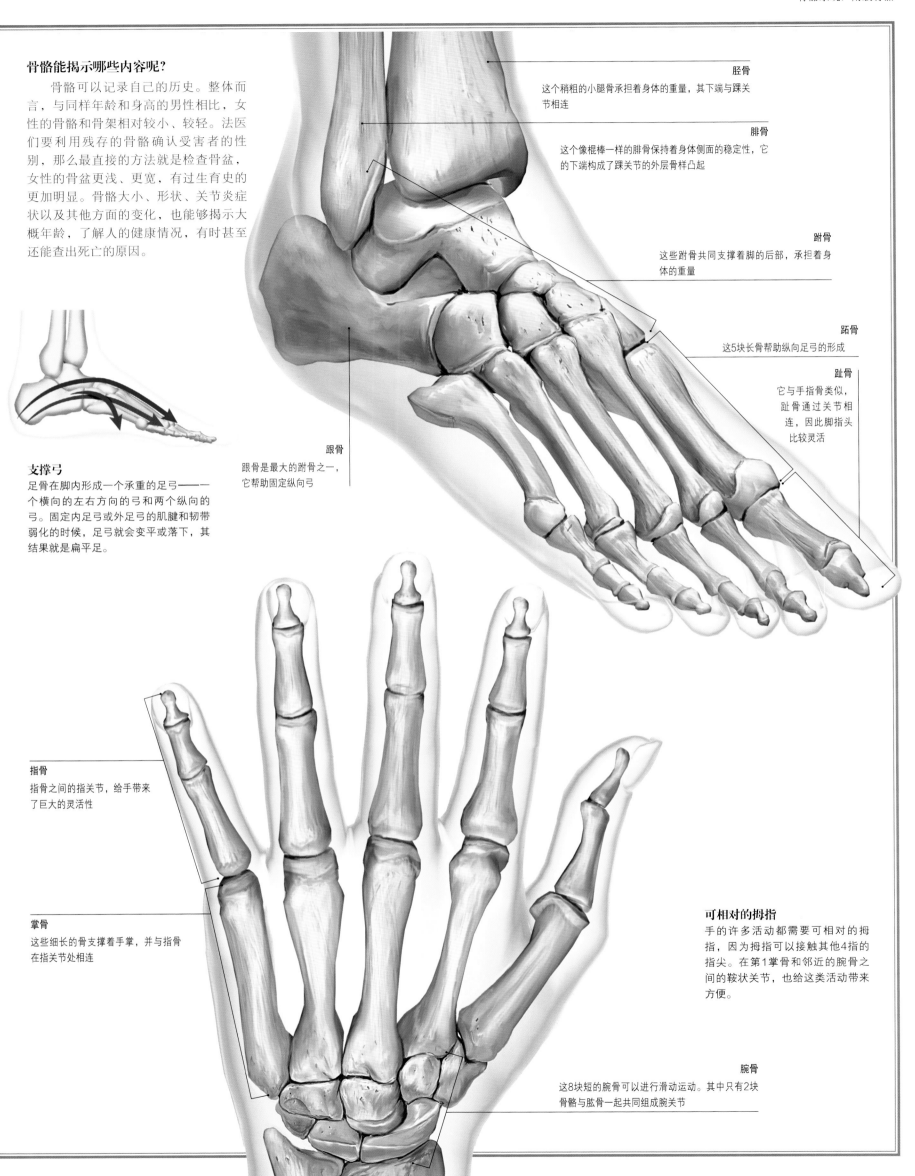

骨骼能揭示哪些内容呢？

骨骼可以记录自己的历史。整体而言，与同样年龄和身高的男性相比，女性的骨骼和骨架相对较小、较轻。法医们要利用残存的骨骼确认受害者的性别，那么最直接的方法就是检查骨盆，女性的骨盆更浅、更宽，有过生育史的更加明显。骨骼大小、形状、关节炎症状以及其他方面的变化，也能够揭示大概年龄，了解人的健康情况，有时甚至还能查出死亡的原因。

胫骨

这个稍粗的小腿骨承担着身体的重量，其下端与踝关节相连

腓骨

这个像棍棒一样的腓骨保持着身体侧面的稳定性，它的下端构成了踝关节的外层骨样凸起

跗骨

这些跗骨共同支撑着脚的后部，承担着身体的重量

跖骨

这5块长骨帮助纵向足弓的形成

趾骨

它与手指骨类似，趾骨通过关节相连，因此脚指头比较灵活

支撑弓

足骨在脚内形成一个承重的足弓——一个横向的左右方向的弓和两个纵向的弓。固定内足弓或外足弓的肌腱和韧带弱化的时候，足弓就会变平或落下，其结果就是扁平足。

跟骨

跟骨是最大的跗骨之一，它帮助固定纵向弓

指骨

指骨之间的指关节，给手带来了巨大的灵活性

掌骨

这些细长的骨支撑着手掌，并与指骨在指关节处相连

可相对的拇指

手的许多活动都需要可相对的拇指，因为拇指可以接触其他4指的指尖。在第1掌骨和邻近的腕骨之间的鞍状关节，也给这类活动带来方便。

腕骨

这8块短的腕骨可以进行滑动运动。其中只有2块骨骼与肱骨一起共同组成腕关节

骨连接

为了满足骨骼活动的需要，骨必须要由关节相连。人类骨骼有3种主要类型的连接。第一，能自由活动的关节或称滑膜关节，例如膝盖和肩关节有一个空腔把相邻的骨分开，而且骨的一端由软骨和韧带覆盖以增加它的稳定性。在这个骨关节之内是一个充满滑膜液的囊，它可以润滑骨的活动。滑膜关节可以实现弯曲、伸展和旋转的动作，它是身体许多大幅度活动的机械基础。第二，不太灵活的软骨关节，例如椎骨之间或者肋骨和胸骨之间的软骨关节，软骨充实着骨之间的空隙。第三，纤维连接，必须要有一个强韧的结缔组织将邻近的骨骼相融合，如连接牙槽骨、骨缝隙或者扁平颅骨的"骨缝"。

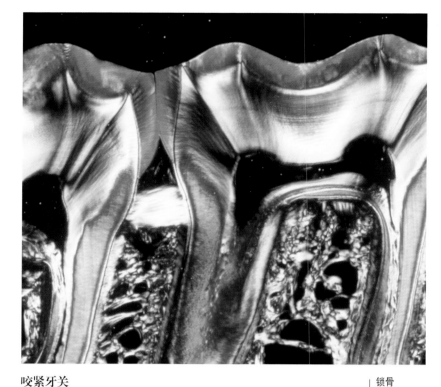

咬紧牙关

一种纤维连接把每个牙齿固定在牙槽中。这个连接由牙周（围绕牙齿）的韧带组成，它附着在每个牙根的表面以及临近颌骨的另一个表面。

支撑性的韧带

髋骨和大腿骨之间、脊柱下方骶骨之间的连接以及髋骨在耻骨联合处的连接韧带，可以说是超级强壮。因为骨盆既要支撑脊柱，也要支撑内部器官。

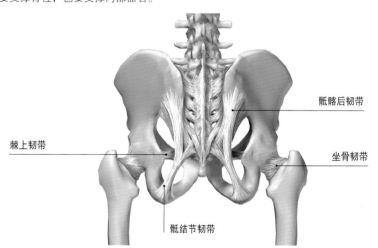

骶髂后韧带

棘上韧带

坐骨韧带

骶结节韧带

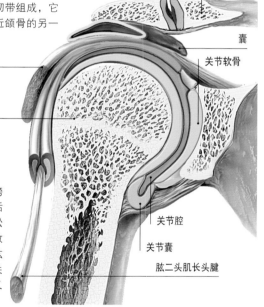

锁骨

囊

纤维囊

关节软骨

肱骨

关节腔

关节囊

肱二头肌长头腱

最大活动量

在所有的滑膜关节中，肩膀的活动范围最大。而这种活动性的解剖学基础就是宽松的连接，这种连接通过少数几个韧带的力量实现。从肱二头肌延伸的肌腱，以及关节周围构成肌腱套的肌肉又进一步增加了稳定性。

股四头肌韧带

髌韧带

外侧副韧带

股骨

外侧半月板

内侧半月板

内侧副韧带

腓骨

胫骨

髌骨（膝盖骨）

股骨

髌韧带

胫骨

稳定性和活动性

大量的韧带、软骨、胫骨的半月板和大腿骨强壮肌肉的肌腱，都对膝关节具有稳定和强化的作用，但也把这个关节主要限定为屈戊运动。转动和侧向活动容易拉伤韧带或者引起某些膝损伤。

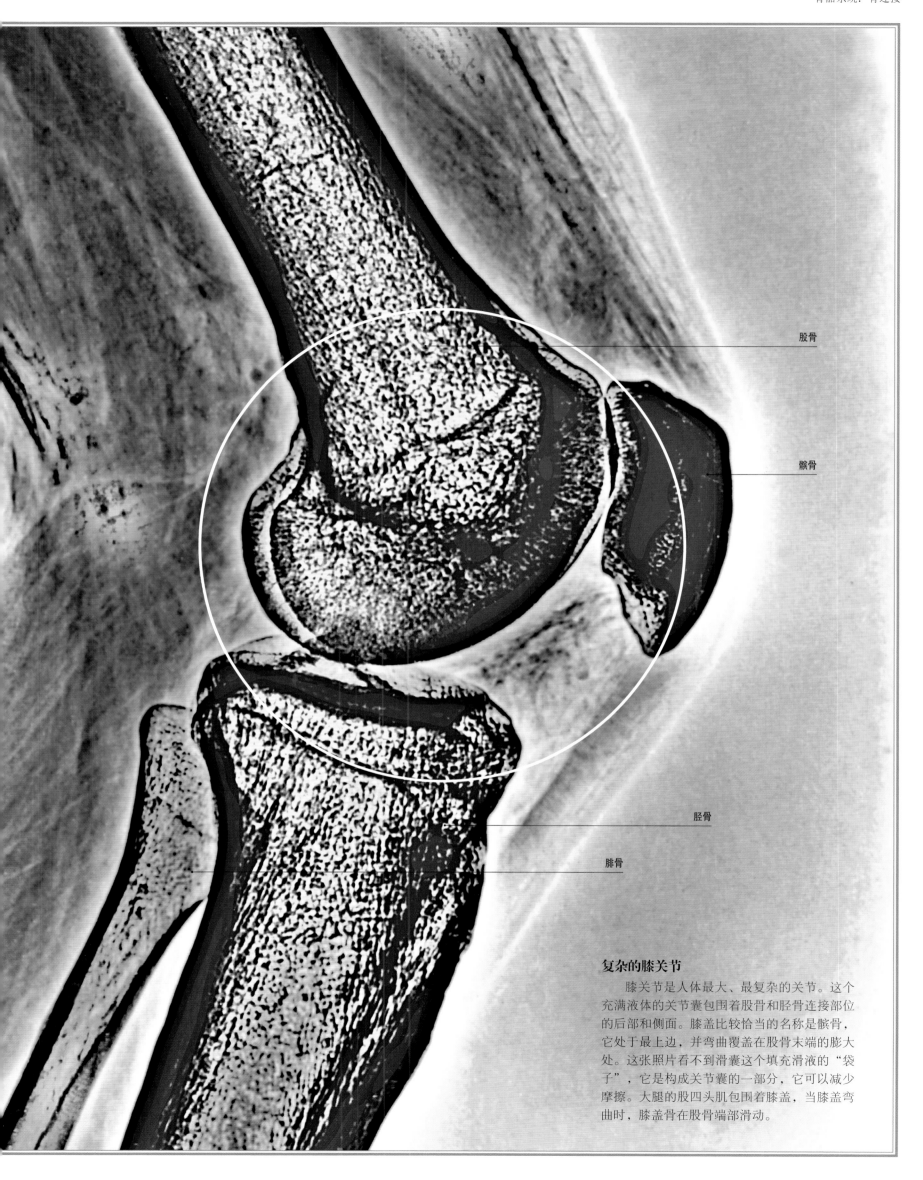

股骨

髌骨

胫骨

腓骨

复杂的膝关节

  膝关节是人体最大、最复杂的关节。这个充满液体的关节囊包围着股骨和胫骨连接部位的后部和侧面。膝盖比较恰当的名称是髌骨，它处于最上边，并弯曲覆盖在股骨末端的膨大处。这张照片看不到滑囊这个填充滑液的"袋子"，它是构成关节囊的一部分，它可以减少摩擦。大腿的股四头肌包围着膝盖，当膝盖弯曲时，膝盖骨在股骨端部滑动。

滑膜关节

行走、吃饭、点击手机上的数字号码——这些动作以及其他各种各样的动作，都要通过非常灵巧的滑膜关节才能实现，它是人体内最常见的关节。所有的滑膜关节都有相同的解剖学基础。那就是有一个强韧的结缔组织囊包围着骨的末端，构成了滑膜关节。在关节内部，有一个充满润滑性的滑膜液和内膜被覆的"囊"。两块骨骼的末端都有平滑的软骨层相垫，这使得关节在活动的过程中，避免骨的末端受到磨损。强韧的韧带帮助支撑着许多滑膜关节。这些强韧而又润滑良好的骨关节，允许连接的骨互相之间随意滑行，同时允许骨中间夹角增大或缩小以及骨围绕骨骼长轴旋转，或者进行一些特殊的动作，例如耸肩或因惊奇而掉了下巴（下颌脱臼）。骨骼表面的连接结构和固定韧带的准确位置，在很大程度上决定了这个关节适宜的活动类型。

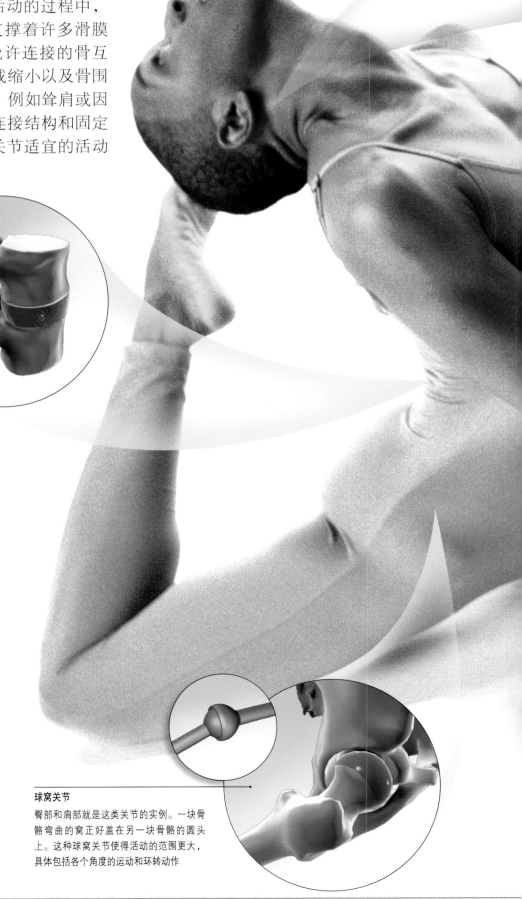

平面关节
这种类型的关节主要是连接扁平骨，例如椎骨与手腕下方手骨的关节突。这种结构能够让骨互相之间随意滑行，但不能旋转

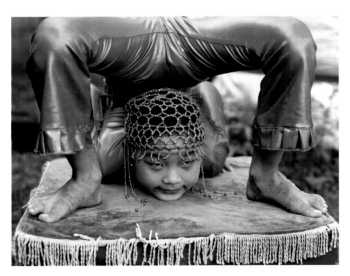

高难动作关节
每个人关节的数量都是相同的，但有些人的关节惊人的灵活。能做出高难动作的某些人的关节当中，脊柱、膝盖、肩膀或其他部位的骨连接和韧带，比正常人的要"宽松"一些。图中这种异常弯曲的解剖学上的奇怪现象，使人体活动的范围明显加大，但也意味着某些关节容易出现脱臼。

球窝关节
臀部和肩部就是这类关节的实例。一块骨骼弯曲的窝正好盖在另一块骨骼的圆头上。这种球窝关节使得活动的范围更大，具体包括各个角度的运动和环转动作

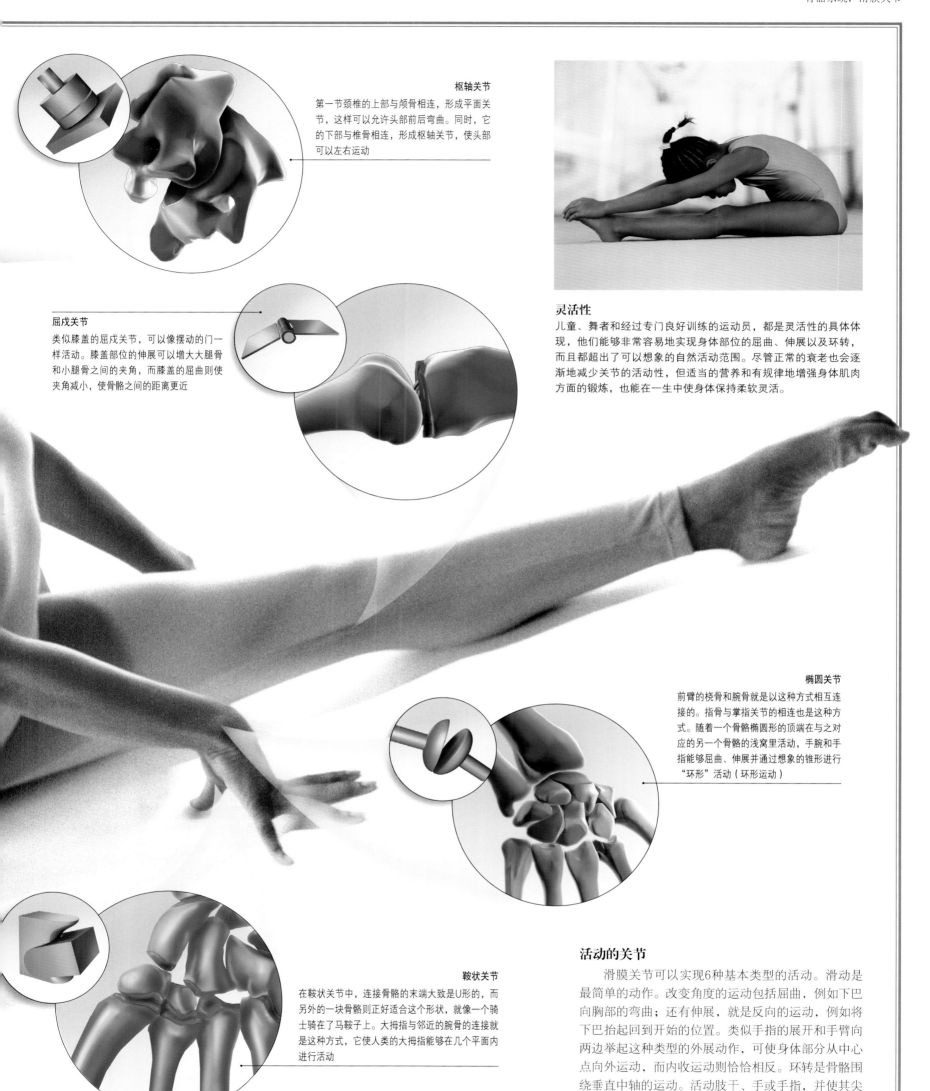

枢轴关节

第一节颈椎的上部与颅骨相连，形成平面关节，这样可以允许头部前后弯曲。同时，它的下部与椎骨相连，形成枢轴关节，使头部可以左右运动

屈戍关节

类似膝盖的屈戍关节，可以像摆动的门一样活动。膝盖部位的伸展可以增大大腿骨和小腿骨之间的夹角，而膝盖的屈曲则使夹角减小，使骨骼之间的距离更近

灵活性

儿童、舞者和经过专门良好训练的运动员，都是灵活性的具体体现，他们能够非常容易地实现身体部位的屈曲、伸展以及环转，而且都超出了可以想象的自然活动范围。尽管正常的衰老也会逐渐地减少关节的活动性，但适当的营养和有规律地增强身体肌肉方面的锻炼，也能在一生中使身体保持柔软灵活。

椭圆关节

前臂的桡骨和腕骨就是以这种方式相互连接的。指骨与掌指关节的相连也是这种方式。随着一个骨骼椭圆形的顶端在与之对应的另一个骨骼的浅窝里活动，手腕和手指能够屈曲、伸展并通过想象的锥形进行"环形"活动（环形运动）

鞍状关节

在鞍状关节中，连接骨骼的末端大致是U形的，而另外的一块骨骼则正好适合这个形状，就像一个骑士骑在了马鞍子上。大拇指与邻近的腕骨的连接就是这种方式，它使人类的大拇指能够在几个平面内进行活动

活动的关节

滑膜关节可以实现6种基本类型的活动。滑动是最简单的动作。改变角度的运动包括屈曲，例如下巴向胸部的弯曲；还有伸展，就是反向的运动，例如将下巴抬起回到开始的位置。类似手指的展开和手臂向两边举起这种类型的外展动作，可使身体部分从中心点向外运动，而内收运动则恰恰相反。环转是骨骼围绕垂直中轴的运动。活动肢干、手或手指，并使其尖端画一个看不见的圆，这就是环形运动。

骨骼疾病与功能障碍

　　矿物化而又坚硬的骨骼是相当强壮的，但并非不能损坏。骨骼可以被折断，也可以受到微生物的侵袭，还可以因为骨质疏松症使骨质变弱，或者受到癌症和遗传障碍的影响。退行性的关节疾病，特别是骨关节炎（OA），比任何其他骨骼的疾病都会更让人感觉不适，也会导致更多的肢体残疾。在65岁以上的群体中，大约有75%的人经受着骨关节炎的折磨。而包括严重骨折在内的深度伤害，也为细菌的侵入并引起骨和骨髓感染发炎提供了机会，这也被称作骨髓炎。10多岁的儿童和刚刚成年的年轻人，最易患上进行性骨癌，又称作骨肉瘤。然而，最常见的骨骼损伤是简单的关节扭伤、拉伤或脱臼。无论何种原因，骨骼受伤或者患病时，全身骨骼的活动能力和结构的完整性都会处于危险之中。

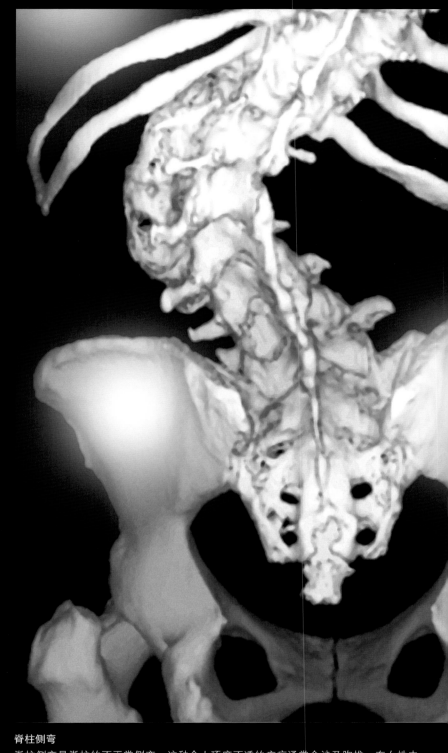

骨骼会随着年龄而变化

　　老化一定会使骨骼和关节发生改变。随着时间的推移，骨骼自然更新能力下降，每个人的骨量都会有一些流失。老化的骨骼通常会发生骨刺和增生，这些都会影响关节的活动范围，并使其活动更感僵硬。骨刺也使骨关节炎更加复杂化，它的发生原因是，由于长时间的机械压力，使滑膜关节内骨末端的软骨层被磨损。因此，不受保护的骨末端互相之间发生摩擦并损坏，就会使滑膜关节出现疼痛的发炎症状。

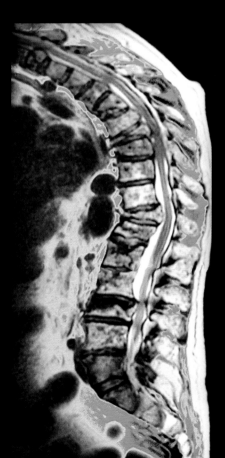

脊柱骨质疏松症

骨质疏松症的后果，常常对脊柱的影响最大，椎骨上的海绵状骨骼可能会变得极其脆弱。一个病人有可能会遭受一处或多处的压缩性骨折——甚至一次跌倒的压力或者简单的自身体重的压力，都会使椎骨骨折，甚至部分粉碎。

脊柱侧弯

脊柱侧弯是脊柱的不正常侧弯。这种令人琢磨不透的疾病通常会涉及胸椎，在女性中最为常见，脊柱侧弯通常与肌麻痹或者与病人一条腿比另一条腿短的疾病同时发生。对于儿童，采用身体矫形器或通过外科手术可以校正脊柱的非正常角度。

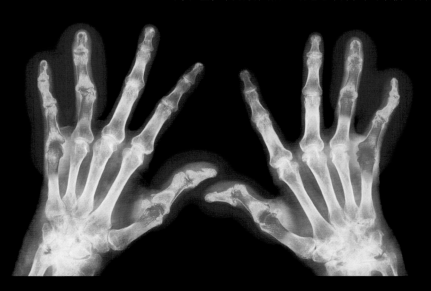

风湿性关节炎

与骨关节炎一样，发炎也是风湿性关节炎的一个致病因素。风湿性关节炎属于一种进行性的非常痛苦的自身免疫性疾病，它是自身免疫系统向关节组织发起的袭击。严重时，手指或脚趾的骨骼末端会融合，并常常会导致严重的畸形。

骨折

　　骨折有很多种类型，它主要取决于伤骨折断端所在的位置，以及骨折是否已经伤害了表面皮肤。其中，不完全骨折、闭合性骨折或者单纯性骨折基本上只是骨骼的部分断裂。而完全性骨折是指将骨骼分成了两部分。如果折断的骨骼扎破了皮肤，那么这种损伤被认为是一种完全开放性骨折或有创骨折。而粉碎性骨折是指骨骼被打碎，这是最难修复、愈合最慢的骨折类型。

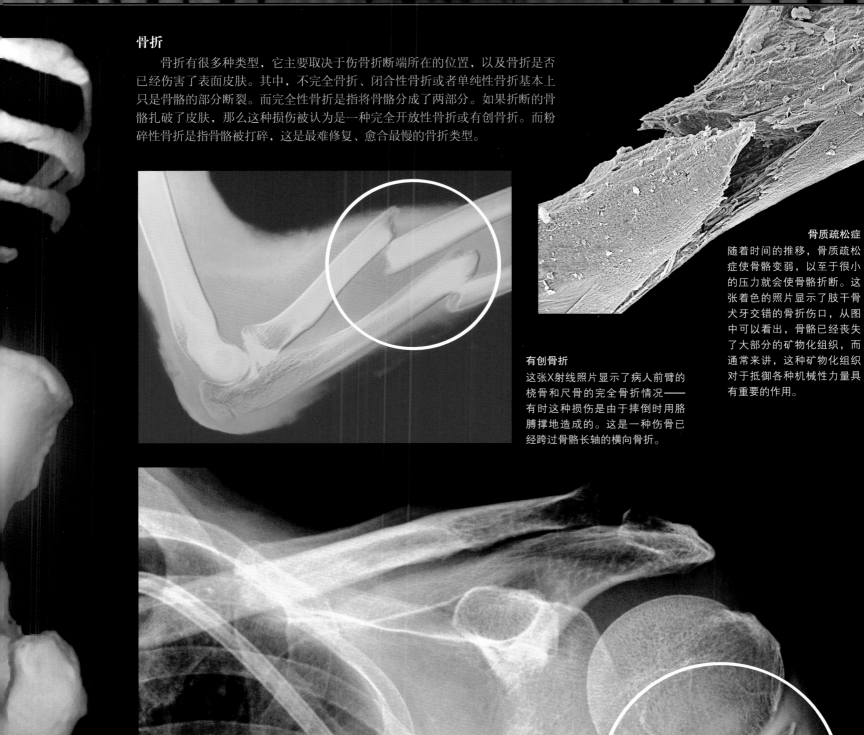

骨质疏松症
随着时间的推移，骨质疏松症使骨骼变弱，以至于很小的压力就会使骨骼折断。这张着色的照片显示了肢干骨犬牙交错的骨折伤口，从图中可以看出，骨骼已经丧失了大部分的矿物化组织，而通常来讲，这种矿物化组织对于抵御各种机械性力量具有重要的作用。

有创骨折
这张X射线照片显示了病人前臂的桡骨和尺骨的完全骨折情况——有时这种损伤是由于摔倒时用胳膊撑地造成的。这是一种伤骨已经跨过骨骼长轴的横向骨折。

完全性骨折
这张X射线照片显示了患者的主要骨折——肱骨骨折，肱骨完全断成两段。肱骨是人体上肢的大臂骨，一般较为坚固。如果骨折处的皮肤有破损，将有可能继发病原微生物感染。

关节的愈合和置换

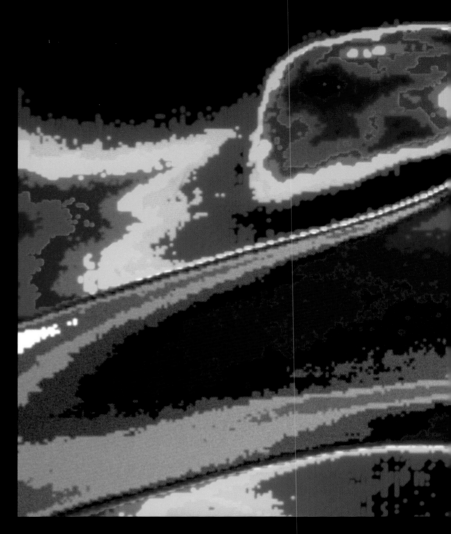

关节受伤和关节炎的变化通常是非常痛苦的，它严重限制了臀部、膝盖、肩膀、手指和其他关节的活动。

目前为止，几乎所有形式的关节损伤都能通过越来越多的医疗技术手段进行治疗。当前需要改进的技术包括：如何使关节手术和置换更加有效；如何延长置换关节的使用效果；以及如何降低手术成本，等等。

只需要手指一样长度的切口而进行的微创手术，可以减少血液的流失和手术中的昏迷，因而加速了愈合过程。新近开发的人工关节材料包括钛合金和钴铬合金可以持续使用20年甚至更长的时间，这对于年轻的病人比较划算。极其耐用的人工关节可能是采用被称作"钽"的可塑金属材料制成的，它可以制成和天然关节一模一样的复制品。所有这些先进的医疗技术正在减轻严重损伤带来的伤痛，并可帮助人们在老年阶段更好地追求积极的生活。

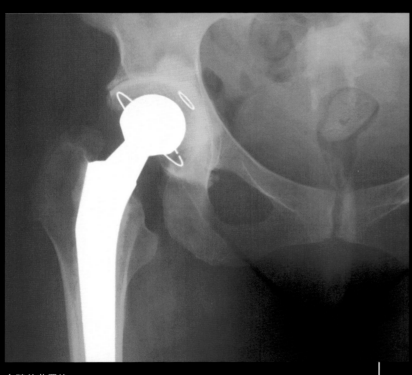

全髋关节置换

在这个全髋关节置换手术中，我们看到，有病的球窝关节已经被金属材料的球和干以及塑料的"窝"所置换了。传统地讲，置换手术需要通过胶结剂进行固定。但目前有许多病人接受的是无胶结剂、耐久性更强的人工关节，其中还设置了微孔。股骨中细胞所产生的骨组织会随着生长而进入这些微孔之中并将新的人工髋关节固定下来。

关节置换

随着老年人退行性关节炎病症的增加，以及人们参与体育运动导致关节压伤和损伤现象的增多，关节置换手术的应用越来越广泛。当对髋关节、肩关节或掌指关节施行置换的时候，外科医生会用人造的材料将受伤的软骨和骨骼置换掉。膝关节受伤的区域可以用一个金属或其他材料制成的装置覆盖。康复的时间要取决于病人的年龄、身体状况和外科手术的复杂程度。

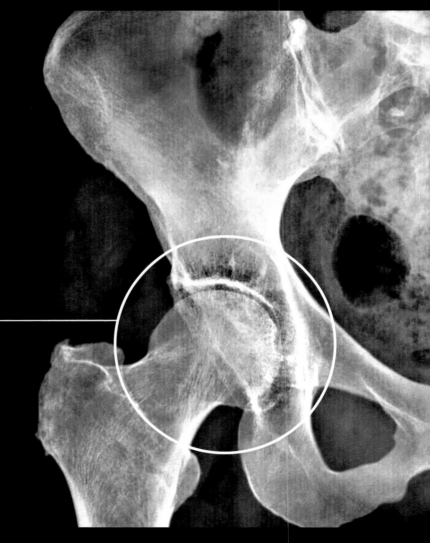

膝盖扫描

这张照片显示的是脱臼的膝盖（上、中部），它的位置已经歪到了大腿的外边，结果是膝关节不能伸展，病人的腿不能伸直。幸运的是，这种损伤通过休息、冰敷和其他医疗方法能够得到治疗。

容易受伤的韧带

当对肩关节、髋关节、膝关节和踝关节起稳定作用的纤维韧带被过度拉伤或撕裂时，关节会变松，与之相连的骨骼会错位。一次摔倒或者直接的击打、跳、转圈以及突然的停止，都有可能造成这种类型的损伤，它在跑步运动员、滑冰运动员和足球运动员当中是最为常见的损伤。女人更容易受到这种伤害，但其原因尚不清楚。要治愈严重的韧带撕裂，要经过外科手术，并需要数月的强化康复治疗。

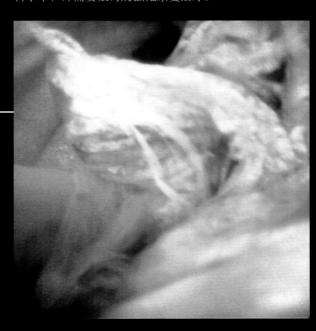

撕裂的韧带

这张图片显示的是外科修复术中暴露的膝盖韧带所遭受的一种严重的撕裂伤。这种前十字韧带（ACL）损伤是与运动相关的膝盖损伤的常见类型。研究人员正在开发研究可以移植并生长的替代性韧带及其修复技术，这样可以大大加快伤处的恢复。

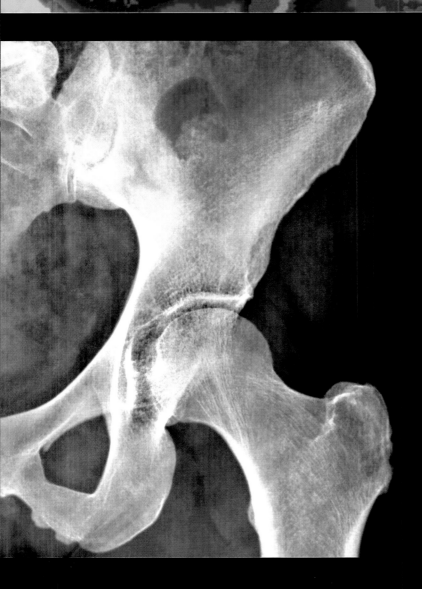

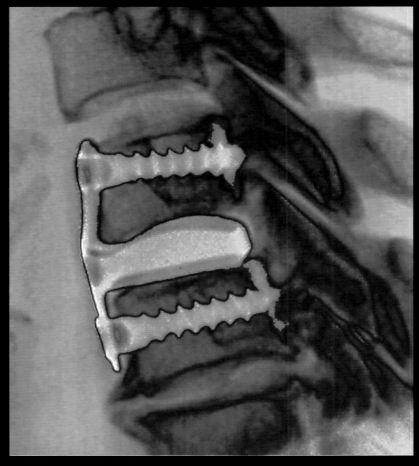

新型椎间盘

椎间盘的置换正在成为无法医治的退行性椎间盘病人的一个最佳选择。现在最常见的是腰椎间盘的替换。图中显示的人工椎间盘（橘黄色）是通过螺丝固定到颈椎的上部，以治疗由于关节炎严重限制病人颈部活动的疾病。

肌肉系统

从重量上看，人体重量的40%是骨骼肌。只有少数的骨骼肌附着在皮肤上，绝大多数骨骼肌通过肌腱与骨骼相连。所有的骨骼肌都有一个拉丁名称，用于描述它们的形状、结构或活动的肌肉。例如，对于可以使肢体屈曲或伸展的肌肉，就把它们的解剖学名称命名为屈肌。还有一些类似长肌、臀大肌和臀小肌的名称，分别描述了肌肉的相对大小。

意识的控制。当神经系统发出肌收缩的信号时，其结果可能是发出一种力量让手指在键盘上移动，或嘴唇去亲吻，或驱使赛马松拉松弛运动员完成一个令人筋疲力尽的比赛。无论如何，骨骼肌行使的力量总是"拉"，永远没有"推"的力量。这种生理现象也消耗人体大部分的热量。即使是在休息的时候，骨骼肌在关节的稳定方面也起着关键作用。

肌量的性别差异

成年男性身体中，骨骼肌一般占体重的42%，而成年女性身体中骨骼肌只占36%。研究人员把这种差异归结为这样一个原因，那就是男性产生的睾酮更多，而睾酮可以促进骨骼肌纤维的发育。然而，在骨骼肌与重量相同的情况下，女性骨骼肌与男性骨骼肌一样强壮。

后部肌肉

上背和下背的肌，在头、颈、脊柱和手臂的运动方面，具有主要的作用，而那些在臀部和大腿、小腿后部的肌，能够激发人体在移动和弯曲臀部时所需要的大部分力量。因此，在这些后部肌肉的大部分之中包含一些人体积最大、最强壮的骨骼肌群是不足为奇的。

网上肌
这些分别把肩胛骨向后拉，抬起它分别把肩胛骨向后拉，抬并对其具有稳定的作用

肩胛提肌
它位于斜方肌之上，它与斜方肌一起完成抬起肩胛的动作

菱形肌
它帮把肩胛向肩胛骨后拉，起固定的动作

人体肌肉的展示

人体有600多个骨骼肌，有的是细长形的，有的是环形或者其他的形状，最熟悉的骨骼肌是的，还有的是环形或者其他的形状，最熟悉的骨骼肌是浅层肌，例如上臂的肱二头肌。大腿和后背有重要肌。深层肌在肢体、脊柱和其他部分的运动方面有重要的作用。

颞大肌
它好好是颞骨的对角线，用以咬紧牙关。额大肌在收紧和大关时，额大肌在收紧和大关时，有使嘴角向上拉的作用

颈阔肌
这个宽而平的肌肉附着在下颌骨和脸下部的皮肤上，行动是在悲伤或惊愕时使嘴唇向下拉的动作

三角肌
手臂的旋转、屈曲和伸展运动都依靠这个三角形的肌肉

胸大肌
手臂运动所涉及肱二头肌的推、扯和举等动作，都利用这个胸部上部的肌肉

额肌
它覆盖着颅骨前部和前额，其作用是收缩前额皮肤以及抬起眼睑

眼轮匝肌
这个环形肌的作用是闭眼

口轮匝肌
这个环形肌可以控制嘴唇的关闭和噘起，因此有时也被称为"接吻肌"

胸锁乳突肌
这是一对深层肌，它从胸骨和锁骨延伸到颞骨的边上。它们的收缩可以帮助头部向前弯曲，并将头从一侧转动到另一侧

肱肌
它帮助前臂屈曲

肱二头肌
它使肘关节屈曲并使前臂向上拉

外斜肌
它帮助脊柱侧向弯曲和旋转脊柱

屈指肌群
这两块肌肉可以使腕部和手指屈曲

腹直肌
它使上腹部收缩和降低胸腔，并帮助脊柱向前弯曲

斜方肌
斜方肌能够把头向后拉，起肩胛，以及帮助脊柱向前弯曲

拇对掌肌
拇对掌肌负责大拇指接触其他每个指尖

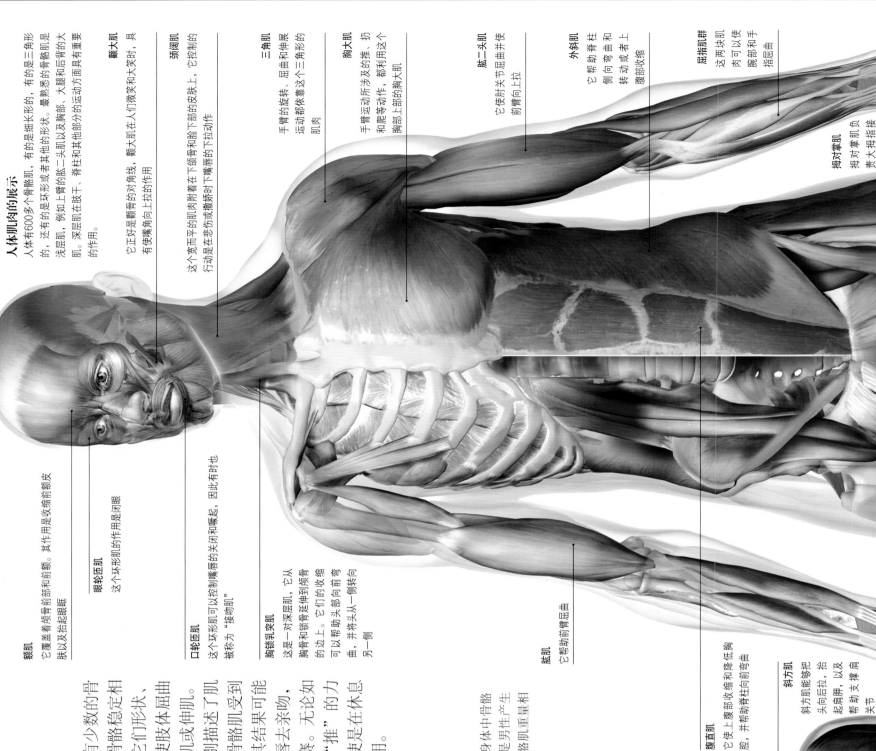

64

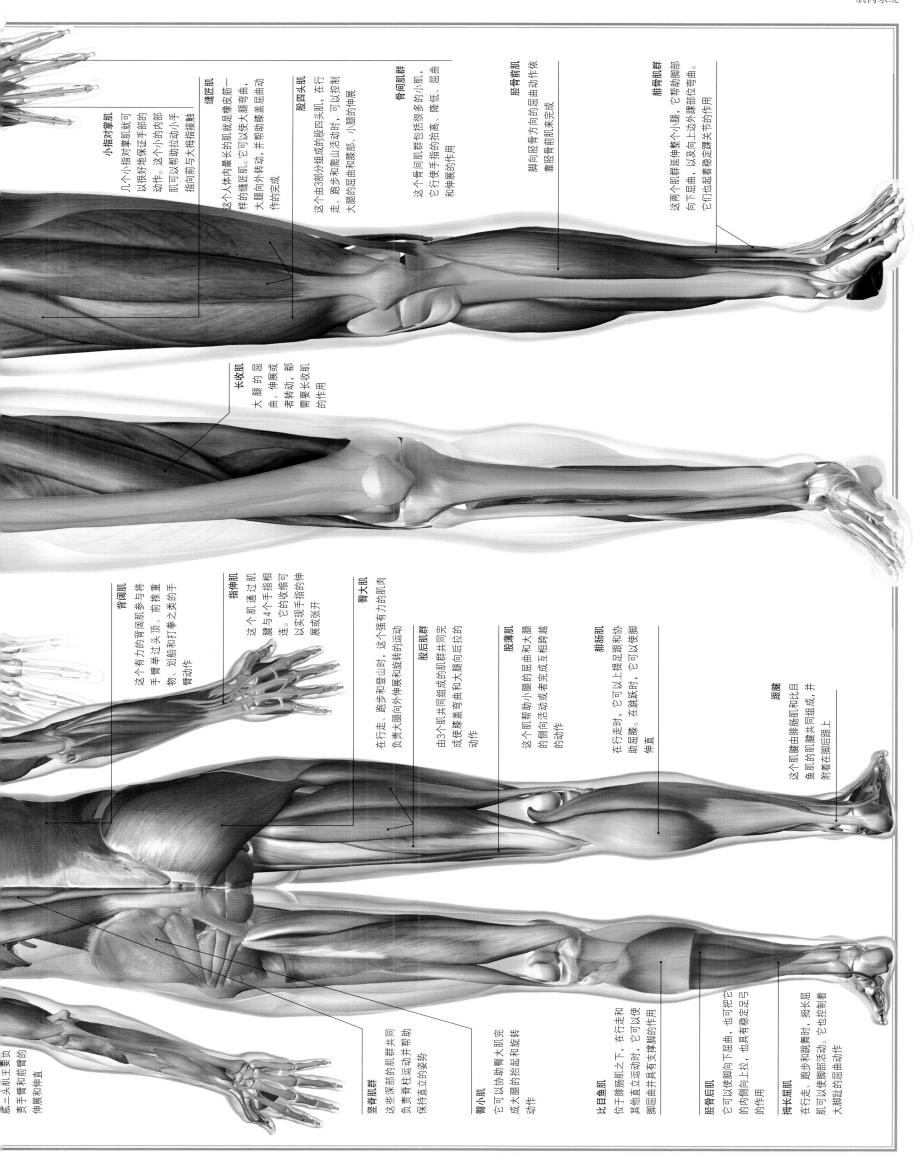

小指对掌肌
几个小指对掌肌就可以很好地保证这手部的动作。这个小的内部肌可以帮助拉动小拇指向前与大拇指接触

缝匠肌
这个人体内最长的肌。它可以像缝匠那样的缝皮筋一样，使大腿弯曲，大腿向外转动，并帮助膝盖屈曲动作的完成

股四头肌
这个由3部分组成的股四头肌，在行走、跑步和爬山活动时，可以控制大腿的屈曲和膝部，小腿的伸展

骨间肌群
这个骨间肌群包括很多的小肌，它可使手指的抬高，降低，屈曲和伸展的作用

胫骨前肌
脚向胫骨方向的屈曲动作依靠胫骨前肌来完成

腓骨肌群
这两个肌群延伸到小腿，以及向上边从脚部向下屈曲，它帮助脚部位为弯曲。它们也起着稳定踝关节的作用

长收肌
大腿的屈曲，伸展或者转动，都需要长收肌的作用

背阔肌
这个有力的背阔肌参与将手臂举过头顶，前推拳之类的手物，划船和打拳之类的手臂动作

指伸肌
这个肌通过4个手指相连。它的收缩可以实现手指的伸展或张开

臀大肌
在行走、跑步和登山时，这个强有力的肌肉负责大腿向外伸展和旋转的运动

股后肌群
由3个肌同组成的肌群共同完成大腿膝盖弯曲向后拉的动作

股薄肌
这个肌帮助小腿的屈曲和大腿的侧向活动或者完成互相跨越的动作

腓肠肌
在行走时，它可以上提帮助跟腱和协助屈膝。在跳跃时，它可以使脚伸直

跟腱
这个肌腱由腓肠肌和比目鱼肌的肌腱共同组成，并附着在脚后跟上

肱三头肌主要负责手臂和前臂的伸展和伸直

坚脊肌群
这些深部的肌群同负责脊柱运动并帮助保持直立的姿势

臀小肌
它可以协助臀大肌完成大腿的抬起和旋转动作

比目鱼肌
位于腓肠肌之下，在行走立运动时，其他直立运动时，脚直立并具有支撑脚的作用

胫骨后肌
它可以使脚向下屈曲，也可把它的内侧向上拉，也具有稳定足弓的作用

拇长屈肌
在行走、跑步和跳舞时，拇长屈肌可以使脚跟活动。它也控制着大脚趾的屈曲动作

骨骼肌是怎样工作的

骨骼肌的作用是尽可能有效地移动肢体和身体的其他部分。几乎所有骨骼的拉动都跟杠杆与转轴的拉动原理非常类似。一个骨骼肌的两端分别附着在不同的骨骼上——一端在关节处收缩，而另一端通常保持不动。骨骼肌的"起点"固定在不动的骨骼上，而"终点"附着在活动的骨骼上。收缩通常是指将活动的骨骼拉向骨骼肌的"起点"，由于骨骼肌与大多数关节附着得比较近，因此一个小的收缩就会产生一个大幅度的运动。骨骼肌常常是成双或成群地"协同作战"。充当"原动肌"的一块骨骼肌，提供了绝大部分所需的作用力，如果再加上一个或多个骨骼肌的支持，以及协同肌的协同作用，那么就能够增大骨骼肌的力量或稳定性。与之相反，当"原动肌"收缩时，在关节另一面的一个或多个对抗肌，能够恢复长度或调整活动的幅度。

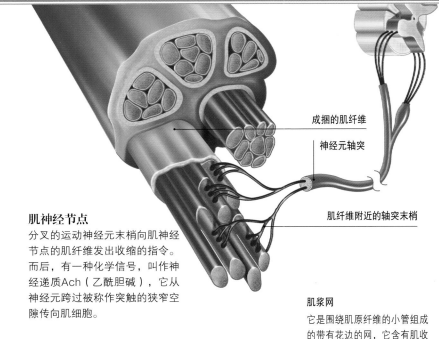

成捆的肌纤维

神经元轴突

肌纤维附近的轴突末梢

肌神经节点

分叉的运动神经元末梢向肌神经节点的肌纤维发出收缩的指令。而后，有一种化学信号，叫作神经递质Ach（乙酰胆碱），它从神经元跨过被称作突触的狭窄空隙传向肌细胞。

肌浆网

它是围绕肌原纤维的小管组成的带有花边的网，它含有肌收缩过程发生所必需的化学物质——钙

肌动蛋白细丝

肌动蛋白是球形的，就像微型小豆一样。而它们卷在一起的带子又形成了细丝，附着在肌原纤维节上

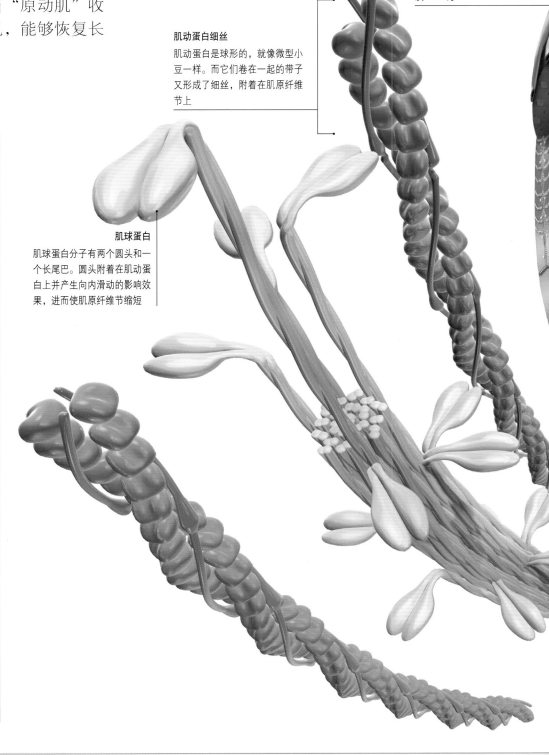

肌球蛋白

肌球蛋白分子有两个圆头和一个长尾巴。圆头附着在肌动蛋白上并产生向内滑动的影响效果，进而使肌原纤维节缩短

肌的收缩

当神经冲动导致肌纤维内部的肌原纤维节像手风琴一样纵向压缩时，肌开始收缩。这个冲动刺激化学物质改变，进而激活肌球蛋白形成细丝，这种蛋白质是带有一个圆形"头"的蛋白质。几百万个被激活的肌球蛋白的"头"附着在不同蛋白质和运动蛋白的细丝上，并在它们之间互相滑动——这就导致肌原纤维节缩短。成百上千的肌原纤维节都重复这样的工作，这种肌原纤维节的缩短就会使整个肌肉收缩。而当肌球蛋白和肌动蛋白互相脱离时，肌原纤维节及其他部分就会再一次变长，从而导致肌肉放松。

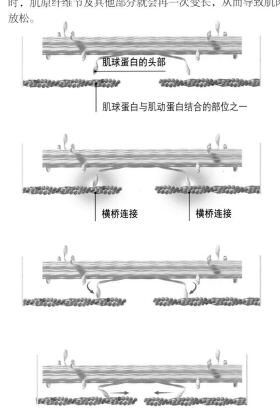

肌球蛋白的头部

肌球蛋白与肌动蛋白结合的部位之一

横桥连接　　　**横桥连接**

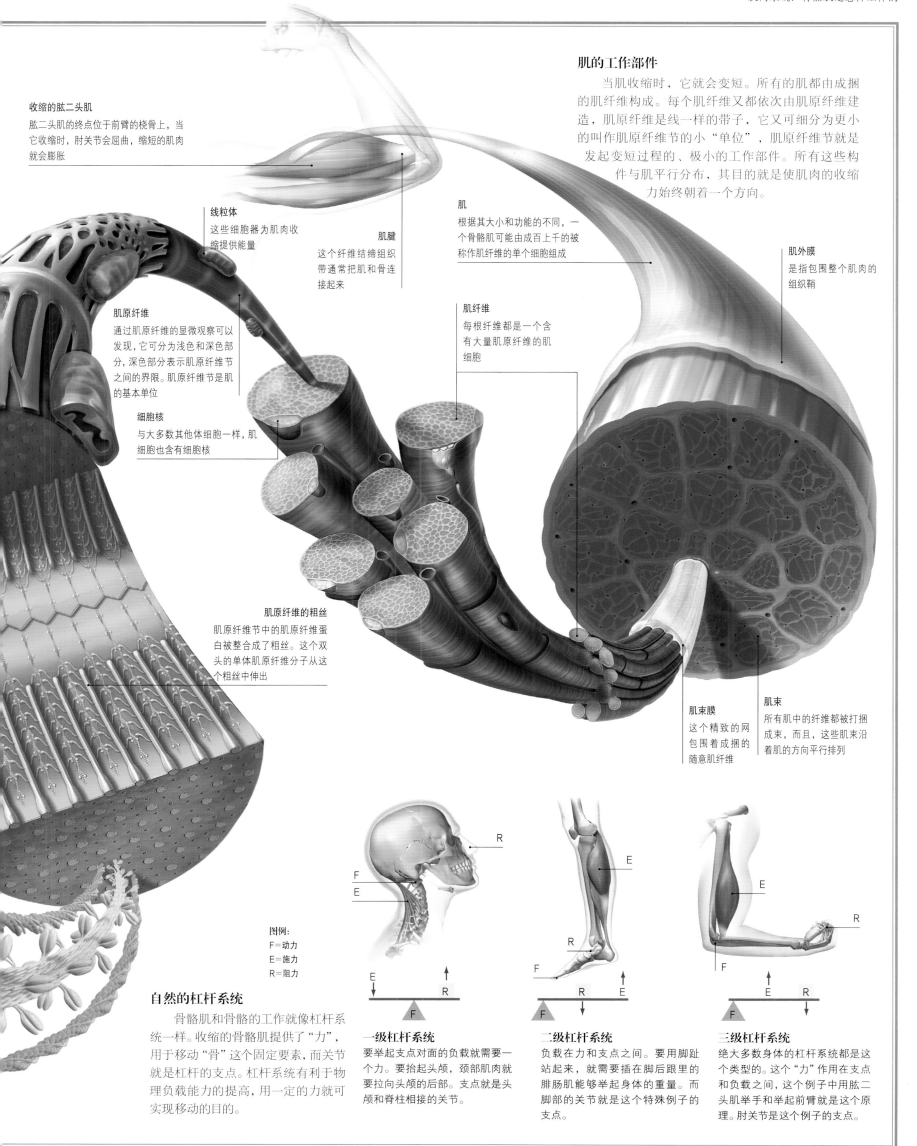

肌的工作部件

　　当肌收缩时，它就会变短。所有的肌都由成捆的肌纤维构成。每个肌纤维又都依次由肌原纤维建造，肌原纤维是线一样的带子，它又可细分为更小的叫作肌原纤维节的小"单位"，肌原纤维节就是发起变短过程的、极小的工作部件。所有这些构件与肌平行分布，其目的就是使肌肉的收缩力始终朝着一个方向。

收缩的肱二头肌

肱二头肌的终点位于前臂的桡骨上，当它收缩时，肘关节会屈曲，缩短的肌肉就会膨胀

线粒体

这些细胞器为肌肉收缩提供能量

肌腱

这个纤维结缔组织带通常把肌和骨连接起来

肌

根据其大小和功能的不同，一个骨骼肌可能由成百上千的被称作肌纤维的单个细胞组成

肌外膜

是指包围整个肌肉的组织鞘

肌原纤维

通过肌原纤维的显微观察可以发现，它可分为浅色和深色部分，深色部分表示肌原纤维节之间的界限。肌原纤维节是肌的基本单位

肌纤维

每根纤维都是一个含有大量肌原纤维的肌细胞

细胞核

与大多数其他体细胞一样，肌细胞也含有细胞核

肌原纤维的粗丝

肌原纤维节中的肌原纤维蛋白被整合成了粗丝。这个双头的单体肌原纤维分子从这个粗丝中伸出

肌束膜

这个精致的网包围着成捆的随意肌纤维

肌束

所有肌中的纤维都被打捆成束，而且，这些肌束沿着肌的方向平行排列

自然的杠杆系统

　　骨骼肌和骨骼的工作就像杠杆系统一样。收缩的骨骼肌提供了"力"，用于移动"骨"这个固定要素，而关节就是杠杆的支点。杠杆系统有利于物理负载能力的提高，用一定的力就可实现移动的目的。

图例：
F=动力
E=施力
R=阻力

一级杠杆系统

要举起支点对面的负载就需要一个力。要抬起头颅，颈部肌肉就要拉向头颅的后部。支点就是头颅和脊柱相接的关节。

二级杠杆系统

负载在力和支点之间。要用脚趾站起来，就需要插在脚后跟里的腓肠肌能够举起身体的重量。而脚部的关节就是这个特殊例子的支点。

三级杠杆系统

绝大多数身体的杠杆系统都是这个类型的。这个"力"作用在支点和负载之间，这个例子中用肱二头肌举手和举起前臂就是这个原理。肘关节是这个例子的支点。

面部肌肉

超过15块肌肉构成了平滑而又丰满的脸部。这些肌肉的绝大部分构成了我们人类非语言交流的能力——微笑、不高兴、假笑、皱眉头以及所有其他的面部表情。不像绝大多数其他骨骼肌通过骨对骨的连接来移动关节，脸部表情一般来讲都要通过皮肤对骨或者皮肤和肌肉对骨的连接方式实现。当肌肉收缩时，它会使皮肤或其他肌肉活动。与眼睛和嘴等头颅上某些主要开口有关的开和闭，以及其他一些有关的各种各样的动作，人类也能通过面部肌肉实现。嘴周围以及连接脸部和颈部的肌肉可以帮人们实现进食、咀嚼和吞咽的动作，还有其他眼皮的睁和闭、噘起吹哨的嘴唇、生气时以及在作长而深的呼吸准备时鼻孔的张开等。

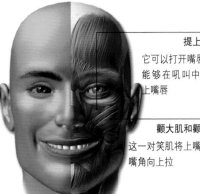

提上唇肌
它可以打开嘴唇，也能够在吼叫中抬高上嘴唇

颧大肌和颧小肌
这一对笑肌将上嘴唇和嘴角向上拉

笑肌
利用这个肌肉，可以把嘴唇向下和向边上拉，表现出苦相

降口角肌
它将嘴角向下拉，表现出伤心的脸

降下唇肌
当人们生气时，这个小肌肉将下嘴唇向下拉

微笑和不高兴
类似微笑和不高兴的普通表情与把嘴唇或嘴角向上、向下或向边上拉的肌肉有关。类似眼轮匝肌的肌肉，可以围绕眼睛皱起或形成折痕，这常常能表现高兴的面部表情。

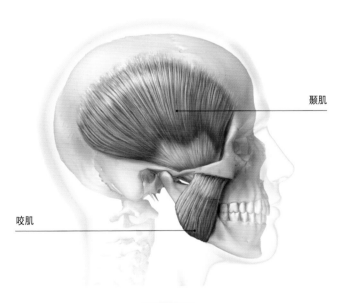

颞肌

咬肌

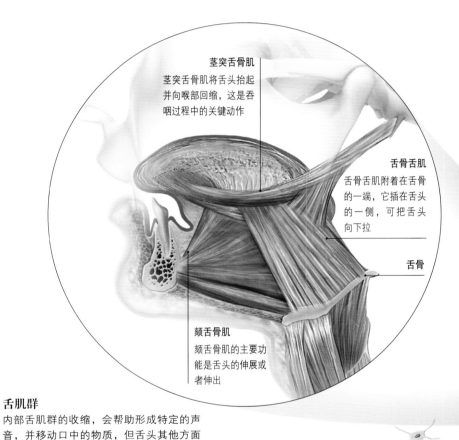

茎突舌骨肌
茎突舌骨肌将舌头抬起并向喉部回缩，这是吞咽过程中的关键动作

舌骨舌肌
舌骨舌肌附着在舌骨的一端，它插在舌头的一侧，可把舌头向下拉

舌骨

颏舌骨肌
颏舌骨肌的主要功能是舌头的伸展或者伸出

舌肌群
内部舌肌群的收缩，会帮助形成特定的声音，并移动口中的物质，但舌头其他方面的动作，则取决于附着在颅骨上的肌肉。

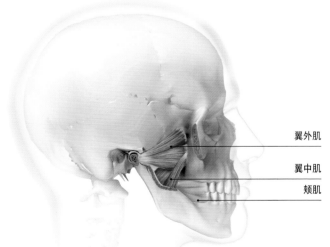

翼外肌
翼中肌
颊肌

咀嚼肌
咀嚼肌利用5块主要的肌肉外加口轮匝肌，当一个人想吃东西时，口轮匝肌会打开嘴唇。有力的咀嚼肌会将下颌骨使劲往闭嘴的方向拉。上下两边的研磨利用的是颞肌和两个翼肌。在咀嚼的过程中，颊肌将食物推向后牙。

美容产品

类似肉毒毒素之类的化学药物在面部美容行业已经变得非常普及了。肉毒毒素注射可以将肉毒杆菌制造的毒素注射进去，这样通过阻止肌神经接点上神经递质的释放，停止了骨骼肌的收缩。低剂量的毒素就可以使得引起皱纹的面肌放松。

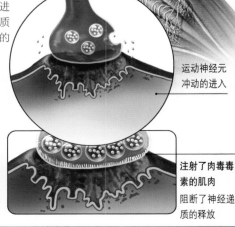

运动神经元冲动的进入

未注射肉毒毒素的肌肉
释放了神经递质

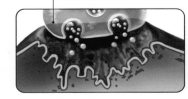

注射了肉毒毒素的肌肉
阻断了神经递质的释放

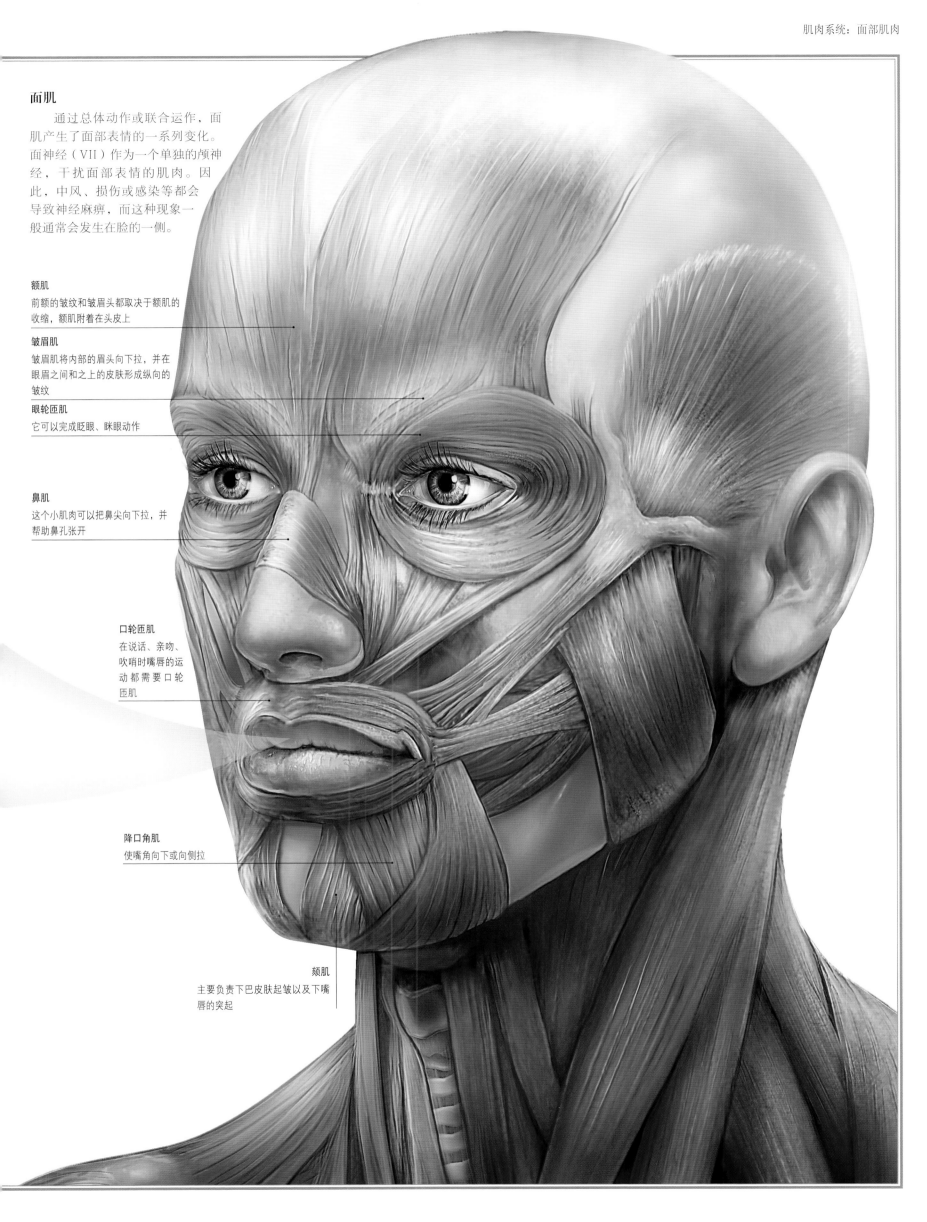

面肌

通过总体动作或联合运作，面肌产生了面部表情的一系列变化。面神经（VII）作为一个单独的颅神经，干扰面部表情的肌肉。因此，中风、损伤或感染等都会导致神经麻痹，而这种现象一般通常会发生在脸的一侧。

额肌
前额的皱纹和皱眉头都取决于额肌的收缩，额肌附着在头皮上

皱眉肌
皱眉肌将内部的眉头向下拉，并在眼眉之间和之上的皮肤形成纵向的皱纹

眼轮匝肌
它可以完成眨眼、眯眼动作

鼻肌
这个小肌肉可以把鼻尖向下拉，并帮助鼻孔张开

口轮匝肌
在说话、亲吻、吹哨时嘴唇的运动都需要口轮匝肌

降口角肌
使嘴角向下或向侧拉

颏肌
主要负责下巴皮肤起皱以及下嘴唇的突起

平滑肌

平滑肌与骨骼肌的功能有所不同。不像骨骼肌，平滑肌的收缩并不能帮助人们做动作，它也不受意志的控制。平滑肌只是构成了空腔器官的内壁，例如，胃、肠、膀胱和子宫。它也是体内管道的主要组成部分，人体内的管道包括几英里长的小血管，肺的空气通道，以及在消化系统和生殖系统内将物质从一处运往另一处的各种类型的导管。在眼部，这段微小的平滑肌能够履行较好的调节职能，它可以将光的焦点调整到视网膜上，还可以使瞳孔扩大或缩小。所有这些活动，都是由来自神经系统和激素以及来自平滑肌纤维本身的信号协调联动实现的，这些信号刺激的缓慢收缩，可以为食物、血液或尿液从一处向另一处的移动提供充足的动力，也可以满足分娩的需要。

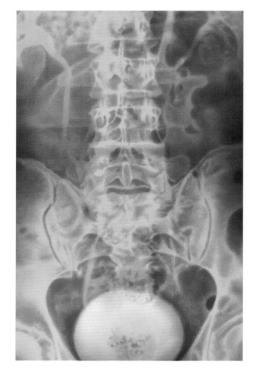
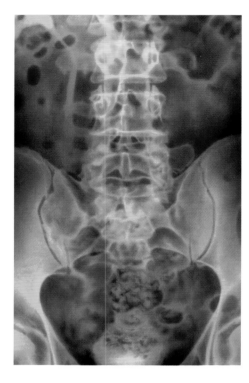

缓慢、不知疲倦、适应性强

骨骼肌收缩非常迅速，但它们的工作也会消耗大量的能量而且很快就会疲劳。与之相反，平滑肌的收缩非常缓慢而且消耗很少的能量。这种低耗的运转，就使得绝大多数平滑肌能够实现长期而稳定的收缩——在某些情况下，比如在血管壁之中平滑肌可以连续运转很多年。平滑肌与其他类型的肌肉不同，它能忍受抻和拉。膀胱有尿时可以膨胀几个小时，胃和肠道为了消化可以将食物保持足够长的时间。

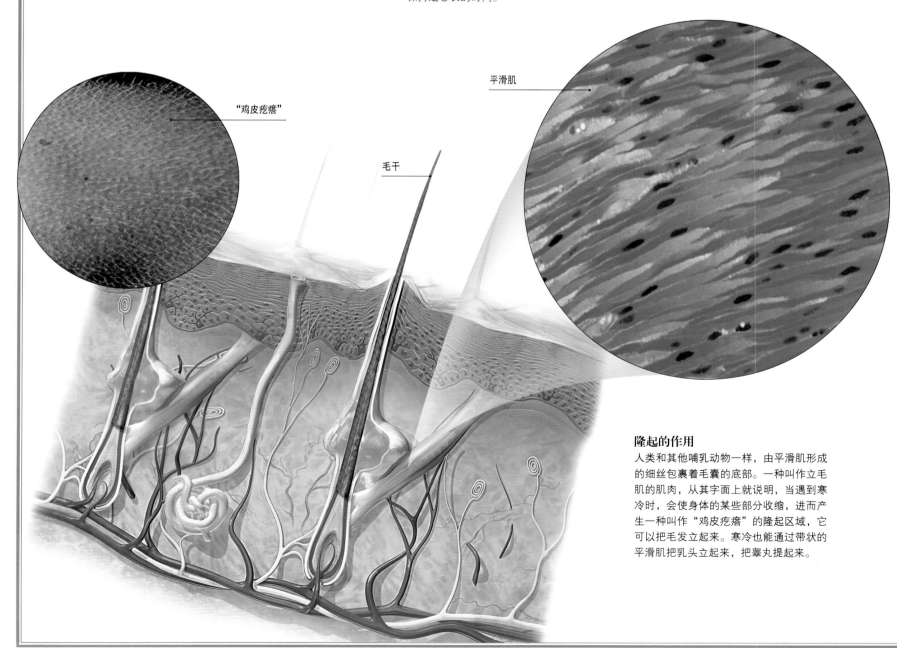

"鸡皮疙瘩"

平滑肌

毛干

隆起的作用

人类和其他哺乳动物一样，由平滑肌形成的细丝包裹着毛囊的底部。一种叫作立毛肌的肌肉，从其字面上就说明，当遇到寒冷时，会使身体的某些部分收缩，进而产生一种叫作"鸡皮疙瘩"的隆起区域，它可以把毛发立起来。寒冷也能通过带状的平滑肌把乳头立起来，把睾丸提起来。

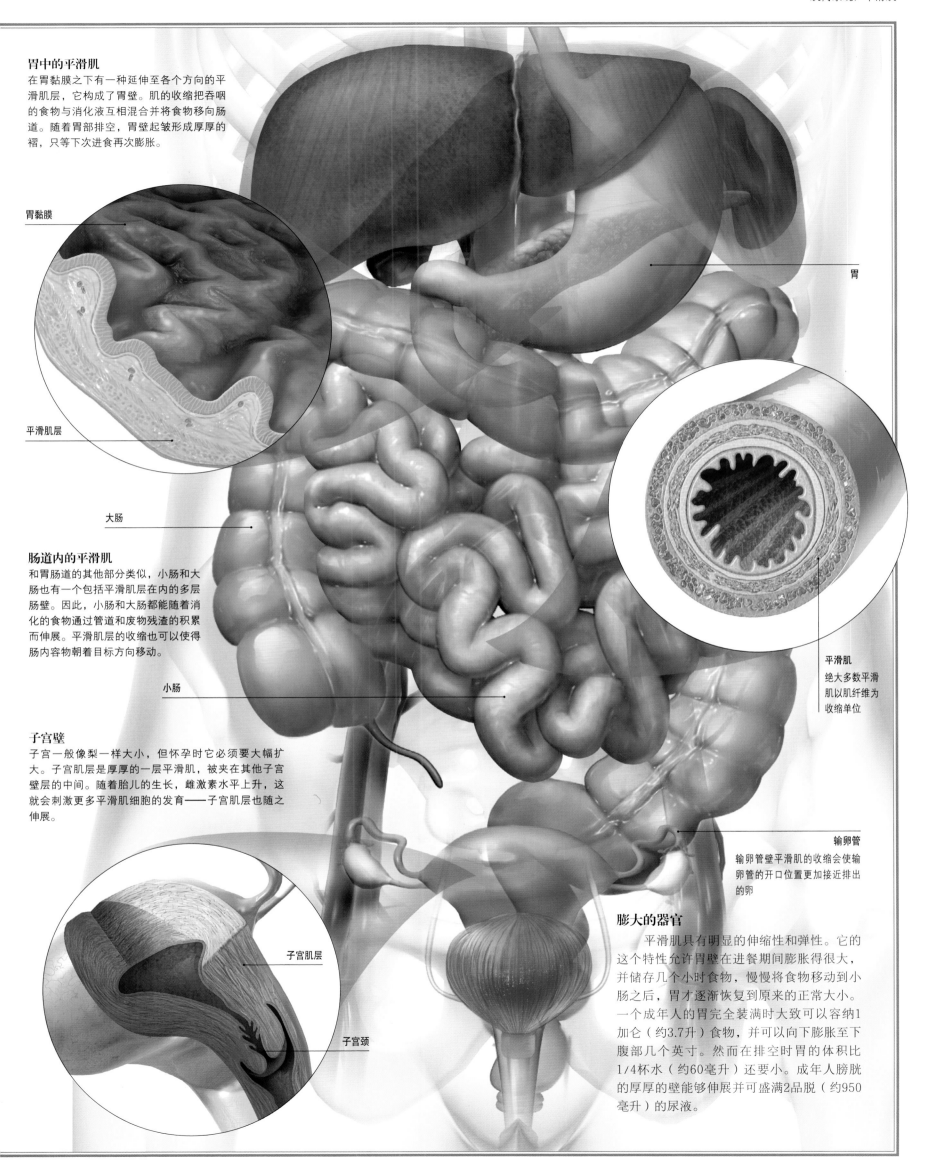

胃中的平滑肌

在胃黏膜之下有一种延伸至各个方向的平滑肌层，它构成了胃壁。肌的收缩把吞咽的食物与消化液互相混合并将食物移向肠道。随着胃部排空，胃壁起皱形成厚厚的褶，只等下次进食再次膨胀。

胃黏膜

平滑肌层

大肠

肠道内的平滑肌

和胃肠道的其他部分类似，小肠和大肠也有一个包括平滑肌层在内的多层肠壁。因此，小肠和大肠都能随着消化的食物通过管道和废物残渣的积累而伸展。平滑肌层的收缩也可以使得肠内容物朝着目标方向移动。

小肠

子宫壁

子宫一般像梨一样大小，但怀孕时它必须要大幅扩大。子宫肌层是厚厚的一层平滑肌，被夹在其他子宫壁层的中间。随着胎儿的生长，雌激素水平上升，这就会刺激更多平滑肌细胞的发育——子宫肌层也随之伸展。

子宫肌层

子宫颈

胃

平滑肌

绝大多数平滑肌以肌纤维为收缩单位

输卵管

输卵管壁平滑肌的收缩会使输卵管的开口位置更加接近排出的卵

膨大的器官

平滑肌具有明显的伸缩性和弹性。它的这个特性允许胃壁在进餐期间膨胀得很大，并储存几个小时食物，慢慢将食物移动到小肠之后，胃才逐渐恢复到原来的正常大小。一个成年人的胃完全装满时大致可以容纳1加仑（约3.7升）食物，并可以向下膨胀至下腹部几个英寸。然而在排空时胃的体积比1/4杯水（约60毫升）还要小。成年人膀胱的厚厚的壁能够伸展并可盛满2品脱（约950毫升）的尿液。

肌肉疾病与功能障碍

当骨骼肌受到伤害时，活动能力的损失将是非常巨大的。每个人都经历过偶然的肌肉痉挛——即突然的、非意愿性的骨骼肌"抽筋"。收缩如果不能马上放松的话，就会变成痉挛。痉挛通常发生在腓肠肌和腿肌上，痉挛提示可能缺钾，因为钾是人体正常的肌肉收缩所必需的元素。在运动的时候，用力过度或击打会撕裂太多的肌纤维，其结果会导致轻度的拉伤，这在一周或两周之内就会痊愈。肌纤维撕裂得越多，拉伤得就越严重，恢复期就越长。当整个肌组织被撕裂时，愈合就需要数周或数月的时间，而且，最后形成的疤痕组织，使其很难重新恢复以前它所具有的力度和持久性。还有一种叫作进行性肌营养不良的疾病，它是一种遗传性疾病，其骨骼肌组织的破坏是不可逆转的，骨骼肌已经功能丧失并弱化。

破伤风

如果新生儿的脐带根受到了破伤风梭状芽孢杆菌的感染就会导致破伤风，进而会出现类似牙关紧闭等破伤风的症状。这种细菌的毒素使得收缩的肌肉不能放松。迅速服用抗毒类的药物就会完全恢复。

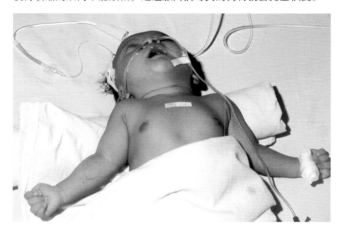

肌营养不良

最严重的肌营养不良，被称作杜兴肌营养不良或DMD，通常多发于儿童。因为杜兴肌营养不良会导致控制呼吸功能的骨骼肌不能工作，因此这是一个致命性的疾病。强直性肌营养不良（MMD）最有可能在成人中发病。强直性肌营养不良的典型症状只影响面部、颈部和下肢的肌肉。尽管许多患强直性肌营养不良的病人许多年来的活动仍然相当自如，但其肌肉会逐渐消耗萎缩。由于受累的肌肉不能完全松弛，因此这类病人活动起来比较僵硬。

轮椅上的运动员

在2008年"好运北京"国际轮椅篮球邀请赛的一场中国队和加拿大队的比赛中，运动员黄旭曼正在投篮。这次邀请赛，是国际残奥会的一部分，它是专门由残疾人参与的奥运会级别的盛会。黄旭曼的腿部虽然瘫痪了，但是经过艰苦的锻炼，在他的上部身体培养了非常有力的骨骼肌。

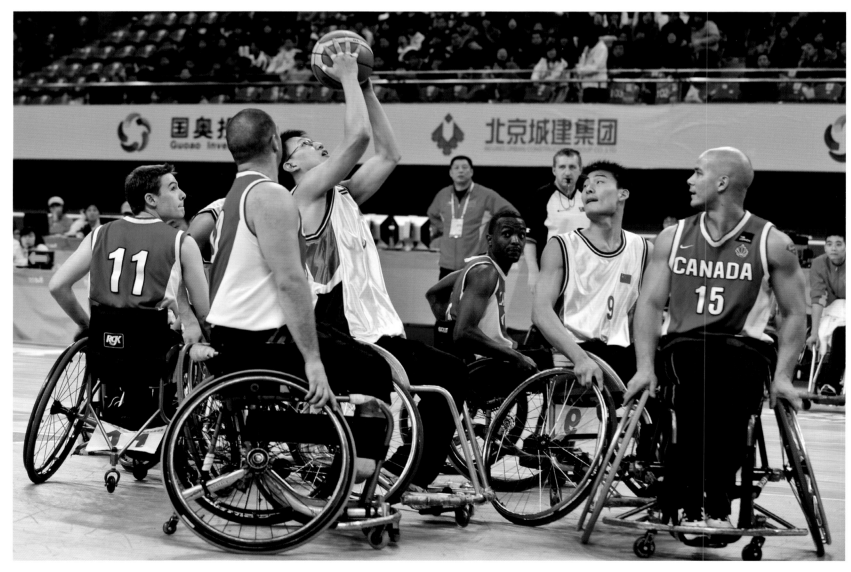

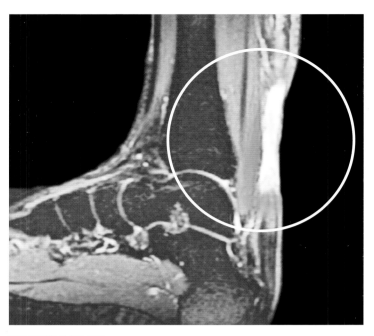

艾基利斯的脚后跟
肌腱受到过度的压力会断裂，甚至使骨骼与肌肉分离。这张图片显示的是破裂的跟腱，正常来讲，腓肠肌应该附着在跟骨上。通过外科手术修补这种撕裂是通常的治疗方法。

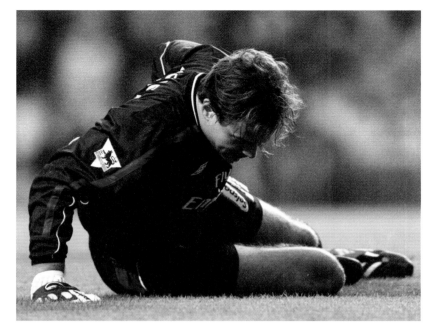

疼痛信号
根据肌肉受伤程度的不同，疼痛可轻可重，也可处于中间状态。无论如何，疼痛总是受伤的信号。图中这个运动员，由于急性受伤（严重的大腿肌肉撕裂），看起来非常痛苦。

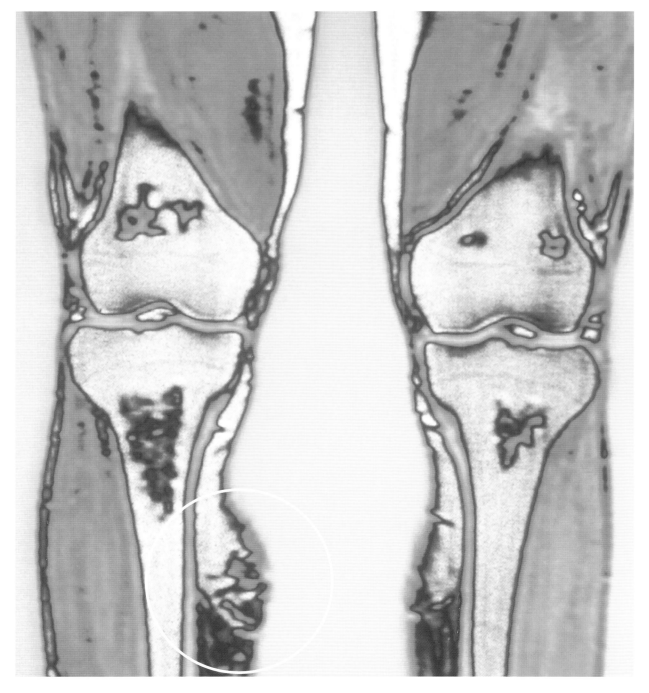

撕裂伤的预防和治疗
这张磁共振成像扫描（MRI）照片显示的是一个撕裂的腓肠肌。如果我们按照规则正常活动，如果我们的腓肠肌足够强韧，如果在健身之前我们充分地热身，那么，这个腓肠肌被撕裂的可能性很小。锻炼身体的人应该意识到肌肉压力过大的表现，最明显的就是感觉疼痛。休息很可能是肌损伤的一个主要治疗方法。

从疲劳到受伤

在人们由于剧烈运动或者强体力劳动导致肌肉收缩过于强烈时，肌肉中的某些纤维被撕裂是很正常的。这也会产生乳酸并消耗肌肉能量的储备形式——肌糖原。这两种改变都会导致肌肉坚硬和疼痛，而且完全恢复肌肉正常功能还需要几天的时间。疼痛就告诉人们肌肉压力过大了，同时也告诫人们，如果肌肉得不到恢复，那么就会出现更严重的损伤。

神经系统

人类的神经系统是复杂的指挥和控制中心。它接受着三项任务的挑战。第一。它的基本构成部分（几百亿个神经元和一个复杂的大脑）连续不停地监视着体内和体外环境的改变。第二，对于传递的平稳信息流经常而又非常快速地整合和评定。

第三，神经系统对于有关器官，组织或细胞的任何调整指令的发布。

让神经系统满足了内部的分工。大脑和脊髓构成了中枢神经系统（CNS）。它们的作用是接收和评判来自感觉器官和感受器官的信息。如果必要，它也能够对身体功能某些需要调整的信号给予反应。中枢神经系统与周围神经系统（PNS）的任务，周围神经系统这个复杂的神经网络服务着全身的其他部分。

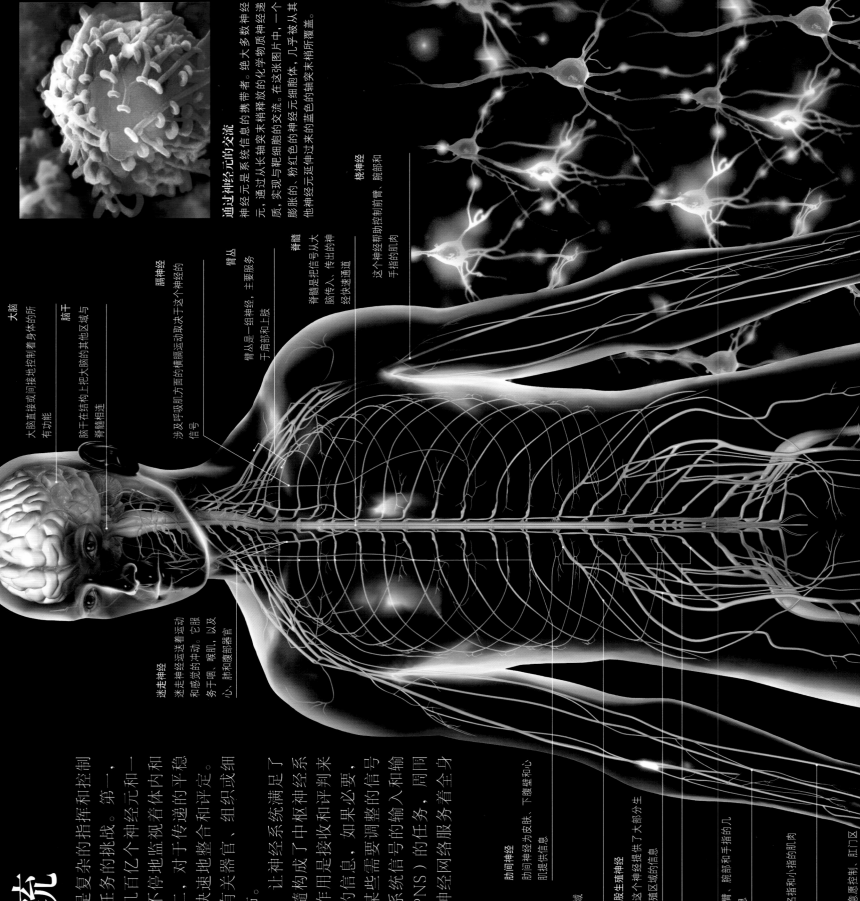

大脑
大脑直接或间接地控制着身体的所有功能

脑干
脑干在结构上把大脑的其他区域与脊髓相连

膈神经
涉及呼吸肌方面的横膈运动取决于这个神经的信号

臂丛
臂丛是一组神经，主要服务于手臂和上肢

脊髓
脊髓是把信号从大脑传入，传出的神经快速通道

桡神经
这个神经帮助控制前臂，腕部和手指的肌肉

通过神经元间的交流
神经元是系统信息的携带者。绝大多数神经元，通过从长轴突末梢释放的化学物质的交流。在这张图片中，一个神经元释放的神经递质，膨胀的，粉红色的靶细胞与其他神经元延伸过来的蓝色的轴突末梢所覆盖。

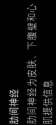

迷走神经
迷走神经运送着运动和感觉的冲动。它服务于咽，喉肌，以及心，肺和腹部器官

肋间神经
肋间神经为皮肤，下腹部和心肌提供信息

股生殖神经
这个神经提供了大部分生殖区域的信息

正中神经
这个神经为前臂，腕部和手指的几个肌肉提供信息

骶腹下神经
骶腹下神经负责下后背，腹部和盆腔区域的输入和输出

腰丛
腰丛神经服务于大腿的大部分

尺神经
这个神经从臂丛通过前臂一直延伸到无名指和小指的肌肉和皮肤

阴部神经
这个神经提供的肌控制区域包括排尿的意愿，肛门区的控制以及阴茎勃起的控制

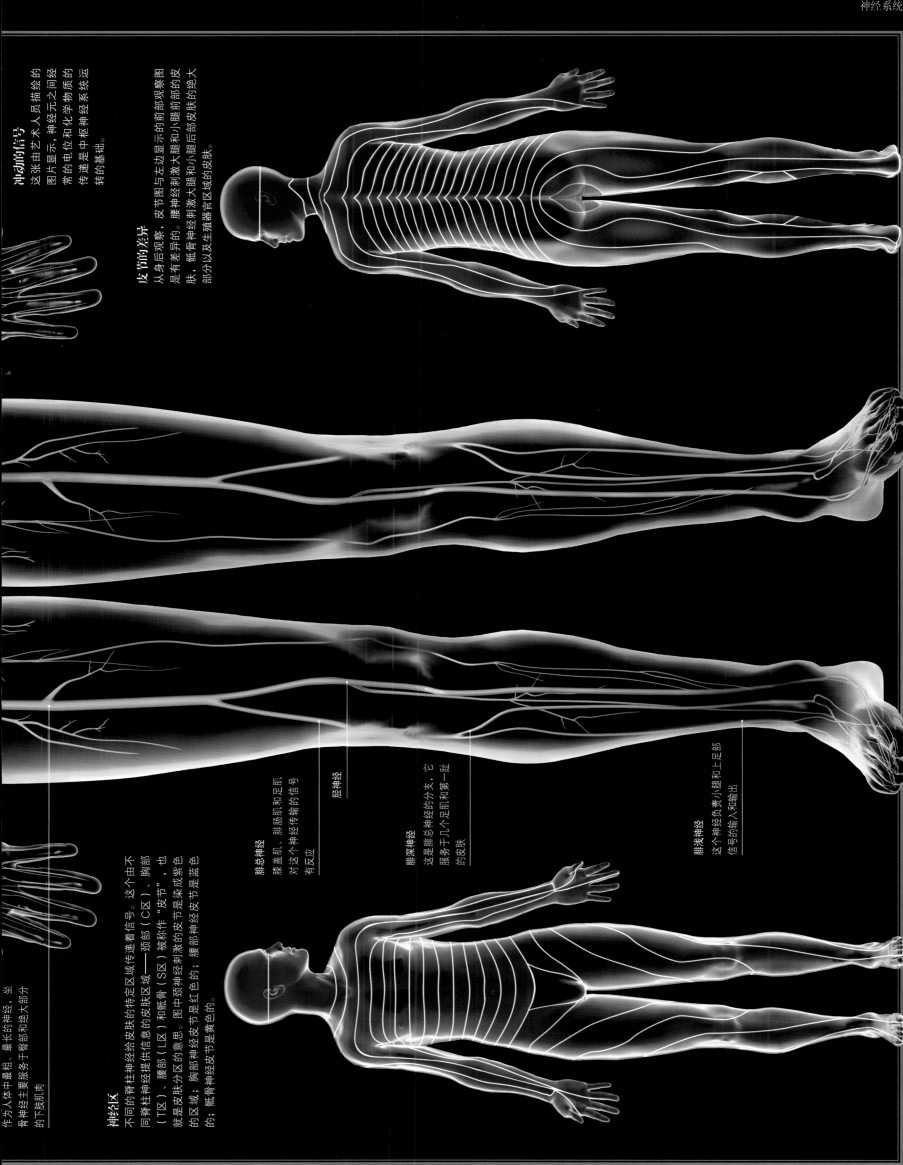

冲动的信号

这张由艺术人员描绘的图片显示，神经元之间常的电位和化学物质的传递是中枢神经系统运转的基础。

皮节的差异

从身后观察，皮节图与左边显示的前部观察图是有差异的。图中刺激大腿和小腿前部的皮肤，骶骨神经刺激大腿和小腿后部皮肤的绝大部分以及生殖器官区域的皮肤。

作为人体中最粗、最长的神经，坐骨神经主要服务于臀部和绝大部分的下肢肌肉

神经区

不同的脊柱神经给皮肤的特定区域传递着信号。这个由不同的脊柱神经提供信息的皮肤区域，同一颈部（C区）、胸部、腰部（L区）和骶骨（S区）被称作"皮节"，也就是皮肤分区的意思。图中颈部神经刺激的皮肤是紫色的区域，胸部神经皮节是红色的；腰部神经皮节是黄色的。

腓总神经
膝盖肌、腓肠肌和足肌对这个神经传输的信号有反应

胫神经

腓深神经
这是腓总神经的分支，它服务于几个足肌和第一趾的皮肤

腓浅神经
这个神经负责小腿和上足部信号的输入和输出

脊髓与周围神经

脊髓是大脑和身体其他部位之间重要的信息快速通道。它传递着永不停止的信息流（从皮肤、肌肉、肌腱，腺体进入的信息流）以及从大脑向外发布的身体动作、心脏和其他器官的活动及其他必要的身体机能的指令。周围神经系统的神经负责把传入信息送到脊髓之中。之后，这个信号被传递到运动神经反应的接收和送出。

遍布整个身体组织的信息交流通道分成两个部分：其中一部分为躯干神经或体神经，它们把脊髓和大脑直接与骨骼肌和肌腱连接起来。它们也负责头与头部、躯干和四肢运动相联系的神经冲动信息的传递；另一部分为植物神经，它们通过神经节间接与中枢神经系统相连，神经节是脊髓或脑干外部的一系列神经细胞体，它充当向肌肉和腺体传递信号的"中转站"。

植物神经系统

植物神经负责向心脏、体内器官的平滑肌和腺体传递信号。植物神经分成两种类型，其中一种类型是副交感神经，它主要负责"休息和消化"任务，用于体内的能量资源的补充。还有一种类型是交感神经，它主要管理人体激动时心率增加等高级活动。这些信号之间的动态平衡有利于对体内器官进行微调控制。

应激反应

危险、兴奋和压力会刺激交感神经出现"应激反应"。当心率、呼吸和出汗增加时，消化等生理功能就会变得缓慢。

反射弧

在一个反射弧内，一个感觉神经元直接或间接地与运动神经元交流，以刺激自动而又一律的运动。比如轻击膝盖基部会导致的膝跳反射。脊髓是反射弧的中心。轻击可以激活张敏感受器，牵张敏感受器位于附着于膝盖上的肌腱内。它可以沿着感觉轴把神经冲动信息送到脊髓之中。之后，这个信号被传递到运动神经元，引起大腿四头肌收缩，进而引起小腿的短暂伸展。

在脊髓之内

被白色、绝缘的髓磷脂包围的神经元构成了脊髓的外围部分。神经元细胞体、树突和突触构成了它的灰色髓质部分。被称作脊膜和多骨的脊柱保护着这些脆弱的神经部分。脑脊液充满着中央管道。

软膜 | 骨膜
灰质
硬脊膜
蛛网膜
白质
脑脊液
脊神经
皮脂和结缔组织
椎骨

副交感神经反应

来自副交感神经的信号刺激一些常规的身体运转，例如食物消化和废物的清除等。与此同时，全身的身体活动会随之变慢。

副交感神经组

眼泪的产生
近视时眼睛中睫状肌的收缩和瞳孔的收缩
稀薄唾液的分泌
横哭孔，内有动、静脉通过
鼻腔中黏液的产生

大脑

交感神经组

瞳状肌的放松、远处物体的对焦
瞳孔的放大
浓稠唾液的产生

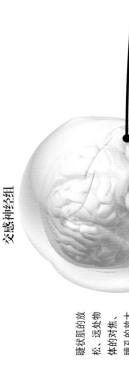

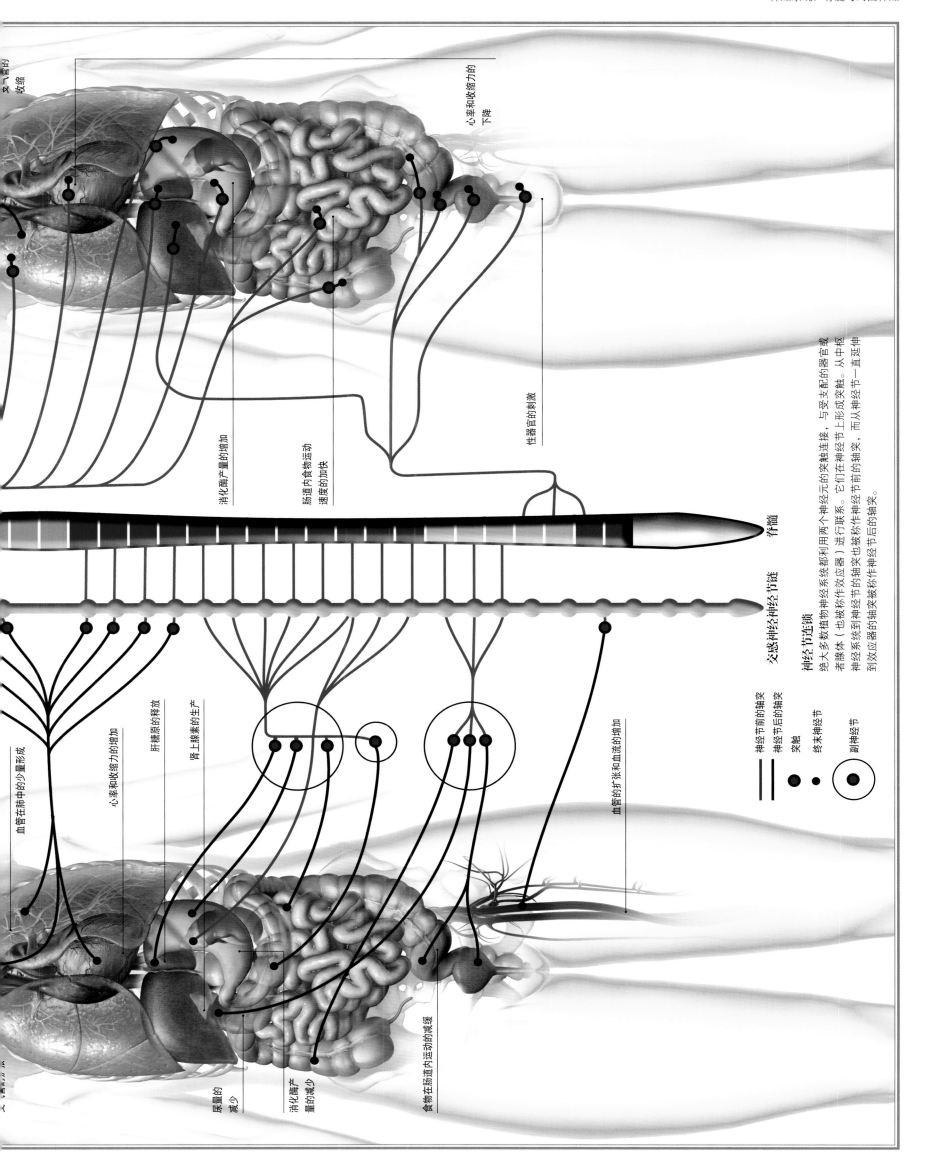

心率和收缩力的
下降

性器官的刺激

消化酶产量增加

肠道内食物运动
速度的加快

脊髓

交感神经节链

神经节连锁

绝大多数植物神经系统都利用两个神经元的突触连接，与受支配的器官或者腺体（也被称作效应器）进行联系。它们在神经节上形成突触。从中枢神经系统到神经节的轴突也被称作神经节前的轴突，而从神经节一直延伸到效应器的突触的轴突被称作神经节后的轴突。

神经节前的轴突
神经节后的轴突
突触
终末神经
副神经节

血管在肺中的少量形成

心率和收缩力的增加

肝糖原的释放

肾上腺素的生产

血管的扩张和血流的增加

尿量的
减少

消化酶产
量的减少

食物在肠道内运动的减缓

神经元和神经

神经元是体内的神经细胞,它具有一个圆形的细胞体,还有两种类型的突起:轴突是向外运送信号的;树突是接收内部信号的。轴突是长长的而又成捆的线状结构,它构成了身体的神经。神经系统通过3种基本类型的神经元进行复杂的交流。

看、听、触、味、嗅以及疼痛和温度变化的相关信息都能通过感觉神经元传到中枢神经系统,这种感觉神经元与皮肤、眼睛、耳朵、肌肉和脊髓、大脑中的部分区域的感受器相连接。运动神经元总是把神经冲动从中枢神经系统输出,它携带着肌肉和腺体正常功能所必需的无数信号。然而,体内众多的神经元,都是运送大脑和脊髓信号的中间神经元,它也是感觉器官和运动神经元之间的媒介。

神经回路

神经元通常被组合到回路之中。在一个聚合式的回路中,来自于几处的冲动,汇聚在了一个单独的接收神经元上,因此它会受到更强烈的刺激。而在一个辐散式的回路中,一个信号会传递给很多个接收细胞,并把这些感觉冲动转发给多个大脑中心。例如:规律的呼吸就依靠着一个神经反射回路。在回路下游的神经元,具有一个分叉的轴突,其中一个分叉将冲动向上回传到开始神经元的另一个回路之中——因此信号得到了循环。

微管

线粒体

细胞核

细胞体

髓鞘
这个富含脂质的鞘,从电位上把运动神经元轴突与其他类型的神经元绝缘开来,因此使得神经冲动的传送更加迅速

突触小体
在轴突终末的分支中,突触小体内囊括着神经递质囊。神经递质是将神经元信号运送到接收细胞的化学物质

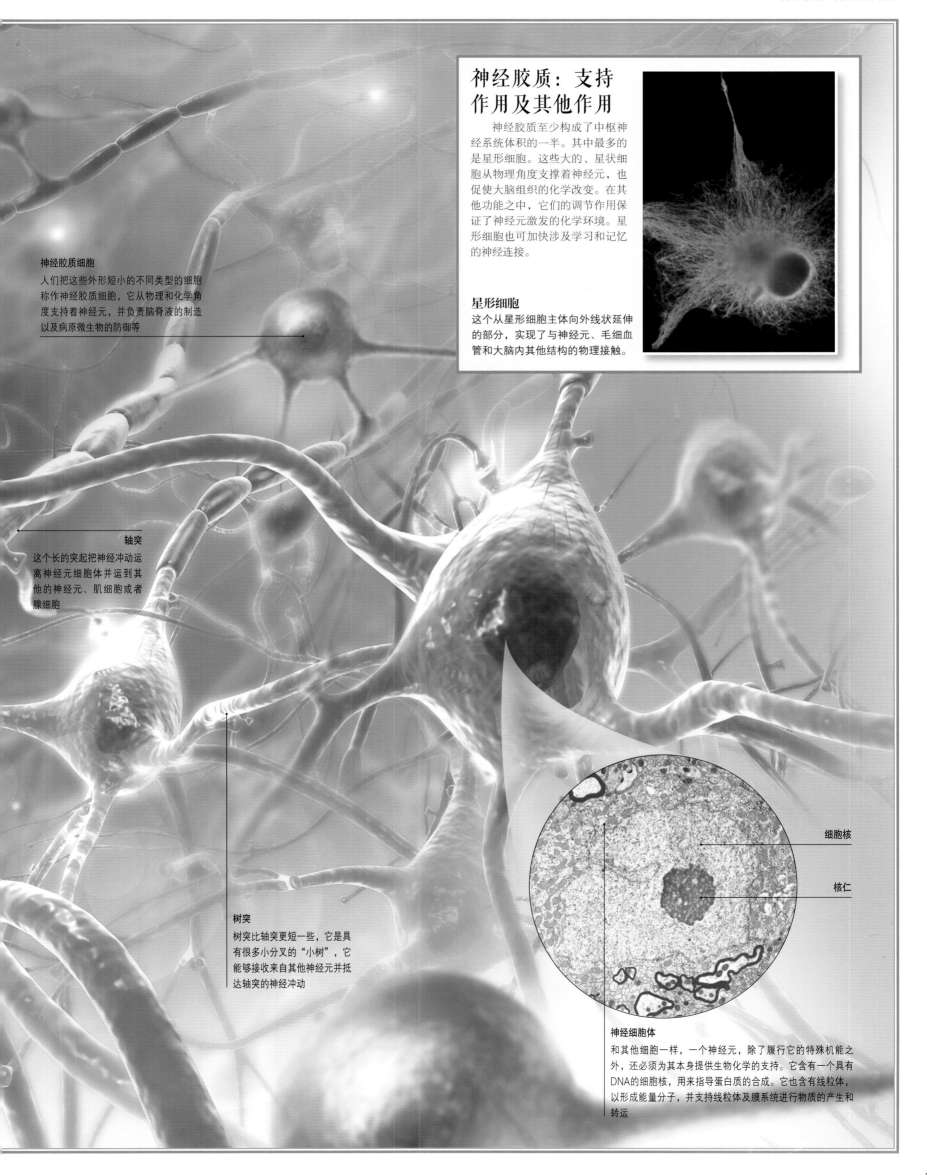

神经胶质：支持作用及其他作用

神经胶质至少构成了中枢神经系统体积的一半。其中最多的是星形细胞。这些大的、星状细胞从物理角度支撑着神经元，也促使大脑组织的化学改变。在其他功能之中，它们的调节作用保证了神经元激发的化学环境。星形细胞也可加快涉及学习和记忆的神经连接。

星形细胞
这个从星形细胞主体向外线状延伸的部分，实现了与神经元、毛细血管和大脑内其他结构的物理接触。

神经胶质细胞
人们把这些外形短小的不同类型的细胞称作神经胶质细胞，它从物理和化学角度支持着神经元，并负责脑脊液的制造以及病原微生物的防御等

轴突
这个长的突起把神经冲动运离神经元细胞体并运到其他的神经元、肌细胞或者腺细胞

树突
树突比轴突更短一些，它是具有很多小分叉的"小树"，它能够接收来自其他神经元并抵达轴突的神经冲动

细胞核

核仁

神经细胞体
和其他细胞一样，一个神经元，除了履行它的特殊机能之外，还必须为其本身提供生物化学的支持。它含有一个具有DNA的细胞核，用来指导蛋白质的合成。它也含有线粒体，以形成能量分子，并支持线粒体及膜系统进行物质的产生和转运

神经冲动和突触

　　神经元容易兴奋：在适当的刺激下，它将激发神经冲动。这种现象是为了使神经元活跃，功能类似活体"电池"。神经元外部这些组织液的化学构成，使得这个区域的电位呈阳性，而细胞内部的组织液则相反，呈阴性电位。这种电位上的不平衡被称作"静态电位"，因为这个电位是完全轮班工作的，它是可以满足生理运转的电位。当细胞体附近的刺激物开始进行阴性电位和阳性电位轻轻反转的动作变化的时候，静态电位就转换成了动作电位——也就是一种神经冲动。这个冲动向下部的轴突运行到它的分支的顶端。突触是分隔轴突分支末梢和临近神经元或某种类型细胞之间的微小空隙。它促使突触小泡将神经递质分子释放进入突触之中，进而激发接收细胞的一系列反应。

神经交流的化学物质

　　神经递质包括几十种化学物质，事实上，它们都是由神经元制造并储存在轴突的突触小泡之中，直到由一次神经冲动激发它们使之释放。有些神经递质可以刺激接收的细胞，而其他一些会抑制它们，至于效果如何主要取决于接收细胞的类型。谷氨酸钠可以传送一半刺激大脑神经元的信号，而乙酰胆碱（ACh）可以提供所有骨骼肌收缩所需的刺激物。

神经冲动

　　树突是"输入区"的进入点，在"输入区"，神经递质信号刺激神经元开始活动。在附近的"激发区"，细胞膜块的通道开放，阳性的带电钠离子流了进来。如果这个钠离子能够充分改变电位的平衡，那么它就可以激发一个神经冲动。之后，钠离子逐步减少，这个细胞膜块再次进入休息状态。与此同时，这个冲动以化学溶剂的形式向下传入轴突，这样循环往复。

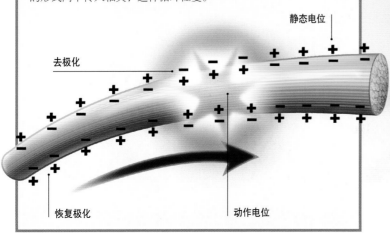

去极化　静态电位

恢复极化　动作电位

输入区

在这里，输入的信号被接收，神经递质与突触后的细胞或接收的细胞相接触。这个在大脑的某些突触中的信号是带电的颗粒，而不是化学的神经递质

细胞核

激发区

在这里，轴突膜首先对到达的刺激物起反应并激发初级的动作电位

许旺细胞

髓鞘

轴突

髓鞘

在周围神经系统中，许旺细胞利用多脂的髓磷脂鞘把轴突包在其中。而在中枢神经系统（CNS）中，则由其他的神经胶质提供了这方面的服务。神经冲动发生在轴突暴露的节上，并沿着轴突以每秒400英尺（约120米）的速度跳跃前行。

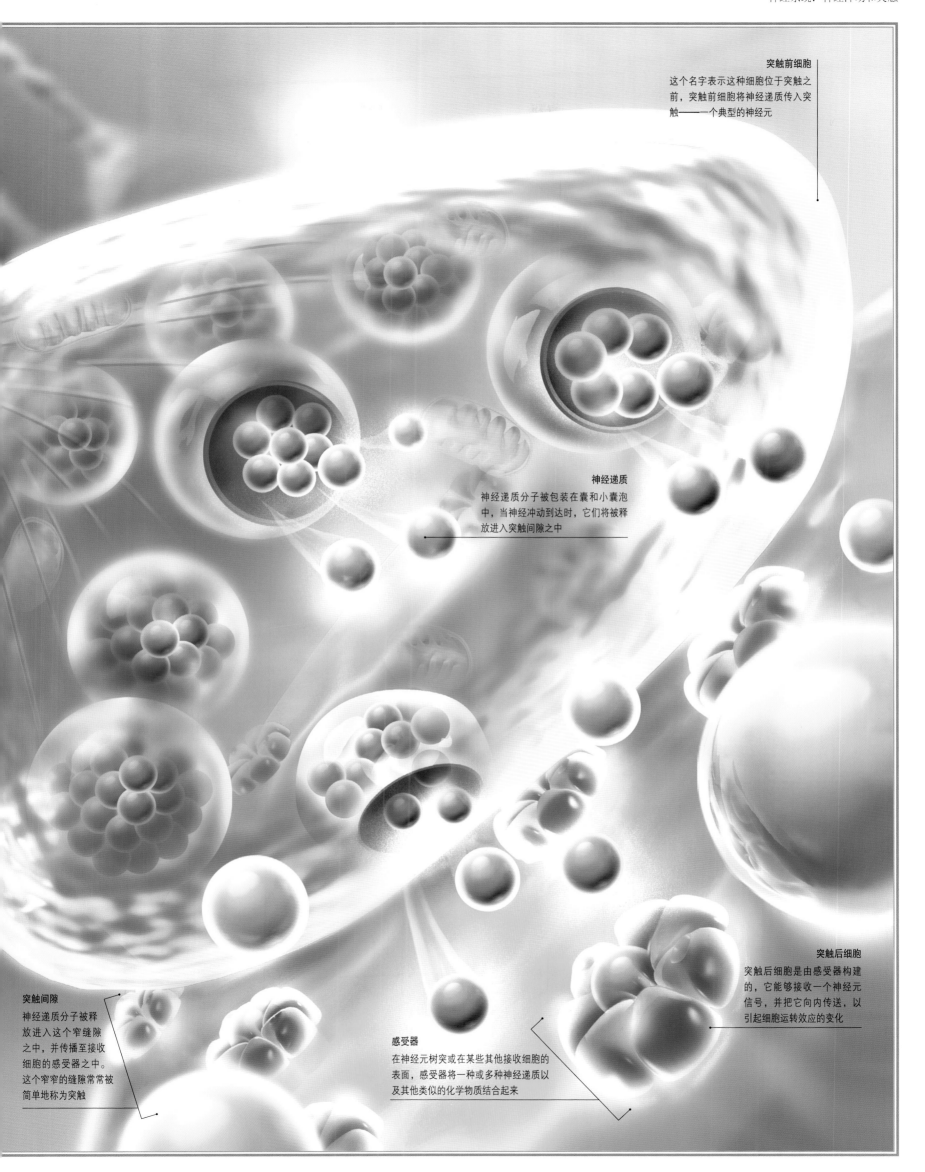

突触前细胞
这个名字表示这种细胞位于突触之前，突触前细胞将神经递质传入突触——一个典型的神经元

神经递质
神经递质分子被包装在囊和小囊泡中，当神经冲动到达时，它们将被释放进入突触间隙之中

突触后细胞
突触后细胞是由感受器构建的，它能够接收一个神经元信号，并把它向内传送，以引起细胞运转效应的变化

突触间隙
神经递质分子被释放进入这个窄缝隙之中，并传播至接收细胞的感受器之中。这个窄窄的缝隙常常被简单地称为突触

感受器
在神经元树突或在某些其他接收细胞的表面，感受器将一种或多种神经递质以及其他类似的化学物质结合起来

大脑的解剖结构

　　大脑不仅是人体功能的主控制器，也为人类提供了无与伦比的认知和精神能力。成人大脑的重量大约为3～4磅（约1400～1800毫克），从其复杂的解剖结构来看这是个令人称奇的器官，而且就其复杂的功能来讲也是当之无愧的。大脑上部的1/3被区分成两个部分：左右两个半球，中间通过一个被称作胼胝体的较粗的神经束带互相连接。在每个半球中，有一些叫作额叶、枕叶、颞叶和顶叶的区域是根据这些区域之上颅骨的位置而命名的。从顶部到底部，大脑分为3层。上层，回旋的前脑部分，这是加工绝大多数高级信息的地方。中脑的深部区域，主要是进行协调反应，并提供有关视、听信息的初级加工。更深一层就是后脑了，它帮助控制很多基本的反应和身体功能。

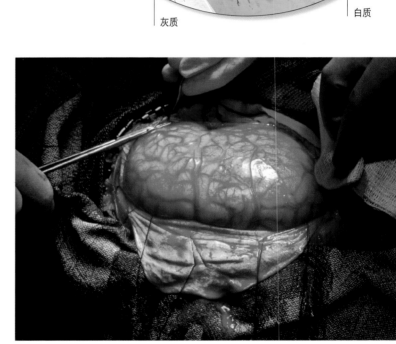

头皮
颅骨
硬脑膜
蛛网膜
蛛网膜下腔
软脑膜
血管
灰质
白质

充实液体的空间
脑脊液充实着4个被称为脑室的大脑空腔。它保护着大脑组织防止被打击，而且它是神经元在激发神经冲动时所需物质的存储库。

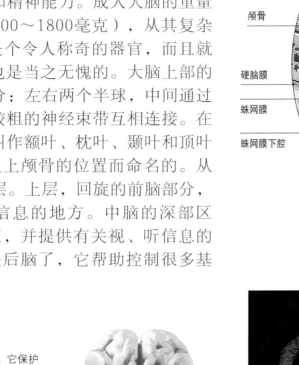

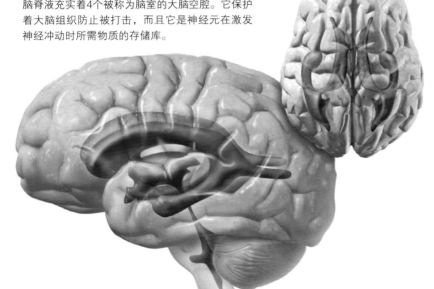

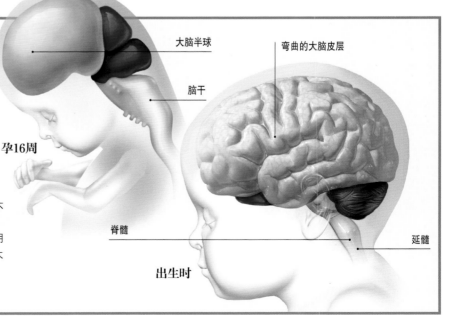

大脑的表面
这是一个医生为患有严重癫痫病的病人正在进行的外科手术的准备工作，医生已经将大脑上部的两层脑膜剥离开来，将半透明的软脑膜以及大脑表面的网状血管暴露出来。

大脑的发育

　　在早期的胚胎中，有3个基本组织是器官以及未来身体结构形成的基础。其中有一个叫作外胚层，它是大脑的原形。经过3周的发育之后，胚胎的外胚层的一部分就会增厚并进入神经板。到生命的第4周时，这个结构体就会交叉折叠并形成一根管子，这个管子就构成了中枢神经系统，并在顶端形成了初级大脑。最初，大脑的半球都是光滑的，但是随着大脑皮层的发育，它就出现了深的皱褶和卷曲。这些皱褶保证了复杂的人体大脑能够紧密地装在颅骨之内。

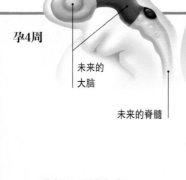

孕4周
未来的大脑
未来的脊髓

孕16周

大脑半球
脑干

弯曲的大脑皮层

脊髓
延髓

出生时

脑部的迅速发育
在怀孕4周时，中枢神经系统的不同部分已经从神经管开始形成。一个4个月的胎儿就已经具有明显的脑半球和其他大脑结构，大脑将在出生之前发育完整。

保护性

除了颅骨之外，还有脑膜保护着大脑。外层的硬脑膜呈厚的皮革状，而最里边的、薄薄的软脑膜像个塑料薄膜一样保护着大脑组织。蛛网膜包含一个浅浅的含有脑脊液的空腔。脑膜一直延伸到脊椎并将脊髓包装起来。

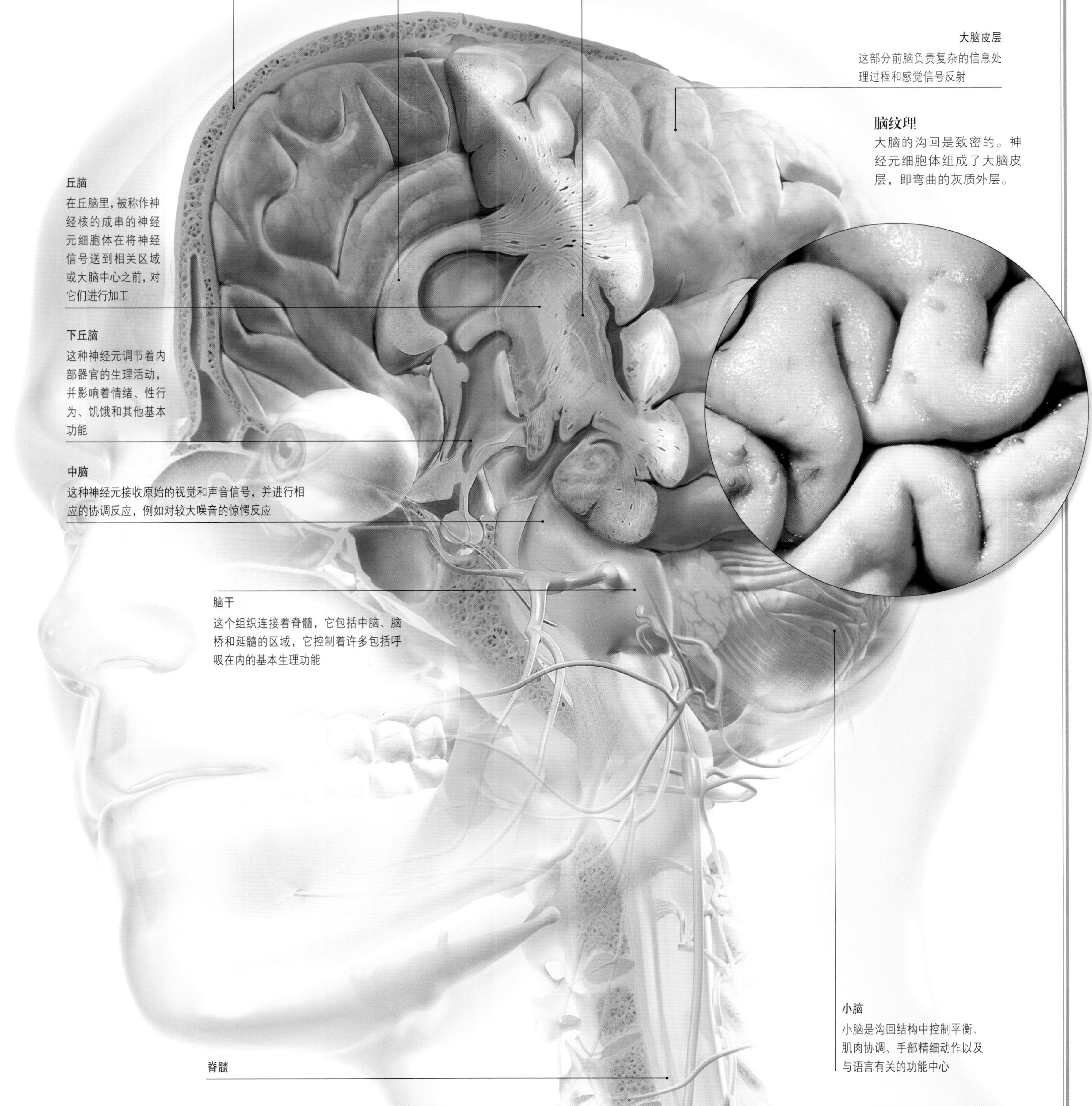

胼胝体
这个神经束带在两个大脑半球之间运送信号，并协调它们各自的活动

基底核
这些成组的神经元细胞体在从大脑皮层向外转发运动指令时具有重要作用

颅骨

大脑皮层
这部分前脑负责复杂的信息处理过程和感觉信号反射

脑纹理
大脑的沟回是致密的。神经元细胞体组成了大脑皮层，即弯曲的灰质外层。

丘脑
在丘脑里，被称作神经核的成串的神经元细胞体在将神经信号送到相关区域或大脑中心之前，对它们进行加工

下丘脑
这种神经元调节着内部器官的生理活动，并影响着情绪、性行为、饥饿和其他基本功能

中脑
这种神经元接收原始的视觉和声音信号，并进行相应的协调反应，例如对较大噪音的惊愕反应

脑干
这个组织连接着脊髓，它包括中脑、脑桥和延髓的区域，它控制着许多包括呼吸在内的基本生理功能

脊髓

小脑
小脑是沟回结构中控制平衡、肌肉协调、手部精细动作以及与语言有关的功能中心

83

脑干

位于脊髓顶端与大脑之间的脑干由延髓、脑桥和中脑构成——每个脑干仅有1英寸（约2.3厘米）长。尽管它不大，但却是中枢神经的重要组成部分。与脊髓相连的延髓，控制着身体的基本功能，例如呼吸、心率和血压。位于延髓前部的脑桥在大脑皮层和小脑之间互相传递运动信息。在脑干顶部的中脑协调并控制着人体内的许多感觉和运动功能。纵向穿过脑干中心的是一个被称作网状结构的神经元网络。这些神经元通过长长的轴突向外扩展至大脑的其他部分，对于维持、调换大脑的意识状态起着重要的作用。

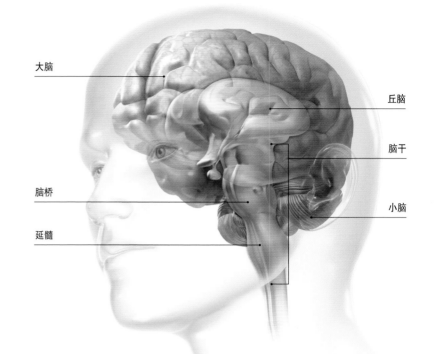

大脑
丘脑
脑桥
脑干
延髓
小脑

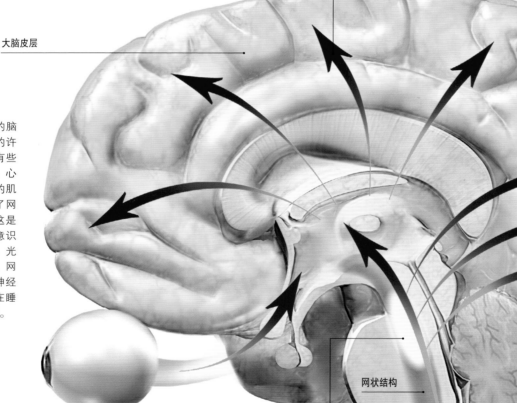

辐射信号
激活信号
大脑皮层

唤醒控制

被称作网状结构的成串的脑干神经元与脊髓和大脑的许多其他部分互相交流。有些中心可以帮助控制呼吸、心跳、平衡和姿势所需要的肌肉收缩。其他的则构成了网状激活系统（RAS），这是帮助唤醒大脑进入预警意识状态的系统。当遇到声、光或其他感觉输入刺激时，网状激活系统（RAS）的神经元会变得更加活跃。但在睡眠时它们的活动相对缓慢。

网状结构
兴奋区域
抑制区域
耳道

昏迷

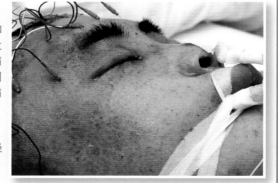

在昏迷时，网状激活系统（RAS）和其他大脑区域常常会严重受损，以至于大脑大部分的活动都停止了。昏迷状态的病人完全没有意识，对任何形式的感觉刺激都失去了反应。在绝大多数严重的病例中，昏迷是脑死亡的前奏。

意识丧失

昏迷的大脑状态看起来好像是睡眠。轻微的病症引起的昏迷是可以好转的。

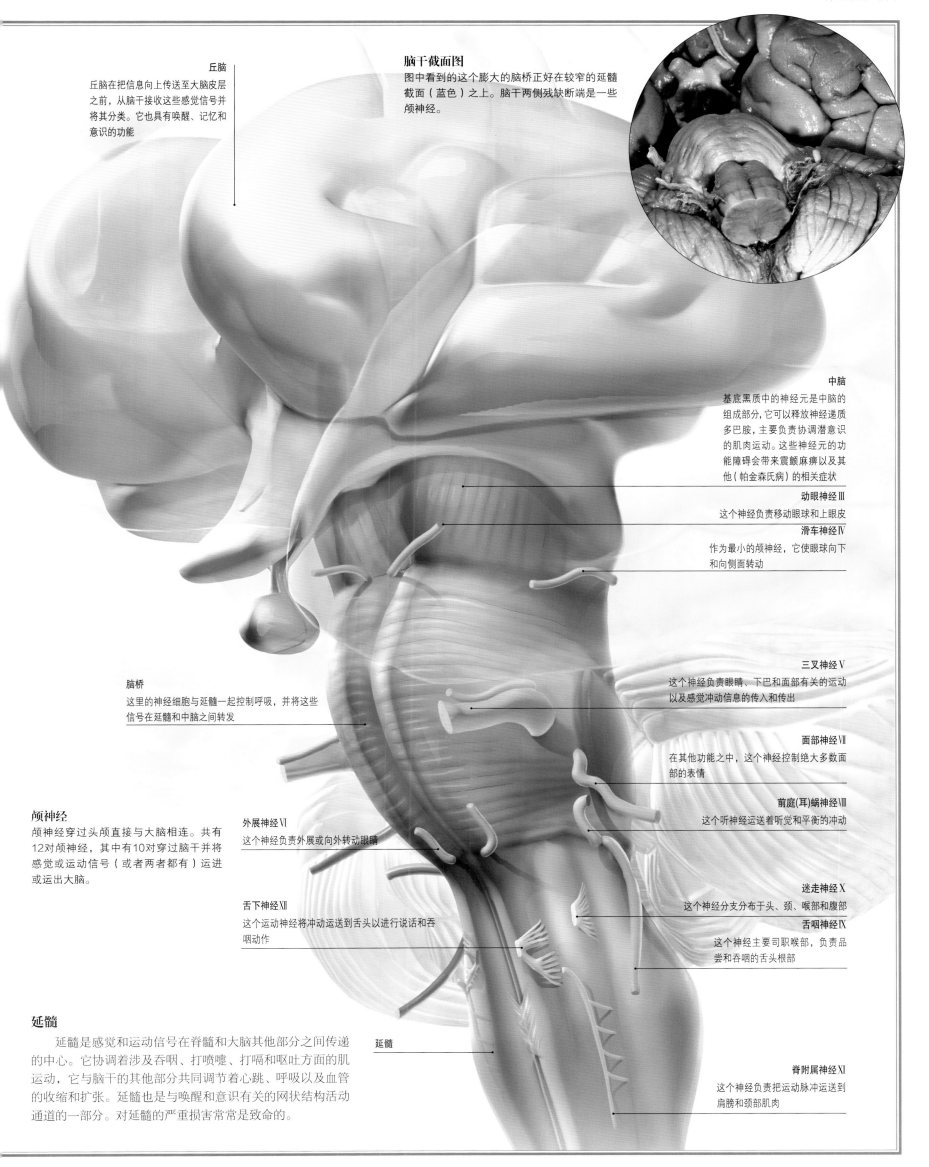

丘脑
丘脑在把信息向上传送至大脑皮层之前，从脑干接收这些感觉信号并将其分类。它也具有唤醒、记忆和意识的功能

脑干截面图
图中看到的这个膨大的脑桥正好在较窄的延髓截面（蓝色）之上。脑干两侧残缺断端是一些颅神经。

中脑
基底黑质中的神经元是中脑的组成部分,它可以释放神经递质多巴胺,主要负责协调潜意识的肌肉运动。这些神经元的功能障碍会带来震颤麻痹以及其他（帕金森氏病）的相关症状

动眼神经Ⅲ
这个神经负责移动眼球和上眼皮

滑车神经Ⅳ
作为最小的颅神经，它使眼球向下和向侧面转动

脑桥
这里的神经细胞与延髓一起控制呼吸，并将这些信号在延髓和中脑之间转发

三叉神经 Ⅴ
这个神经负责眼睛、下巴和面部有关的运动以及感觉冲动信息的传入和传出

面部神经Ⅶ
在其他功能之中，这个神经控制绝大多数面部的表情

前庭(耳)蜗神经Ⅷ
这个听神经运送着听觉和平衡的冲动

颅神经
颅神经穿过头颅直接与大脑相连。共有12对颅神经，其中有10对穿过脑干并将感觉或运动信号（或者两者都有）运进或运出大脑。

外展神经Ⅵ
这个神经负责外展或向外转动眼睛

迷走神经Ⅹ
这个神经分支分布于头、颈、喉部和腹部

舌下神经Ⅻ
这个运动神经将冲动运送到舌头以进行说话和吞咽动作

舌咽神经Ⅸ
这个神经主要司职喉部，负责品尝和吞咽的舌头根部

延髓
延髓是感觉和运动信号在脊髓和大脑其他部分之间传递的中心。它协调着涉及吞咽、打喷嚏、打嗝和呕吐方面的肌运动，它与脑干的其他部分共同调节着心跳、呼吸以及血管的收缩和扩张。延髓也是与唤醒和意识有关的网状结构活动通道的一部分。对延髓的严重损害常常是致命的。

延髓

脊附属神经Ⅺ
这个神经负责把运动脉冲运送到肩膀和颈部肌肉

小脑

从表面上看，小脑就像一个分层的、扇形的垫子，它位于脑干之后。从英文字面来分析是"小的脑袋"，这反映出这样的事实——和大脑一样，小脑由两个并列的半球构成，它的外层深深地卷在了一起。尽管小脑大约只占人体大脑组织的10%，但是它是一个非常重要的中枢加工单位。小脑在意识和觉知水平以下活动，常常负责对感觉感受器在侦察身体各部分位置的改变方面所发出的信号进行评定。它管理着感觉信息，以保证准确的骨骼肌收缩时间和收缩类型。因此人类才具有协调能力，也才具有与驾驶、玩电子游戏、打字和跳舞之类活动相联系的急速运动有关的敏捷能力。对于大脑成像的研究显示，在某些关键的意识活动中，小脑也是活跃的——这是研究人员在探索中的意外发现。

正常大脑的活动

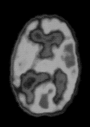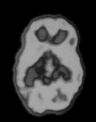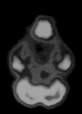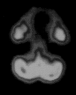

吸食大麻者大脑的活动

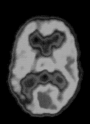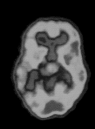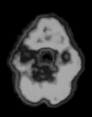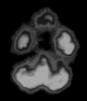

大脑活动的扫描
这张大脑扫描结果显示了THC（四氢大麻酚，大麻中作用于精神的药物）如何抑制小脑的活动能力，以及如何阻碍吸食者的运动协调能力。下边的这4张扫描照片显示了吸食者大脑更深水平的进展状况。蓝色区域表明小脑活动能力的下降。而上部未吸食者的大脑，同样的区域闪着红色，这就意味着这里的神经元是更加活跃的。

运动失调——小脑异常
疾病、受伤以及一些作用于精神的药物，都可以阻碍小脑的功能，并引起运动失调，使正常的运动协调都变得困难和不可能。运动失调的具体病症包括：步态异常，难以保持适当的姿势和平衡，以及不能感觉到身体组成部分在空间中的位置。对于有些人，甚至饮用少量的酒精，也会表现出运动失调，比如东倒西歪，不能走直线，很难实现类似闭眼和摸鼻头的身体测试。

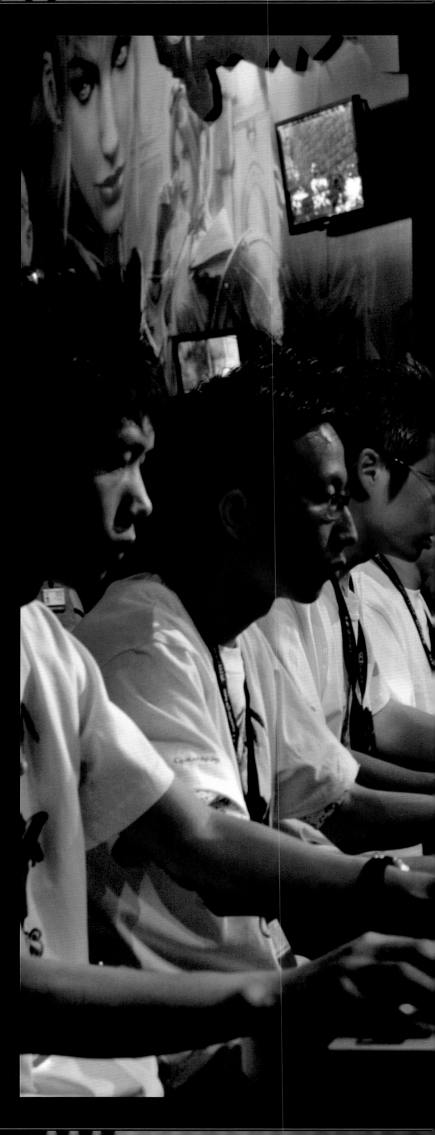

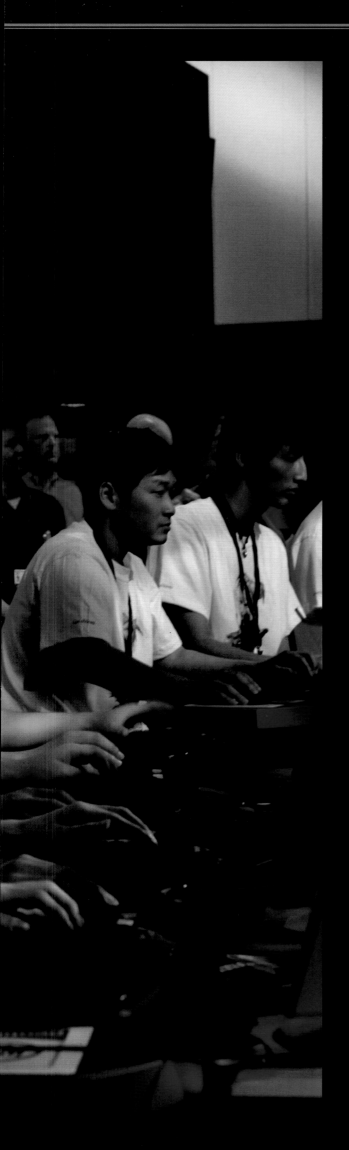

运动的监测和调整

　　人类的小脑位于脑干之后，它从脑桥和延髓接收有关肌肉和关节活动的输入信息。在对身体器官的位置、平衡和动力进行评定之后，小脑将相关信息送至丘脑，然后进一步将这些信息传至运动前区皮质。这种反馈机制就能使大脑皮层对肌肉收缩的速度、力度和方向进行微调，以保证身体姿势和类似在键盘上打字和手动电脑鼠标的运动，更加精准地启动当前任务。

"小的大脑"

跟大脑类似，小脑灰质的外皮质区也有深深的皱褶。它的白质（神经元轴突）也像树枝一样分叉，因此被称为"小脑活树"（侧柏），也就是"生命之树"。尽管小脑在重量上只占大脑的10%，但它大致含有整个大脑将近一半的神经元，这就显示了小脑功能的重要性。

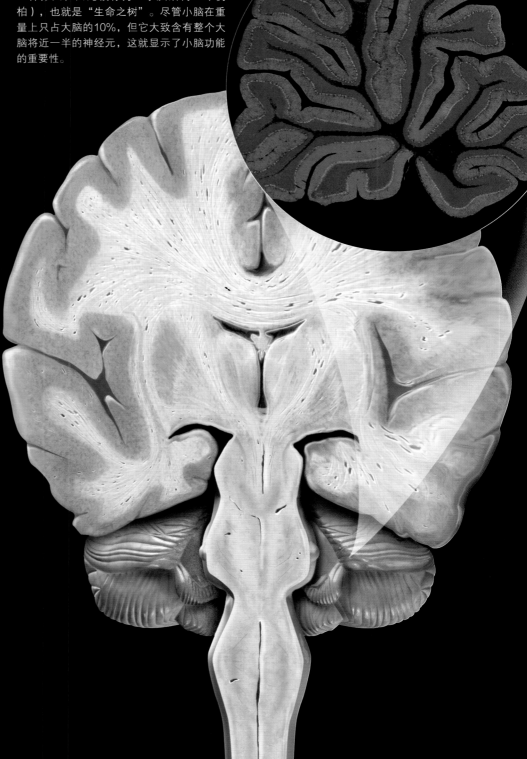

古老的小脑

小脑起源于几百万年以前动物开始的复杂神经系统的进化过程，这已经显示了小脑作为大脑中枢在调节姿势和平衡以及对肌肉收缩进行微观管理的重要性。功能性的大脑扫描已经揭示了小脑另外的、仍很神秘的一个作用——在人们使用语言或者解决问题时，小脑也是活跃的。

大脑的功能

人类许多与"人类特性"相联系的特质，都源于大脑皮层这个薄薄的灰质外层区域的活动。大脑皮层只有1/8英寸（约0.5厘米）的厚度，它由几个薄层构成，并被卷曲成了深深的、弯曲的并含有几十亿个神经元的皱褶——从总体上来看，它几乎占到了大脑组织的40%。大脑皮层的信号控制着意识行为、思想、语言和理解。在神经元中有关推理和学习、计划、个性、判别、记忆以及思维模式，如"良心"的复杂互动作用都集中在前额皮质中。这个大脑皮层区域与控制人类情绪的边缘系统紧密关联。大脑皮层也含有初级的运动和感觉区域，在这里，神经元的排列映射人体各个部分。这个感觉区接收并处理来自肌肉和皮肤的信息，而初级运动区域则负责随意肌的运动。

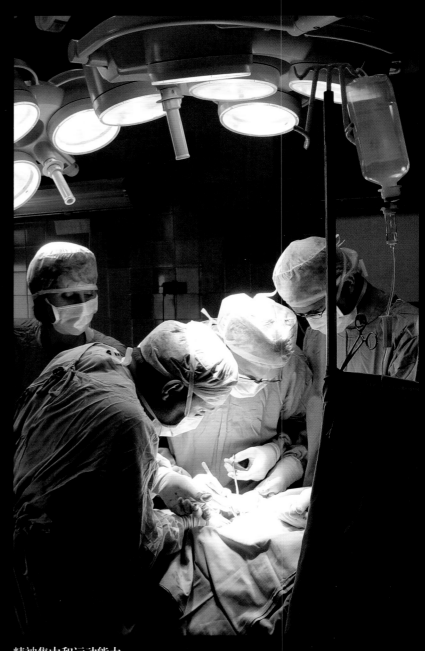

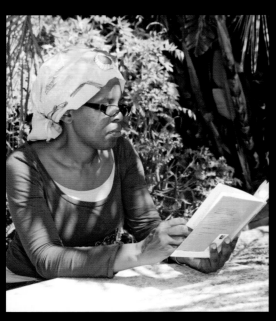

语言和数学
数学推理和类似读、写的语言技巧主要涉及认知和将抽象符号归纳成有意义结果的大脑能力。由于大脑半球的偏侧优势，语言和数学能力通常集中在左半球，而音乐和艺术方面的机能则专门集中在右半球。

精神集中和运动能力
这个外科专家组正在探索前脑皮质的运转机能。精神集中就是利用过去经验并调动手肌履行复杂活动的能力，它主要来自于大脑神经元的互相作用。

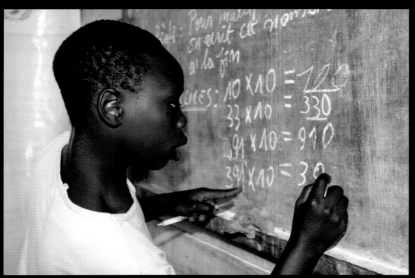

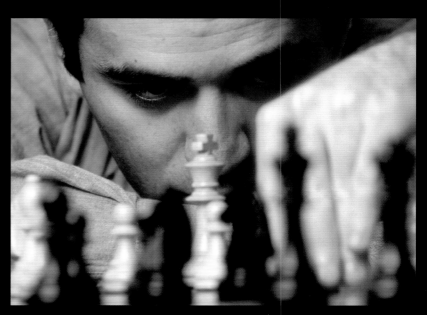

集中和策略
下棋要利用大脑的不同部分分析以前的经验，并利用这些经验想象可能发生的下步结果，并计划如何获得成功的策略。好的棋手能够对对方走棋的情绪反应给予一个准确的控制，因为这种反应会从精神"优势"上先给对手一击。

放射冠

这个轴突网络位于前脑的深部，就是图中显示蓝色的部分，它将丘脑和大脑皮层连接起来，也将大脑皮层与脑干和脊髓连接起来。

联合

轴突的水平排列也被称作联合纤维，就是图中显示红色的部分，它将大脑半球连接起来，使它们之间以协调的方式运转起来。胼胝体是最大的联合。

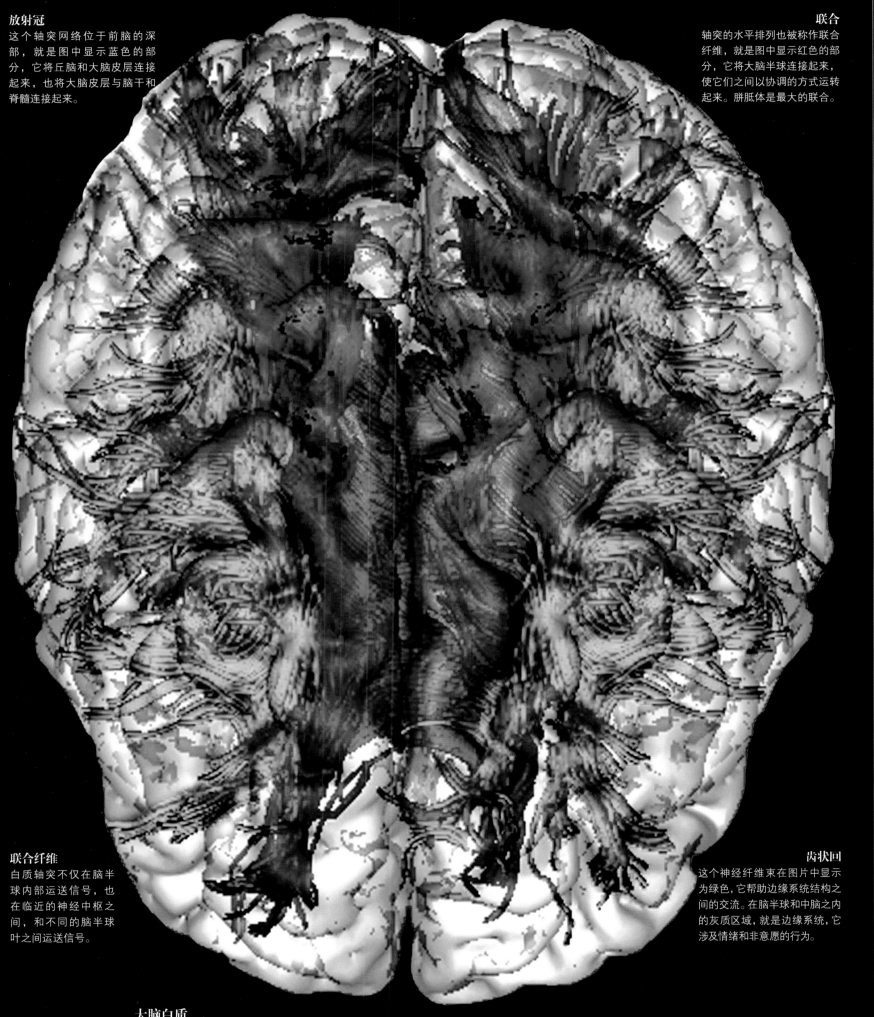

联合纤维

白质轴突不仅在脑半球内部运送信号，也在临近的神经中枢之间，和不同的脑半球叶之间运送信号。

齿状回

这个神经纤维束在图片中显示为绿色，它帮助边缘系统结构之间的交流。在脑半球和中脑之内的灰质区域，就是边缘系统，它涉及情绪和非意愿的行为。

大脑白质

神经元具有髓鞘的轴突组成了大脑白质的绝大部分。这些神经纤维被捆绑在神经束之中，并在大脑区域之间或从大脑向脊髓运送着神经冲动。水平束连接着大脑的两个半球。垂直束连接着脑干以及大脑皮层的运动和感觉联合区域。

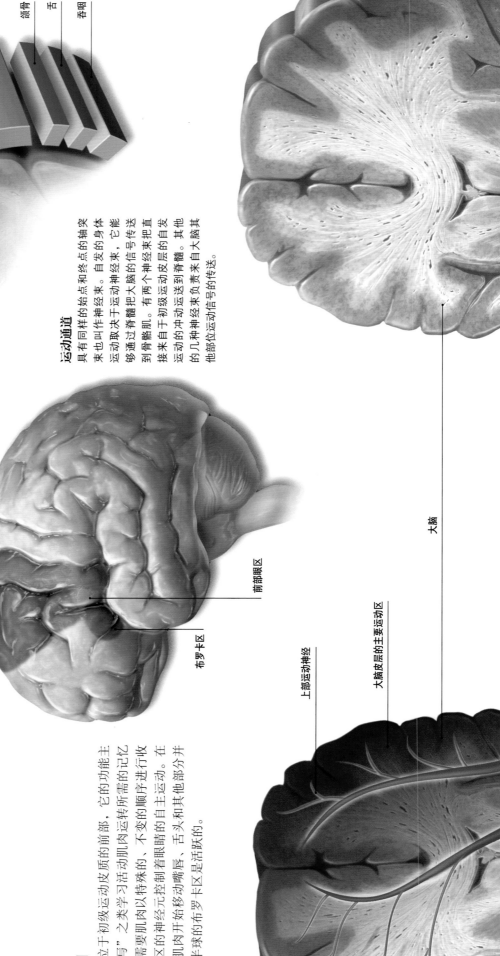

运动区

初级运动皮质是随意肌运动的主宰者。这个运动皮质占据着额叶后部宽阔而弯曲的区域，它包含的神经元把轴突直接伸展到了脊髓。轴突从大脑皮层的这一边跨到了另一边，这就使得右边的大脑皮层控制左边身体的肌肉，反之亦然。大幅度的运动不像微小运动那样需要确切的神经控制。所以，很大部分的运动皮质神经元被分配给控制微小运动的身体部分，例如手、眼和面部。神经元的互动作用协调反向肌群的运动，例如前臂和腿的习惯性屈曲和伸展。

初级运动皮质周围

运动前区皮质位于初级运动皮质的前部。它的功能主要是充当类似"书写"之类学习技能的运动所需的记忆存储体。这些技能需要肌肉以特殊的、不变的顺序进行收缩。邻近的前部眼区能够控制着眼睛的自主运动。在人准备说话时以及肌肉开始移动嘴唇、舌头和其他部分时，左脑半球的布罗卡区是活跃的。

图示运动皮质

这个图叫作定位投射图（身体的位置），它显示了对不同身体部位运动产生影响的运动皮层的比例。它包含着神经元最多的区域，管理着面部、嘴部和手部肌肉执行的复杂而又精细的运动。

运动通道

具有同样的始点和终点的轴突束也叫作神经束。自发的运动取决于上运动神经束，它能够通过脊髓的信号传送到下运动神经束。有两个神经束把直接来自于初级运动皮层的自发运动的冲动运送到脊髓。其他的几种运动束负责来自大脑其他部位运动信号的传送。

手指　面部　眉　手　腕　肘　前膀　躯干　臀部　膝　踝　大脚趾

唇　颌骨　舌　吞咽　眼　颈

运动前区皮质　主要运动皮质　前部眼区　布罗卡区

上部运动神经　大脑皮层的主要运动区　大脑

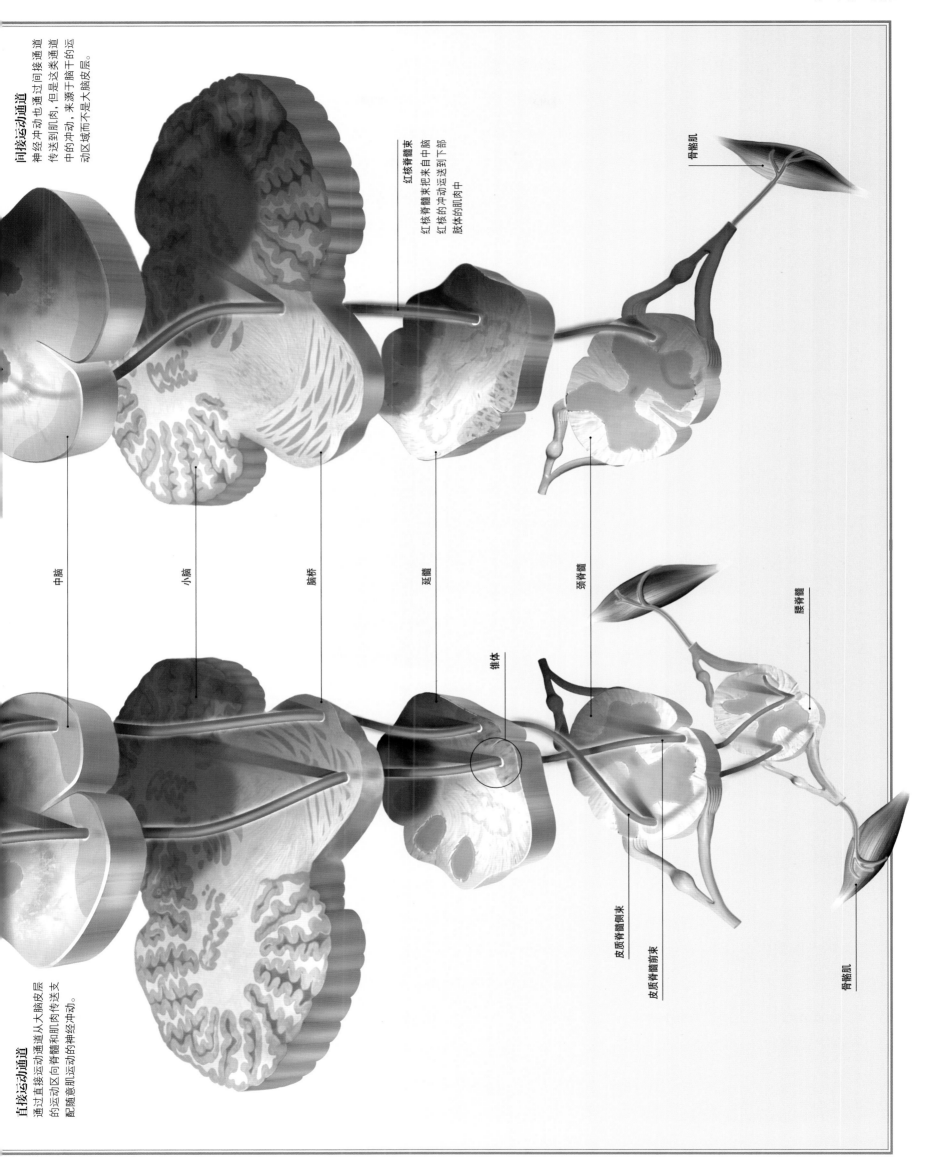

间接运动通道

神经冲动通过间接通道传送到肌肉，但是这类通道中的冲动，来源于脑干的运动区域而不是大脑皮层。

红核脊髓束
红核脊髓束把来自中脑红核的冲动运送到下部肢体的肌肉中

骨骼肌

中脑

小脑

脑桥

延髓

颈脊髓

腰脊髓

骨骼肌

锥体

皮质脊髓侧束

皮质脊髓前束

骨骼肌

直接运动通道

通过直接运动区运动区的运动通道向脊髓和肌肉传送支配随意肌运动的神经冲动。

有意识的大脑

在出生之前，大脑神经元就开始了良好的电信号的传递，并一直将这种生理工作延续到死亡。在一个健康的大脑中，人类一生神经活动包括意识的各种状态，从高度警觉到睡意连连，再到昏昏入睡。脑电图（EEG）和脑扫描能够记录大脑的电流情况，尽管它们并不能揭示人类"精神"的物理基础。思考、幻想、理解、计划、判别、担心以及其他类似的认知活动都与前额皮质区域相联系，来自于大脑其他部位的信息在这里进行加工和综合。迄今为止，还没有特别的一群神经元专门定位于"精神"。另外，影像学的研究已经证实，大脑的很多部分在思考、长期计划和其他高级精神任务期间都会参与。很可能的是，精神也是大脑很多部分共同活动的结果。

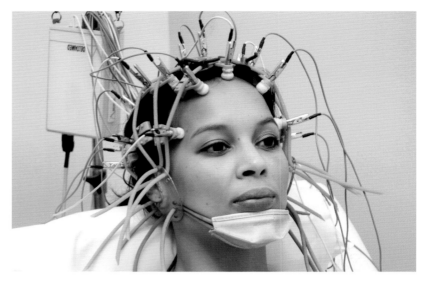

脑活动的测量

脑电图（EEG）可以帮助诊断各种类型的脑部疾病。这个测验通常要在安静的房间中进行，病人要处于休息状态，或者完成一些类似于回答简单问题的精神任务。安装在头皮上的电极记录着大脑不同部分的联合电流活动情况。

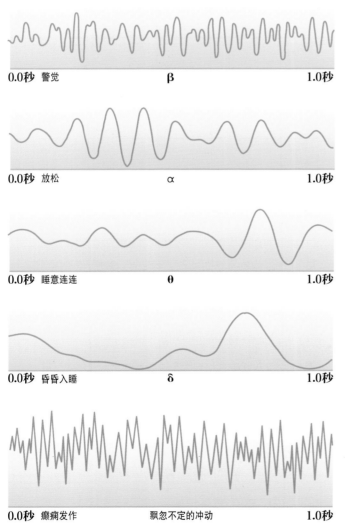

| 0.0秒 警觉 | β | 1.0秒 |

| 0.0秒 放松 | α | 1.0秒 |

| 0.0秒 睡意连连 | θ | 1.0秒 |

| 0.0秒 昏昏入睡 | δ | 1.0秒 |

| 0.0秒 癫痫发作 | 飘忽不定的冲动 | 1.0秒 |

癫痫病人的脑电波

脑电波反映了大脑神经元的电流活动。当人们处于警觉状态而又在加工大量的感觉输入信息时，这种类型由快速的不规则的β波组成。而在一种放松精神状态中，例如闭上眼睛空想时，缓慢的规则型的α波就会被激发。而睡意连连时，会出现缓慢而又不太规则的θ波，而在深睡眠、昏迷或者全身麻醉时，则会出现更慢的δ波。在癫痫发作期间，大脑神经元会释放异常的冲动。

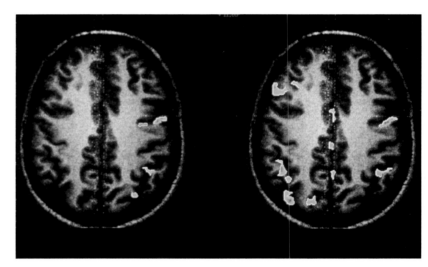

数学大脑

这些图片的橘黄色区域显示的是在完成不同数学问题时大脑中最活跃的部分。背诵乘法口诀表只引发一侧脑半球的活动（左图），在进行一系列的除法运算时，则两个半球的神经元都要参与（右图）。这个类型的研究，对于更充分地了解大脑是如何解决特定的问题方面具有一定的帮助作用。

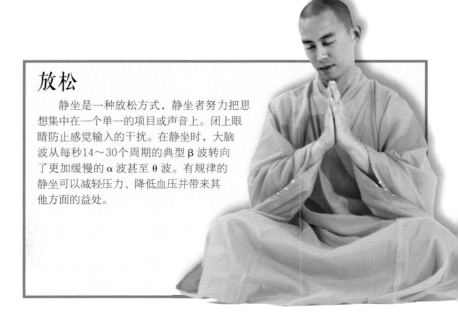

放松

静坐是一种放松方式，静坐者努力把思想集中在一个单一的项目或声音上。闭上眼睛防止感觉输入的干扰。在静坐时，大脑波从每秒14～30个周期的典型β波转向了更加缓慢的α波甚至θ波。有规律的静坐可以减轻压力、降低血压并带来其他方面的益处。

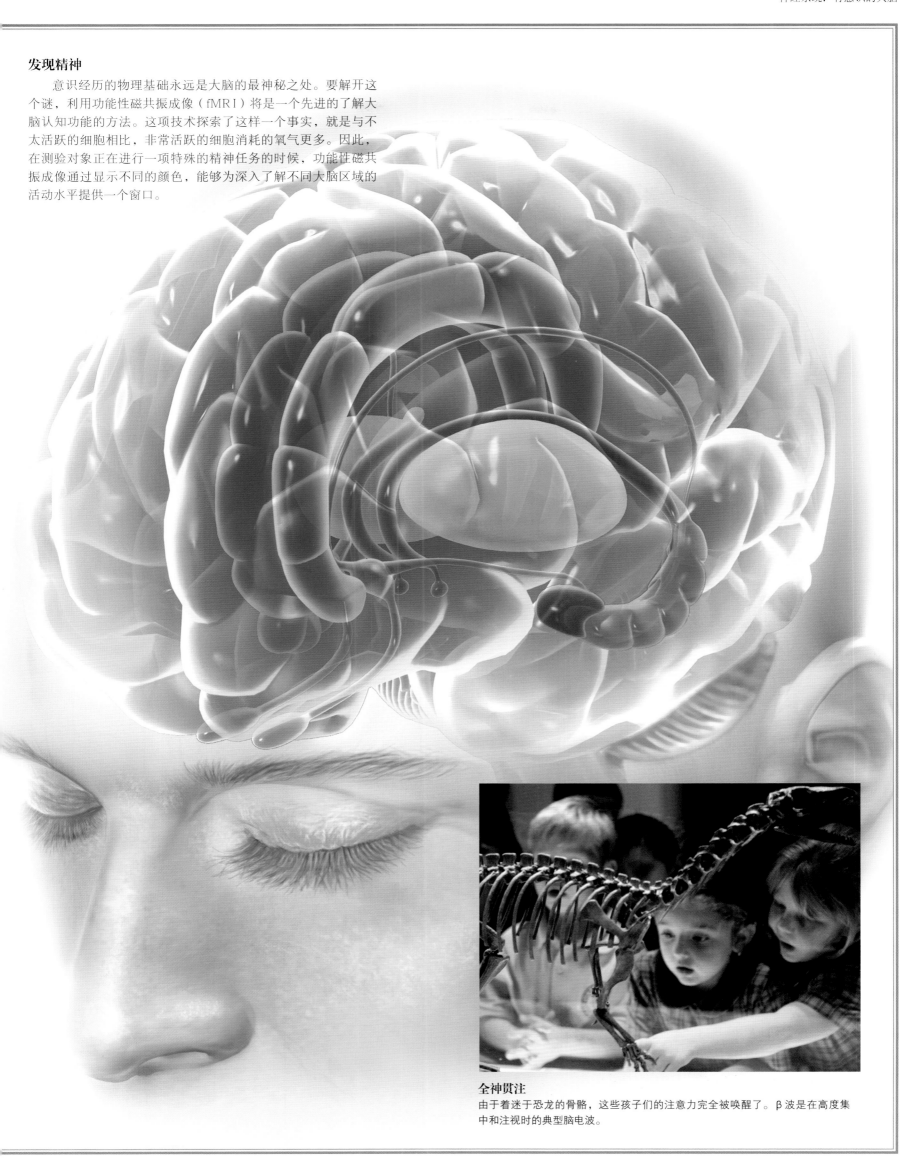

发现精神

　　意识经历的物理基础永远是大脑的最神秘之处。要解开这个谜，利用功能性磁共振成像（fMRI）将是一个先进的了解大脑认知功能的方法。这项技术探索了这样一个事实，就是与不太活跃的细胞相比，非常活跃的细胞消耗的氧气更多。因此，在测验对象正在进行一项特殊的精神任务的时候，功能性磁共振成像通过显示不同的颜色，能够为深入了解不同大脑区域的活动水平提供一个窗口。

全神贯注

由于着迷于恐龙的骨骼，这些孩子们的注意力完全被唤醒了。β波是在高度集中和注视时的典型脑电波。

语言

利用复杂语言交流是人类区别于其他动物的特征之一。在大多数人当中，关于人性这个非常深奥的重要方面主要存在于大脑的左半球，这是前额皮质和颞叶的连接中枢，它在人类产生和理解语言、文字方面具有非常重要的作用。这个叫作"布罗卡区"区域内的神经元管理着人类在利用喉部、舌头和嘴唇形成说话声音时所需要的肌肉运动。中风患者以及这个区域受到伤害的人都丧失了说话能力。韦尼克氏区包围着左颞叶和顶叶的一部分。它的功能包括将意义赋予话语，把说话者的单词组合成连贯语句，以及把其他人所说的话进行综合并使之进入听者的思想当中。

研究人类的语言

PET（正电子发射计算机断层扫描）和功能性磁共振成像（fMRI）技术，加深了人们对于人类大脑的不同部分在产生和理解语言方面的作用的理解。通过对代谢活跃细胞的相对耗氧量与其他物质的相对消耗量进行反映成像，研究人员能够追踪大脑神经元的实时运转变化情况。研究还证明，语言中心并不仅是一个独立的区域范围，许多语言的技巧都涉及几个不同大脑区域的协调联动和相互作用。

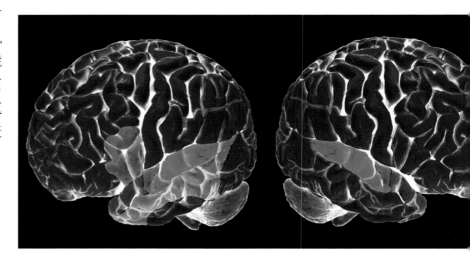

体语

在体语当中，姿势和面部表情是通过可视的信号进行传递的。尽管在某人说话时左半球是最活跃的，但体语能够调动两个半球。例如在中文中，在很大程度上要根据音调来区分发音相同的单词，因此在中文的体语之中，就要通过轻微的眼睛或头部运动来表示语言的音调。

左侧优势

对于大多数人来讲，大脑左侧的优势在于语言和理解，右脑半球帮助对语言的情绪成分进行加工。这张扫描照片显示了在听和理解语言时的大脑活动情况。在大脑左边（左图），更多区域是活跃的，具体包括布罗卡区（粉红色的）和进行综合处理的颞叶区（黄色的）。两个半球的声音中心都是活跃的。

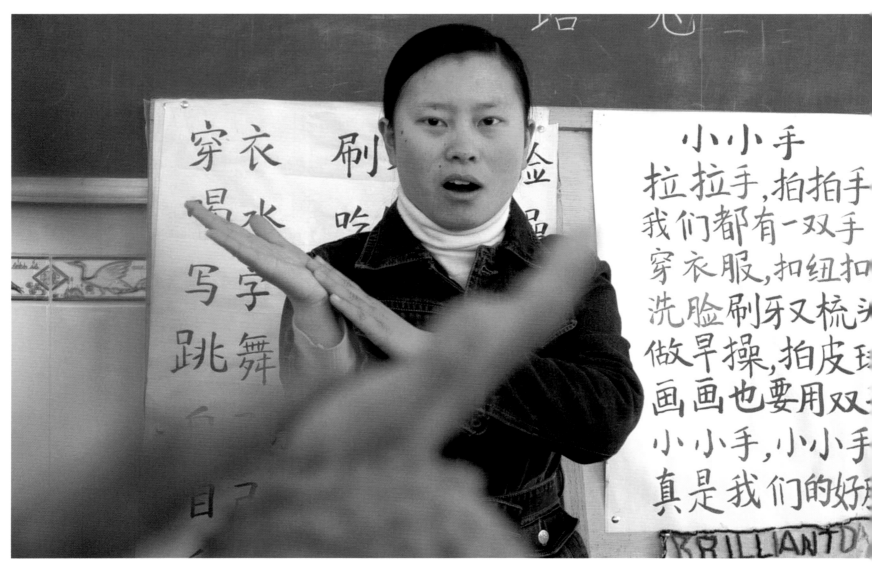

大脑的活动

PET（正电子发射计算机断层扫描）显示了各种语言任务激活的大脑区域（橘红色）。从下面的照片可以看出，颞叶的部分区域，作为声音加工的中心，是活跃的。上部的扫描照片显示的是布罗卡区（语言产生）和韦尼克氏区（语言综合）的情况。

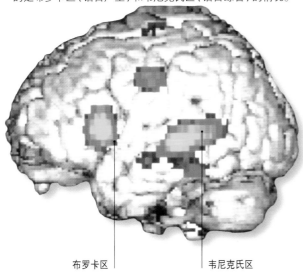

布罗卡区　　　　韦尼克氏区

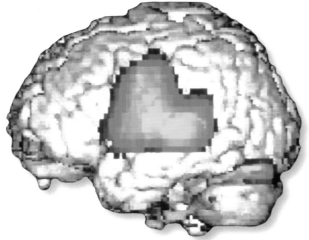

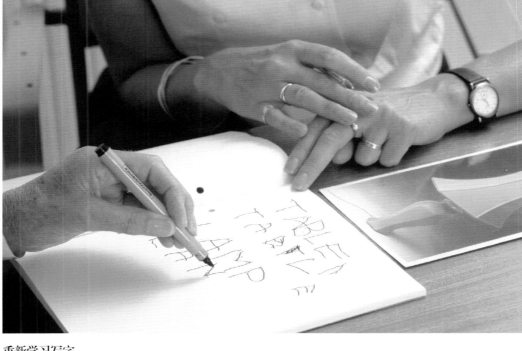

重新学习写字

这是一个曾经右手中风的病人，她在利用她的左手重新学习写字。一次中风的结果会导致肌肉麻痹并会干扰习惯性的单词书写过程。

失语症

　　失语症是语言的产生和理解能力的丧失。疾病或伤害对大脑特定区域的损害都有可能引起失语症。在布罗卡失语症中，尽管这个人仍然能够明白说出的语句，但是形成语言的能力丧失了。而在韦尼克失语症中，理解语言的能力丧失了。韦尼克失语症的病人常常会说一些没意义的话或发出没意义的声音。这个磁共振成像技术（MRI）照片显示了中风之后突然患上布罗卡失语症的病人的大脑情况。

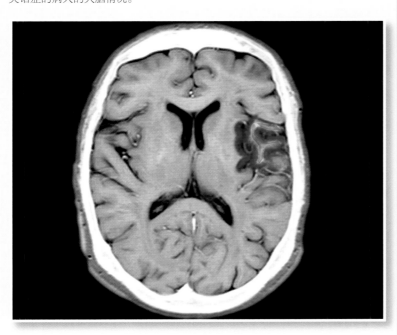

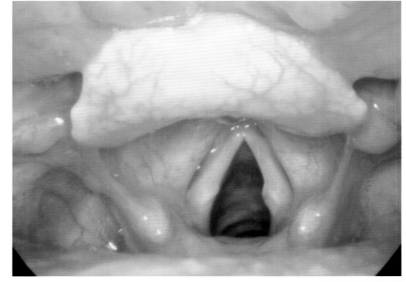

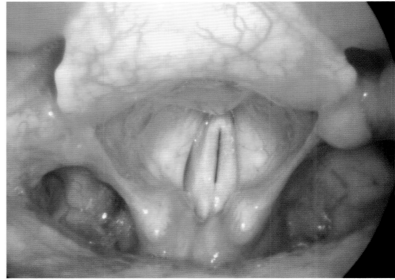

声音的形成

像音乐器材一样，通过振动空气和回声，人的嗓子能够产生声音。喉含有声带，它是两个具有弹性的肌肉带，可以放松、绷紧和伸长。当正常呼吸时，声带是放松的（上图），也不能发出任何声音。而当绷紧时（下图），声带就位于声音形成的位置。音量的大小取决于空气通过声带的力量。

睡眠

睡眠是变换的意识状态，从生物学角度来看这是必不可少的。脑干网状结构的中心通过不同组群的神经元所释放的可以促进或抑制睡眠的神经递质，控制着睡眠和觉醒。随着人的入睡，大脑皮层变得很不活跃。然而，睡眠与真正的无意识状态不同，当睡觉的人受到诸如闹铃声音或窗外射进来的光线的刺激时，很容易被唤醒。在睡觉时，非快速眼动（NREM）睡眠被快速眼动（REM）睡眠所取代，此时眼球看起来回转动。大部分的睡眠时间都是"慢波"的非快速眼动睡眠阶段，这个时期，睡觉的人很容易被唤醒，而且呼吸和心率等基本功能只有轻微的下降。在正常情况下，大约每90分钟，这种形式的睡眠就会转换成快速眼动睡眠，这时就开始做梦了。

睡眠障碍

焦虑、衰老以及其他因素都会导致慢性失眠。相反，一个患嗜睡病的人会随时在高度觉醒和快速眼动(REM)睡眠之间来回转换。而睡眠窒息的人会随着呼吸较长时间的暂停而重复醒来，这是由于上呼吸道肌肉弱化导致的。在腿多动综合征病人中，强烈的刺激或其他类似的感觉会刺激病人产生移动大腿的欲望，由于这种病症只在躺下时发生，因此常常会导致病人难以入睡。

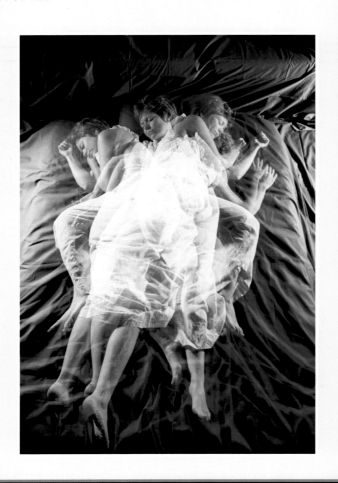

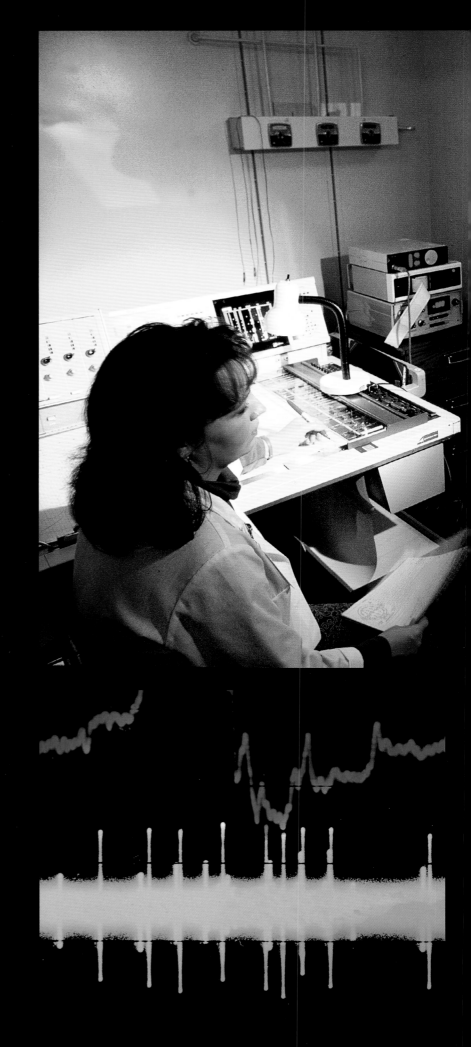

睡眠时的脑电波
这张图片显示的是多睡眠图，反映的是在睡眠测试期间大脑和眼睛活动的相互关系。蓝色的轨迹是脑电图（EEG）跟踪脑电波的情况，而绿色轨迹记录了快速的眼球运动。

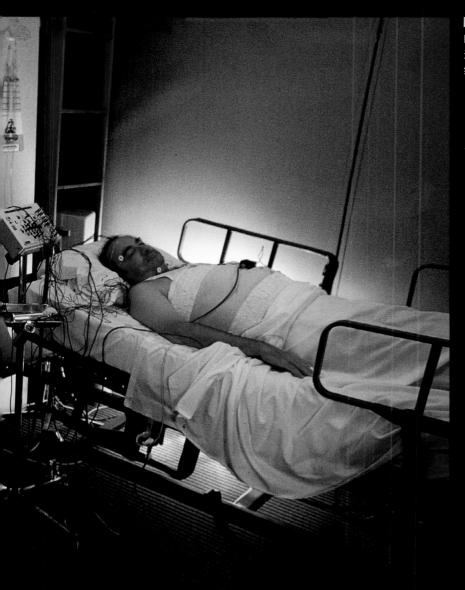

睡眠研究

睡眠测试已经揭示，在快速眼动(REM)睡眠期间，人们通常会做梦，此时大脑的边缘系统和视觉联合区非常活跃。这个发现与梦中常常出现的紧张场景和激烈情绪有关。

生理节律

体内的生物钟调节着睡眠和其他生理状态，调节功能一般以大约24小时为一个周期，也就是大致随着每天的天亮和天黑的周期而变化。这个生物钟就是下丘脑中的一串神经细胞体，它被称为视交叉上核（SCN）。它接收来自视网膜专用的光感受器的信号，并互相交流着光线水平的上升和降低情况。随后，视交叉上核向松果体发出信号，刺激或抑制褪黑素的释放——这个激素在夜间可以诱导睡眠。

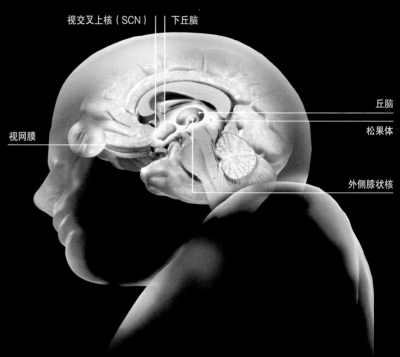

视交叉上核（SCN） 下丘脑

视网膜

丘脑

松果体

外侧膝状核

非快速眼动（NREM）睡眠

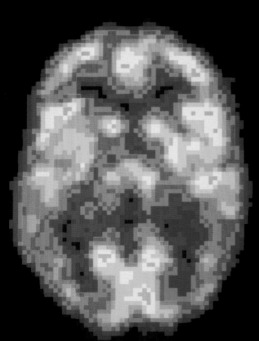

快速眼动（REM）睡眠

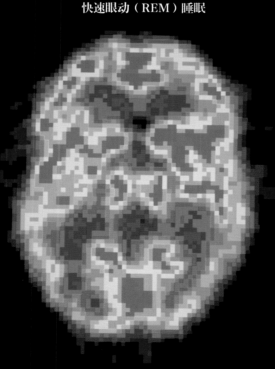

睡眠的状态

研究人员已经发现，睡眠的阶段是非常有组织的。非快速眼动（NREM）睡眠包括4个阶段。第一阶段里，一个人睡得很轻，很容易被惊醒。随后，睡眠进入更深层次。在睡眠最深的第四阶段，要叫醒睡眠的人是特别困难的。在夜间，非快速眼动睡眠会被短期的快速眼动(REM)睡眠所取代。梦境几乎全部发生在快速眼动(REM)睡眠期间。这张彩色的PET（正电子发射计算机断层扫描）照片显示了非快速眼动（左图）睡眠和快速眼动（右图）睡眠中的大脑情况。大脑皮质的活跃部分以红色显示。在非快速眼动睡眠阶段，大脑是不活跃的，而在快速眼动睡眠阶段，大脑的活跃性与清醒状态时的大脑是类似的。

情绪

从婴儿阶段开始，情绪和人类生活、经历的其他基本方面的功能，都是依赖着被称作边缘系统的小结构圈共同来实现的。这个系统在很久以前就被称为"情绪大脑"，它包括杏核形状的扁桃体、海马体（海马体是被称作扣带回的弯曲多褶的组织）、下丘脑和丘脑。这些结构围绕着上部脑干，它们共同管理着人类的所有情绪——快乐、发怒、惧怕、爱、伤心、渴望、对他人的同情等方面的感觉。它们在记忆和影响他人的想象能力以及对外界事件的关注能力方面，也具有关键作用。边缘系统和前额皮质的交流可以帮助调节情绪。大脑成像技术，例如功能性磁共振成像（fMRI）技术，也为情绪如何影响思考类型的研究提供了线索。

情绪和压力

与下丘脑相连接的边缘系统，可以帮助解释为什么负面的压力，例如财政困难、关系问题或者相思病，有时会显示为身体上的疾病。下丘脑分泌的激素也被称作促肾上腺皮质素释放激素（CRH），它间接地引起肾上腺释放"压力激素"皮质醇，它是免疫系统的一个有效抑制剂，也会导致血压升高。有些研究人员认为长期处于压力之下的人更容易患上疾病，例如高血压、感染和癌症。

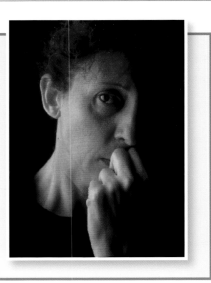

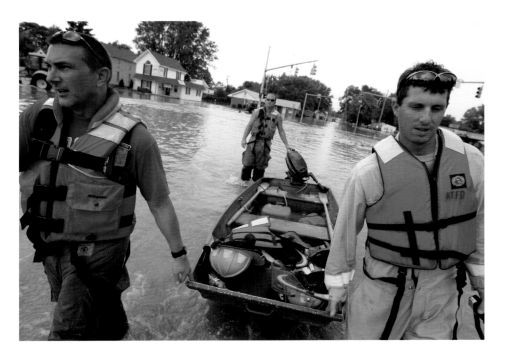

成熟的成人
到了20岁中期，情绪大脑和思想大脑之间的神经连接才完全形成。从这个时候起，典型的成人行为越来越多，具体包括控制冲动能力的改善以及表现出更加成熟的责任感，例如在灾难情况下平静而又专业的反应能力。

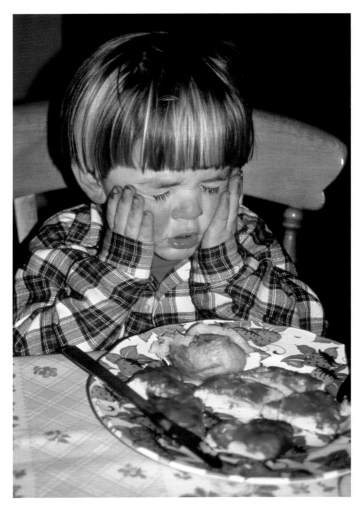

发脾气的时期
初学走路的孩子的淘气脾气反映了这样的一个事实，那就是边缘系统已经发展到了这样的阶段，即孩子已经具有了开始体验的能力，但不能控制强烈的情绪——具体包括发怒和恐惧。边缘系统的进一步发育，就会使得控制长期记忆功能的神经连接变得稳固成熟。

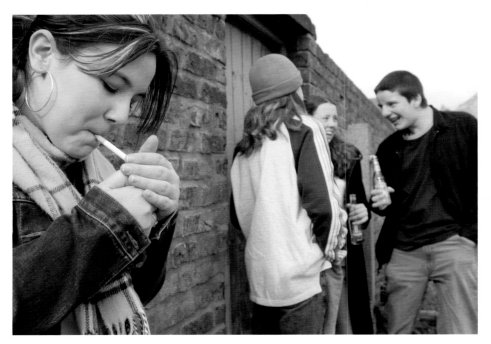

危险的十几岁行为
在10多岁时，包括脑部快感中枢在内的边缘系统得到了充分的发育，但具有推理功能的前额皮质只是部分成熟，这就使得10多岁的孩子对于类似吸毒体验的冲动享乐行为的神经控制能力不强。

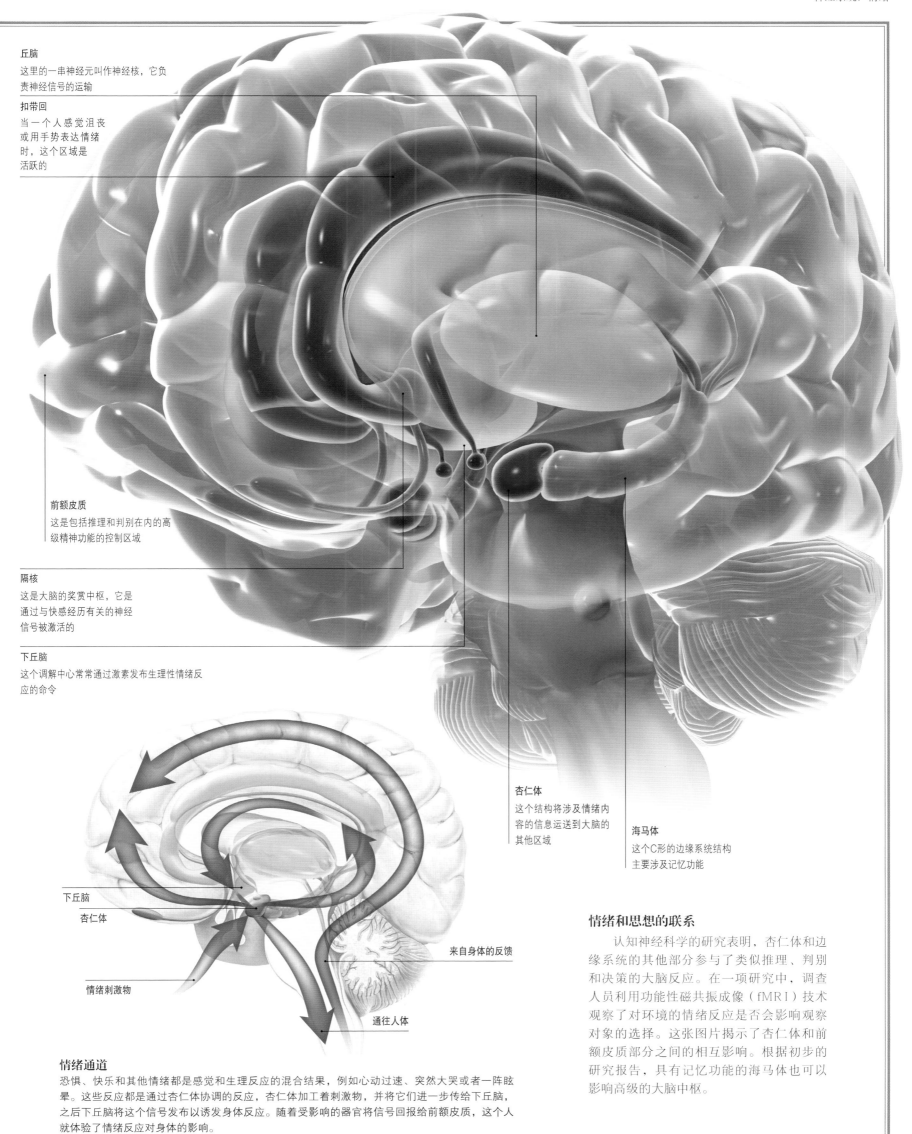

丘脑
这里的一串神经元叫作神经核，它负责神经信号的运输

扣带回
当一个人感觉沮丧或用手势表达情绪时，这个区域是活跃的

前额皮质
这是包括推理和判别在内的高级精神功能的控制区域

隔核
这是大脑的奖赏中枢，它是通过与快感经历有关的神经信号被激活的

下丘脑
这个调解中心常常通过激素发布生理性情绪反应的命令

杏仁体
这个结构将涉及情绪内容的信息运送到大脑的其他区域

海马体
这个C形的边缘系统结构主要涉及记忆功能

下丘脑

杏仁体

情绪刺激物

来自身体的反馈

通往人体

情绪通道
恐惧、快乐和其他情绪都是感觉和生理反应的混合结果，例如心动过速、突然大哭或者一阵眩晕。这些反应都是通过杏仁体协调的反应，杏仁体加工着刺激物，并将它们进一步传给下丘脑，之后下丘脑将这个信号发布以诱发身体反应。随着受影响的器官将信号回报给前额皮质，这个人就体验了情绪反应对身体的影响。

情绪和思想的联系
　　认知神经科学的研究表明，杏仁体和边缘系统的其他部分参与了类似推理、判别和决策的大脑反应。在一项研究中，调查人员利用功能性磁共振成像（fMRI）技术观察了对环境的情绪反应是否会影响观察对象的选择。这张图片揭示了杏仁体和前额皮质部分之间的相互影响。根据初步的研究报告，具有记忆功能的海马体也可以影响高级的大脑中枢。

记忆

记忆是大脑对信息的储存和检索能力，这是学习实践技能的基本需要，也是人类按照经验反应调整行为能力的基本需要。尽管我们对于记忆的详尽研究已经提出了质疑，但记忆并不是由大脑的单一部分进行管理的，这一点是十分清楚的事实。记忆是随着大脑皮层的感觉加工区和包括边缘系统在内的深层大脑结构之间的复杂互动形成的。在人的整个生命中，大脑对于收到的感觉信息进行经常性的分类和评定。有些信息，例如宾馆里的房间号码，它可能作为短期记忆只能进行短期的存储；而另外的更加复杂的感觉输入，例如一个结婚典礼或者一个事故场景的景象和声音，就会变成长期记忆，并会在记忆中保持几十年。

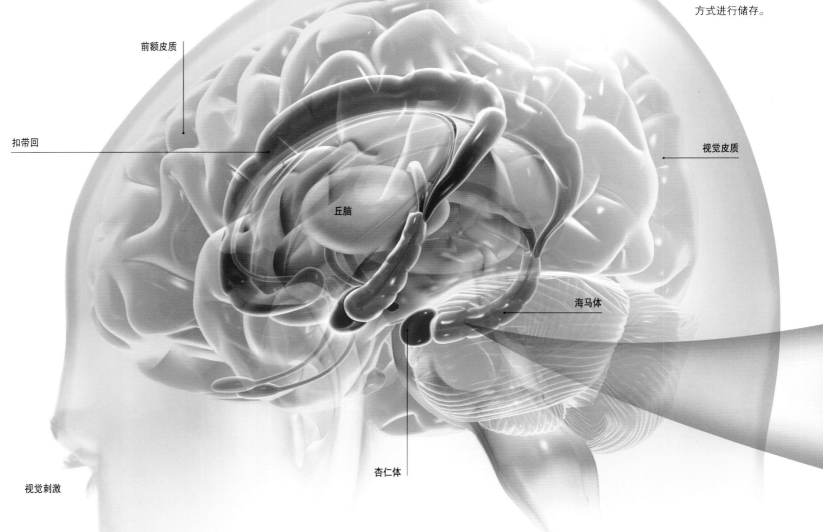

| 短期记忆 | → | 长期记忆 |

清晰的
（带说明的）

含蓄的
（不带说明）

偶然发生的
（时间和地点）

语义的
（事实）

运动学习
（技能）

记忆的类型

短期记忆，例如出租汽车公司的电话号码，最多能保持几个小时。而长期记忆的存储就会涉及更加复杂的神经回路。根据环境不同，这些记忆可能以事实或运动技能的方式进行储存。

前额皮质

扣带回

丘脑

视觉皮质

海马体

杏仁体

视觉刺激

记忆形成

神经元的互动回路创造了记忆。一个清晰的记忆是随着眼睛、鼻子或某些其他感觉器官的刺激被传递到感觉皮层的联合区域而形成的。从这个区域，信号可以穿过杏仁体和海马体，然后按照路线又被传递至丘脑并向上到达前额皮层。只有当信号进入围绕海马体、基底神经节、丘脑和感觉皮质之间的一个重复通道时，感觉输入才能被储存为长期记忆。

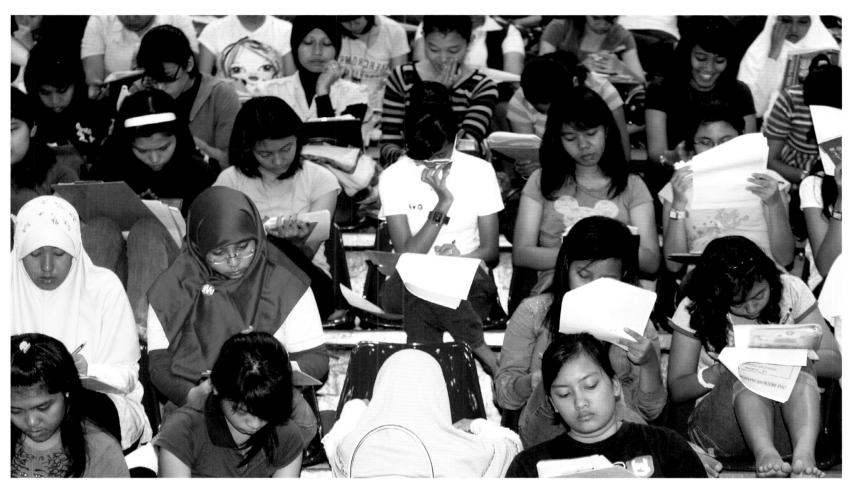

外显记忆

回想确切信息的能力——二加二等于四，还有某些人的名字和年龄是外显记忆必不可少的内容，这种外显记忆也被称作事实记忆或说明记忆。事实记忆具体体现在单词、符号和图像。而与强烈的情感或重复的活动相联系的信息，例如记忆一个清单，则更有可能被储存在长期记忆中。

海马体组织
这张图片显示了呈荧光绿颜色的海马体
神经元（神经细胞）

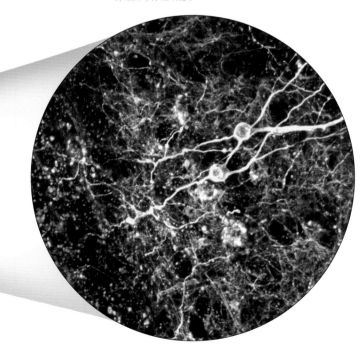

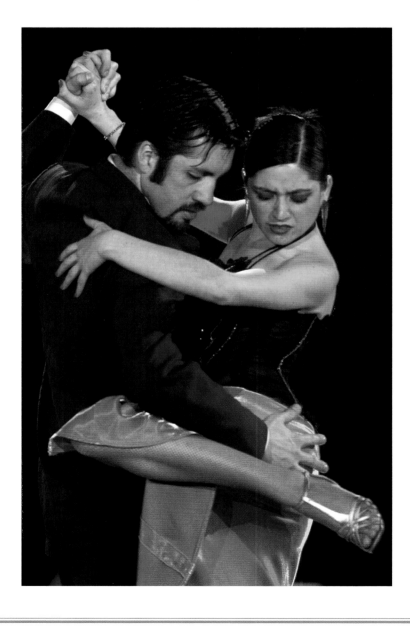

内隐记忆

技能记忆也被称作内隐记忆，它也被界定为无意识的长期记忆。技能记忆是通过重复、精准的活动顺序而形成的记忆，例如舞步等等。随着时间的变化，这种运动顺序就会成为习惯，因此也就不再需要思想意识了。而涉及强化和稳固技能记忆的神经回路也涉及基底神经节和小脑，它控制着自主活动。

神经系统功能障碍

　　磨损、伤害、疾病、自身免疫障碍——所有这些因素以及更多其他因素会限制中枢神经系统神经元的正常交流。许多人曾经遭受类似脊椎炎或椎间盘突出的侵袭，这都对脊柱上分布的神经产生了压力。这种被压紧的神经虽然并不危及生命，但是它会使人衰弱、疼痛或麻木，进而限制正常的活动。脊柱癌，常常是体内其他的原发癌症部位的转移瘤，它也会出现类似的病症表现。侵染中枢神经系统的病毒和细菌也能引起不同形式的脑膜炎，这种病具有一定的危险性，但是包围脊柱和大脑的脑膜的炎症通常是可以治愈的。其他的原因也会导致神经元的逐步受损，例如多发性硬化（MS）和肌萎缩性脊髓侧索硬化（ALS），也被叫作路格瑞氏症。破坏性的脊柱损伤会导致部分或全身瘫痪，甚至死亡。

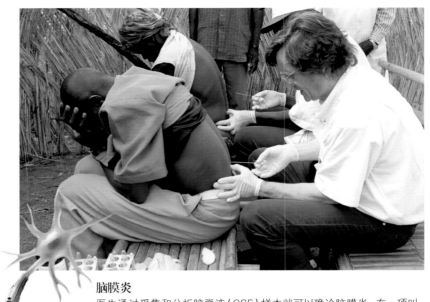

脑膜炎

医生通过采集和分析脑脊液（CSF）样本就可以确诊脑膜炎。在一项叫作腰穿或者脊椎抽液的检查中，必须先对病人施以麻醉，然后，再将空心针插入第四腰椎上部或下部的充满脑脊液的空间并吸出液体。

多发性硬化（MS）对神经元的损害

在多发性硬化（MS）中，免疫系统对隔离神经元长轴突的髓鞘内部的蛋白质发起进攻。随着多片疤样斑块（也叫作硬化斑）的形成，神经冲动开始以更慢的速度运行直至最终慢慢停止。

轴突（神经纤维）

髓鞘

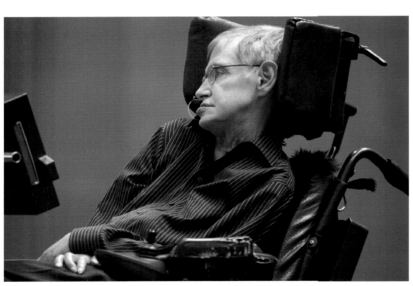

肌萎缩性脊髓侧索硬化（ALS）

在肌萎缩性脊髓侧索硬化病例中，脊柱和大脑运动通道中的神经元发生退化。基因突变、自身免疫反应、自由基的损害，还有众多的其他因素，都是肌萎缩性脊髓侧索硬化的致病原因。受损的肌肉快速萎缩，绝大多数病人在确诊后5年内死亡。但天体物理学家斯蒂芬·霍金就是一个例外，自从他患上肌萎缩性脊髓侧索硬化疾病之后，已经存活了几十年。

脊髓受损

椎骨破裂或折断（见右图）也会对脆弱的脊髓内部产生危害。根据创伤严重程度和位置的不同，结果有可能为暂时性或长期性瘫痪。如果脊髓被折断了，病人的所有感觉以及伤处以下的随意肌的活动就会全部丧失。四肢瘫痪将影响所有躯干，半身不遂只对下肢造成影响

鞘被破坏

多发性硬化（MS）

　　多发性硬化，或者叫MS，是一种进行性的自身免疫疾病。发病时，免疫系统会错误地进攻脊髓和大脑中的神经元。病毒感染和遗传也是一种影响因素。它的主要症状是肌肉弱化并逐步瘫痪。许多病人到最后都不能行走，并会出现与肌肉神经控制逐步消失有关的其他病症。多发性硬化多出现于年轻的成年人，但患病者会有一个缓解期，而且医疗手段也能帮助缓解发病的症状。目前，全世界有几百万人患有多发性硬化，但绝大多数是女性。

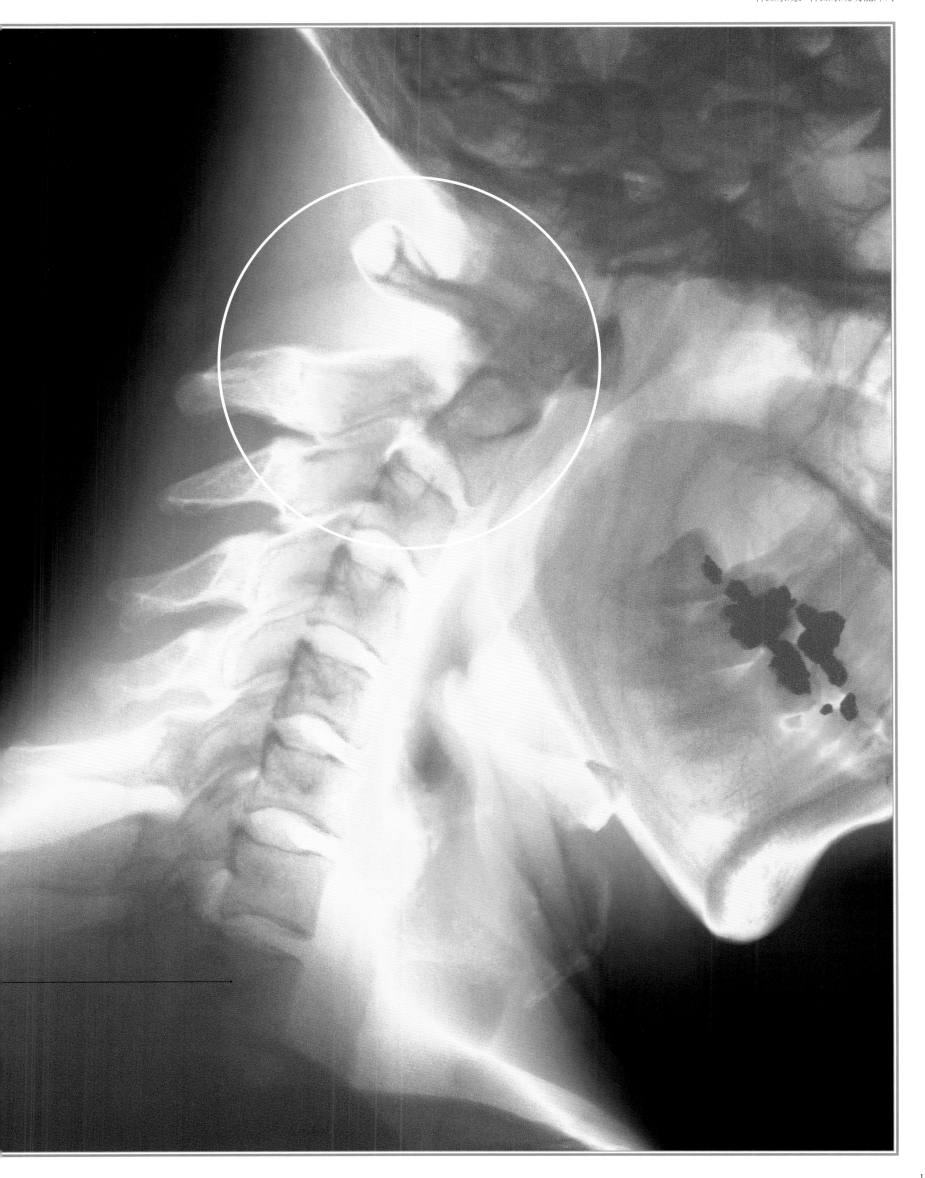

脑部突发疾病

众所周知的大脑功能障碍具体包括脑震荡、帕金森氏病和各种形式的痴呆症，如阿尔茨海默氏病。其中最常见的大脑疾病之一是中风，在全世界范围内，每年有几百万人受到中风的袭击，它是致残、致死的头号杀手。良性和恶性的肿瘤只有当它们开始对正常大脑组织产生压迫的时候才会显现相关症状。癫痫病的原因是特定的大脑神经元异常放电。大脑出现的障碍对于精神和躯体功能方面具有长远的影响。对于大脑的严重侵袭很少甚至没有任何前兆出现，这是因为大脑本身缺少疼痛的感觉感受器。

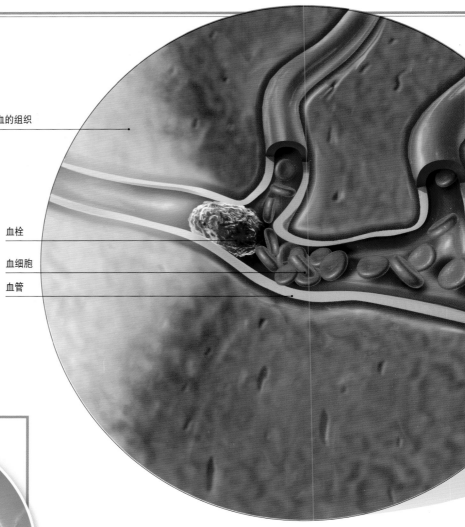

缺血的组织

血栓

血细胞

血管

老年性痴呆症

在老年性痴呆症中，大脑组织的结构性改变导致了进行性的记忆丧失以及严重的痴呆。释放乙酰胆碱（人体所必需的神经递质）的神经元可以破坏并干扰在大脑皮质和边缘系统中的神经机能。被称作神经纤维缠结的蛋白丝变得异常笨拙，并在其他神经元内部形成。坚硬的不溶性蛋白碎片，即淀粉样蛋白斑的出现，也使得受影响的大脑组织变得多孔——这张图从艺术的角度进行了展示。

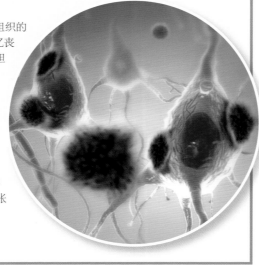

中风的危险信号

· 突然严重头痛
· 脸、臂或腿麻木（一侧更重）
· 行走困难或缺少平衡感
· 视力模糊或者言语不清
· 突然精神错乱
· 不明原因的恶心呕吐
· 突然肌力减弱
· 意识的短暂丧失或下降

血肿

当大脑中的血管破裂时，溢出的血液凝结后形成血肿，血肿会挤压大脑组织，并导致头疼、眩晕和癫痫等症状。要去除大的血肿必须要进行外科手术。

硬脑膜下血肿
这种类型的血肿形成在两层上部脑膜之间，也就是硬脑膜和蛛网膜之间

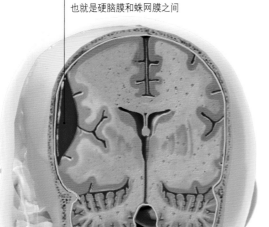

硬膜外血肿
这种情况下血液集中在颅骨和大脑之间

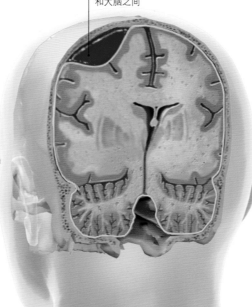

颅内血肿
凝结的血液集中在大脑内部

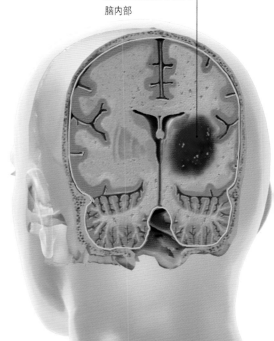

血凝块和大脑

大部分缺血性中风都发生在大脑血管内血凝块形成之时。这被称作血栓形成，一般都是由于先前的动脉硬化导致了血管内脂质斑块的形成，进而刺激了血凝块的形成。

脑癌

大脑可以发生各种类型的癌症。有些是其他部位原发肿瘤的转移瘤，有些是在大脑原发的。最具进攻性和致死性的原发脑瘤就是多种形式的胶质母细胞瘤，它一般发生在胶质细胞中并且迅速扩散。这张照片显示了脑肿瘤的扫描情况。

中风

中风时血液向大脑某些区域的供应突然停止。大约有20%的中风发生在血管破裂导致血肿的时候。绝大多数中风都是缺血性的——它的发生是由于血凝块附着于血管中并阻塞了血液的流动。大脑细胞在没有含氧血液供应的情况下只能存活几分钟，因此中风病人的急救治疗是非常关键的。及时接受溶栓药物治疗能够帮助血流的恢复，也可以减少脑组织不可逆转的损害。

精神障碍

　　影响人类精神健康的环境和状况是医疗研究人员和社会普遍关心的问题之一。许多常见的精神障碍都是由于生理功能的异常与外部事件的压力相结合而造成的。在几个最常见的精神疾病之中，对于大脑的生化异常在精神功能扭曲中的作用，神经系统科学家有的持怀疑的态度，有的则进行了记录。少数人会遭受严重的精神疾病的袭击，例如精神分裂症，但有几百万成年人、青少年和儿童被诊断为有类似抑郁症和躁郁症的情绪障碍。这两种精神障碍都会影响工作、学习或社会交往能力。恐惧症、强迫性神经官能症和创伤后精神紧张性(精神)障碍（PTSD），也都属于打乱人类日常生活节律的焦虑性障碍。也许最神秘的精神疾病是自闭症谱系障碍（ASD），它的典型症状是在儿童早期即出现严重的发育推迟的现象。

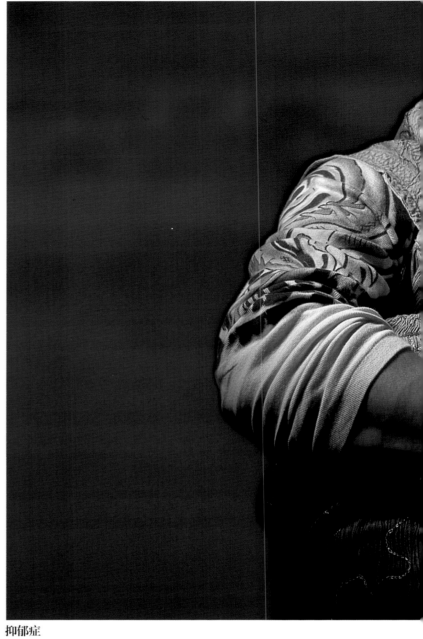

神经递质和精神功能

　　神经递质是神经元之间的化学媒介，它在精神疾病中具有重要的作用。它通常的作用是激发或抑制神经冲动的发射。当某种神经递质太少或太多时，它们之间的交流就会走向扭曲。例如，5-羟色胺、去甲肾上腺素和被称作GABA（γ-氨基丁酸）的神经递质的水平与临床的抑郁症具有一定的相关性。抗抑郁药物治疗就会使大脑中的这些神经递质水平相应提高。

抑郁症

临床上的抑郁症可能是一种隐秘的影响人类行为能力的一种疾病。它的症状包括：感觉极度绝望、难以集中精力、失眠、昏睡、食欲丧失。抑郁症的病人常常会出现思想扭曲现象，有的还会出现自杀的想法。这些症状都与5-羟色胺以及其他几种神经递质的水平低下相关。

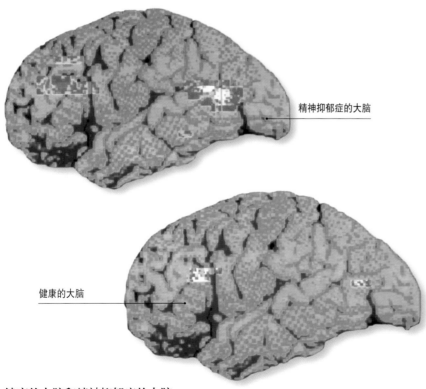

精神抑郁症的大脑

健康的大脑

健康的大脑和精神抑郁症的大脑
这是正电子发射计算机断层扫描（PET）技术扫描的抑郁症病人的前额皮质（上部）照片，较大的红黄色区域显示神经活动异常减少。同样区域在经过成功的抑郁症治疗后，大脑的活动区域明显增大。

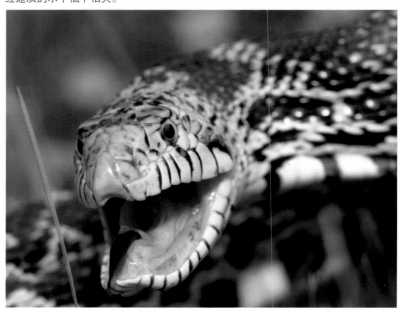

恐惧症
许多人都惧怕蛇、蜘蛛和高度。但一个真正的恐惧症患者（对于某种特别物体或环境具有不合情理而又极度的恐惧感）可能是由于遗传性的大脑化学物质的异常，同时有不愉快的人生经历。

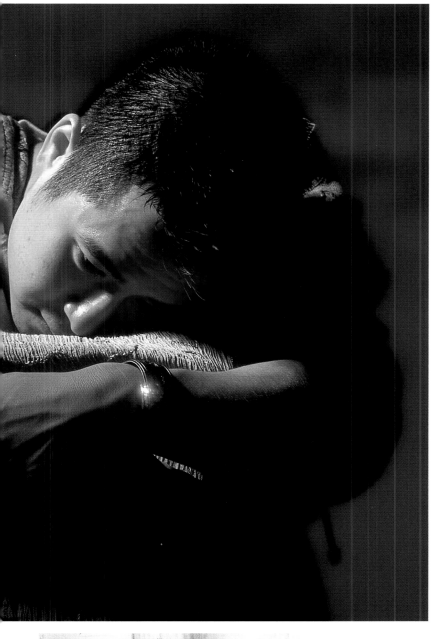

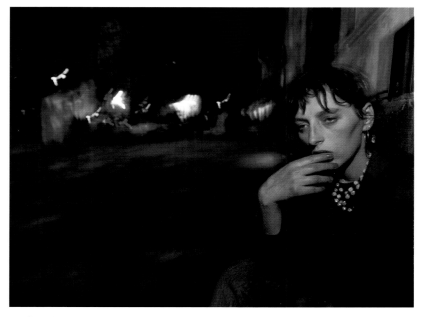

精神分裂症
妄想、错乱的思想和幻听都是精神分裂症的典型症状。研究人员正在调查破坏性精神疾病的遗传基础，这种病通常会发生在成年早期。

上瘾

上瘾时，大脑变得非常依赖某种物质的化学效果，例如酒精、尼古丁、可卡因、止痛药物或某些其他的精神药物。这些药物影响着一种或多种神经递质的活动，影响方式既有通过阻塞它的感受器，延缓神经元的再吸收，也有加速释放的方式。所有令人成瘾的药物都会刺激神经递质多巴胺的释放，它是大脑快感信号系统的组成部分。在成瘾的耐受度上，不同的人差异很大，在某些情况下，遗传因素也会增加上瘾风险。

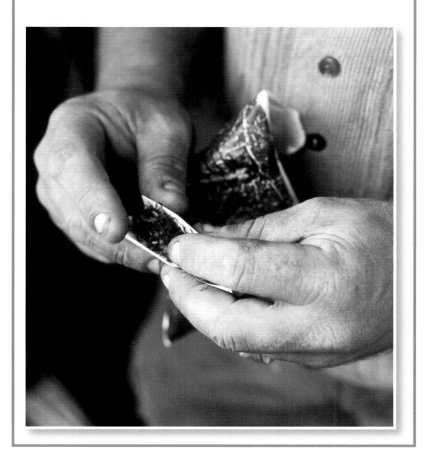

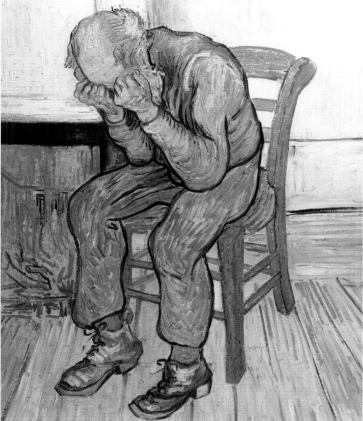

躁郁症
躁郁症（以前叫作躁狂抑郁症）可以使病人在欣喜和忧郁之间出现严重的情绪波动。这种使人虚弱的疾病可能具有一定的遗传基础。有些专家推测躁郁症是艺术家凡·高自杀的原因。

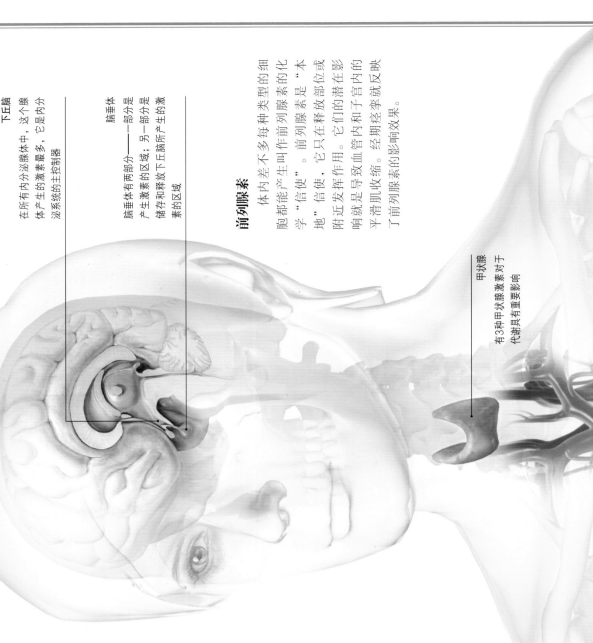

内分泌系统

激素与神经系统共同控制并调节着身体的各种机能。内分泌系统的各种器官和细胞，例如脑垂体、甲状腺、卵巢和睾丸，产生激素。通常来讲，有几种不同的激素共同影响相同的过程，但它与神经冲动引起的快速反应不同，激素起作用通常比较缓慢，而且自有许多激素只是在它们作用区域的血管中运动。有的激素会刺激靶细胞的活动，而有的却起到抑制作用。正常的身体功能需要某些特定激素的稳定供应，其他激素的立即响应，还有另外一些激素的周期性增加。激素是只能由特定靶细胞上的感受器识别的一种化学信息，随着信号的抵达，它会给"靶"的内部活动造成影响——一些体细胞会开始吸收血糖，肌细胞可能会开始分裂，或者在经常变化的体内环境中呈现出另外一些新的变化。

下丘脑
在所有内分泌腺体中，这个腺体产生的激素最多，它是内分泌系统的主控制器

脑垂体
脑垂体有两部分——一部分是产生激素的区域；另一部分是储存和释放下丘脑所产生的激素的区域

前列腺素
体内差不多每种类型的细胞都能产生叫作前列腺素的化学"信使"。前列腺素是"本地"信使，它只在释放部位或附近发挥作用。它们的潜在影响就是导致子宫内的平滑肌收缩。经期经常就反映了前列腺素的影响效果。

甲状腺
有3种甲状腺激素对代谢具有重要影响

胸腺
这个腺体产生的激素是T淋巴细胞（T细胞）发育所必需的激素，T细胞在免疫防御时发挥作用

心脏
来自于心脏的激素帮助调节血压

胸腺和T细胞

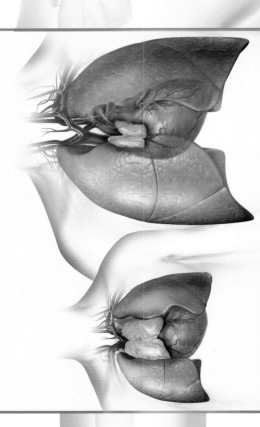

位于胸骨之下，双叶状结构的胸腺产生对于免疫系统正常功能起关键作用的激素。在骨髓中的干细胞产生了被称作淋巴细胞的白细胞之后，淋巴细胞作为刚刚形成防御孩子天的一个"下属"，会随着血管进入胸腺，在那里它们与胸腺激素接触的时间，通过一个"示范和精选"的过程，就产生了能够识别入侵者并给予反击的T细胞。

对于T细胞在免疫功能上的大部分"驯化"过程都发生在婴儿期和儿童期。因此，儿童的胸腺相对较大，而且随着成年逐渐缩小，对于高龄的老人，曾经比较明显的胸腺也几近消失。

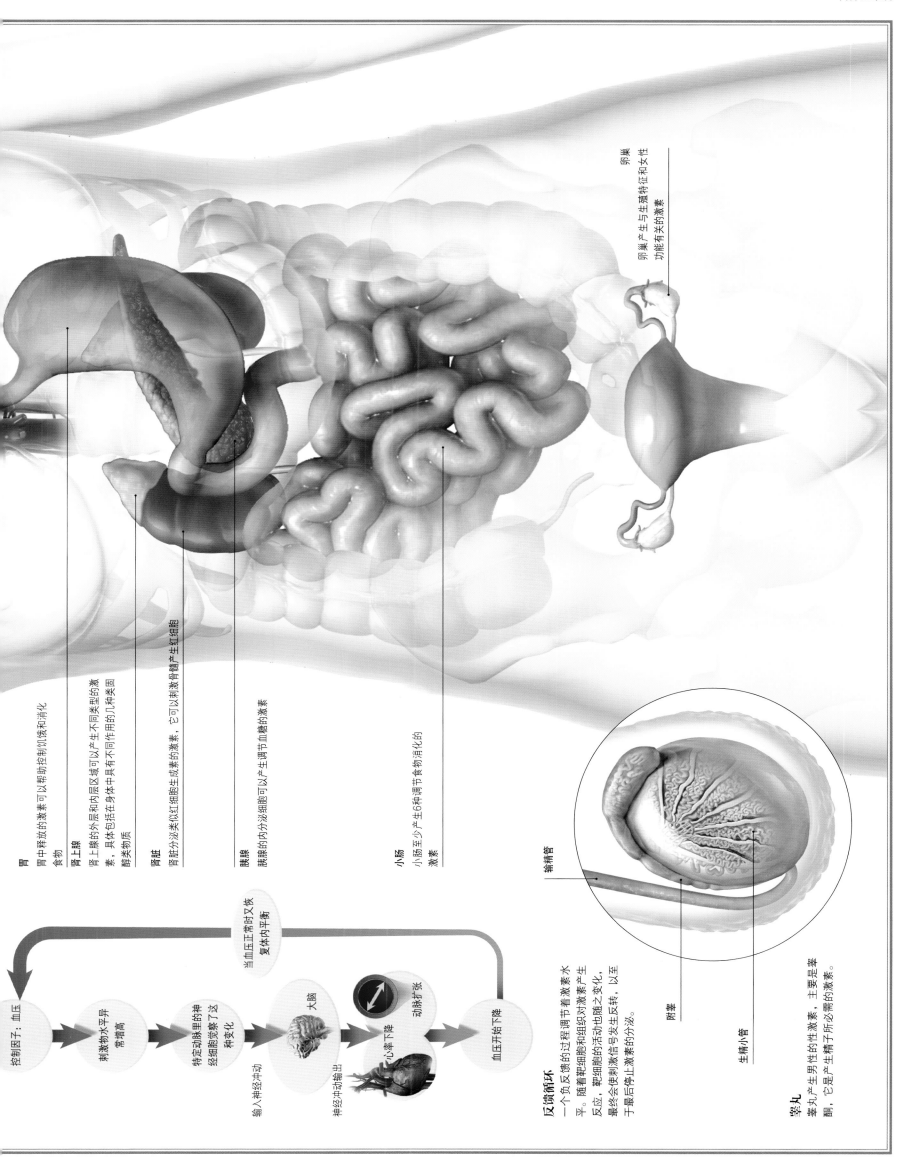

卵巢
卵巢产生与生殖特征和女性功能有关的激素

胃
胃中释放的激素可以帮助控制饥饿和消化

食物

肾上腺
肾上腺的外层和内层区域可以产生不同类型的激素，具体包括在身体中具有不同作用的几种激固醇类物质

肾脏
肾脏分泌类似红细胞生成素的激素，它可以刺激骨髓产生红细胞

胰腺
胰腺的内分泌细胞可以产生调节血糖的激素

小肠
小肠至少产生6种调节食物消化的激素

输精管

附睾

生精小管

睾丸
睾丸产生男性的性激素，主要是睾酮，它是产生精子所必需的激素。

反馈循环
一个负反馈的过程调节着激素水平。随着靶细胞和组织对激素产生反应，靶细胞的活动也随之变化，最终会使刺激信号发生反转，以至于最后停止激素的分泌。

控制因子: 血压 → 刺激物水平异常高 → 特定动脉里的神经细胞觉察了这种变化 → 大脑 → 心率下降 动脉扩张 → 血压开始下降

输入神经冲动

神经冲动输出

当血压正常时又恢复体内平衡

脑垂体和下丘脑

　　正常的人体生长、日复一日的细胞代谢活动、生殖器官的发育和功能化以及身体对压力的反应，所有这些过程都取决于内分泌系统的两个重要腺体：下丘脑及其附属的脑垂体。下丘脑具有两方面用途：有一部分下丘脑的神经元可以调节如体温、饥饿和口渴的状况，这些都是体内平衡所必需的条件；另一方面，它可以在内分泌腺体中运行并产生激素。在这些化学信使中，有几种控制着脑垂体，而其他几种影响着其他组织并仅在脑垂体中存储，直至被分泌至血液之中。脑垂体的后部或后叶中拥有负责激素分泌的下丘脑神经元的轴突。脑垂体前叶和后叶都是真正起作用的内分泌腺，它们能够产生对于组织和器官具有显著影响的6种激素。

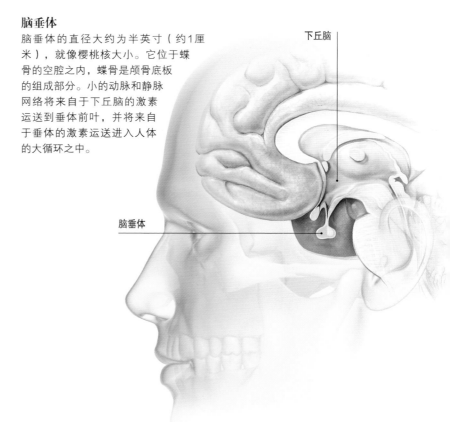

脑垂体

脑垂体的直径大约为半英寸（约1厘米），就像樱桃核大小。它位于蝶骨的空腔之内，蝶骨是颅骨底板的组成部分。小的动脉和静脉网络将来自于下丘脑的激素运送到垂体前叶，并将来自于垂体的激素运送进入人体的大循环之中。

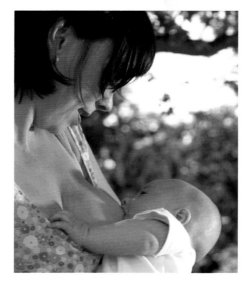

母乳喂养

给婴儿喂奶看起来很简单，但它需要两种母体激素的相互作用——泌乳素用来刺激母乳的形成；催产素刺激母乳流进乳头的导管开口之中。

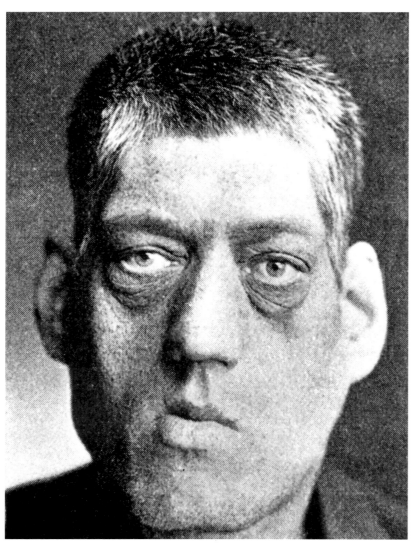

过度生长

当成年人分泌的生长激素（GH）过多时，会导致肢端肥大症，这种情况之下，皮肤、鼻子、舌头和嘴唇上的表皮组织异常变厚，骨骼、软骨以及下颌、脚和手部分的其他结缔组织也同样变大。

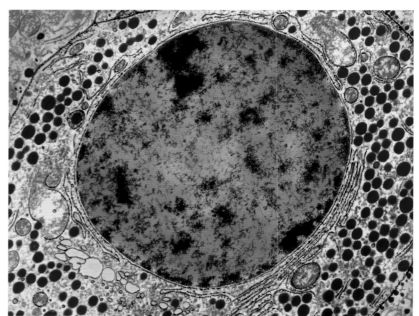

生长激素

这个垂体前叶细胞的小囊泡（棕色的）中存储着生长激素（GH）。根据名称的字面意思可以看出，生长激素的作用就是刺激肌肉、骨骼和其他组织的生长。它也被用于癌症和艾滋病的治疗。

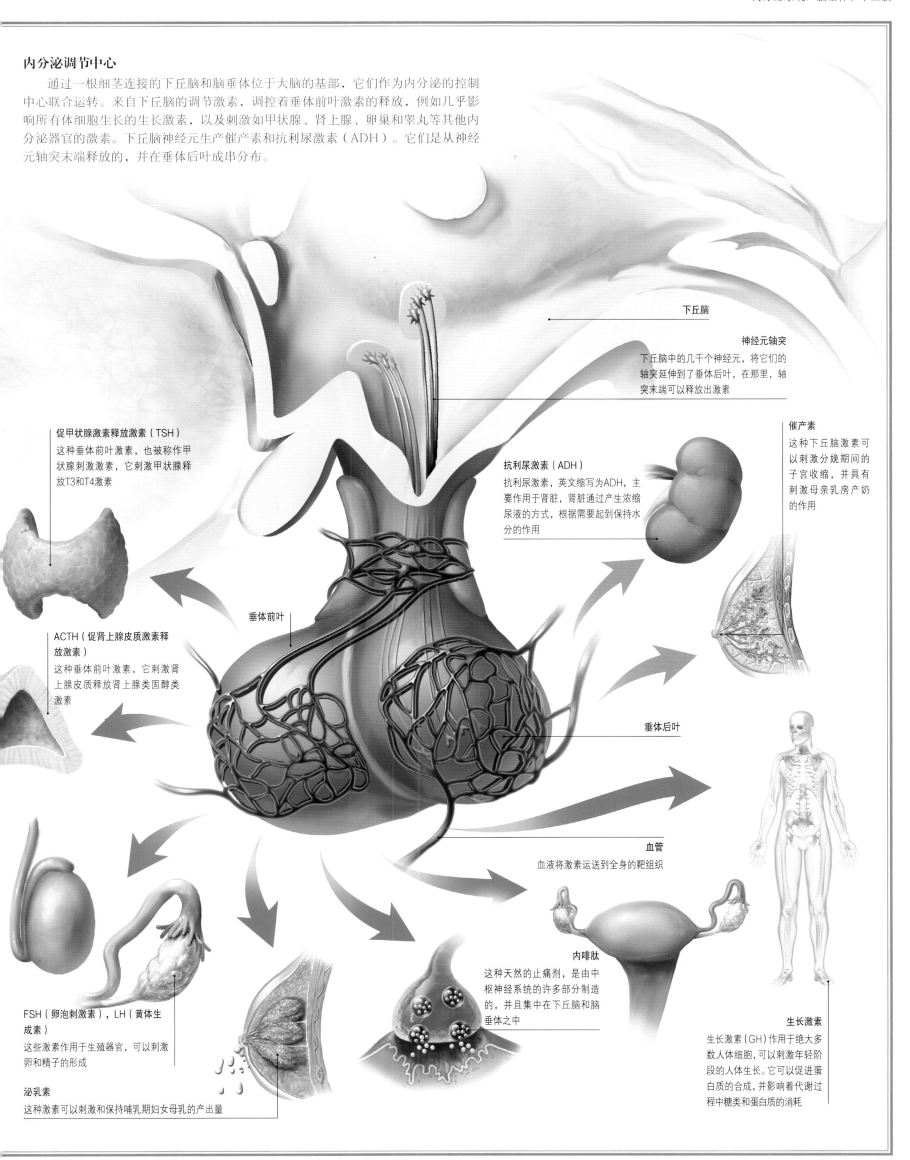

内分泌调节中心

通过一根细茎连接的下丘脑和脑垂体位于大脑的基部，它们作为内分泌的控制中心联合运转。来自下丘脑的调节激素，调控着垂体前叶激素的释放，例如几乎影响所有体细胞生长的生长激素，以及刺激如甲状腺、肾上腺、卵巢和睾丸等其他内分泌器官的激素。下丘脑神经元生产催产素和抗利尿激素（ADH）。它们是从神经元轴突末端释放的，并在垂体后叶成串分布。

下丘脑

神经元轴突
下丘脑中的几千个神经元，将它们的轴突延伸到了垂体后叶，在那里，轴突末端可以释放出激素

催产素
这种下丘脑激素可以刺激分娩期间的子宫收缩，并具有刺激母亲乳房产奶的作用

促甲状腺激素释放激素（TSH）
这种垂体前叶激素，也被称作甲状腺刺激激素，它刺激甲状腺释放T3和T4激素

抗利尿激素（ADH）
抗利尿激素，英文缩写为ADH，主要作用于肾脏，肾脏通过产生浓缩尿液的方式，根据需要起到保持水分的作用

垂体前叶

ACTH（促肾上腺皮质激素释放激素）
这种垂体前叶激素，它刺激肾上腺皮质释放肾上腺类固醇类激素

垂体后叶

血管
血液将激素运送到全身的靶组织

FSH（卵泡刺激素），LH（黄体生成素）
这些激素作用于生殖器官，可以刺激卵和精子的形成

泌乳素
这种激素可以刺激和保持哺乳期妇女母乳的产出量

内啡肽
这种天然的止痛剂，是由中枢神经系统的许多部分制造的，并且集中在下丘脑和脑垂体之中

生长激素
生长激素（GH）作用于绝大多数人体细胞，可以刺激年轻阶段的人体生长。它可以促进蛋白质的合成，并影响着代谢过程中糖类和蛋白质的消耗

甲状腺和胰腺

　　人体内只有极少的内分泌腺会制造影响全身细胞和组织的激素。甲状腺是其中的一种，它位于喉部盾形甲状软骨的下边，它最好听的名字是"亚当的苹果"（喉结）。甲状腺围绕气管向外展开，它可以产生3种类型的激素。其中两种分别是三碘甲腺原氨酸（T3）和甲状腺素（T4），二者联合起来统称为甲状腺激素（TH）。几乎人体内的每个细胞都有甲状腺激素（TH）感受器，因此与其他激素不同，甲状腺激素（TH）影响着绝大多数的身体组织，并帮助调节身体组织的代谢、生长和发育。第三种甲状腺激素是降钙素，它帮助维持血液中充足的钙，以满足肌肉收缩过程的需要。手指形状的胰腺的很大一部分作用在于食物消化中所需酶类的制造，但它也含有能够产生激素细胞的小"胰岛"。有3种"胰岛"激素共同维持着体内血糖的稳定供应。

来自甲状腺和胰腺的激素

激素	释放器官	功能
降钙素	甲状腺	延缓钙质从骨向血液中的释放
三碘甲腺原氨酸（T3）	甲状腺	调节代谢
甲状腺素（T4）	甲状腺	刺激代谢
胰岛素	胰腺	促进葡萄糖的吸收，进而降低血液中糖的水平
胰高血糖素	胰腺	通过提高血糖水平，保持葡萄糖在血液中的量达到一定的水平
生长抑素	胰腺	调节胰岛上的 α 细胞和 β 细胞

胰腺

　　当血液中的葡萄糖水平下降到一定水平以下时，胰岛上的 α 细胞产生胰高血糖素，这种激素在肝脏和肌肉内起作用，它从储存的复合糖原中产生葡萄糖。当血液中的葡萄糖过高时，β 细胞开始分泌胰岛素，进而刺激体细胞从血液中获取糖类。第三组胰岛细胞也叫作 δ 细胞，它可以分泌生长抑素，并可以根据需要调节 α 细胞和 β 细胞的活动。

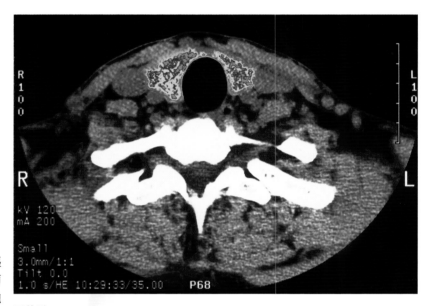

甲状腺

在这张照片中，在气管前部有两个橘红色的脏器，就是甲状腺，它是体内最大的内分泌腺，它具有两个甲状腺叶，与气管的前部相连。在甲状腺叶中含有大量的圆形而中空的囊，这里的细胞可以产生甲状腺的3种激素。

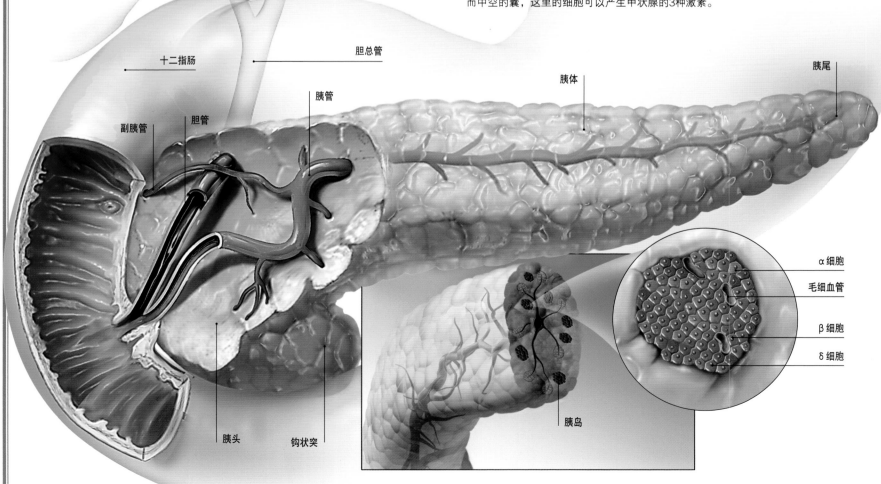

十二指肠　　胆总管　　胰体　　胰尾

胰管

副胰管　胆管

α 细胞

毛细血管

β 细胞

δ 细胞

胰头　钩状突　　胰岛

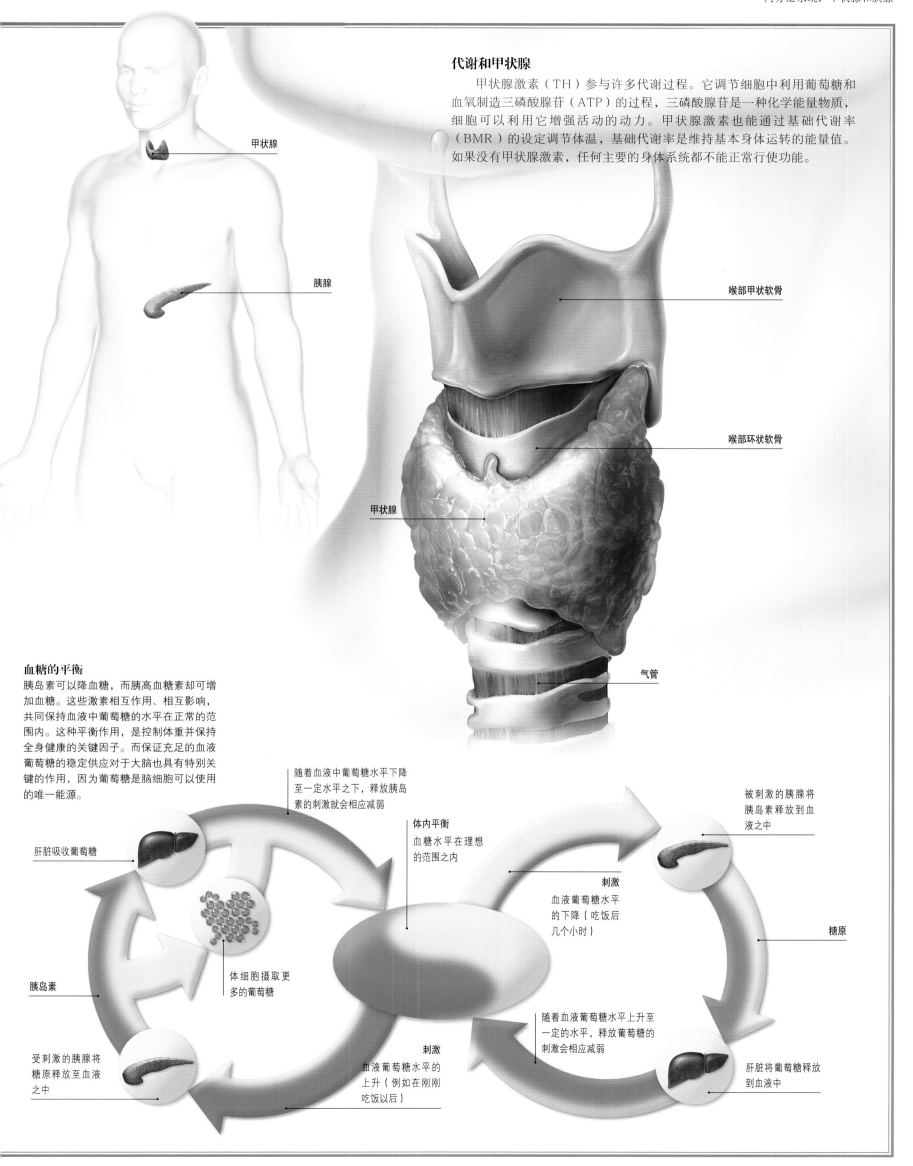

代谢和甲状腺

甲状腺激素（TH）参与许多代谢过程。它调节细胞中利用葡萄糖和血氧制造三磷酸腺苷（ATP）的过程，三磷酸腺苷是一种化学能量物质，细胞可以利用它增强活动的动力。甲状腺激素也能通过基础代谢率（BMR）的设定调节体温，基础代谢率是维持基本身体运转的能量值。如果没有甲状腺激素，任何主要的身体系统都不能正常行使功能。

甲状腺

胰腺

喉部甲状软骨

喉部环状软骨

甲状腺

气管

血糖的平衡

胰岛素可以降血糖，而胰高血糖素却可增加血糖。这些激素相互作用、相互影响，共同保持血液中葡萄糖的水平在正常的范围内。这种平衡作用，是控制体重并保持全身健康的关键因子。而保证充足的血液葡萄糖的稳定供应对于大脑也具有特别关键的作用，因为葡萄糖是脑细胞可以使用的唯一能源。

随着血液中葡萄糖水平下降至一定水平之下，释放胰岛素的刺激就会相应减弱

体内平衡
血糖水平在理想的范围之内

被刺激的胰腺将胰岛素释放到血液之中

刺激
血液葡萄糖水平的下降（吃饭后几个小时）

糖原

肝脏吸收葡萄糖

体细胞摄取更多的葡萄糖

胰岛素

受刺激的胰腺将糖原释放至血液之中

刺激
血液葡萄糖水平的上升（例如在刚刚吃饭以后）

随着血液葡萄糖水平上升至一定的水平，释放葡萄糖的刺激会相应减弱

肝脏将葡萄糖释放到血液中

甲状旁腺和肾上腺

和其他内分泌腺一样，甲状旁腺和肾上腺都对来自脑垂体的控制信号起反应。甲状旁腺由两个微小的、豆形的组织块构成，它位于甲状腺后部的两边。与甲状腺一起，它们都参与永不停止的平衡作用，以确保血钙的正常水平。当血钙水平下降至过低水平时，甲状旁腺分泌甲状旁腺素（PTH），它可以释放储存在骨骼组织中的钙和其他矿物质。上升的血钙水平，最终会促使甲状腺迅速分泌降钙素，它可以关闭甲状旁腺素的活动。肾上腺正好位于肾脏上部。肾上腺可以产生几种激素，包括可以帮助保持血压、调节代谢过程能量分子消耗以及影响生殖和性功能的类固醇类激素。其他种类的肾上腺激素是为人体应付各种压力所准备的。

来自肾上腺和甲状旁腺的激素

激素	释放器官	功能
醛固酮	肾上腺皮质	帮助保持水分，维持血量和血压
皮质类固醇	肾上腺皮质	调节蛋白质、脂肪、碳水化合物和某些矿物质的消耗
肾上腺素和去甲肾上腺素	肾上腺髓质	提高心率和血压，维持"应激"反应
雄激素	肾上腺皮质	影响男性精子的产生以及女性的排卵和月经
甲状旁腺素（PTH）	甲状旁腺	帮助调节血钙和细胞对钙的吸收

甲状旁腺

来自甲状旁腺的甲状旁腺素是人体内部主要的钙调节物质。当血钙水平低于一个固定点时，甲状旁腺素就会刺激骨组织中的破骨细胞破坏矿物化的骨基质并将钙释放到血液之中。与此同时，它也促使肾脏以尿液形式排泄少量的钙。当血钙的含量足以满足人体需要时，甲状旁腺素的分泌暂停直至钙水平的再次下降。

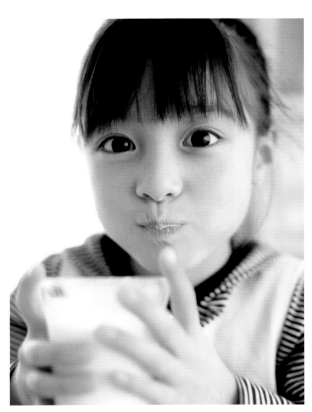

钙的吸收

几乎所有的体细胞都需要稳定的血钙供应才能满足正常的功能需要。当饮食中的钙不能满足需要的时候，甲状旁腺素（PTH）通过启动破骨作用来补充钙的供应。

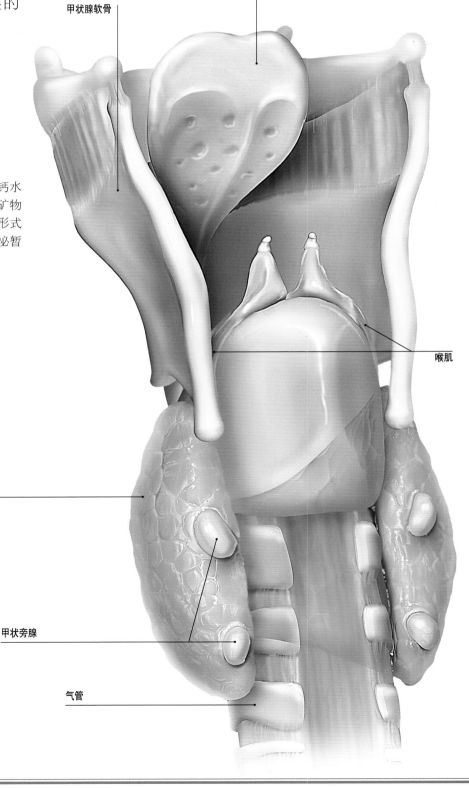

会厌软骨

甲状腺软骨

喉肌

甲状腺

甲状旁腺

气管

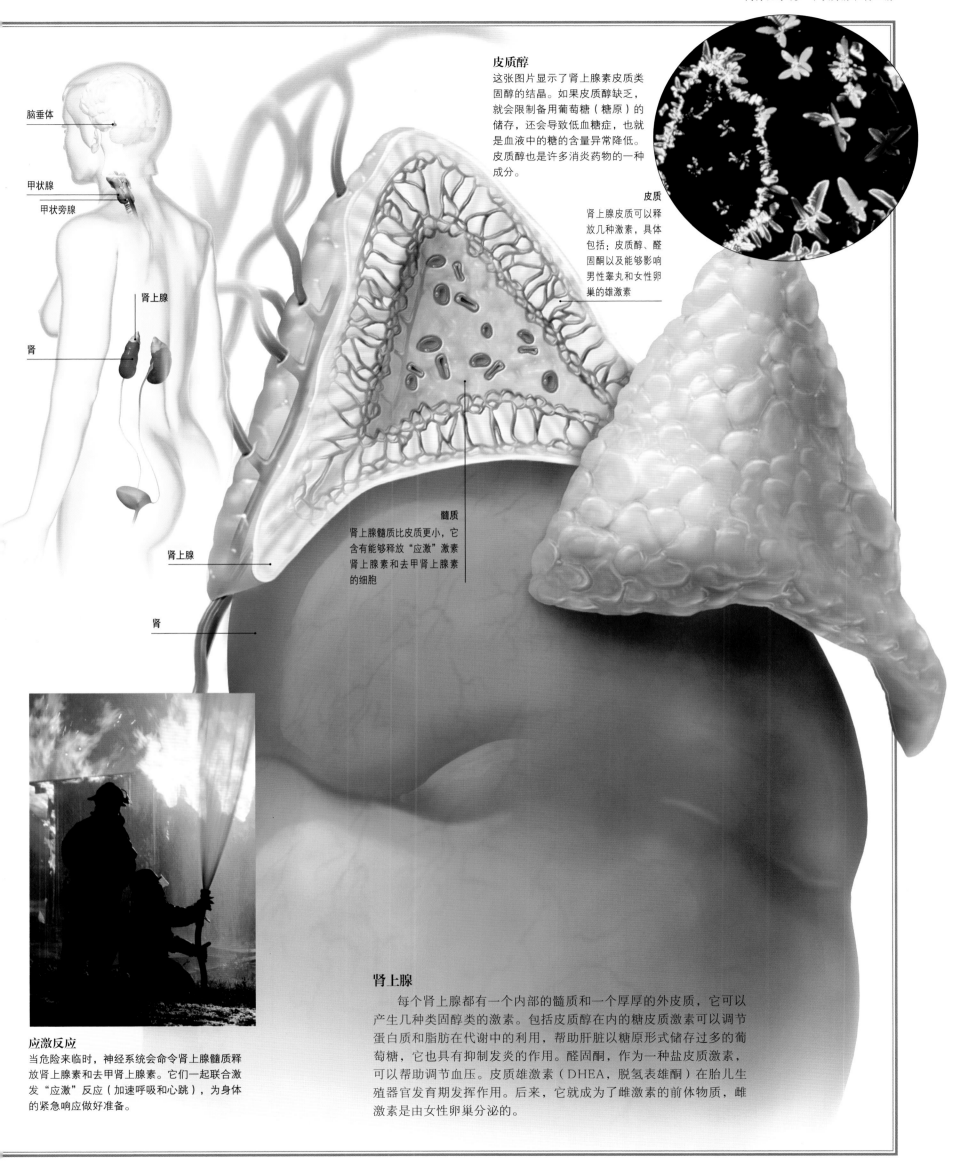

脑垂体

甲状腺

甲状旁腺

肾上腺

肾

肾上腺

肾

皮质醇

这张图片显示了肾上腺素皮质类固醇的结晶。如果皮质醇缺乏，就会限制备用葡萄糖（糖原）的储存，还会导致低血糖症，也就是血液中的糖的含量异常降低。皮质醇也是许多消炎药物的一种成分。

皮质

肾上腺皮质可以释放几种激素，具体包括：皮质醇、醛固酮以及能够影响男性睾丸和女性卵巢的雄激素

髓质

肾上腺髓质比皮质更小，它含有能够释放"应激"激素肾上腺素和去甲肾上腺素的细胞

应激反应

当危险来临时，神经系统会命令肾上腺髓质释放肾上腺素和去甲肾上腺素。它们一起联合激发"应激"反应（加速呼吸和心跳），为身体的紧急响应做好准备。

肾上腺

　　每个肾上腺都有一个内部的髓质和一个厚厚的外皮质，它可以产生几种类固醇类的激素。包括皮质醇在内的糖皮质激素可以调节蛋白质和脂肪在代谢中的利用，帮助肝脏以糖原形式储存过多的葡萄糖，它也具有抑制发炎的作用。醛固酮，作为一种盐皮质激素，可以帮助调节血压。皮质雄激素（DHEA，脱氢表雄酮）在胎儿生殖器官发育期发挥作用。后来，它就成为了雌激素的前体物质，雌激素是由女性卵巢分泌的。

其他来源的激素

在人体中，化学交流是一种出色的工具。除了像下丘脑、脑垂体、甲状腺和生殖器官这些人们熟悉的激素来源之外，还有众多其他类型的腺体和分散的组织块也能产生激素。这类化学信使的储藏库还包括消化道之中的特殊细胞，它也可以分泌激素刺激消化液的释放，或者在调节食欲方面起作用。随着皮肤产生维生素D的前体维生素D_3，并随后将维生素D释放到血液之中，皮肤也能像内分泌腺一样行使作用。心脏、肾脏和胸腺以及其他的部位也能释放其他类型的激素。这类的交流分子还有褪黑素，也被称为"时差"激素，它是由极小的松果体在环境变黑并诱导睡眠时产生的一种激素。所有这些物质都有或大或小的调节改变身体功能的能力。

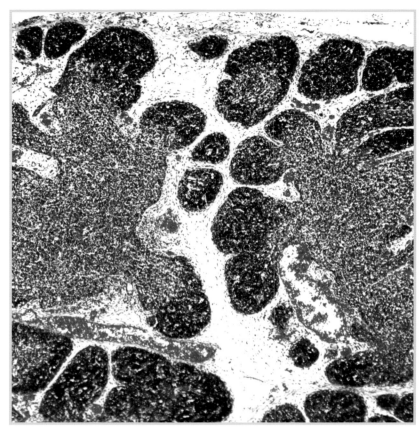

T细胞为胸腺而生
T细胞在骨髓里产生，然后它们通过血液被转运到胸腺之中，在那里它们与激素短暂相遇，并在激素的指导下逐步成熟为功能性的感染杀手。这个过程主要发生在儿童期，此时的胸腺是最大的，并在青春期达到极限。随着人长大到成年，胸腺会急剧缩小，最后几乎消失。

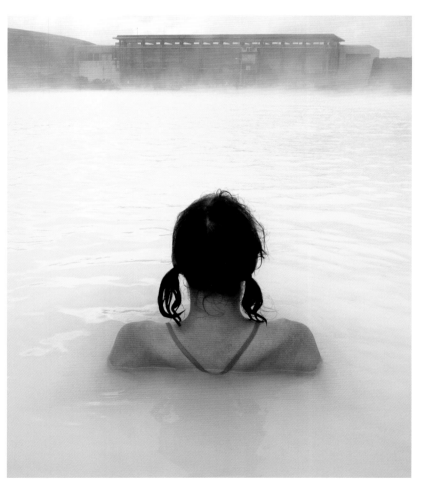

热水和"方便"
一个热水澡可以刺激排尿的欲望。随着温暖的血液充满了左心房，心室就会记录下血量增加的变化。心脏释放心房利钠激素，或者叫作ANH作为响应，肾脏会形成稀释的尿液，而且膀胱开始变得充盈。

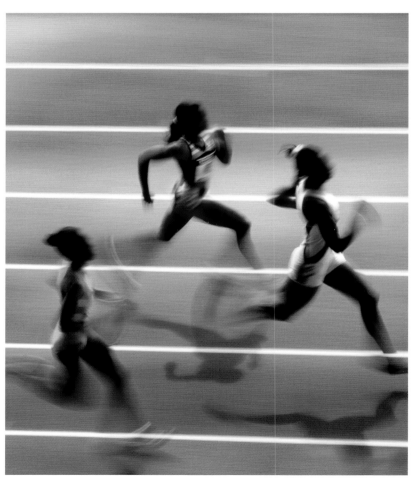

促红细胞生成素
肾脏制造促红细胞生成素，或者叫作EPO，骨髓依靠这种激素产生新的红细胞。尽管绝大多数竞赛和田赛运动员的竞争是相当公正的，但也有些运动员是不道德的，他们求助于血液中的兴奋剂——抽出并储存一定数量的血液，然后再用促红细胞生成素激发替换细胞之后再重新注射进去。这样就增加了血液中的氧气含量。

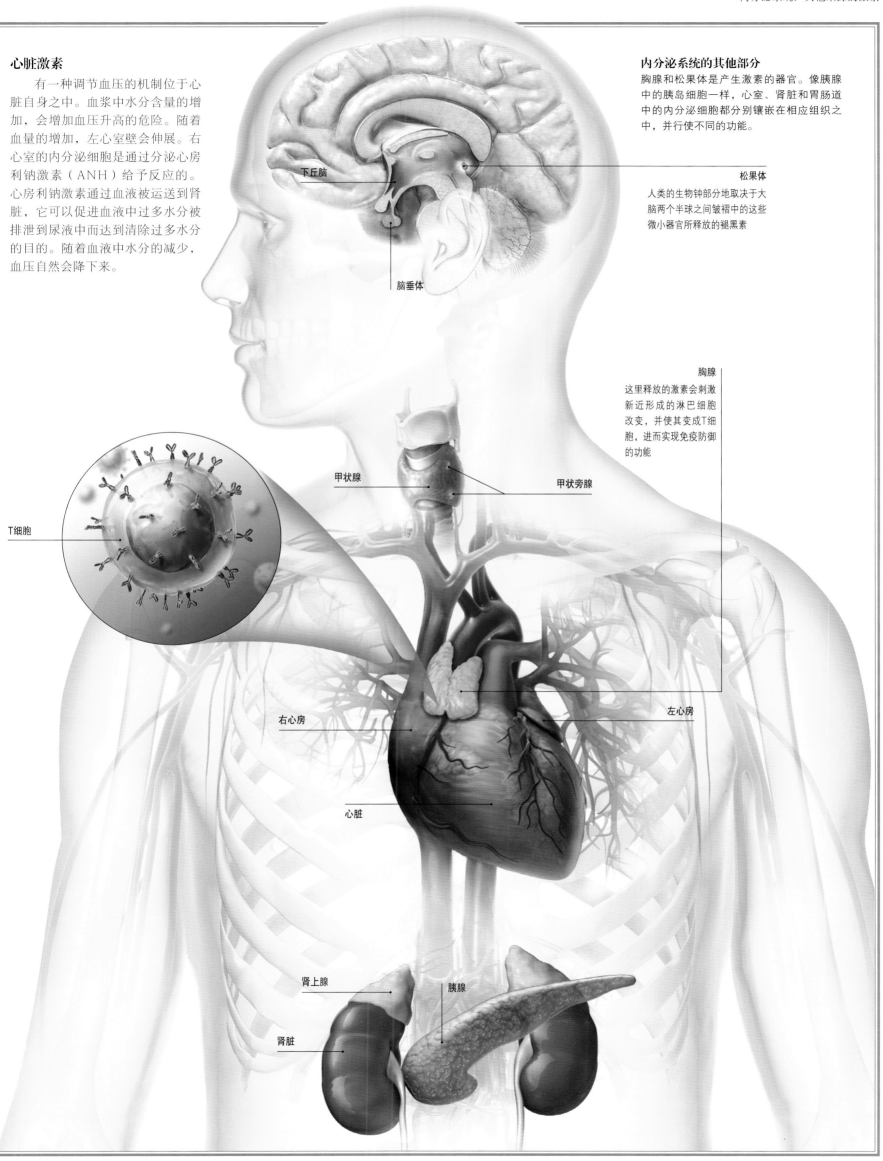

心脏激素

有一种调节血压的机制位于心脏自身之中。血浆中水分含量的增加，会增加血压升高的危险。随着血量的增加，左心室壁会伸展。右心室的内分泌细胞是通过分泌心房利钠激素（ANH）给予反应的。心房利钠激素通过血液被运送到肾脏，它可以促进血液中过多水分被排泄到尿液中而达到清除过多水分的目的。随着血液中水分的减少，血压自然会降下来。

内分泌系统的其他部分

胸腺和松果体是产生激素的器官。像胰腺中的胰岛细胞一样，心室、肾脏和胃肠道中的内分泌细胞都分别镶嵌在相应组织之中，并行使不同的功能。

松果体

人类的生物钟部分地取决于大脑两个半球之间皱褶中的这些微小器官所释放的褪黑素

胸腺

这里释放的激素会刺激新近形成的淋巴细胞改变，并使其变成T细胞，进而实现免疫防御的功能

下丘脑

脑垂体

T细胞

甲状腺

甲状旁腺

右心房

左心房

心脏

肾上腺

胰腺

肾脏

117

激素与饥饿

为了补充体内能量，饥饿就是吃饭的动因。食欲又为生物学基础增加了新的内容——它涉及一种吃的欲望，因为吃饭能够带来快乐和享受。神经系统可以帮助控制食物的摄取，这也正像它对其他生命过程的控制一样。更令人惊奇的发现是，激素在调节人类的饮食行为方面也具有非常重要的作用。血流把消化道中或脂肪细胞中产生的各种各样的激素运送到下丘脑的感受器之中。当系统正常运转的时候，如果血糖下降了，那么有的信号就会促进食物的摄取；而当一个人已经吃了足够多的食物并已经满足了代谢需要的时候，那么其他的信号就会降低吃饭的欲望。尽管目前对调节吃饭机制的很多方面仍然不是很清楚，但科学家们仍在积极地探索新路，利用对饥饿激素的更多了解来抵制肥胖，并解决饮食障碍和其他健康方面的问题。

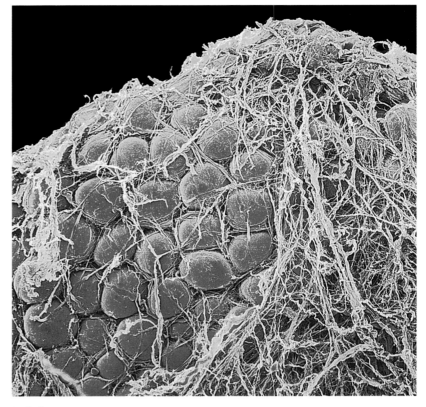

储存脂肪

被网状结缔组织包围的这些人类脂肪细胞，从遗传学上来讲，可以导致人体吸收或者储存过多的血糖，因为在能量供应不足时，脂肪也可被替代使用。随着脂肪的增加和消耗，脂肪细胞可以膨大或皱缩。

激情大吃

绝大多数人都曾有过偶然激情大吃的经历——把吃东西作为消除紧张、烦恼、孤独、愤怒或其他感觉的一种方式。作为一种享受而不是满足饥饿需要的激情大吃，只是一种冲动行为，进食者往往会对食物过分挑剔，例如他们会特别选择冰激凌、比萨或是自己喜欢的砂锅之类的东西。巧克力当然也在选择之列，因为巧克力中含有能够调节大脑情绪效果的化学物质。

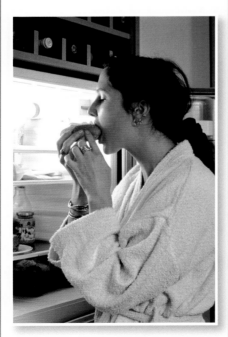

吃零食也是一种常见的神经性习惯。在深夜进食零食获得的热量一般都会导致体重增加，因为人在睡眠时，身体的代谢会缓慢下降。

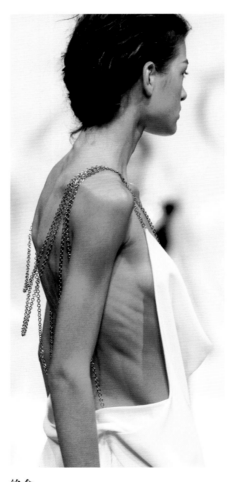

绝食

厌食症就是正常食欲的减低。在神经性厌食症中，更深层次的心理原因会将它变成慢性而危险的饮食障碍，因为在这种情况下，患有此病的人会有目的地绝食并过度运动。有些病人会绝食直至死去，但也有些病人能够听进忠告，并最终恢复正常的进食。

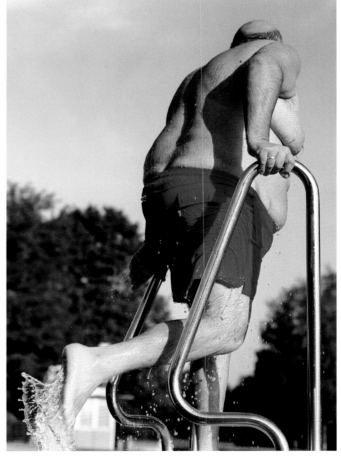

极度进食

肥胖就是体内脂肪异常增多。有些肥胖的人始终处在与遗传和激素原因的斗争之中。然而，更加常见的是代谢不平衡的问题，主要是由于他们的进食量超过了身体对能量的消耗量。世界卫生组织宣布，肥胖是全球健康的主要问题，它与很多类似糖尿病、心脏病甚至某些癌症之类的慢性疾病都有联系。目前在全世界特别是在城市，肥胖问题日益严重。

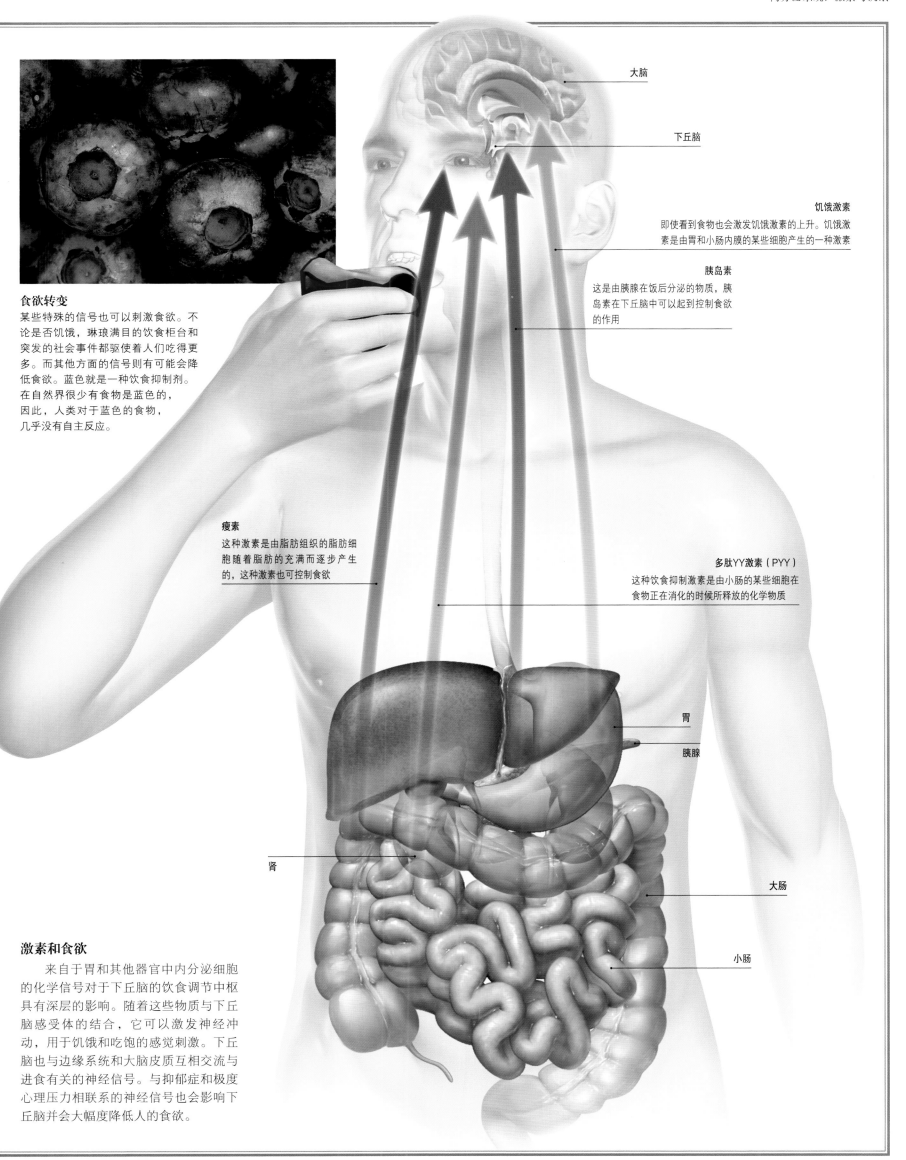

食欲转变

某些特殊的信号也可以刺激食欲。不论是否饥饿，琳琅满目的饮食柜台和突发的社会事件都驱使着人们吃得更多。而其他方面的信号则有可能会降低食欲。蓝色就是一种饮食抑制剂。在自然界很少有食物是蓝色的，因此，人类对于蓝色的食物，几乎没有自主反应。

大脑

下丘脑

饥饿激素

即使看到食物也会激发饥饿激素的上升。饥饿激素是由胃和小肠内膜的某些细胞产生的一种激素

胰岛素

这是由胰腺在饭后分泌的物质，胰岛素在下丘脑中可以起到控制食欲的作用

瘦素

这种激素是由脂肪组织的脂肪细胞随着脂肪的充满而逐步产生的，这种激素也可控制食欲

多肽YY激素（PYY）

这种饮食抑制激素是由小肠的某些细胞在食物正在消化的时候所释放的化学物质

胃

胰腺

肾

大肠

小肠

激素和食欲

　　来自于胃和其他器官中内分泌细胞的化学信号对于下丘脑的饮食调节中枢具有深层的影响。随着这些物质与下丘脑感受体的结合，它可以激发神经冲动，用于饥饿和吃饱的感觉刺激。下丘脑也与边缘系统和大脑皮质互相交流与进食有关的神经信号。与抑郁症和极度心理压力相联系的神经信号也会影响下丘脑并会大幅度降低人的食欲。

内分泌系统
疾病和障碍

内分泌腺在短期内能产生极少量的激素，但其释放的时间是非常复杂的。通常来讲几种激素必须要以某种方式互相作用才能产生预期效果。几个关键的内分泌器官，例如甲状腺、肾上腺以及男性和女性的生殖器官都会接受脑垂体激素的控制。通常来讲，对于这些过程的控制保持了激素水平的平衡，也防止了血液循环中激素过多和过少的现象。如果某些因素干扰了这类控制，其结果会导致体形以及组织、器官运转情况的异常改变。例如，能够产生过多或过少生长激素的脑垂体肿瘤会导致肢端肥大症、巨人症和侏儒症。在某种情况下，还会出现自身免疫失调问题，在这种情况下，免疫系统会袭击内分泌细胞或干扰它们的功能。

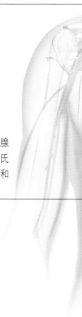

脑垂体
脑垂体肿瘤会导致肢端肥大症、巨人症和侏儒症

甲状腺
甲状腺可能的障碍包括甲状腺功能亢进和甲状腺机能减退

甲状旁腺
甲状旁腺功能亢进是影响甲状旁腺的一种少见疾病

肾上腺
可能出现的肾上腺疾病有爱迪生氏病、库欣综合征和高醛固酮症

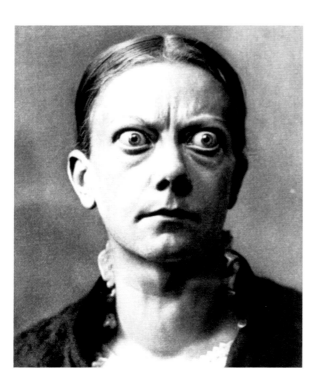

内分泌失调的结果
一些最常见的内分泌失调包括由于脑垂体或甲状腺功能失常导致的身体生长和代谢的改变。通常来讲，这种影响具有广泛性，因为有很多种类型组织中的细胞对这些腺体释放的激素有反应。幸运的是，通过替代性激素和其他治疗药物或者通过外科手术整体或部分地去除有病的腺体，很多种内分泌失调疾病是可以治愈的。

甲状腺功能亢进
突出的眼球、毛发焦枯以及超强的代谢，这些都是甲状腺功能亢进的特征和甲状腺过度活跃的结果。这种比较常见的疾病可能是由于自身免疫情况的变化引起的，因为在这种情况下，免疫系统的抗体会刺激甲状腺细胞促进甲状腺激素的超量供应。放射治疗或外科手术都能够清除功能异常的组织。

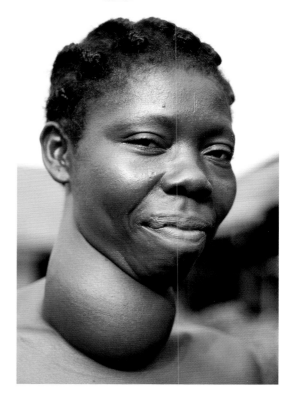

甲状腺肿
甲状腺肿是甲状腺的极度扩大。饮食中缺碘可能是一种原因，但更加常见的是由于甲状腺不能对来自脑垂体的刺激激素——促甲状腺素（TSH）进行响应而不能释放甲状腺激素的原因。促甲状腺素的连续刺激就会引起甲状腺肿大。

疾病	特征
肢端肥大症 脑垂体肿瘤增加了生长激素的分泌	手、脚、下颌、嘴唇等身体部分的增大
爱迪生氏病 肾上腺不能产生充足的皮质醇	体重减轻、疲劳、肌肉松弛、血压降低
高醛固酮症 肾上腺产生过多的醛固酮	液体潴留、高血压、身体虚弱、肌肉痉挛
甲状旁腺功能亢进 甲状旁腺分泌甲状旁腺素过多，这是一种少见的疾病	疲劳、骨损失、骨质疏松症
泌乳素瘤 脑垂体肿瘤导致刺激母乳产生的泌乳素过多	乳汁分泌异常、不育、头疼、性欲低下

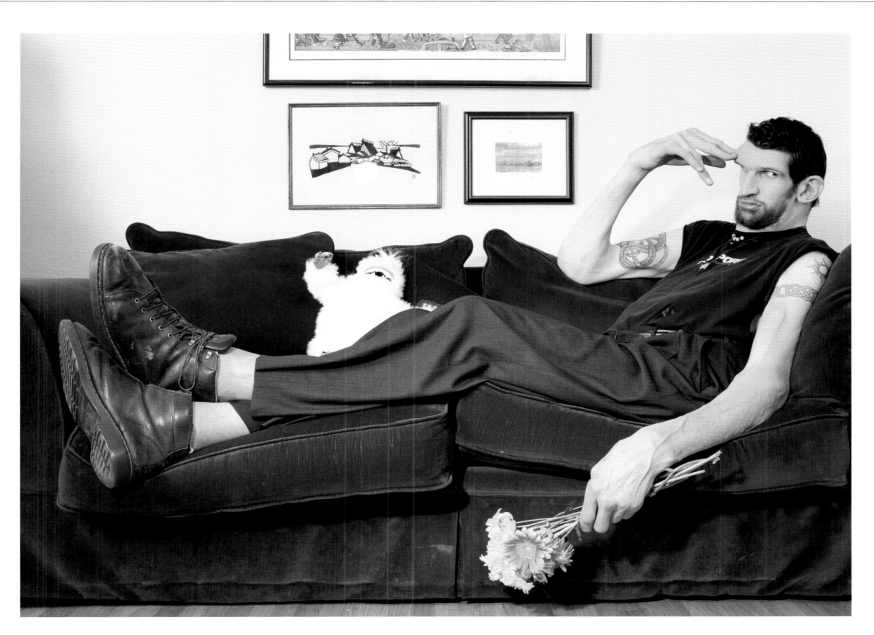

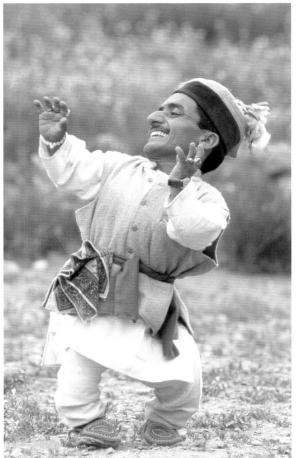

巨人症和侏儒症

在儿童时期，垂体前叶产生过多的生长激素导致长骨过度生长，进而就发展成了脑垂体巨人症。脑垂体巨人症病人的身高可达8英尺（约2.4米）。而脑垂体侏儒症中，长骨的生长异常缓慢，最高身高大约为4英尺（约1.2米）。但一般来讲，这两种人的身体比例还是正常的。

库欣综合征

这张照片显示了由于皮质醇分泌过多导致的肌组织损害情况，这是库欣综合征的典型问题之一。上述病征，以及脂肪多积累于躯干和脸上的其他病征，都是由于肾上腺皮质产生过多的皮质醇而造成的。其根本原因有可能是垂体瘤导致促肾上腺皮质激素（ACTH）产量过多，而这种激素就是控制皮质醇释放的一种激素。

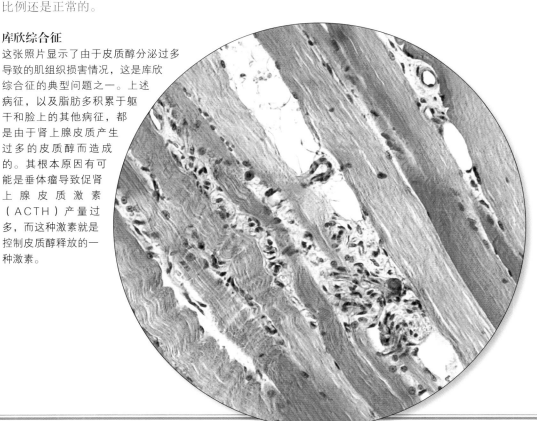

糖尿病

糖尿病是最常见、最严重的内分泌疾病之一。患糖尿病后，人体内的组织和细胞不能正确地加工和处理血液中的葡萄糖（糖）。如果这种情况不能得到矫正和控制，它就会扩展并造成组织和器官的永久性损害。Ⅰ型糖尿病可以使免疫系统对胰腺内产生胰岛素的β细胞造成损害。这种自身免疫性障碍通常会在成年人中发展，也与遗传敏感性有关的病毒感染有关。在Ⅱ型糖尿病中，胰腺能够产生充足的胰岛素，但体细胞不能对其产生正常反应，也不能从血液中摄取充足的糖。Ⅱ型糖尿病通常与肥胖和较高的心脏病风险相联系，目前它已经成为全球性的健康问题。在全世界，现在有几千万人出现了被称作代谢综合征的一系列症状，这是增加糖尿病风险的早期信号。

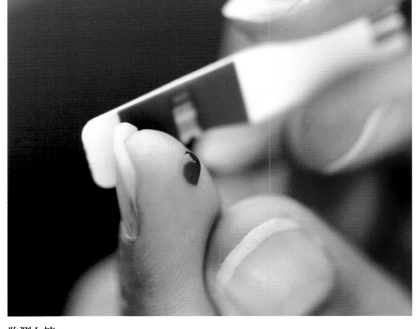

监测血糖
糖尿病病人的适当自我监测是防止疾病并发症的关键因素。目前适用的各种家用监测设备使病人能够利用少量血样进行常规检测，以确定血糖的含量。

全球流行的疾病

世界卫生组织（WTO）发布，目前全世界糖尿病的报告数量迅速增加——这种趋势与目前全世界范围内主要风险因子特别是肥胖现象的增加有直接关系。久坐不动的生活习惯、富含热量（但营养不高）的方便食品和含糖饮料，都促使了糖尿病病例的显著增加。其结果也导致与糖尿病有关的疾病迅速增加。世界卫生组织（WTO）敦促世界各国加强预防措施并提高预防意识的教育工作。

全球的影响
世界卫生组织（WTO）统计的资料表明，在世界五大洲特别是人口稠密的国家，糖尿病的影响越来越大。

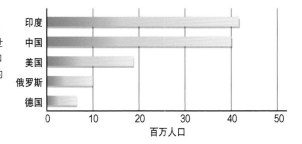

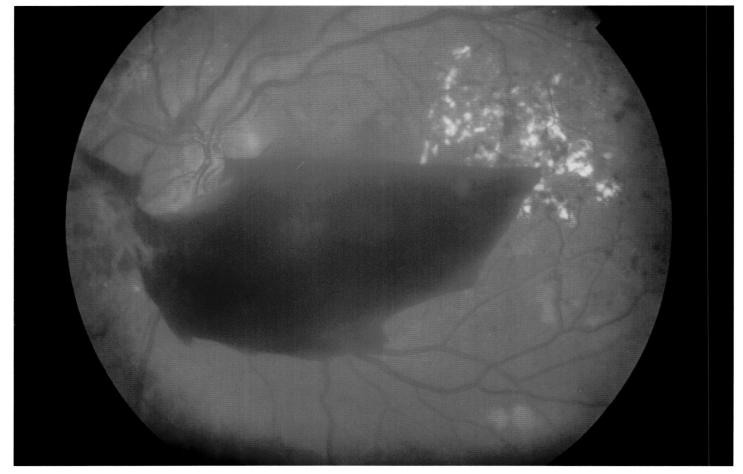

对视网膜的损害
在糖尿病引起的视网膜病变中，对视网膜血管的损害使视网膜渗漏积液并导致肿胀，因此使视力变模糊。另外，异常变脆的血管病情会越来越重并导致血液渗漏到视网膜下。随着危害的加重，这种疾病通常会影响双眼的功能，甚至可能导致失明。

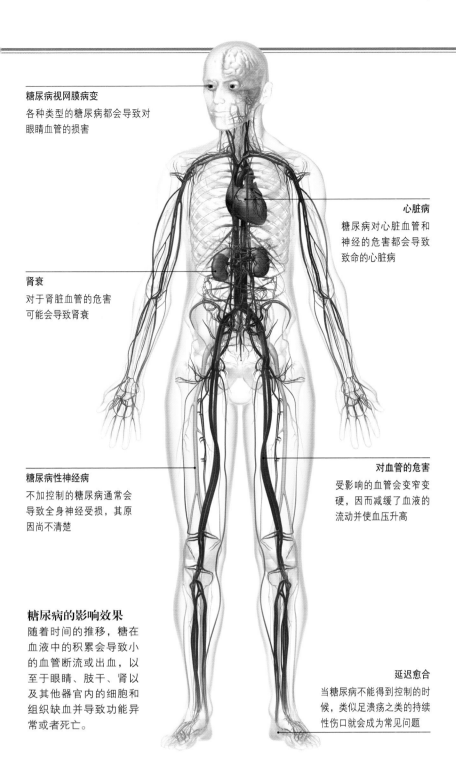

糖尿病视网膜病变
各种类型的糖尿病都会导致对眼睛血管的损害

心脏病
糖尿病对心脏血管和神经的危害都会导致致命的心脏病

肾衰
对于肾脏血管的危害可能会导致肾衰

糖尿病性神经病
不加控制的糖尿病通常会导致全身神经受损，其原因尚不清楚

对血管的危害
受影响的血管会变窄变硬，因而减缓了血液的流动并使血压升高

糖尿病的影响效果
随着时间的推移，糖在血液中的积累会导致小的血管断流或出血，以至于眼睛、肢干、肾以及其他器官内的细胞和组织缺血并导致功能异常或者死亡。

延迟愈合
当糖尿病不能得到控制的时候，类似足溃疡之类的持续性伤口就会成为常见问题

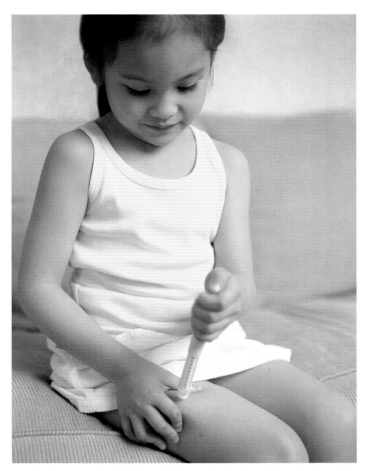

注射胰岛素
这个小姑娘是 I 型糖尿病患者，胰腺中生产胰岛素的细胞已经遭到了破坏。她正在利用笔样的装置通过"笔芯"测量胰岛素的确切剂量，以使她自己能够给体内注射适量的胰岛素。

代谢综合征

一种被称作代谢综合征的病症增加了 II 型糖尿病的患病风险。有一种表现就是"苹果"体形——女性腰围大于35英寸（约88.9厘米）；男性腰围大于40英寸（约101.6厘米）。另外的表现有，休息时的血压等于或大于135/85毫米汞柱（1毫米汞柱＝133.322帕），高密度脂蛋白（HDL）胆固醇含量变低，血糖水平和甘油三酯水平变高。

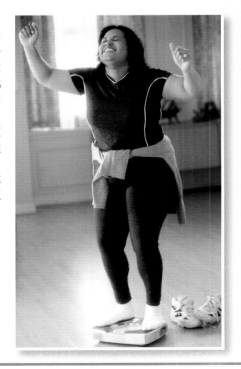

减少患病风险
加强锻炼与减少糖和多脂肪食品的摄取相结合，减少体重和腰围，这些都是降低糖尿病风险的关键因素。

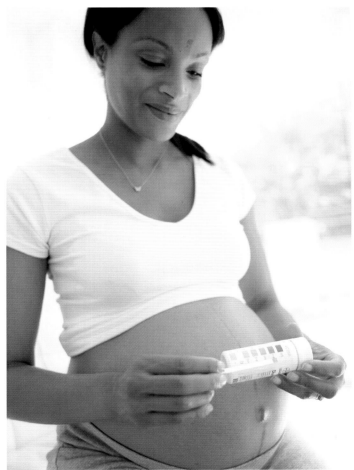

妊娠糖尿病
有些怀孕的妇女会患上妊娠糖尿病。具有糖尿病家族史的人患此病的风险更大。正常的治疗方法是低糖饮食和正常的锻炼。妊娠糖尿病在妊娠之后通常会消失，但这也预示着后期患上 II 型糖尿病的风险较大。

循环系统

血液，与其运送的氧气，食物中的营养成分，激素以及其他物质一起，被称作"生命之河"。循环系统或称心血管系统的唯一作用，就是人体生命细胞唯一的运输。循环系统在肺中从血液中获取氧气并排出无用的二氧化碳气体。它也必须以最短的距离达到人体中的几万亿个生命细胞之中。循环系统可以从生物学上满足所有这些功能的设计需要。心脏是个双联泵，通过压力，它既可以把血液运送到肺，也可以把血液送到其他组织。泵出的血液进入一个大而封闭的血管网络，并丝毫不差地连接到每个体细胞，之后再将血液运回心脏并开始新的"旅程"。

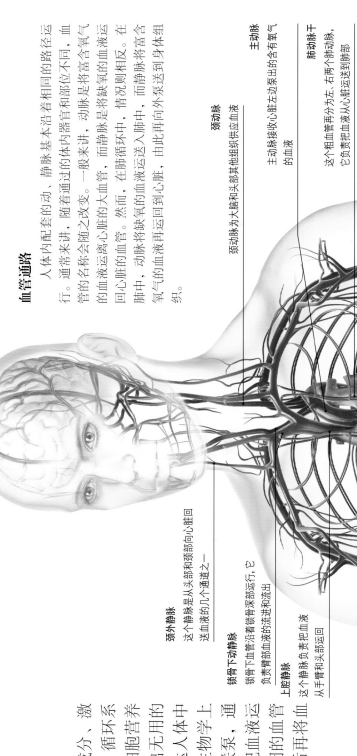

血管通路

人体内配套的动、静脉基本沿着相同的路径运行。通常来讲，随着远之改变，血管的名称会离心脏和所在器官和部位不同。血管通过人体内器官和部位不同。血管液离心脏的血管。然而，在肺循环中，情况则相反。在肺中，动脉将缺氧的血液送入肺，而静脉将富含氧气的血液送回心脏，由此再向外泵送到身体组织。

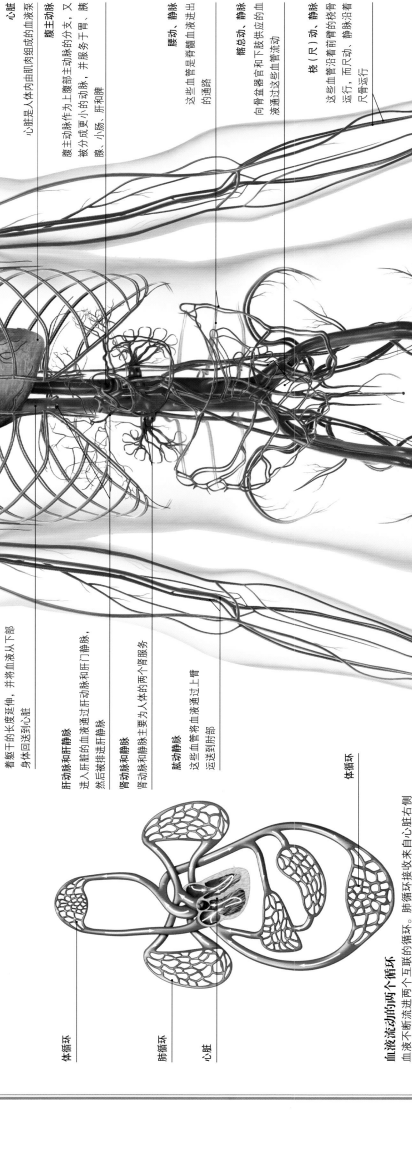

主动脉
主动脉接收心脏从左心室左泵出的富含氧气的血液

颈动脉
颈动脉将血从头部和颈部向心脏供应富含氧气的血液——颈动脉为大脑和头部其他组织供应血液。

冠状动脉
这个粗血管再分为左、右两个肺动脉，它负责把血液从心脏运送到肺

心脏
冠状动脉为心脏提供富含氧气的血液

腹主动脉
心脏是人体内由肌肉组成的血液泵

腰动、静脉
腹主动脉作为上腹部主动脉的分支，并服务于胃、胰腺、小肠、肝和脾

髂总动、静脉
这些血管是肾脏供血运动的通路

桡（尺）动、静脉
向骨盆器官和下肢供应的血液通过这些血管流动

桡（尺）动、静脉
这些血管沿着前臂的桡骨运行，而尺动、静脉沿着尺骨运行

颈外静脉
这个静脉是从头部和颈部向心脏回送血液的几个通道之一

锁骨下静脉
锁骨下血管沿着锁骨深部运行，它负责锁骨部血液的流出和流入

上腔静脉
这个静脉负责把血液从手臂和头部运回

下腔静脉
下腔静脉是人体内最大的静脉，它沿着躯干的长度延伸，并将血液从下身体回送到心脏

肝动脉和肝静脉
进入肝脏的血液通过主动脉和肝门静脉，然后被排进肝静脉

肾动脉和静脉
肾动脉和静脉主要为人体的两个肾服务

肱动静脉
这些血液和静脉将血液通过上臂运送到肘部

血液流动的两个循环

血液不断流进这两个互联的循环。肺循环接收来自心脏右侧的缺氧血液并将它们运送到肺脏。肺循环将血液运送到肺脏，在那里重新载入氧气并排出废弃的二氧化碳气体。而体循环则从心脏的左半部分接收来自肺脏中富含氧气的血液，并将它们泵送到主

心脏

肺循环

体循环

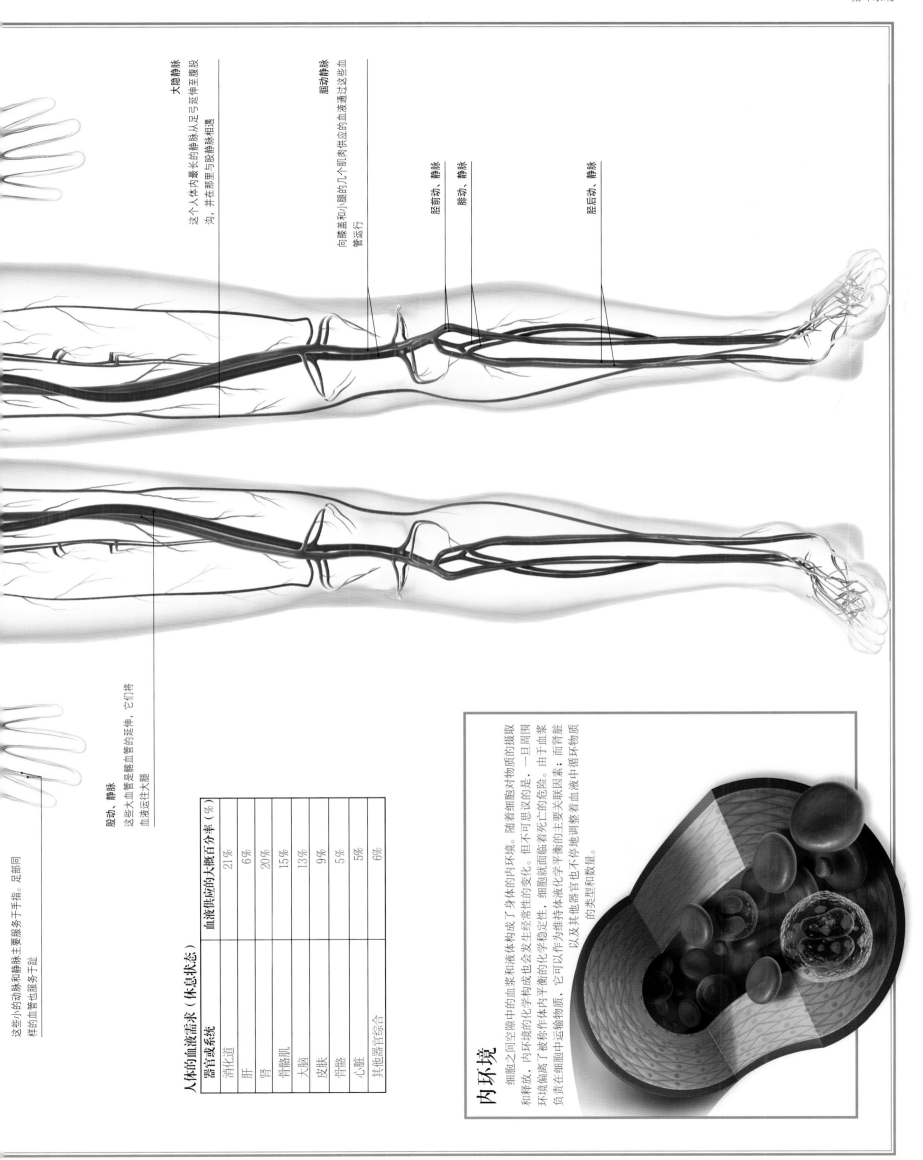

大隐静脉
这个人体内最长的静脉从足弓已延伸至腹股沟，并在那里与股静脉相遇

这些小的动脉和静脉主要服务于手指。足部同样的血管也服务于足趾

腘动静脉
向膝盖和小腿的几个肌肉供应的血液通过这些血管运行

胫前动、静脉

腓动、静脉

胫后动、静脉

股动、静脉
这些大血管是髂血管的延伸，它们将血液运往大腿

人体的血液需求（休息状态）

器官或系统	血液供应的大概百分率（%）
消化道	21%
肝	6%
肾	20%
骨骼肌	15%
大脑	13%
皮肤	9%
骨骼	5%
心脏	5%
其他器官综合	6%

内环境

细胞之间空隙中的血浆和血浆液体构成了身体的内环境。随着细胞对物质的摄取和释放，内环境的化学构成也会发生经常性的变化。但不可思议的是，一旦周围环境偏离了被称作体内平衡的化学稳定性。细胞就面临着死亡的危险。由于血浆负责在细胞中运输物质，它可以作为维持体液化学平衡的主要关联因素；而肾脏以及其他器官也不停地调整着血液中循环物质的类型和数量。

心脏

心脏的大小就像握紧的拳头，重量大约为1磅（约450克）。它位于两个胸膜腔之间的心包腔之内，每个胸膜腔中都含有一个肺叶。被称作心包膜的一个脆弱的囊包围着心脏并被覆着心包腔的内部，另外，心包腔内部的液膜可以防止心肌收缩和舒张所产生的摩擦。在效果上，心脏是二泵合一。它由两部分组成，左半部和右半部。每一半又被区分为两个空腔，一个心房和一个心室。两个心室中的每一个心室都将血液泵送至不同目的地的血管之中。心房的壁相对较薄，而心室却有一个厚的肌肉壁，这种结构使其更加适合持续的血液循环。

心脏外部

心脏尽管只有人的拳头大小，但它对氧气的消耗量却占到整个人体的8％。心脏并不从它所泵的血液中吸收氧气。而心肌所需要的稳定的氧气供应却来自起自主动脉的左、右两个冠状动脉。大动脉又分支成几个小血管，以致最后分支成众多的毛细血管。缺氧的血液通过冠状静脉和冠状实又返回到右心房，这个过程只能返回60％的血液。其余的血液通过微小的血管直接进入心腔。

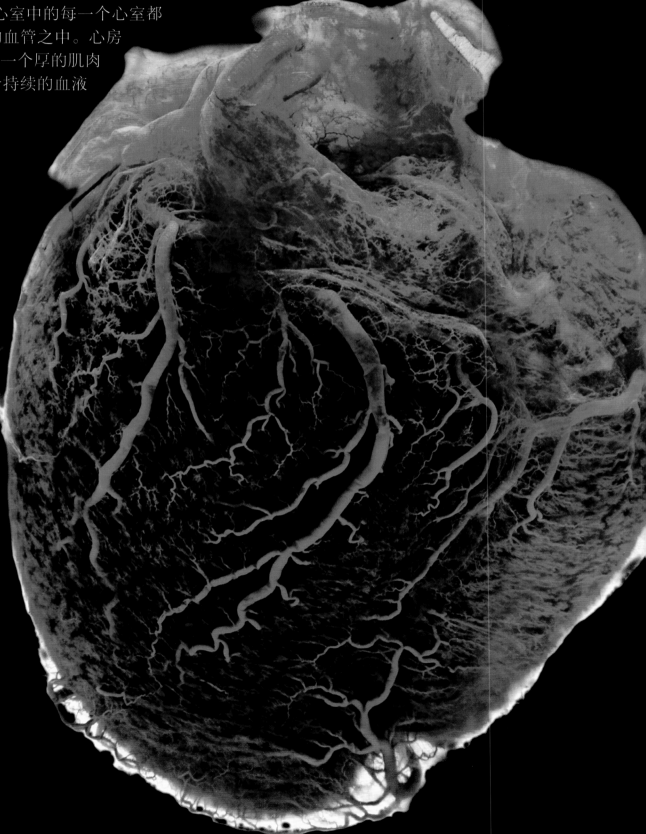

心脏瓣膜

"心弦"或称腱索是由胶原构成的稳定器。它们固定着封闭心房和心室之间通道的心瓣膜，它还将血液推向动脉之中。

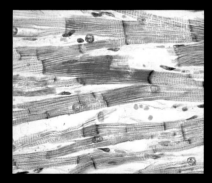

心肌

心脏中的肌纤维通过特殊连接相连。这些连接也被称作闰盘，在这张显微照片中，可见的深紫色线条就是闰盘。它们与肌纤维紧密地编织在一起，以方便神经冲动从纤维到纤维的传递。

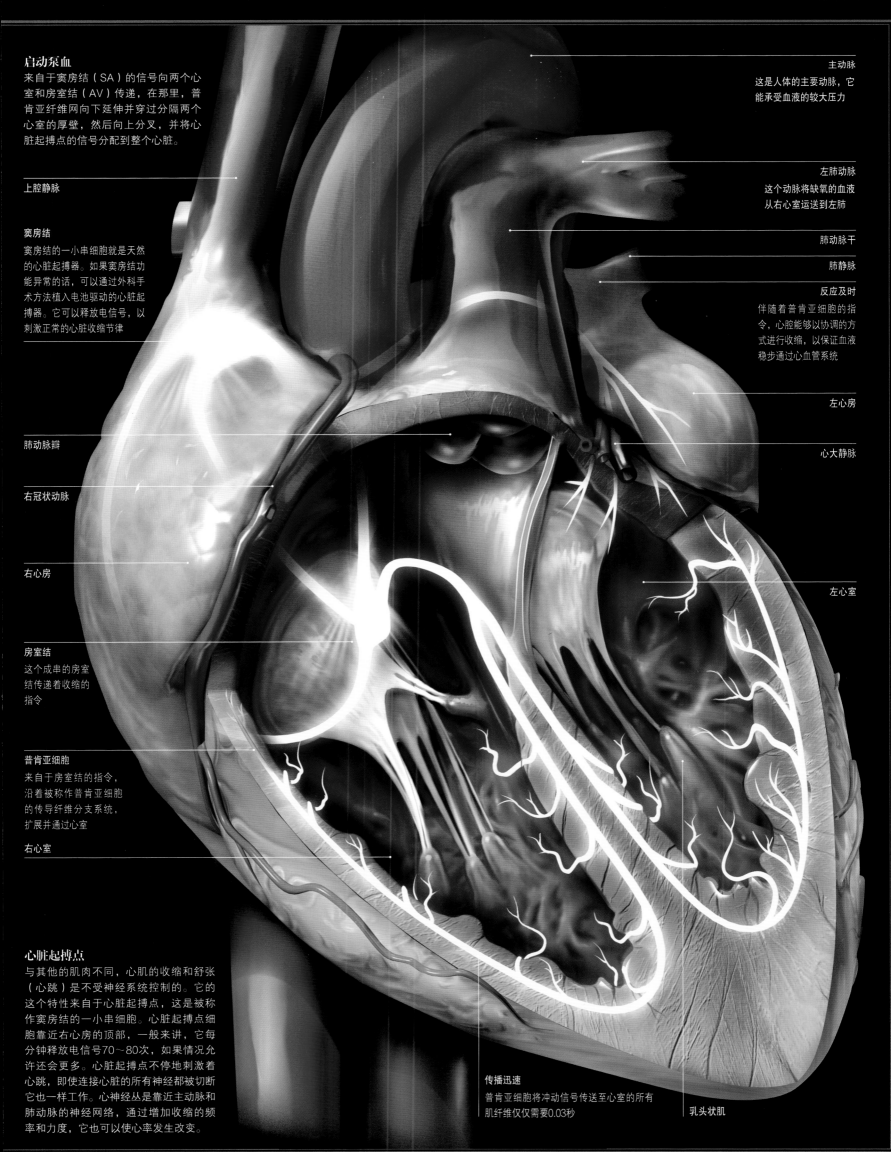

启动泵血

来自于窦房结（SA）的信号向两个心室和房室结（AV）传递，在那里，普肯亚纤维网向下延伸并穿过分隔两个心室的厚壁，然后向上分叉，并将心脏起搏点的信号分配到整个心脏。

上腔静脉

窦房结

窦房结的一小串细胞就是天然的心脏起搏器。如果窦房结功能异常的话，可以通过外科手术方法植入电池驱动的心脏起搏器。它可以释放电信号，以刺激正常的心脏收缩节律

肺动脉瓣

右冠状动脉

右心房

房室结

这个成串的房室结传递着收缩的指令

普肯亚细胞

来自于房室结的指令，沿着被称作普肯亚细胞的传导纤维分支系统，扩展并通过心室

右心室

心脏起搏点

与其他的肌肉不同，心肌的收缩和舒张（心跳）是不受神经系统控制的。它的这个特性来自于心脏起搏点，这是被称作窦房结的一小串细胞。心脏起搏点细胞靠近右心房的顶部，一般来讲，它每分钟释放电信号70～80次，如果情况允许还会更多。心脏起搏点不停地刺激着心跳，即使连接心脏的所有神经都被切断它也一样工作。心神经丛是靠近主动脉和肺动脉的神经网络，通过增加收缩的频率和力度，它也可以使心率发生改变。

主动脉

这是人体的主要动脉，它能承受血液的较大压力

左肺动脉

这个动脉将缺氧的血液从右心室运送到左肺

肺动脉干

肺静脉

反应及时

伴随着普肯亚细胞的指令，心腔能够以协调的方式进行收缩，以保证血液稳步通过心血管系统

左心房

心大静脉

左心室

传播迅速

普肯亚细胞将冲动信号传送至心室的所有肌纤维仅仅需要0.03秒

乳头状肌

心动周期

在一天的时间里，心脏要跳动10万次——在人的一生中平均要跳动26亿次或更多。每一次跳动都是一次快速地收缩和舒张过程，首先是在心房中，然后是在大的心室中。这个连续的心动周期需要的时间不到一秒。来自心脏自身的电信号刺激着收缩，然后又短暂关闭并又重新开始。这些阶段的医学名词叫作心肌收缩和心肌舒张。心肌收缩的运动可以产生熟悉的用听诊器可以听到的"扑通、扑通"的心跳声。血压的测量情况也能反映心动周期的变化。血压显示的最高值就是收缩时的血压，当心室完全收缩时，血压值最大。最低值是舒张期的血压，也就是心肌放松时的血管压力值。

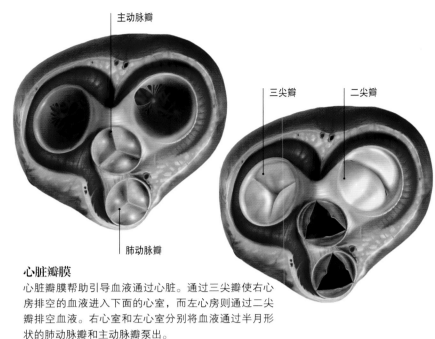

心脏瓣膜

心脏瓣膜帮助引导血液通过心脏。通过三尖瓣使右心房排空的血液进入下面的心室，而左心房则通过二尖瓣排空血液。右心室和左心室分别将血液通过半月形状的肺动脉瓣和主动脉瓣泵出。

心脏运动平板试验

进行运动量逐渐加大的运动时，通过对心脏的电活动进行监测，可以进行心脏负荷测试以衡量心脏的健康状况。安装在病人身上的传感器，可以体现心脏根据身体需求调节泵血输出量的能力。

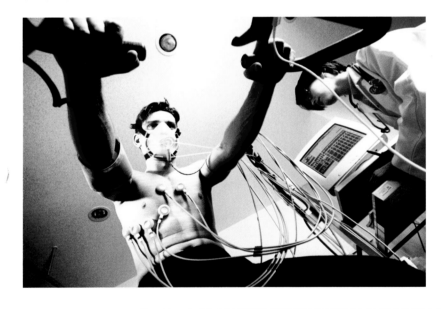

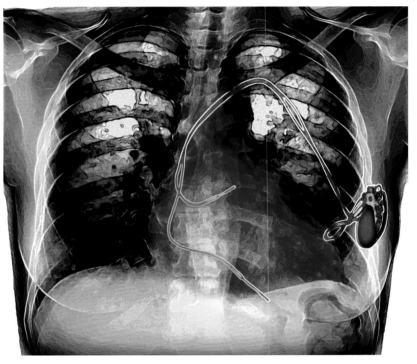

设置心跳速度

一串被称作窦房结的神经细胞构成了内置心脏"起搏点"。窦房结可以将启动、调节心跳的电子冲动传送出去。一个植入的电子心脏起搏器，大小就像怀表那么大，它能够刺激某种心律失常病人的心率，并使心率正常化。

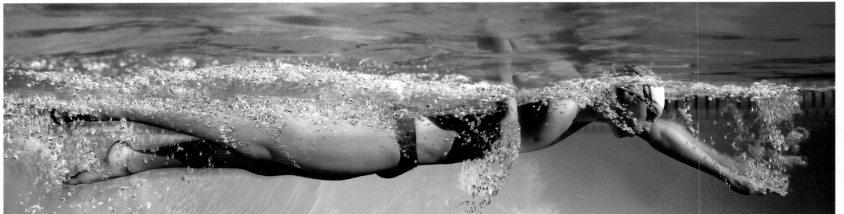

有氧运动

进行类似快走、慢跑或者游泳等活动超过20分钟以上就是有氧活动——心肌以一定的频率进行工作，促使循环系统保证充足的氧气供应。

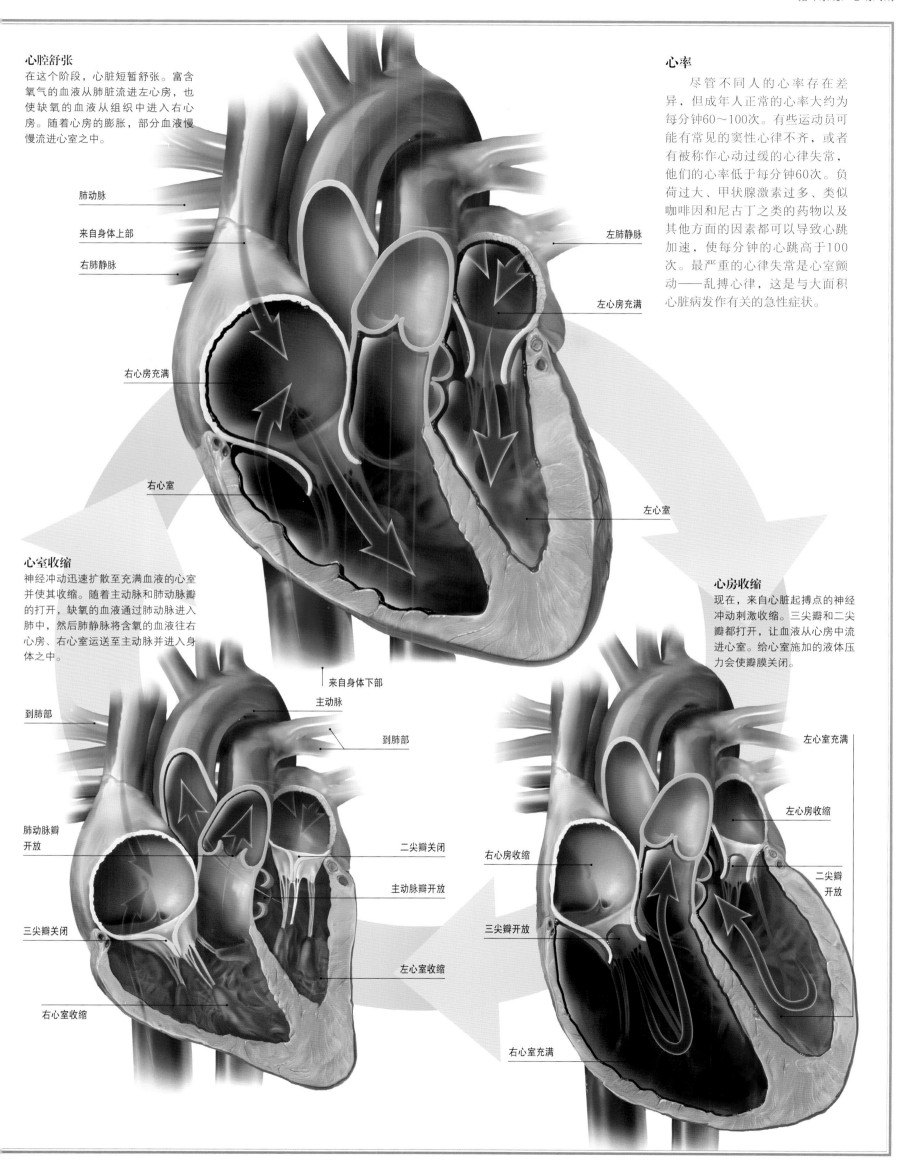

心腔舒张

在这个阶段，心脏短暂舒张。富含氧气的血液从肺脏流进左心房，也使缺氧的血液从组织中进入右心房。随着心房的膨胀，部分血液慢慢流进心室之中。

肺动脉

来自身体上部

右肺静脉

右心房充满

右心室

心率

尽管不同人的心率存在差异，但成年人正常的心率大约为每分钟60～100次。有些运动员可能有常见的窦性心律不齐，或者有被称作心动过缓的心律失常，他们的心率低于每分钟60次。负荷过大、甲状腺激素过多、类似咖啡因和尼古丁之类的药物以及其他方面的因素都可以导致心跳加速，使每分钟的心跳高于100次。最严重的心律失常是心室颤动——乱搏心律，这是与大面积心脏病发作有关的急性症状。

左肺静脉

左心房充满

左心室

心室收缩

神经冲动迅速扩散至充满血液的心室并使其收缩。随着主动脉和肺动脉瓣的打开，缺氧的血液通过肺动脉进入肺中，然后肺静脉将含氧的血液往右心房、右心室运送至主动脉并进入身体之中。

到肺部

肺动脉瓣开放

三尖瓣关闭

右心室收缩

来自身体下部

主动脉

到肺部

二尖瓣关闭

主动脉瓣开放

左心室收缩

心房收缩

现在，来自心脏起搏点的神经冲动刺激收缩。三尖瓣和二尖瓣都打开，让血液从心房中流进心室。给心室施加的液体压力会使瓣膜关闭。

左心室充满

左心房收缩

二尖瓣开放

右心房收缩

三尖瓣开放

右心室充满

血管

血管有5种类型，每种的结构都与其功能相适应。最大的是大动脉，具体包括主动脉、手臂上的肱动脉和大腿上的股动脉。为了保持心脏新泵出血液的压力，血管中既厚又有轻微弹性的管壁让这些血管能够收缩。动脉又被分成小而细的小动脉，它的壁稍微薄一点，因此其收缩和舒张更加容易。小动脉是人体血液流动的主要承担者，可以通过它们内部直径的扩大和缩小来调整进入组织的血量。来自小动脉的血液分散进入毛细血管，使血液更加接近每个人体细胞，以满足类似氧气和废物等物质传递或运出的需要。血液从毛细血管进入几乎同样细小的微小静脉，这些微小静脉逐渐汇合成中静脉、大静脉，最后将血液注入心房。

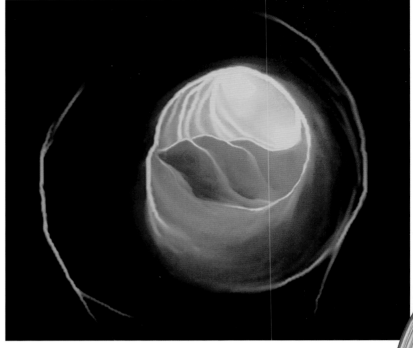

堵塞血管的斑块
动脉内壁的隆起部分是多脂肪的胆固醇斑块，它形成的部分原因是血管发炎。许多心脏病的发生都是由这样的小斑块限制了冠状动脉血液的流动造成的。

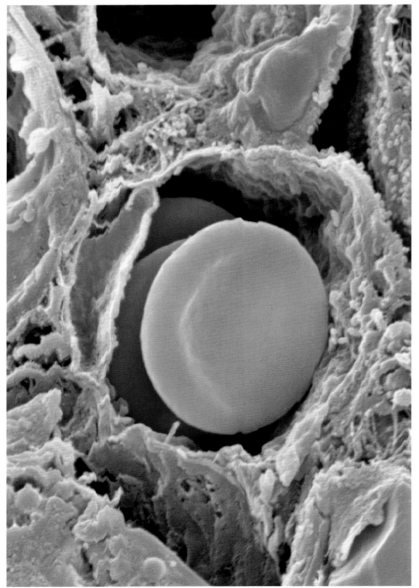

线状的毛细血管
毛细血管是最小、数量最多的血管，有许多物质都可以很容易地穿过它的薄管壁。它的内部空间非常狭窄，以至于红细胞常常必须逐个依次通过，正像这张图片显示的那样。

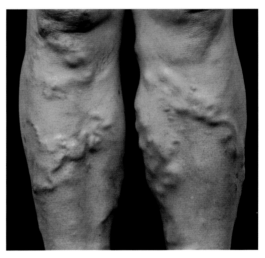

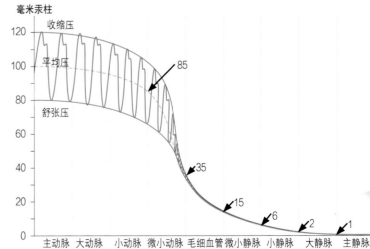

瓣膜功能障碍
静脉曲张是静脉瓣膜变弱使血液慢慢积累导致血管壁过度拉伸造成的。由于怀孕或肥胖使腿承受的压力过大会导致静脉曲张，另外，在坚硬的地面站立、行走或跑步数小时也会导致此病的发生。

毫米汞柱

收缩压
平均压
舒张压

120
100
85
80
60
40
35
20
15
6
2
1
0

主动脉　大动脉　小动脉　微小动脉　毛细血管　微小静脉　小静脉　大静脉　主静脉

血压的变换
主动脉的血压是最高的，但随着血液向前流进小动脉和毛细血管，血压会随之下降。当血液流进静脉并返回心脏时，血压只相当于开始血压很小的一部分。

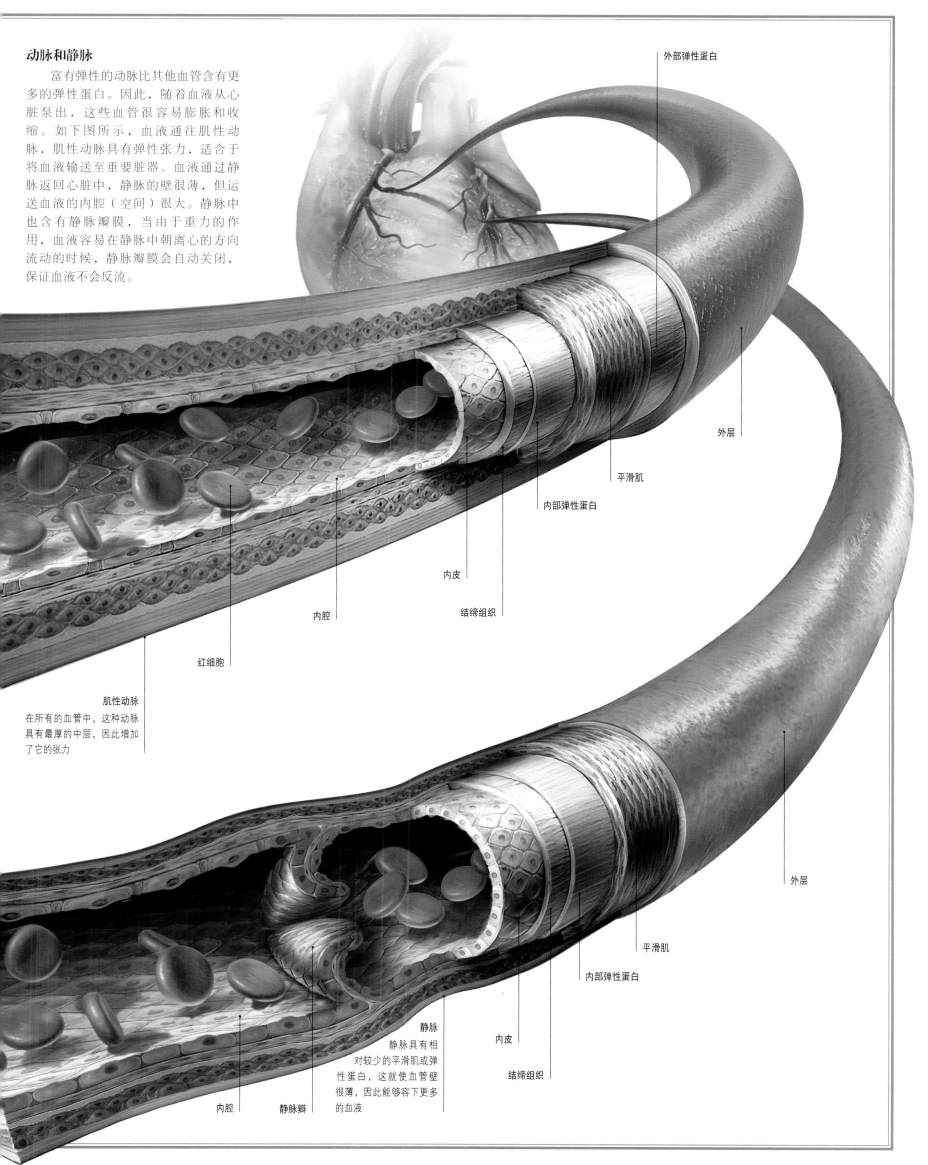

动脉和静脉

富有弹性的动脉比其他血管含有更多的弹性蛋白。因此，随着血液从心脏泵出，这些血管很容易膨胀和收缩。如下图所示，血液通往肌性动脉，肌性动脉具有弹性张力，适合于将血液输送至重要脏器。血液通过静脉返回心脏中，静脉的壁很薄，但运送血液的内腔（空间）很大。静脉中也含有静脉瓣膜，当由于重力的作用，血液容易在静脉中朝离心的方向流动的时候，静脉瓣膜会自动关闭，保证血液不会反流。

外部弹性蛋白

外层

平滑肌

内部弹性蛋白

内皮

结缔组织

内腔

红细胞

肌性动脉

在所有的血管中，这种动脉具有最厚的中层，因此增加了它的张力

外层

平滑肌

内部弹性蛋白

内皮

结缔组织

静脉

静脉具有相对较少的平滑肌或弹性蛋白，这就使血管壁很薄，因此能够容下更多的血液

内腔

静脉瓣

血液的组成

　　成年人体内平均含有6夸脱（约5.6升）血液，它在人体内每分钟循环3次。因为血液既要将氧气、营养物质、激素和其他物质带到细胞，还要将细胞代谢的废物源源不断地运离细胞，因此有一个较大的血液循环流量是非常关键的。血液也负责将热量从内部器官带进带出，从而维持正常的核心温度。从量上看，血液的一半都差不多是血浆，血浆是水分和各种蛋白质的混合物。红细胞将氧气运遍全身，它是血液中数量最多的血细胞。全血中还含有帮助血液凝结的血小板，以及不同类型的白细胞。尽管不同类型的白细胞只占全血的1%，但它们是免疫系统的重要组成部分。

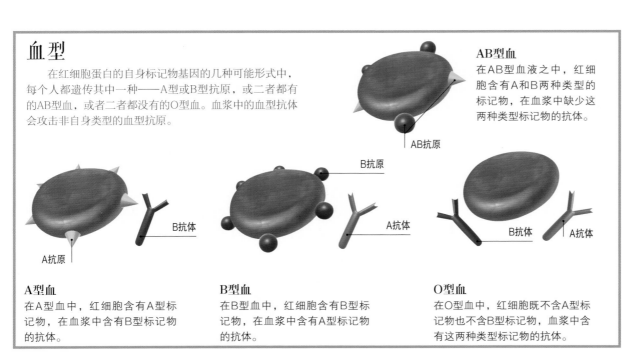

血型

　　在红细胞蛋白的自身标记物基因的几种可能形式中，每个人都遗传其中一种——A型或B型抗原，或二者都有的AB型血，或者二者都没有的O型血。血浆中的血型抗体会攻击非自身类型的血型抗原。

AB型血
在AB型血液之中，红细胞含有A和B两种类型的标记物，在血浆中缺少这两种类型标记物的抗体。

　AB抗原

　　B抗原

　　　B抗体

　　　　A抗原

A型血
在A型血中，红细胞含有A型标记物，在血浆中含有B型标记物的抗体。

B型血
在B型血中，红细胞含有B型标记物，在血浆中含有A型标记物的抗体。

　　B抗体　A抗体

O型血
在O型血中，红细胞既不含A型标记物也不含B型标记物，血浆中含有这两种类型标记物的抗体。

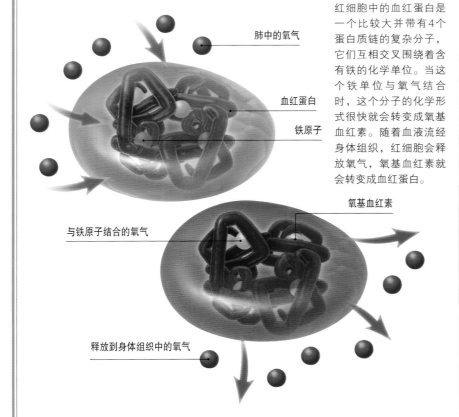

肺中的氧气

血红蛋白

铁原子

与铁原子结合的氧气

氧基血红素

释放到身体组织中的氧气

血红蛋白
红细胞中的血红蛋白是一个比较大并带有4个蛋白质链的复杂分子，它们互相交叉围绕着含有铁的化学单位。当这个铁单位与氧气结合时，这个分子的化学形式很快就会转变成氧基血红素。随着血液流经身体组织，红细胞会释放氧气，氧基血红素就会转变成血红蛋白。

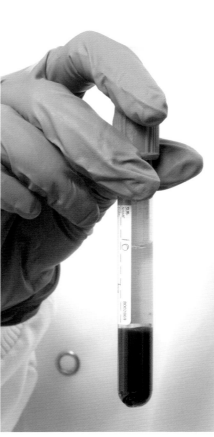

血液的分离
当实验室技术人员利用抗凝因子对样本进行处理，然后在离心分离机上高速旋转时，我们就可以看到全血的不同成分。浅黄色的血浆就会升到顶部，而深色的红细胞和血小板就会落到底部。两者之间是一薄层白细胞。

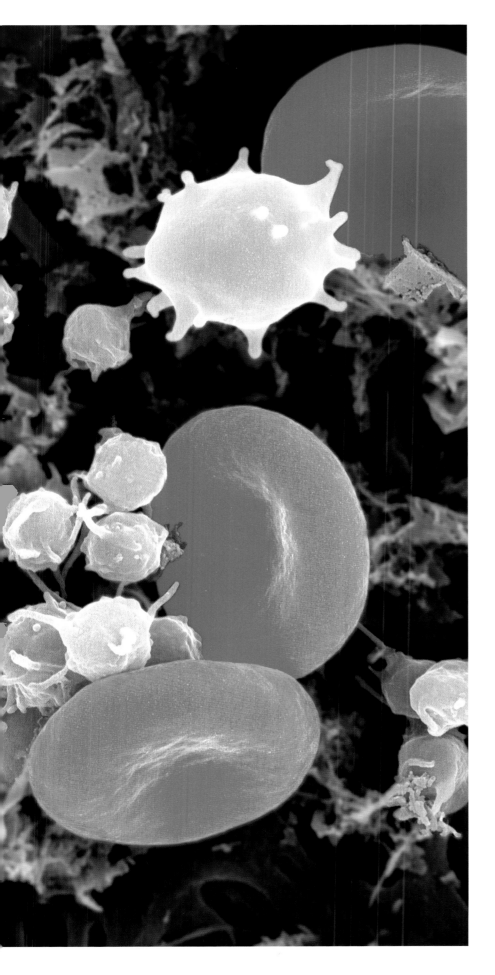

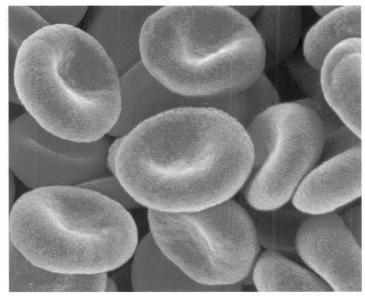

红细胞

红细胞就像一个两面深凹的深红色盘子。包围它的是与氧气结合而又富含铁原子的血红蛋白，它们的主要作用只有一个，就是携载肺中的氧气，并将它运送到组织。红细胞的寿命大约为4个月。

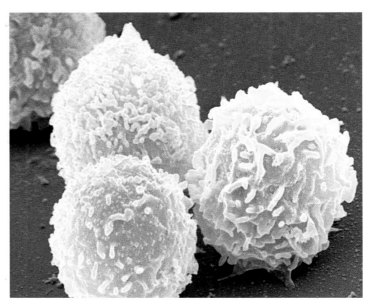

白细胞

白细胞专门行使身体防御保护功能。有些类型的白细胞例如淋巴细胞，可以抵御类似细菌、病毒和寄生虫的威胁。其他类型的白细胞可以清除垃圾和外来物质。某种类型的白细胞几天之后就会死亡并更新，而其他类型的白细胞却可以工作很多年。

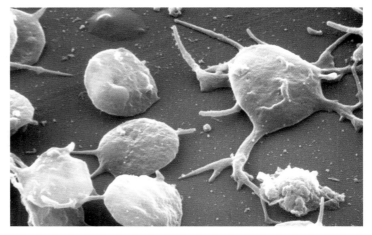

血小板

血小板是骨髓中前体细胞脱落的锯齿状碎片。它们栓塞在血管的小裂口之中，以促进血液凝结。血小板只能存活大约一周的时间，但会经常更新，而且在一定时间内血液中大约有几百万血小板始终处在循环之中。

血液的红色

　　血液是血浆和血细胞的微红色混合物，但随着血液循环红色会随之改变。刚刚通过肺毛细血管的血液是鲜红色的，因为红细胞中的血红蛋白充满着氧气。随着红细胞将氧气释放到组织之中，血红蛋白中结合的氧气显著减少，血液的颜色会变深——所以腕部区域的静脉看起来呈现蓝色。

凝血

突然而又大范围的血液凝集，显然是医疗急症，但每天发生的不太剧烈又常常隐藏的损伤，也是对循环系统的威胁。人体内的小血管是极度脆弱的，割、抓、打、剧烈的运动，甚至日常的活动，都会撕裂它们。这些看起来很小的损伤对于身体也是一种威胁，因为当人体损失大量的血液时，组织和器官有可能受损甚至死亡，整个循环系统也会出现故障。幸运的是，被称为"止血法"的几种生理机制会迅速行动，止住小血管的流血，无论是体内的还是表面的流血都可止住。它们慢慢地停止了流血，如果必要的话，它们还会形成被称作血凝块的天然的"水坝"。当血管的裂口很大、很多时，一般来讲，血块不能止住流血。这就需要通过缝合和包扎的方式控制出血，再通过长期修复机制使伤口愈合。

为什么血液会凝成块?

血液凝块是一系列复杂而又协调的化学反应的最终结果。被叫作凝血因子的蛋白质在血液中循环，它也可通过受伤的细胞释放出来。当一个小血管被撕裂或刺破时，大量的凝血因子会在凝血酶和被称作纤维蛋白原的一种血液蛋白之间产生相互作用，最后形成凝块。遗传性血友病患者缺少其中常见的一种凝血因子，所以他们的血液不能正常凝结。通常采用注射补充缺失的凝血因子来治疗此病，对潜在的致命性流血会起到一定的控制作用。

凝血的过程

当一个小血管破裂时，血管壁会收缩以减少血液的流动，另外，血小板会形成一个"栓子"。下一步，凝血酶对血液蛋白纤维蛋白原产生作用。之后，纤维蛋白原分子形成一个"网"，来捕获血细胞，以形成一个浓密而又黏稠的结块。

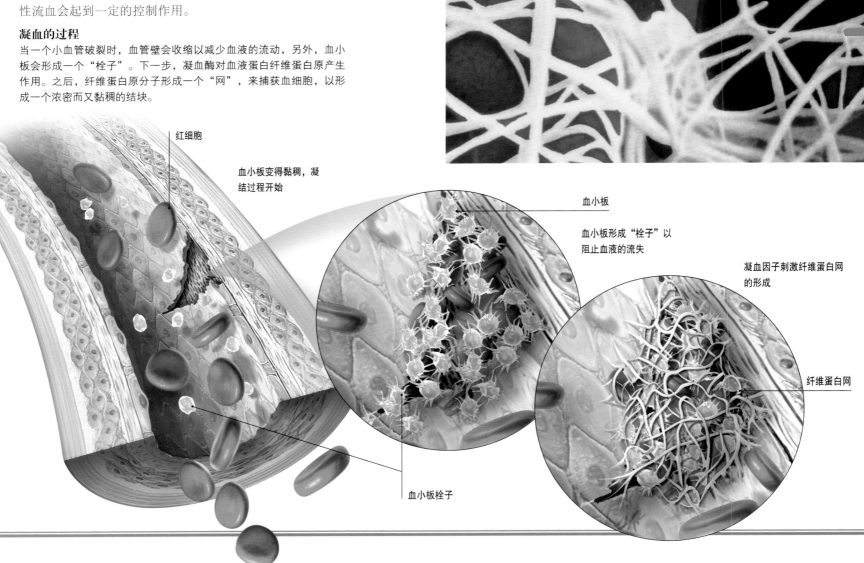

红细胞

血小板变得黏稠，凝结过程开始

血小板

血小板形成"栓子"以阻止血液的流失

凝血因子刺激纤维蛋白网的形成

纤维蛋白网

血小板栓子

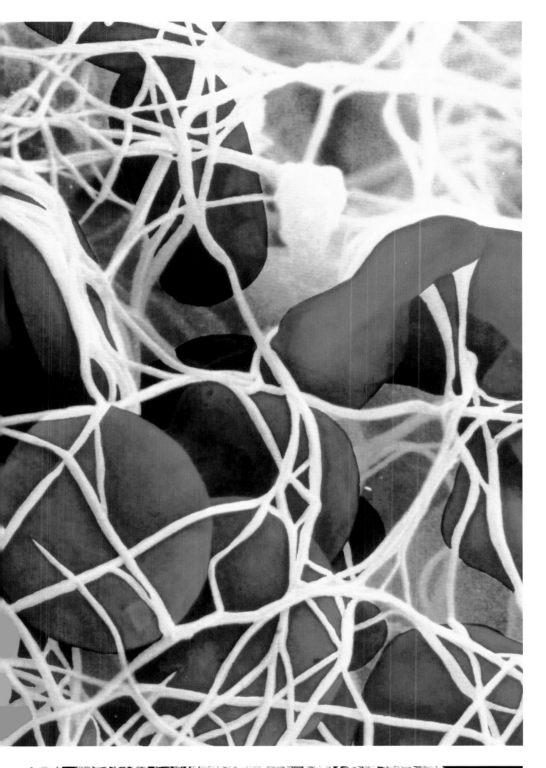

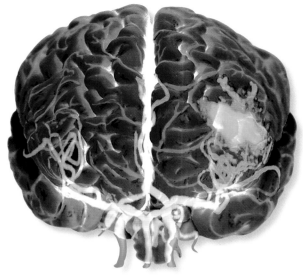

大脑内部的出血

大脑中的血管破裂会导致脑出血，上图显示的是病人大脑左半球的出血状况。脑出血或凝固（大脑中血液的异常结块）都会导致脑部损伤或者中风。

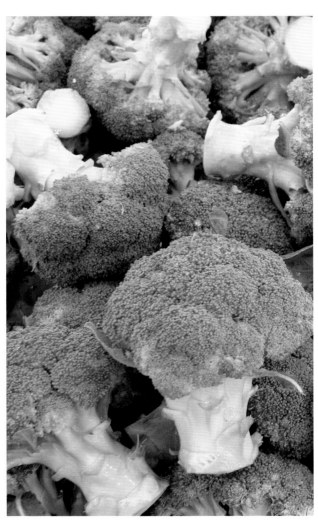

维生素K

肝细胞利用维生素K产生几种凝血因子。有益的肠道细菌通常能够产生充足的维生素K以满足体内的需要，对于肝病、血友病或其他健康问题的患者适当地补充维生素K也是必要的。绿色蔬菜像西兰花也含有这种维生素。

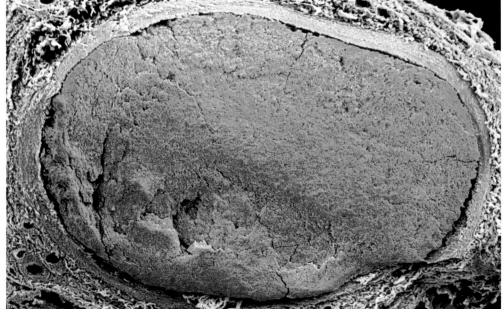

血栓形成

未受损的血管中形成的血凝块叫作血栓，它可以引起被称作血栓形成的危险性堵塞。对血液循环的限制，会导致受损组织功能异常或者死亡。许多心脏病发作都是由于为心肌供血的血管的一处或多处血栓造成的。

血液疾病

血液遍流全身，它还运送着氧气、营养物质以及其他物质。当红细胞不能正常工作时，必然会影响到所有身体组织和器官。有两种隐袭性的血液障碍包括缺铁性贫血和恶性贫血，这两种疾病都是由于饮食中维生素B$_{12}$不足造成的。这两种血液疾病以及镰刀型细胞贫血症这种遗传性疾病都使血液运送氧气的能力下降，有时甚至到了特别危险的程度。有些疾病会侵袭所有类型的血细胞，也包括正常凝血所需要的血小板。如果不采取迅速的治疗措施，那么被称作白血病的血癌就会对骨髓制造适量健康血液细胞的能力造成破坏，这必然是致命性的疾病。而更加急性的致死性疾病就是败血症。败血症的发病原因是病原菌进入血液然后又迅速加倍复制。

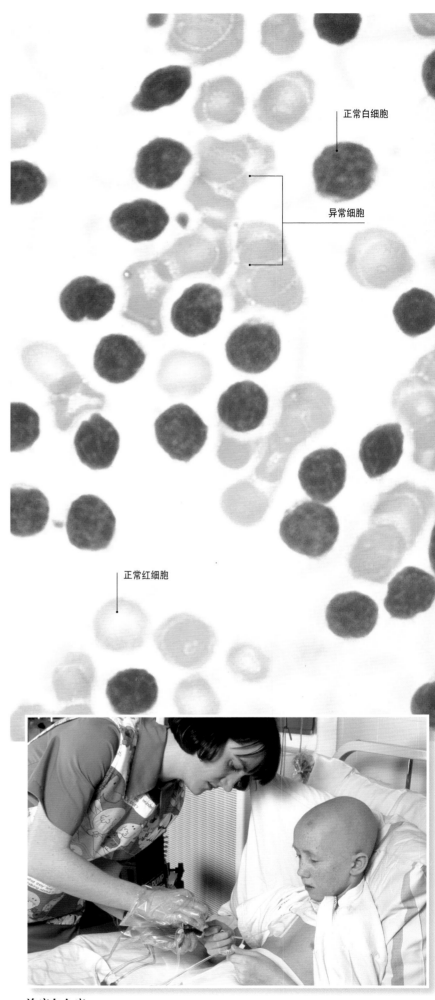

正常白细胞

异常细胞

正常红细胞

镰刀型细胞贫血症

在镰刀型细胞贫血症中，血液中的血红蛋白是异常的。受影响的红细胞呈镰刀形状并过早死亡。具有这种完全型疾病的病人从他的父母那里都遗传了这种有缺陷的基因，由于贫血对主要器官造成损害，因此病人感觉非常痛苦。而对于那些只遗传了父母一方异常基因的病人症状会缓和一些，这种基因同时携带了对疟疾的抵抗性。镰状细胞基因在西非、地中海和亚洲的热带地区人群中最为常见——这些地区都是疟疾最流行的地区。

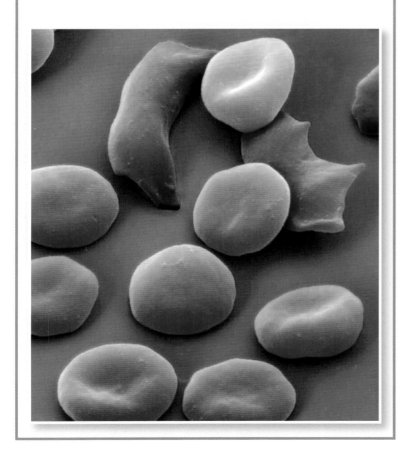

治疗白血病
白血病的治疗方法具体包括化学疗法以及针对骨髓移植的辐射治疗，还有服用能够增强病人免疫反应的治疗因子的方法。在治疗过程中，医生所考虑的某些因素还包括病人的年龄、白血病的类型以及是否扩散到了脑脊液。

白血病细胞

在白血病中，白细胞变成了癌性的细胞。髓细胞白血病导致原始粒细胞受损；而淋巴细胞型白血病导致淋巴细胞受损。随着异常细胞在骨髓中成倍增加，它们会击败健康的细胞。由于缺少充足而又正常的白细胞和血小板，病人很容易发生感染并出现内部出血的现象。红细胞供应的逐渐减少诱发贫血以及其他问题的出现。急性白血病发展非常迅速，很快出现盗汗和极度疲劳的症状。在另外一种情况下，还有一种慢性白血病，发展非常缓慢。

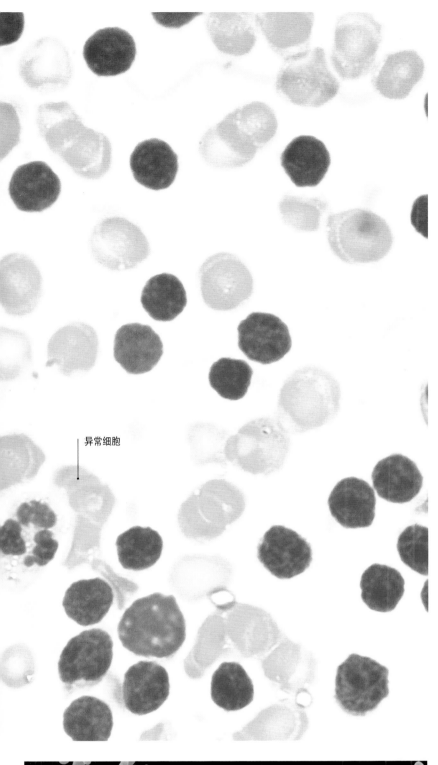

异常细胞

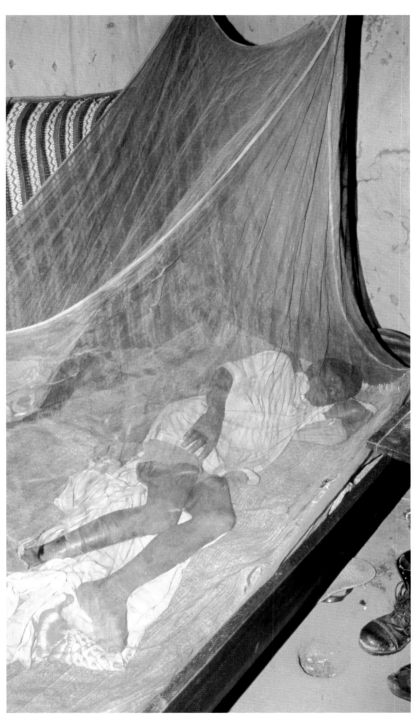

疟疾

蚊子会传播导致疟疾的病原体，每年全世界有一亿多人会患上疟疾。疟原虫栖息在红细胞中并最终将红细胞破坏，导致浑身发抖、发热、大汗淋漓和寒战等症状的出现，对于许多病人来讲，药物治疗很不稳定，而且成本高昂。疟疾常见的并发症包括贫血和终身复发。增加抗疟疾类药丸的服用或者使用蚊帐都能减少疟疾的暴发。

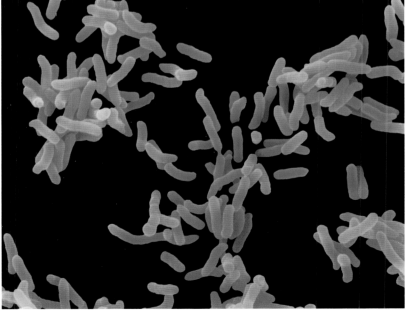

血液中的细菌

这张图片中的细菌在它们通过伤口或类似细菌性脑膜炎的感染进入血液中时就可能会导致败血症。这种微生物或它们的毒素会导致败血作用，也就是涉及无法控制感染和毛细血管血液凝结之类的免疫性反应。比较幸运的病人，可以通过强力的静脉抗菌治疗治愈。

血管损伤

　　阻止和阻碍身体血液运输通道的疾病会使血液不能有效地流向组织和器官。这种对正常血液循环的负面影响，称作外周血管病（PVD），它常常使人非常痛苦，也限制了保持身体健康和身体功能方面所需的血液供应。外周血管病的最常见原因是动脉硬化或者叫作动脉粥样硬化。随着脂质斑块在血管壁中的形成，动脉变得狭窄。久而久之，疤痕样的钙化样病变进一步发展，就使得动脉血管壁的弹性降低。这些斑块会影响到心脏、大脑以及其他部位的血管，而且血液供应的减少会使细胞缺氧。如果腿部血管受到了严重的影响，就会导致很多组织死亡，只有通过切除的方法才能挽救病人的生命。许多与衰老相关的变化，例如血液向脑部流量的减少，都反映了外周血管病逐渐发展的结果。

隐形杀手

　　慢性高血压或者高血压是一种隐形的杀手。除了表现为头部钝痛之外，许多高血压病人都不会意识到自己的病况。随着时间的推移，血管壁、肾脏和心肌都会受到危害。高血压是脑出血中风的主要原因，其原因就是大脑中的血管破裂。通常来讲，其发病因素并不是单一的，但过度肥胖、吸烟、精神压力以及家族病史都会增加患病的风险。

血管修复术

激光血管修复术是利用高能光束使小斑块蒸发消失。在球囊血管修复术中，通过导管将一个小的气囊插入被堵塞的血管中，使之膨胀并使脂质斑块变平。

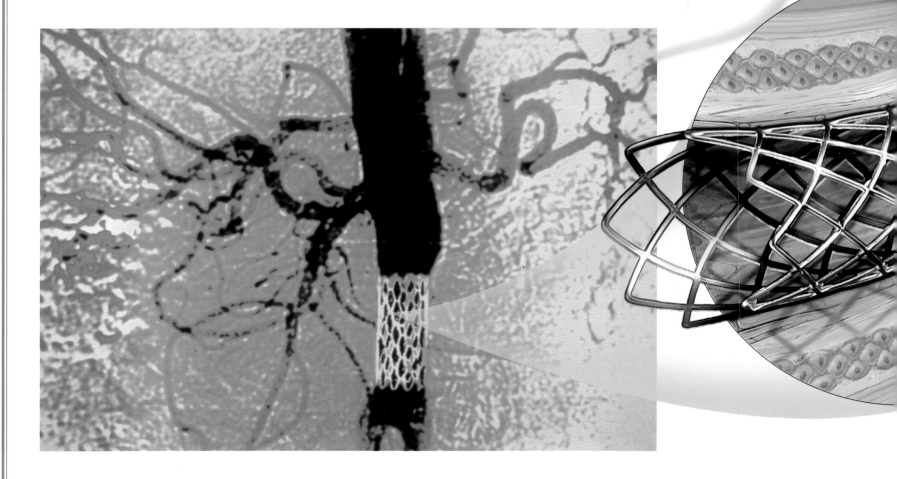

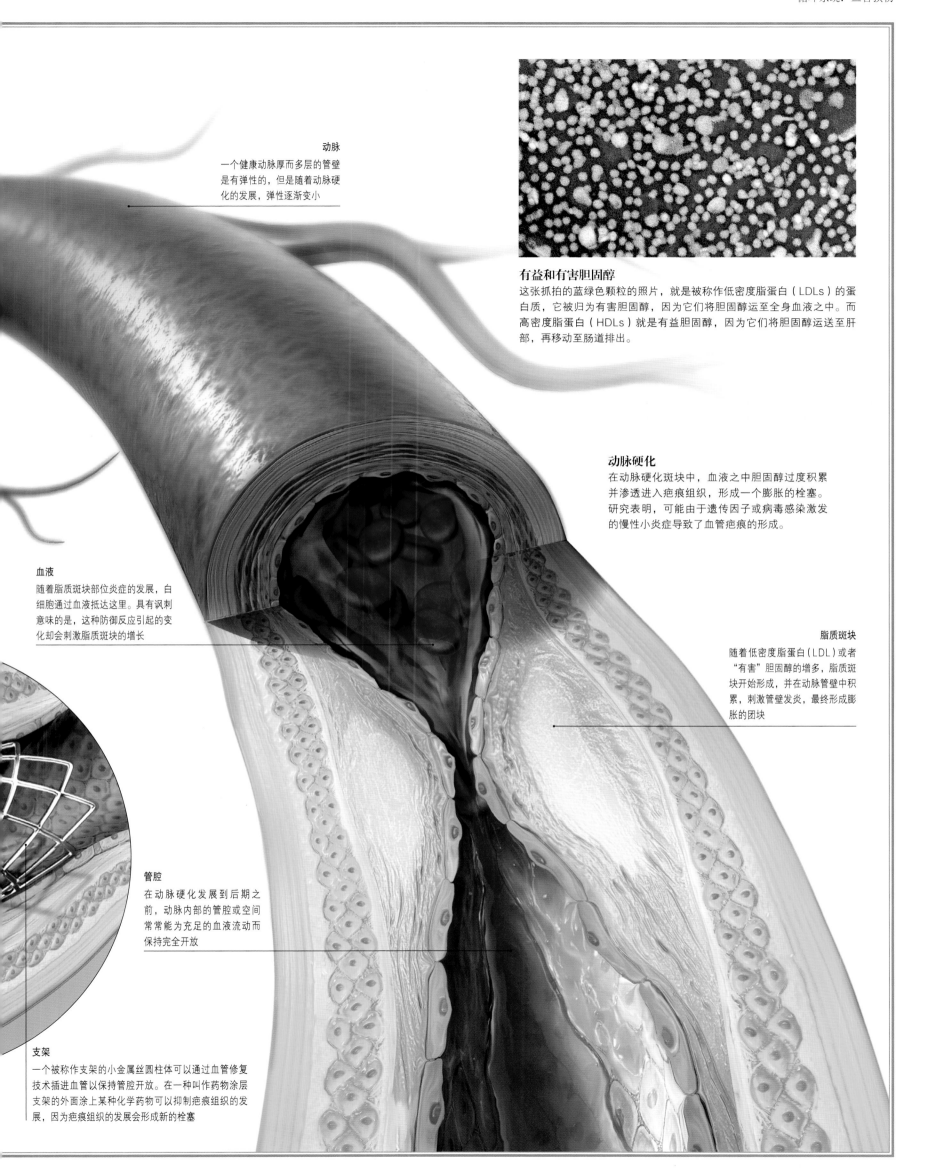

动脉
一个健康动脉厚而多层的管壁是有弹性的，但是随着动脉硬化的发展，弹性逐渐变小

有益和有害胆固醇
这张抓拍的蓝绿色颗粒的照片，就是被称作低密度脂蛋白（LDLs）的蛋白质，它被归为有害胆固醇，因为它们将胆固醇运至全身血液之中。而高密度脂蛋白（HDLs）就是有益胆固醇，因为它们将胆固醇运送至肝部，再移动至肠道排出。

动脉硬化
在动脉硬化斑块中，血液之中胆固醇过度积累并渗透进入疤痕组织，形成一个膨胀的栓塞。研究表明，可能由于遗传因子或病毒感染激发的慢性小炎症导致了血管疤痕的形成。

血液
随着脂质斑块部位炎症的发展，白细胞通过血液抵达这里。具有讽刺意味的是，这种防御反应引起的变化却会刺激脂质斑块的增长

脂质斑块
随着低密度脂蛋白（LDL）或者"有害"胆固醇的增多，脂质斑块开始形成，并在动脉管壁中积累，刺激管壁发炎，最终形成膨胀的团块

管腔
在动脉硬化发展到后期之前，动脉内部的管腔或空间常常能为充足的血液流动而保持完全开放

支架
一个被称作支架的小金属丝圆柱体可以通过血管修复技术插进血管以保持管腔开放。在一种叫作药物涂层支架的外面涂上某种化学药物可以抑制疤痕组织的发展，因为疤痕组织的发展会形成新的栓塞

心脏疾病

　　患病或受损的心脏不能有效地泵出血液。这个问题对其他器官和组织都将产生显著影响，因为它们都依靠循环的血液提供的氧气、营养物质、激素以及其他物质。通过心脏循环的血液也具有体内主要垃圾携带器的功能，它将二氧化碳以及蛋白质消化产生的尿液等物质运送到肺、肾脏或其他垃圾处理器官。因为这些功能是日常需要的，因此心脏功能的异常是人们可能经受的最严重、最可怕的健康问题之一。在心脏病发作或心肌梗死病人中，当血液供应被栓塞阻断的时候，部分心肌会出现死亡。其他常见的心脏疾病还有心脏瓣膜缺损以及由其他疾病的并发症引起的心衰等心脏功能失调等等。

心脏瓣膜缺损

　　心脏病发作的损害、感染以及先天或获得性的心脏缺陷，都有可能会使心脏瓣膜不能正常工作。无功能的瓣膜不能充分地关闭，因此使得血液又漏回泵血的心腔之中。钙化或其他一些因素，都能引起瓣膜的异常狭窄。这种缺陷通常需要进行外科手术治疗，否则就会导致为了泵出充足的血液而迫使心脏超负荷工作。

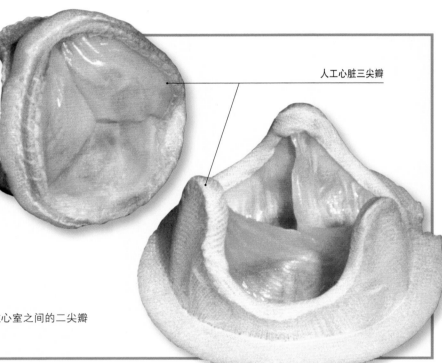

人工心脏三尖瓣

瓣膜置换
最常见的瓣膜置换手术是左心房和左心室之间的二尖瓣以及从左心室到主动脉的主动脉瓣。

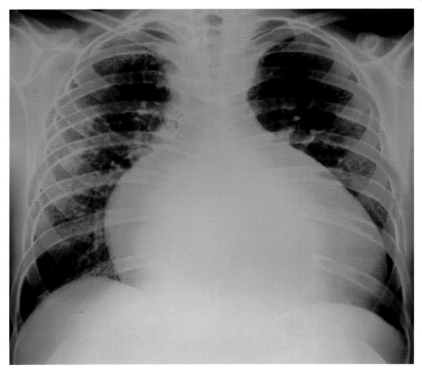

心衰
心衰是某些疾病的并发症，例如肥胖、肺病、慢性高血压或心脏病发作都会使心肌变弱而不能有效地泵出血液。压力过大的心脏会变大，正像这张彩色X射线图片显示的右侧的膨胀区域。

先天性心脏缺陷
瓣膜缺陷或者心壁某些部分的空洞，都是最常见的先天性心脏缺陷。通过听诊器可以查出心脏的杂音。有的几乎没有什么不良影响，但是心室之间的室间隔缺损需要外科手术予以修复。

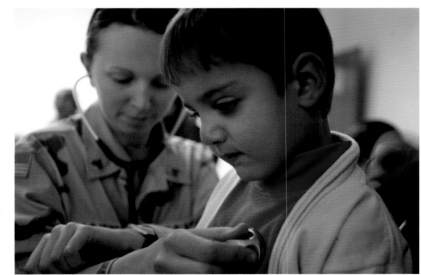

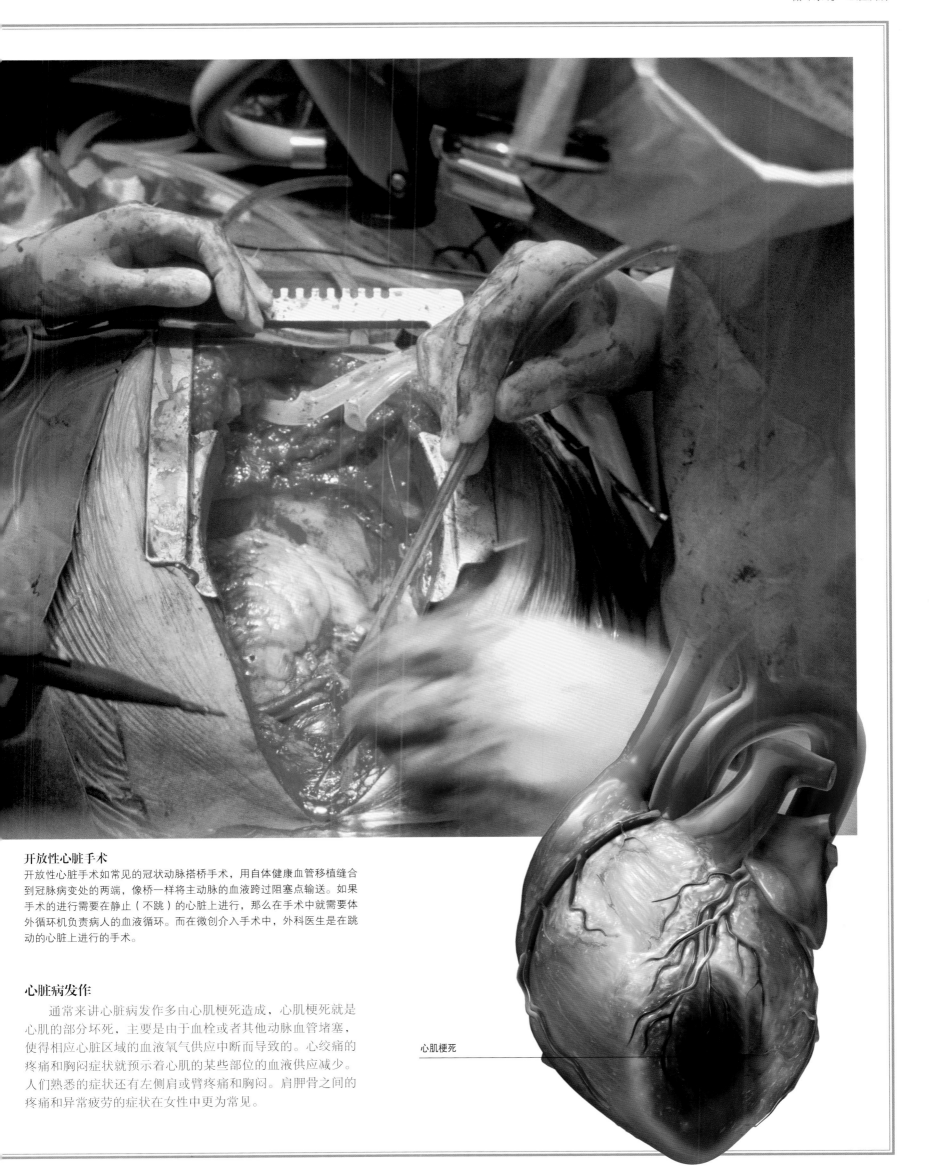

心肌梗死

开放性心脏手术

开放性心脏手术如常见的冠状动脉搭桥手术，用自体健康血管移植缝合到冠脉病变处的两端，像桥一样将主动脉的血液跨过阻塞点输送。如果手术的进行需要在静止（不跳）的心脏上进行，那么在手术中就需要体外循环机负责病人的血液循环。而在微创介入手术中，外科医生是在跳动的心脏上进行的手术。

心脏病发作

通常来讲心脏病发作多由心肌梗死造成，心肌梗死就是心肌的部分坏死，主要是由于血栓或者其他动脉血管堵塞，使得相应心脏区域的血液氧气供应中断而导致的。心绞痛的疼痛和胸闷症状就预示着心肌的某些部位的血液供应减少。人们熟悉的症状还有左侧肩或臂疼痛和胸闷。肩胛骨之间的疼痛和异常疲劳的症状在女性中更为常见。

呼吸系统

　　呼吸系统的作用就是将我们海绵状的、可以膨大的肺充满空气，并为氧气进入血液以及人体主要的代谢垃圾二氧化碳排出体外提供一个场所。这种气体交换的功能是非常重要的，如果停止几分钟大脑就会永久受损，除非呼吸恢复，否则大脑很快就会死亡。呼吸系统的上呼吸道有鼻、咽和喉部，它主要为空气进入气管提供通道。在环形软骨的支撑下，气管将空气传送到大支气管分叉的地方。在这个呼吸通道的分叉处，空气到达了它的目的地——肺。从这里向下就是所谓的"呼吸树"，它连续分支成更细的通道直至成串的极小肺泡。氧气跨过这些肺泡进入血液，二氧化碳从这些肺泡中呼出，生命得以维持。

呼吸系统的8个主要器官及其功能

鼻腔	接收吸入的空气
咽	吸入的空气进入气管/食物进入食道
喉	产生声音的地方
气管	通往支气管的空气通道
主支气管	有两个，分别通向左肺、右肺
支气管	通往肺脏内部的小空气通道
肺部	氧气和二氧化碳交换的地方
肺泡	氧气进入血液和二氧化碳排出体外的囊泡

气体交换

就像成串的微小空葡萄一样，肺泡是由花边状血管包围的成串囊泡。二氧化碳从小静脉向肺泡扩散，而吸入的氧气则向外跨出并进入毛细血管。

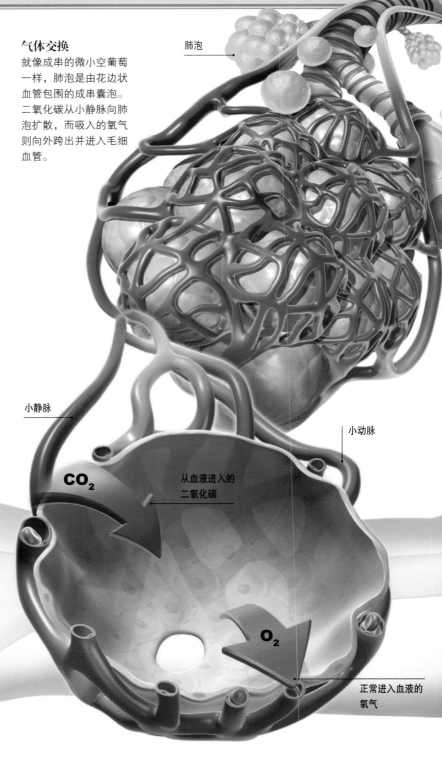

肺泡

小静脉

小动脉

CO_2

从血液进入的二氧化碳

O_2

正常进入血液的氧气

多功能横膈

横膈是拱形的骨骼肌，它分隔着胸腔和腹腔。横膈收缩和舒张的节律周期部分地承担着平静呼吸状态下的正常呼吸节律。横膈的收缩也能在呕吐时使得胃中的食物上行并排出体外，有时，对于大便和小便的排出也有一定的帮助作用。

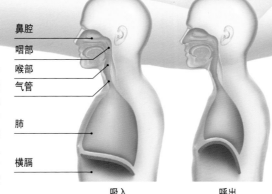

鼻腔
咽部
喉部
气管

肺

横膈

吸入　　　呼出

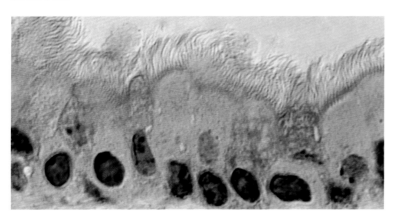

气道的整理

气道中覆被着上皮，其中还包括长有微小的毛发状凸起的纤毛细胞。这张照片显示的是支气管中的纤毛细胞。

发声和说话

　　人类大多数的说话声都发自于"声带"——对儿喉部韧带。从肺突然向外呼出的空气必须要通过声带之间被称作"声门"的开口。骨骼肌控制着开口的大小。当声门完全打开时，空气自由向外通过，但当声带变窄或关闭时，空气通过时就会震动，因此产生声波。舌头、上颚、牙齿和嘴唇就将声音加工成了单词，并可发出类似"咔嗒"和哑嘴声的特殊声音。

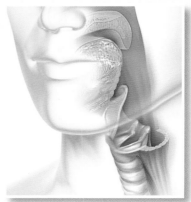

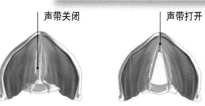

声带关闭　　声带打开

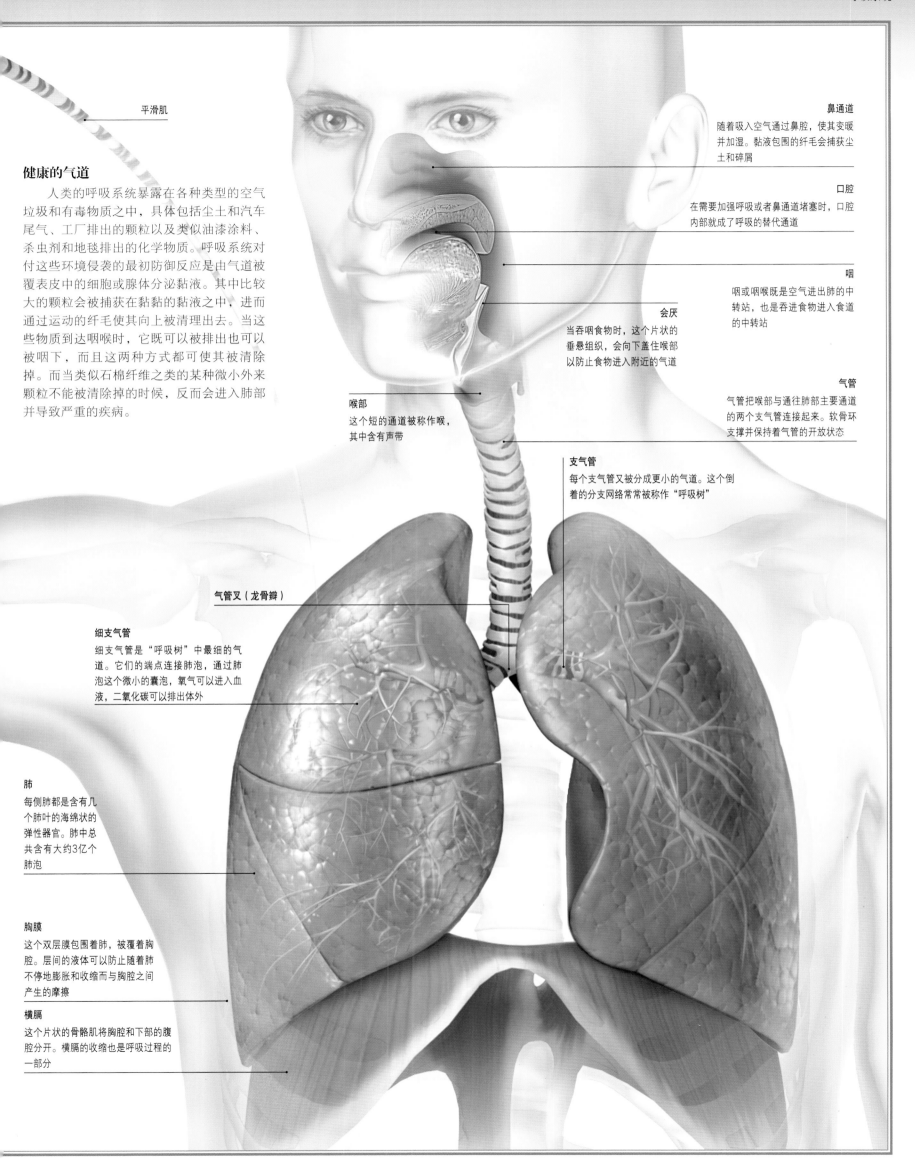

平滑肌

健康的气道

人类的呼吸系统暴露在各种类型的空气垃圾和有毒物质之中，具体包括尘土和汽车尾气、工厂排出的颗粒以及类似油漆涂料、杀虫剂和地毯排出的化学物质。呼吸系统对付这些环境侵袭的最初防御反应是由气道被覆表皮中的细胞或腺体分泌黏液。其中比较大的颗粒会被捕获在黏黏的黏液之中，进而通过运动的纤毛使其向上被清理出去。当这些物质到达咽喉时，它既可以被排出也可以被咽下，而且这两种方式都可使其被清除掉。而当类似石棉纤维之类的某种微小外来颗粒不能被清除掉的时候，反而会进入肺部并导致严重的疾病。

鼻通道
随着吸入空气通过鼻腔，使其变暖并加湿。黏液包围的纤毛会捕获尘土和碎屑

口腔
在需要加强呼吸或者鼻通道堵塞时，口腔内部就成了呼吸的替代通道

咽
咽或咽喉既是空气进出肺的中转站，也是吞进食物进入食道的中转站

会厌
当吞咽食物时，这个片状的垂悬组织，会向下盖住喉部以防止食物进入附近的气道

气管
气管把喉部与通往肺部主要通道的两个支气管连接起来。软骨环支撑并保持着气管的开放状态

喉部
这个短的通道被称作喉，其中含有声带

支气管
每个支气管又被分成更小的气道。这个倒着的分支网络常常被称作"呼吸树"

气管叉（龙骨瓣）

细支气管
细支气管是"呼吸树"中最细的气道。它们的端点连接肺泡，通过肺泡这个微小的囊泡，氧气可以进入血液，二氧化碳可以排出体外

肺
每侧肺都是含有几个肺叶的海绵状的弹性器官。肺中总共含有大约3亿个肺泡

胸膜
这个双层膜包围着肺，被覆着胸腔。层间的液体可以防止随着肺不停地膨胀和收缩而与胸腔之间产生的摩擦

横膈
这个片状的骨骼肌将胸腔和下部的腹腔分开。横膈的收缩也是呼吸过程的一部分

气体交换

仅仅在一分钟的正常呼吸之中，就有大约1加仑（约7.5升）的新鲜空气进入肺脏，向外排出的含有二氧化碳的空气量也基本相近。绝大多数人在一生中会呼吸5亿多次，每一次都在进行着气体的交换——氧气进入和二氧化碳排出。为了完成气体交换的任务，呼吸系统利用一个简单的物理规则。压力的改变就会导致气体从一处向另一处移动。当肺部扩张时，内部的压力会下降，因此新鲜的空气会进入肺脏。而当具有弹性的肺收缩时，二氧化碳会排出肺部。肺内部的氧或二氧化碳分压的压力差也使得氧气进入血液之中，并将废弃的二氧化碳压出体外。这个过程需要每种气体都溶解在水中，这些水覆盖在3亿个肺泡的薄壁内。

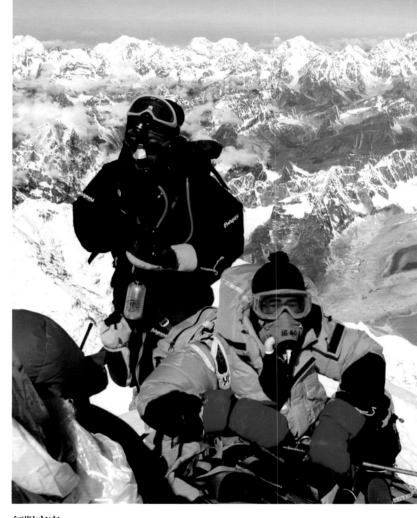

征服高度

在海平面上，空气中的氧气含量是21%，但是，海拔超过8000英尺（约2500米）以上时，氧气含量会急剧下降。没有充足的氧气，高海拔登山人员就面临着缺氧的危险——氧气的短缺会导致高空病，主要症状是头疼、呕吐以及危险的肺水肿和脑水肿。

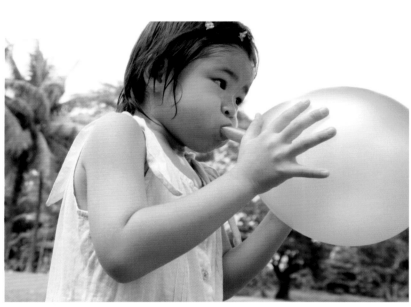

一次呼吸能呼吸多少空气？

正常的一次呼吸要吸入两杯（约475毫升）空气，呼出二氧化碳气体的体积也差不多。但当你故意使劲吹出大量空气使气球膨胀时，空气体积会被人为增加。

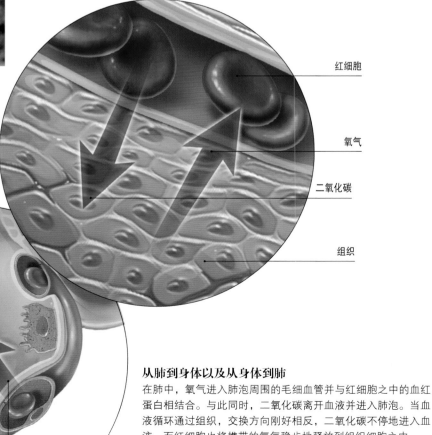

肺泡

红细胞

氧气

二氧化碳

组织

氧气

红细胞

二氧化碳

从肺到身体以及从身体到肺

在肺中，氧气进入肺泡周围的毛细血管并与红细胞之中的血红蛋白相结合。与此同时，二氧化碳离开血液并进入肺泡。当血液循环通过组织，交换方向刚好相反，二氧化碳不停地进入血液，而红细胞也将携带的氧气稳步地释放到组织细胞之中。

肺泡中的气体交换

　　与包围肺泡的毛细血管中正在流动的血液相比，进入肺中的空气含有更多的氧气以及更少量的二氧化碳。由于氧气和二氧化碳的流动仅仅需要遵循自然的压力梯度，因此上述的差异就使得气体交流变得非常简单。氧气的梯度差使得氧气从吸进的空气中流进肺部的毛细血管之中，并在那里与红细胞中的血红蛋白相结合。而二氧化碳的梯度差使得二氧化碳离开血液进入肺脏，并在此被排出体外。

最小的气道——细支气管

从气管的基部开始，气道多次分支形成一个倒着的"呼吸树"。在肺的深部是最细、最脆弱的分支，也就是细支气管，它将空气运进肺泡之中。细支气管壁的薄薄的平滑肌层能够进行收缩和舒张，以调整空气通过量的多少。

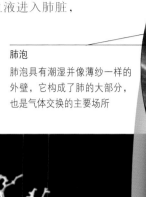

肺泡
肺泡具有潮湿并像薄纱一样的外壁，它构成了肺的大部分，也是气体交换的主要场所

呼吸控制

只要我们活着，就要不停地呼吸，这种永不停止的呼吸节律取决于大脑、肺以及其他器官运转的控制过程。一般来讲，人们不用刻意去呼吸。而是由来自脑干发布的自动指令调节着呼吸过程。这个过程看起来似乎是由于血液中氧含量下降激发了呼吸的脉冲，但事实上，身体跟踪的是二氧化碳的变化情况。颈部主动脉和颈动脉的感受器跟踪着二氧化碳含量。肺本身也对二氧化碳水平的变化比较敏感。如果呼出的太少，细支气管的管壁就会扩张，才能让更多的空气通过细支气管。肺的毛细血管也会舒张和收缩以使每时每刻的血液流量都能与吸入空气之中的氧气含量匹配。

移动空气的肌肉

当膈肌和肋间外肌使胸腔扩张时，肺也跟着膨胀。体积的增大使得肺内压力降低，所以外面的空气迅速涌了进来。而当呼吸肌收缩时，胸腔也跟着收缩，因此压力的加大就使得二氧化碳从肺中呼了出去。当人们大笑或抽泣时，就会在吸气之后跟随一系列的短促呼出。打嗝就是膈肌的间歇性的痉挛。

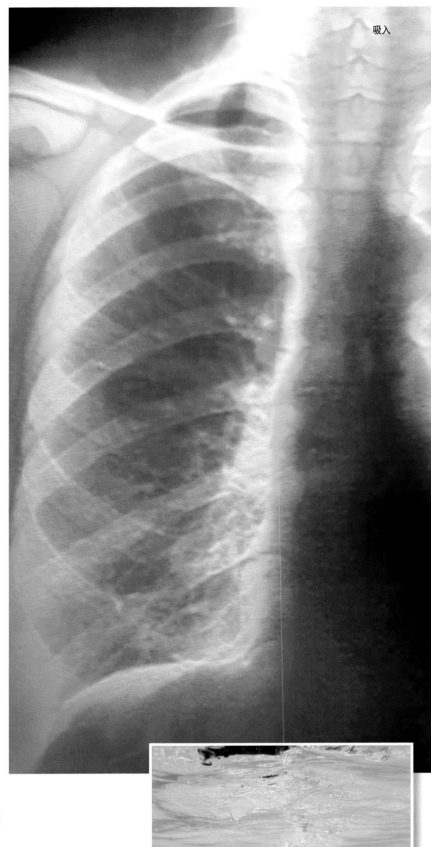

吸入

呼吸和大脑

遭受脑干损伤的病人如果没有呼吸机的帮助就会窒息。这是因为延髓和脑桥中的呼吸中枢管控着呼吸机能，它将神经冲动稳定传送至膈肌和胸腔肌。结果会产生空气的流进和流出，也就是生理意义上的"通气"。大脑也跟踪着脑脊髓液之中二氧化碳的含量和呼吸频率、深度的增加情况，如果必要会降低二氧化碳的水平。

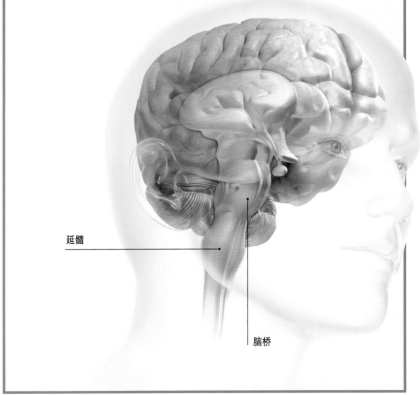

延髓

脑桥

屏住呼吸

在静止状态，绝大多数人仅仅可以屏住呼吸1～2分钟。一旦大脑呼吸中枢发现血液中的二氧化碳出现了危险性的增加，那么，对于吸气的神经指令就变得不可阻挡。

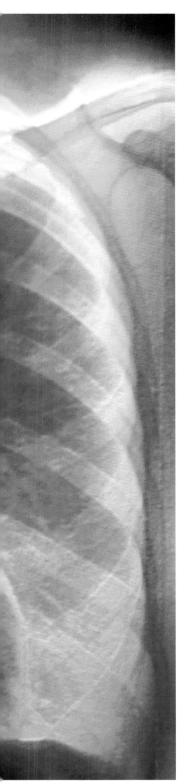

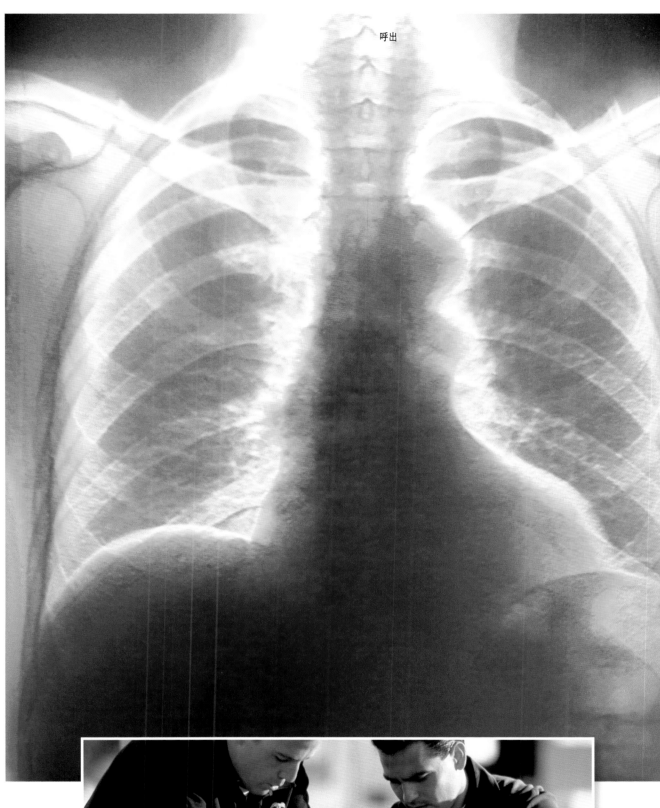

呼出

复苏
当人体停止呼吸时，就要依靠急救人员嘴对嘴的抢救或氧气面罩的使用来复苏。如果幸运，这种方法能够保持幸存者身体组织的氧气供应，直至恢复正常呼吸。

呼出

呼吸系统疾病与功能障碍

在正常情况下，随着肺部扩张，每分钟新鲜空气进入气道以及污浊空气排出体外12～15次。在平常，人们并不会注意到呼吸的过程，但遭到感染或呼吸系统疾病的干扰时，人们才会注意到它。对于病毒和细菌的防御反应会导致普通感冒的鼻塞和鼻通道肿胀，喉炎的刺激，以及支气管炎的咳嗽和哮喘。对于吸烟的人，支气管发炎会变成慢性疾病，并引起经常性的咳嗽及呼吸疾病。更严重的是哮喘，作为一种对于污染物或精神压力的过敏反应，它会带来一生的小麻烦，而且病人有时会发生窒息，需要看急诊。与其他方面的气道障碍疾病一样，哮喘也破坏了支气管的正常功能，支气管是一个宽阔而且有软骨支撑的气道，通常来讲，它负责让大量的空气进出肺脏。

普通感冒

比较轻微的呼吸道感染或普通感冒的病因是几百种不同的病毒病原。大概有一半的感冒是由鼻病毒、冠状病毒以及同类的病毒引起的。而许多感冒都是由其他不明确的病毒引起的。大部分感冒会持续7天左右的时间，而且都会产生比较熟悉的症状，如鼻塞、嗓子疼和头疼。众所周知，感冒病毒具有传染性，它很容易通过打喷嚏、咳嗽和纸巾等的污染物从一人传至他人。

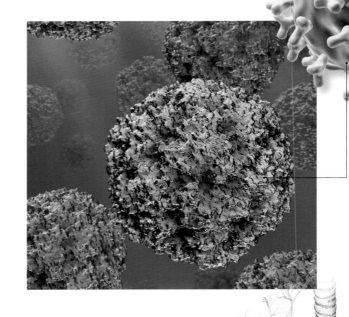

细胞感受器

典型的鼻病毒

支气管炎

这张光学显微照片显示了受慢性支气管炎影响的肺部组织的一个切面。这个支气管和连接支气管到肺脏的小支气管，可能是由于感染或吸烟导致了发炎，产生了能够刺激阵发性咳嗽的黏痰。服用抗生素可以防止感染向肺部扩展。

支气管炎
支气管炎引起的肿胀和黏液

上呼吸道感染

当病毒颗粒穿过覆盖表皮表面的黏液进入细胞时，上呼吸道就会出现病毒感染症状。这个过程通常需要2～4天的感冒潜伏期。

囊性纤维变性

囊性纤维变性（CF）是一种遗传性障碍疾病，它在欧洲裔的人群中最为常见。其他的具体影响还有：产生黏液的细胞功能失常，使得黏稠而干燥的黏痰堵塞气道。当细菌在黏痰中聚集时，就会引发严重的肺感染。囊性纤维变性不可治愈，最终会导致肺脏受损，但抗生素能够控制感染，另外，试验性治疗方案正在研究之中。病人可以接受物理疗法，具体包括拍打后背和胸部使黏液松散，以利排出。

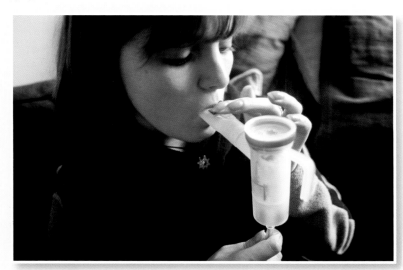

囊性纤维变性
这个年轻的囊性纤维变性病人正在接受一项实验，测试被称作$α_1$的一种蛋白质是否能够安全地减少对肺组织的损害。

扁桃体炎
扁桃体中的细胞会拦截微生物，使得微生物被覆盖，也使扁桃体感染并发炎

咽炎（嗓子疼）
绝大多数的嗓子疼都由病毒引起，但有一种细菌叫作化脓性链球菌，它引起的疾病通常被叫作脓毒性咽喉炎

喉炎
病毒或细菌的感染导致喉部发炎，使得声带不能像平常一样震动

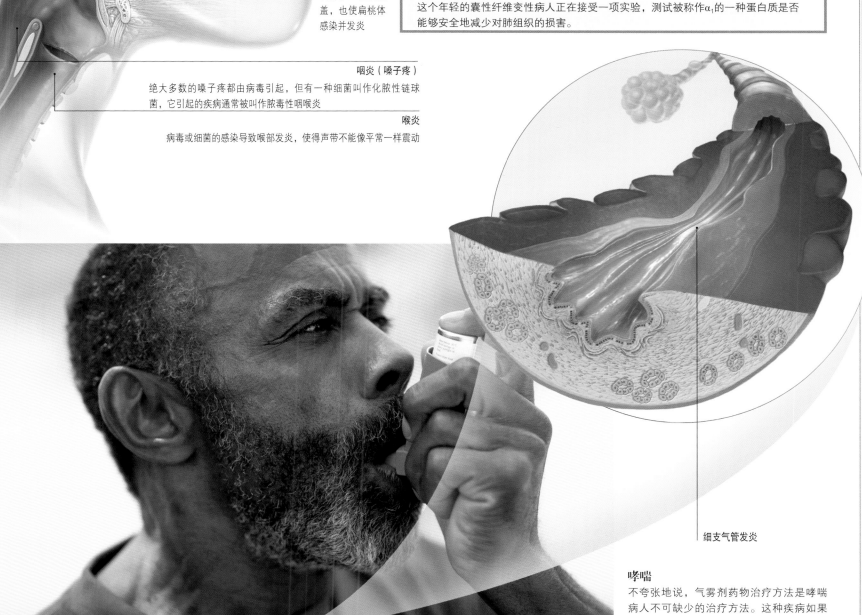

细支气管发炎

哮喘
不夸张地说，气雾剂药物治疗方法是哮喘病人不可缺少的治疗方法。这种疾病如果不给予及时治疗，支气管通道很快就会关闭，导致病人呼吸困难。

对肺脏的威胁

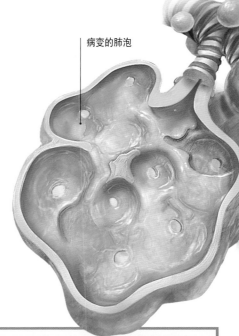

病变的肺泡

大约每天17000次，外部空气充满几千万个肺泡。肺泡是肺脏中极小的空气囊泡。除了空气中的氧气、氮气和其他气体之外，每一次呼吸过程都会吸入大量的细菌、病毒、真菌等病原微生物，工业污染物，香烟中的有毒物质以及类似的有害物质。所有这些吸入的刺激物都是刺激健康的肺泡数量急性或慢性大量减少的潜在威胁。健康肺泡的减少会严重限制肺脏摄取氧气并将它运送到血液之中以及将二氧化碳排出体外的能力。肺部疾病和障碍从可以治愈的肺炎和肺结核到潜在的致命癌症，再到严重损害身体的肺气肿和间皮瘤。肺气肿和慢性支气管炎的混合发病已经成了越来越流行的肺部疾病，它被称作慢性阻塞性肺病（COPD）。

吸烟的危险

香烟中含有已知的致癌物和毒素的混合物。直接吸烟或在吸烟环境中吸入二手烟，都是肺癌以及其他几种恶性肿瘤、肺气肿、心脏病、慢性支气管炎和慢性阻塞性肺病的主要诱因。吸入的烟也阻碍了免疫功能，并减缓正常的痊愈过程。据卫生部门估计，到2030年，在世界范围内，与吸烟有关的疾病每年会杀死1000多万人。

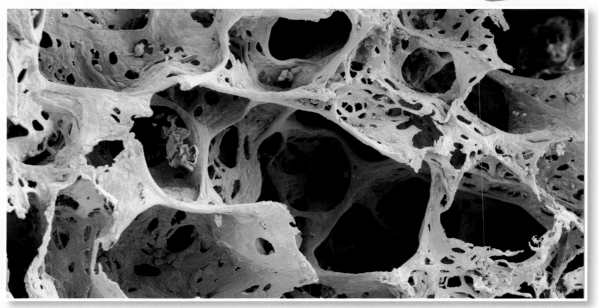

肺气肿
这张电子显微镜扫描照片显示了遭受肺气肿危害的肺脏组织。在肺气肿疾病中，肺泡变大，并使得包围肺泡的外壁变质退化。

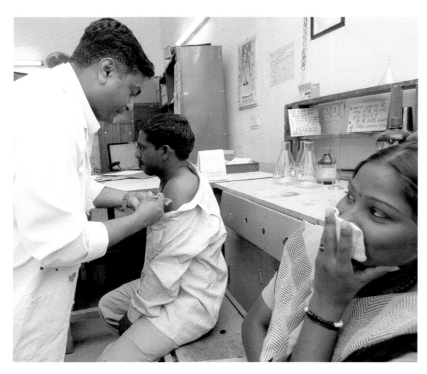

肺结核（TB）
肺结核是由结核分枝杆菌引起的传染性疾病。曾经用来治疗肺结核的抗生素不再能杀死特殊的高毒菌株。肺结核正在成为在全世界重新出现的健康威胁。

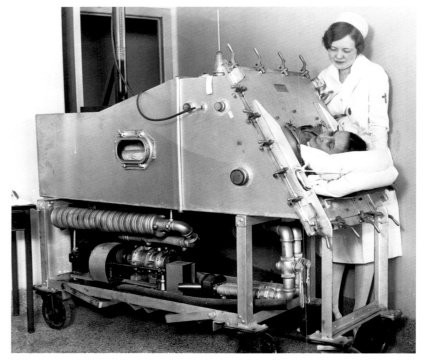

铁肺（人工呼吸器）
铁肺曾经拯救过小儿麻痹症合并呼吸肌麻痹病人的生命。通过操控密闭装置的空气压力使得肺脏随着正常的呼吸，强制膨胀和收缩。后来，呼吸机在很大程度上取代了铁肺技术。

肺癌

肺癌在全世界内是主要杀手——诊断后只有少数病人能够存活2～3年。肺癌通常开始于支气管，并逐步扩散到肺部、淋巴结、骨骼以及其他部位。下图中的红色区域显示了一个较大的肺部肿瘤。早期症状类似其他呼吸系统的疾病，因此肺癌在查出之前通常已到晚期。

癌变的肺细胞
这张肺癌细胞的图片显示了扩散特征，这种特征使细胞移动，癌症扩散

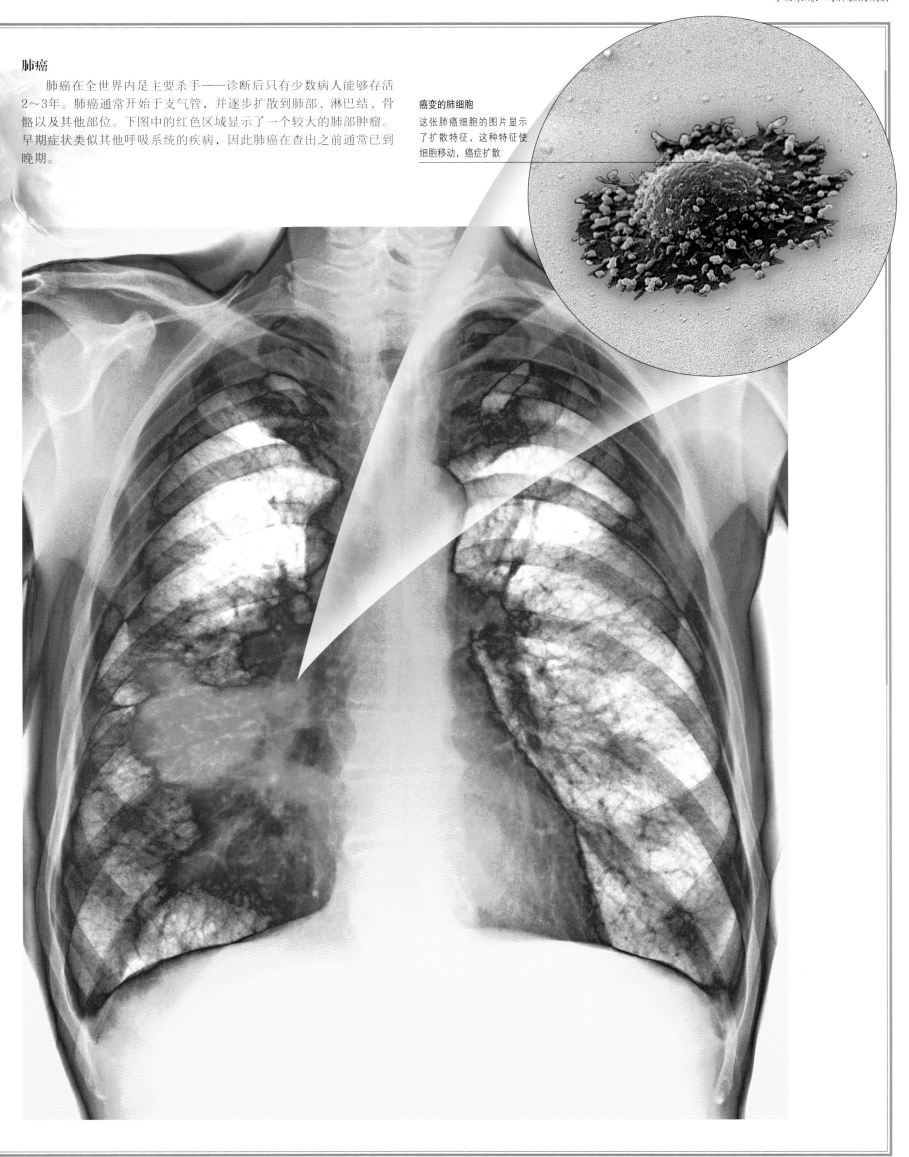

防御和淋巴系统

漫长的淋巴管网络遍布于除了中枢神经系统、骨、骨髓和牙齿之外的身体组织。这些淋巴管穿过人们不太熟悉的人体器官——淋巴结、脾脏、扁桃体、胸腺以及小肠和阑尾内部的淋巴组织丛。这些淋巴被称作淋巴器官和组织块形成的网络而又必不可少的身体功能。淋巴管采集由毛细血管渗出的人体所需的液体和蛋白质，并将被淋巴液这种洁净的液体回送到血液之中。然而，在此之前，淋巴器官还是整个身体防御反应的集结区域。通往大静脉之前的淋巴液慢慢流经过淋巴结和其他淋巴组织，在那里，包括巨噬细胞和淋巴细胞在内的白细胞会拦截微生物以及其他类型的有害物，并引发免疫系统进行防御性的反击。

胸腺
在这个腺体中，T细胞成熟，并获得细胞小个免疫这种类型的免疫反应的能力

乳糜管
这些小肠内的淋巴毛细血管会被消化的膳食脂肪并防止它们进入血液

淋巴结节
它位于小肠下部之内的淋巴组织结节，它拥有对胃肠道中的病原体进行反应这种防御细胞

盲肠
盲肠是一个具有防御作用的淋巴器官。它的独特结构......

淋巴结

扁桃体

巨噬细胞

扁桃体
人有4个扁桃体分别位于咽喉部和舌内。它们的定位引人注目是载获吸入或摄取食物中的微生物

颈淋巴结
这些淋巴结接收来自头部和颈部组织的淋巴液

右淋巴管
它集中了来自右臂和右胸部、颈部和头部右侧的淋巴液

左颈干
从头部和颈部左侧汇排出淋巴液进入左颈干

左侧锁下淋巴干
来自左臂和左肩的淋巴进入左侧锁下淋巴干

腋窝淋巴结
通过围绕腋窝处的20~30个大淋巴结过滤来自臂部和胸部的淋巴液
除了少数几个人之外，几乎所有的淋巴干都将淋巴液输进胸导管

胸导管

脾脏
脾脏作为最大的淋巴器官，负责清除血液内坏死的血细胞、细菌和垃圾等。这里也是B细胞形成抗体能力的器官

肠淋巴干
肠淋巴干收着来自脾、胃、肠道、胰腺和大部分肝脏的淋巴液

腰淋巴干
来自下肢、骨盆及其附近结构的淋巴液流进腰淋巴干之中

红骨髓
在红骨髓之中，干细胞产生血细胞，其中包括B细胞和T细胞

髂淋巴结
这个淋巴结对来自腹股沟淋巴结的淋巴液进行进一步的过滤

过滤器：淋巴结
淋巴结的大小和形状更像合理地中的大豆。淋巴结非常合理地分布于淋巴管的附近，它们生独过滤着淋巴液之中的微生物和其他无用物质，慢慢进入淋巴结一端的淋巴液，慢慢流进淋巴结，在另一端排出并进入淋巴结。感染时，服务于感染区域的淋巴结会膨大并变得对触摸敏感，因为淋巴细胞累以及淋巴细胞数量的增加引发了淋巴结肿胀。

腹股沟淋巴结
来自生殖区域和下肢的淋巴液最初是在这里过滤的

152

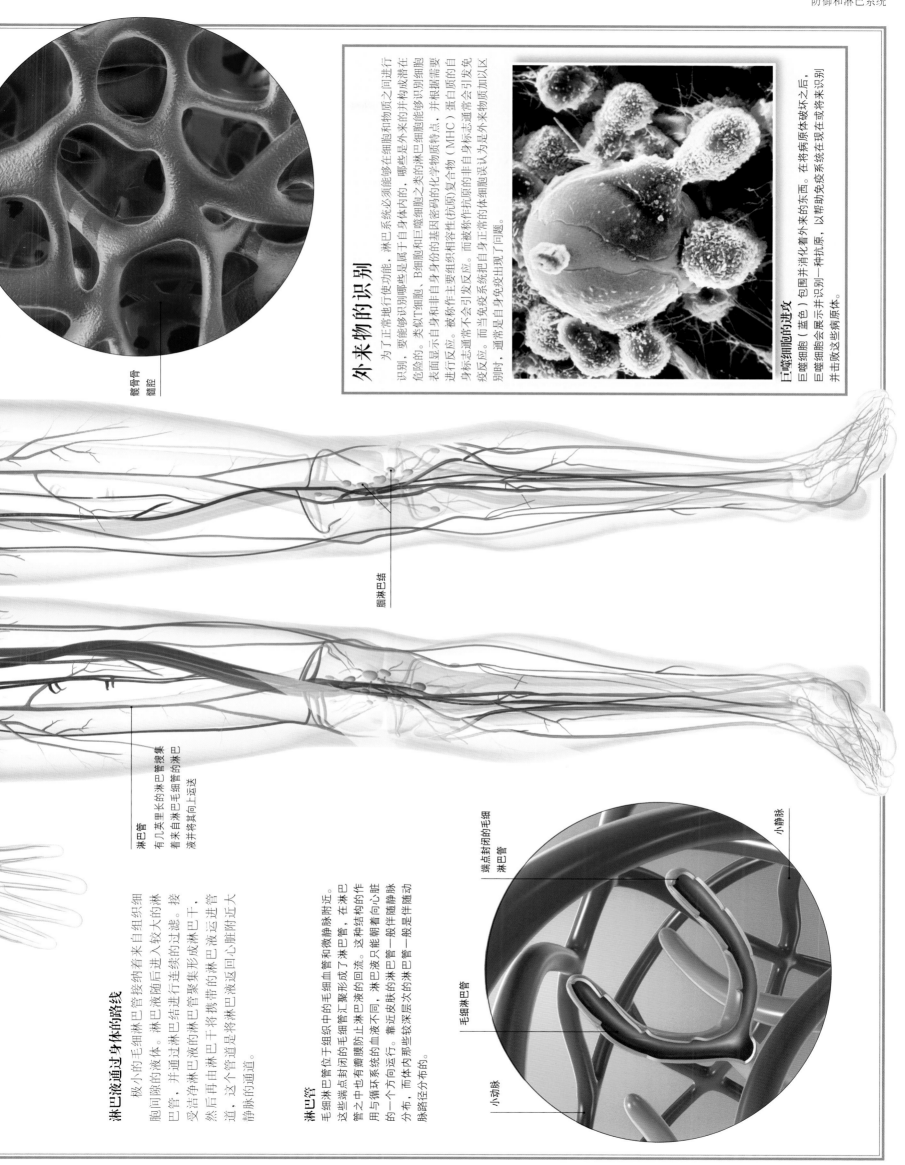

髋骨骨髓腔

外来物的识别

为了正常地行使功能，淋巴系统必须能够在整体内行识别。要能够识别哪些是属于自身体内的，哪些是外来的并构成潜在危险的。类似T细胞、B细胞和巨噬细胞之类的淋巴细胞能够识别细胞表面显示自身和非自身份的基因密码的化学物质特点，并根据需要进行反应。被称作主要组织相容性(抗原复合物(MHC)蛋白质的自身标志通常不会引发反应。而被称作抗原的非自身标志通常会引发免疫反应。而正常免疫系统把自身正常的体细胞错误认为是外来物质加以区别时，通常是自身免疫出现了问题。

巨噬细胞的进攻
巨噬细胞(蓝色)包围并消化着外来的东西。在将病原体破坏之后，巨噬细胞会展示并识别一种抗原，以帮助免疫系统在识别或是将这些病原体现并击败这些病原体。

淋巴液通过身体的路线

极小的毛细淋巴管接纳着来自组织细胞间隙的液体。淋巴液随后进入较大的淋巴管，并通过淋巴结进行连续的过滤。接受洁净的淋巴液的淋巴管聚集形成淋巴干，然后再由淋巴干将携带的淋巴液运进管道。这个管道是将淋巴液返回心脏附近大静脉的通道。

淋巴管

毛细淋巴管位于组织中的毛细血管和微静脉附近。这些端点封闭的毛细管汇聚形成了淋巴管，在淋巴管之中也有瓣膜防止淋巴液的回流。这种结构的作用与循环系统的血液不同，淋巴液只能朝着一个方向运行。靠近皮肤的淋巴管一般伴随静脉的分布，而体内那些较深层次的淋巴管一般是伴随动脉路径分布的。

淋巴管
有几英里长的淋巴管搜集着来自淋巴毛细管的淋巴液并将其向上运送

腘淋巴结

小静脉

端点封闭的毛细淋巴管

毛细淋巴管

小动脉

免疫反应

免疫的防御策略是通过淋巴细胞实施的。具体来讲是由白细胞专门负责的，白细胞是在包括红骨髓和胸腺在内的淋巴系统结构中发育而成的。T淋巴细胞和B淋巴细胞都属于白细胞，它们都存在于淋巴结和其他淋巴组织中。T细胞是细胞免疫的激活因素。它们引发并支持其他细胞在识别和破坏受感染的或异常体细胞的活动。B细胞则与此相反，它产生抗体——也就是反击侵入细胞有害物质的防御蛋白质，这些有害物质包括：组织循环以及血液等体液之中的细菌、病毒、疟原虫和毒素。它们的这种保护行动被叫作体液免疫。B细胞的抗体反应和T细胞的细胞反应共同为人体系统提供了适应性免疫，这是人体精心打造的对某种特定病原和异常体细胞的防御反应。

自我和非我

所有人体自身体细胞的表面都有蛋白质或标志物，以标示它们属于我方——也就是说，这是属于它们自己身体的某些东西。而那些不是正常身体构成物的细胞和绝大多数物质都是非我的。这个"非我"名字的含义就是外来的抗原——一种不能忍受而又挑衅免疫反应的物质。健康的身体防御取决于淋巴细胞的能力，也取决于其他防御细胞辨别正常和外来物质或其他异常物质的能力。

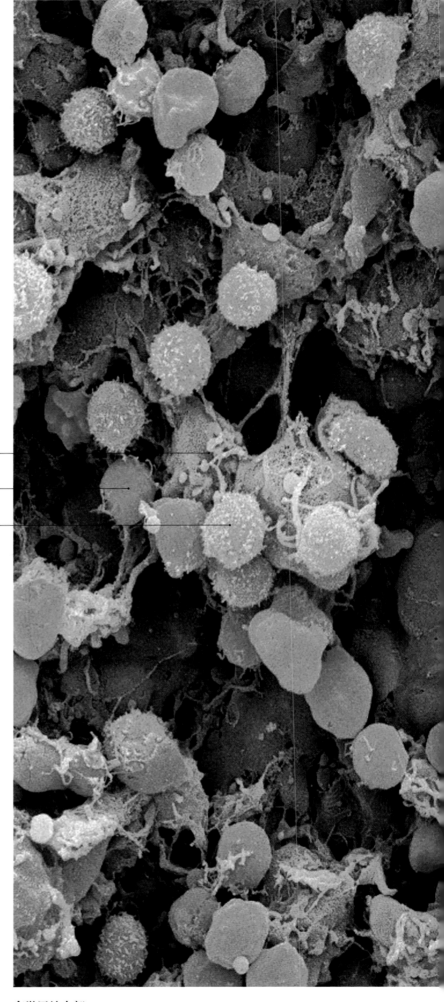

巨噬细胞

红细胞

淋巴细胞

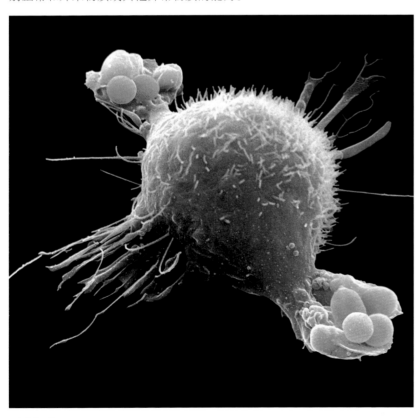

巨噬细胞

巨噬细胞（蓝色）是一种白细胞，它能够吞噬并破坏入侵的细菌和其他病原体。它们也吞噬着死的体细胞和其他碎片。绝大多数巨噬细胞都在淋巴结或组织之中运转，它们利用长长的像手臂一样的延长部分来搜集相关物质。大脑组织中特殊的巨噬细胞可以去除大脑中的废物。

在淋巴结内部

淋巴由成串的白细胞构成，具体包括淋巴细胞和巨噬细胞。随着淋巴液通过小的淋巴管，这些防御细胞进攻并破坏它们识别出的细菌或其他抗原物质。淋巴结一般都很有策略地沿着腹股沟、腹部、腋窝、颈部以及其他部位的淋巴管集中分布。

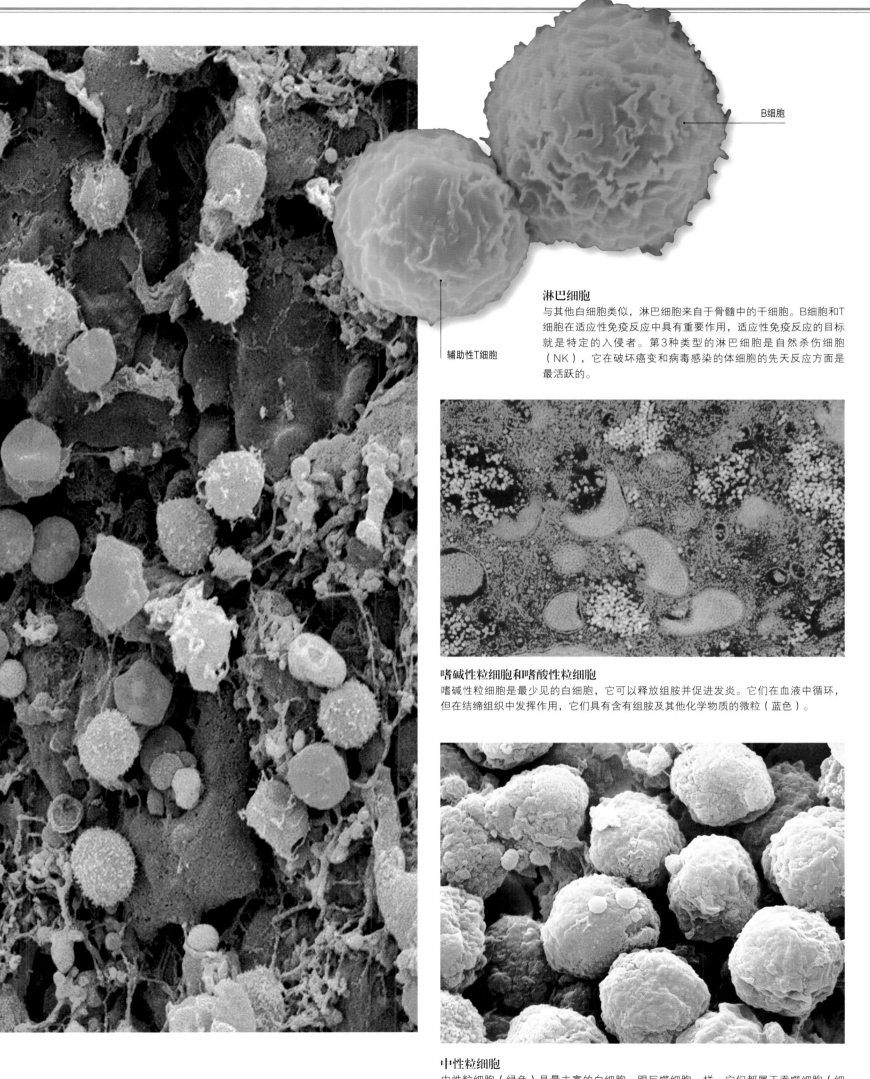

B细胞

辅助性T细胞

淋巴细胞

与其他白细胞类似，淋巴细胞来自于骨髓中的干细胞。B细胞和T细胞在适应性免疫反应中具有重要作用，适应性免疫反应的目标就是特定的入侵者。第3种类型的淋巴细胞是自然杀伤细胞（NK），它在破坏癌变和病毒感染的体细胞的先天反应方面是最活跃的。

嗜碱性粒细胞和嗜酸性粒细胞

嗜碱性粒细胞是最少见的白细胞，它可以释放组胺并促进发炎。它们在血液中循环，但在结缔组织中发挥作用，它们具有含有组胺及其他化学物质的微粒（蓝色）。

中性粒细胞

中性粒细胞（绿色）是最丰富的白细胞。跟巨噬细胞一样，它们都属于吞噬细胞（细胞吞噬者），它们通过化学手段对外来物质进行进攻和消化。通过跟踪受伤细胞留下的化学痕迹，它们集中在了发炎、受感染和受伤害的组织上。

炎症反应

由T细胞和抗体行使的适应性免疫反应，为抵御某种类型的危害提供了非常有用的"武器库"，但其反击能力的形成也需要一定的时间。人体也具有先天免疫或自然免疫功能——这种反应很普通但起效很快，不论哪里的刺激源，只要组织受到损害，它就开始反应。最主要的一般性反应就是发炎，炎症反应可以动员血液中的物质和白细胞对于伤害马上采取反击措施。尽管这些过程的某些方面会让人感觉不舒服，但是，由于组织受损而产生急性炎症对于身体痊愈是必不可少的。没有这个过程，伤口不能愈合，即使最小的感染也会无限制地发展。内部的运转机制也同样重要，它可以正常地调节炎症并使之停止。无法控制的慢性炎症是许多种冠状动脉疾病以及其他疾病的根源。

有害的炎症

炎症反应在引发各种类型的关节炎和其他某些疾病方面一直是受人关注的因素之一。最近的研究表明，慢性炎症是许多疾病和障碍的根源及诱发因素，具体包括：堵塞冠状动脉的动脉粥样硬化斑块的发生、老年痴呆症患者大脑的退化，以及1型糖尿病人产生胰岛素细胞功能的丧失等。目前正在进行的一项研究就是关于身体脂肪（特别是腹部）对炎症的影响，因为脂肪细胞可以产生刺激发炎的细胞因子。

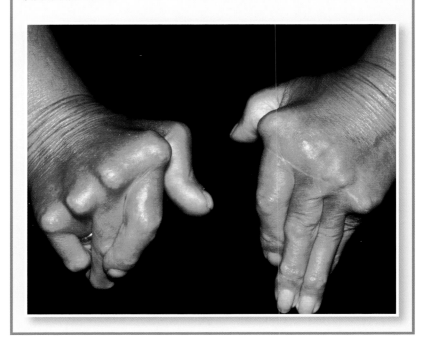

增加血流

当循环中的细胞因子发炎之后，其结果导致大量防御化学物质特别是组织胺的产生，小血管变粗，细胞之间的细胞壁连接变松，结果使得血管变得"高通透性"。随着更多的血液流入受影响的区域，带来了不同类型的白细胞，白细胞从高通透性的血管中挤出并进入受伤组织。在那里，包括中性粒细胞和巨噬细胞在内的防御细胞识别、约束、破坏这些细菌，并开始吞噬相应的碎片。

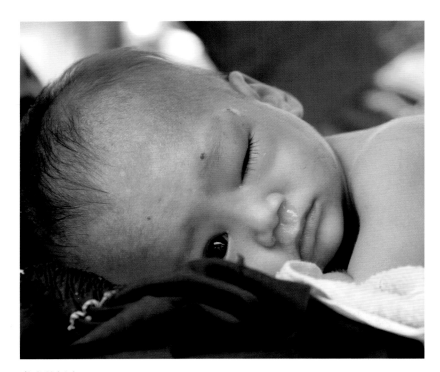

炎症的标志

急性炎症有4种表现：红、热、肿和痛。炎症导致的血管变化会引起一些典型的表现：血流的增加使得受害组织变红、变热，血管中液体的渗漏导致水肿（肿胀）进而引起疼痛。

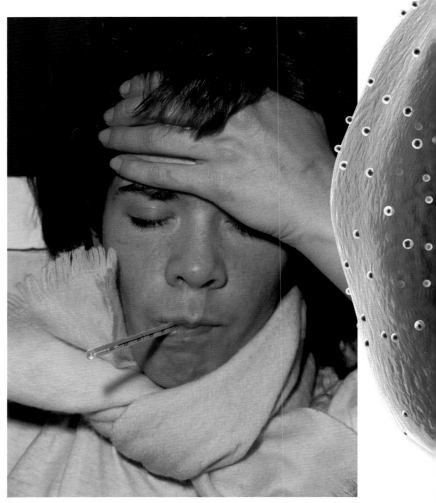

发烧

感染可以导致发热，也就是身体核心温度的异常升高。当巨噬细胞和其他白细胞释放热原质时身体就会发热，热原质是刺激下丘脑调节体温的大脑中枢活动的一种化学物质。轻微、适中的发热可以加速组织的修复过程。

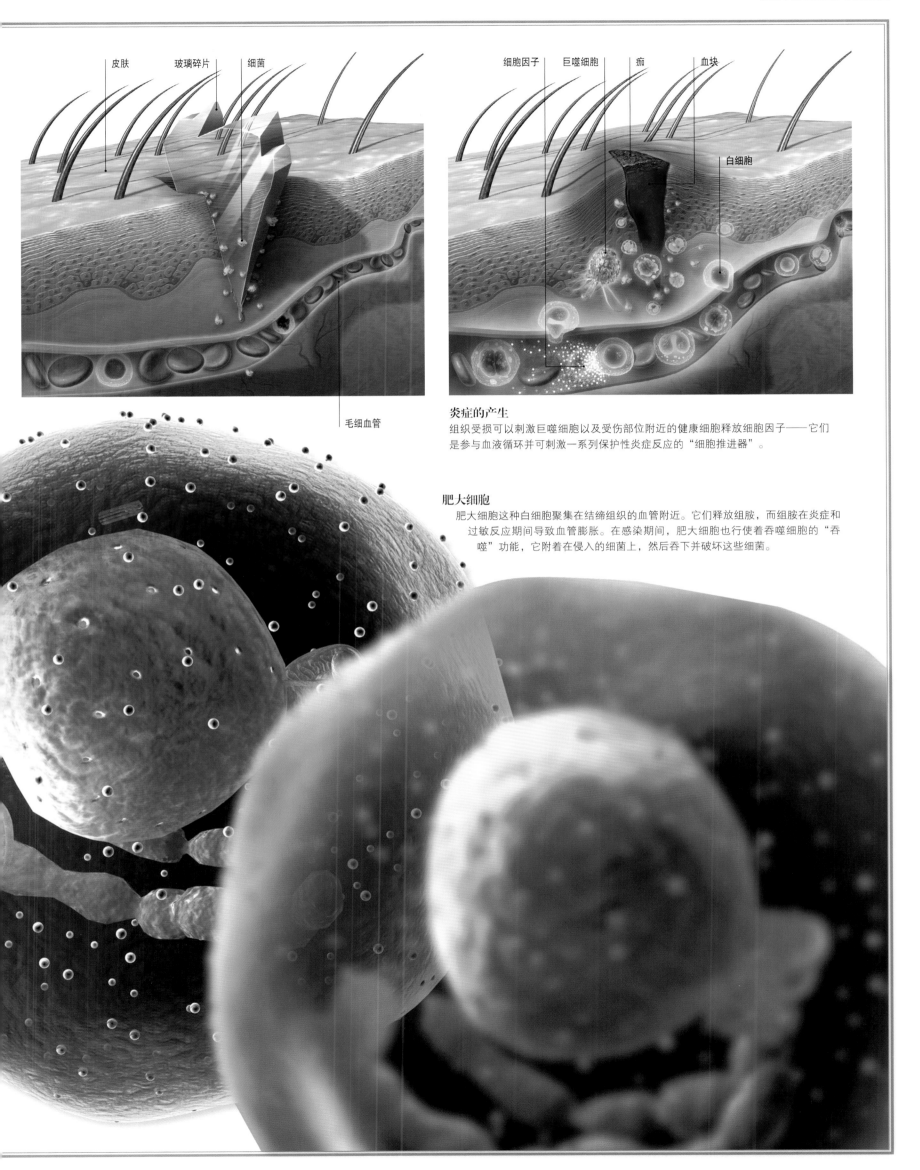

皮肤　玻璃碎片　细菌

细胞因子　巨噬细胞　痂　血块

白细胞

毛细血管

炎症的产生

组织受损可以刺激巨噬细胞以及受伤部位附近的健康细胞释放细胞因子——它们是参与血液循环并可刺激一系列保护性炎症反应的"细胞推进器"。

肥大细胞

肥大细胞这种白细胞聚集在结缔组织的血管附近。它们释放组胺，而组胺在炎症和过敏反应期间导致血管膨胀。在感染期间，肥大细胞也行使着吞噬细胞的"吞噬"功能，它附着在侵入的细菌上，然后吞下并破坏这些细胞。

免疫反应在行动

当T细胞和B细胞成熟的时候，它们进入淋巴结、脾脏和其他淋巴组织之中，在那里，它们对细菌、病毒、缺陷性和癌变的体细胞，以及被确认为外来物质引起的淋巴反应进行监控。如果入侵的细菌没能被炎症反应所破坏，T细胞、B细胞或二者同时被激活并开始调动其他功能。辅助性T细胞开始释放细胞因子，进而刺激细胞毒性T细胞和自然杀伤细胞加倍，并形成准备破坏感染体细胞的防御军团。被激活的B细胞也可产生可以释放大量抗体的浆细胞军团——这种抗体就是针对仍在血液和组织中循环的病原体的一种防御蛋白质。与T细胞和B细胞共同起作用的还有存在于血液中的记忆细胞，在同样的病原体再一次进入身体时，它能够采取更快的反击措施。

体育锻炼和免疫力

体育锻炼可以增强免疫力。有一项研究表明，有规律地进行适度锻炼的人，含有更多对引起普通呼吸系统感染敏感的循环抗体。另一项研究表明，适度体育锻炼也可增加特定类型的T细胞数量。但锻炼过度时，上述两种防御物相应减少，这可能是因为过度体力消耗会刺激皮质醇的释放，这种激素可以抑制免疫反应。

寄生虫

有种白细胞叫嗜酸性粒细胞，它们附着在体内的寄生虫上并用化学方式杀死它们。这张图片显示的是钩虫的头部，它附着在小肠内，成年钩虫可以吸食血液并繁殖。在热带地区，有几百万人受到钩虫的感染。

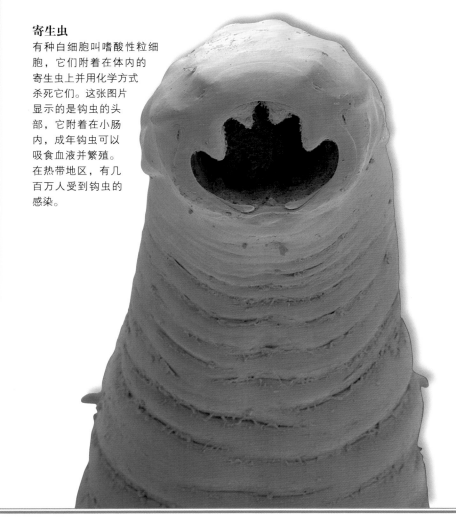

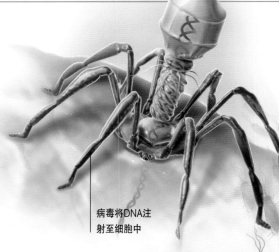

病毒袭击时

当病毒感染细胞时，它迅速增殖并破坏寄主。被称为树突细胞的免疫防御器，将死细胞的残迹展现给淋巴结和脾脏的T细胞。这种相互作用（杀伤细胞）的T细胞增殖，T细胞将进入血液，进而杀死被同样病毒感染的体细胞。

病毒将DNA注射至细胞中

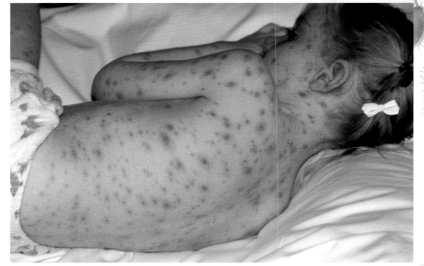

水痘

由水痘病毒引起的水痘，曾经是儿童的常见疾病。现在许多地区的儿童都在接种水痘疫苗。由于接种疫苗可以产生记忆性的细胞毒性T细胞，因而水痘是一生一次的疾病。

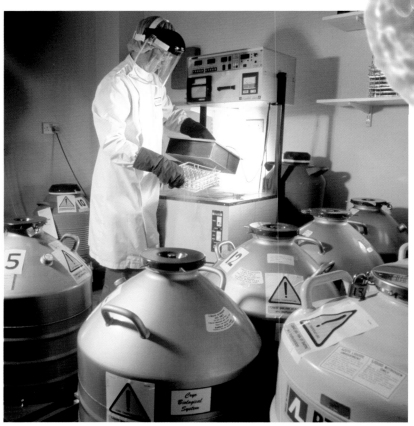

白细胞介素和干扰素

被称为白细胞介素和干扰素的蛋白质，在开始感染之后，对于免疫反应具有帮助作用。白细胞介素可以促进T细胞和B细胞的增殖。死亡的病毒感染细胞会释放干扰素，它可以帮助健康细胞从化学上限制病毒的倍增。实验室制备的干扰素既可用作研究工具，也可用作治疗工具。

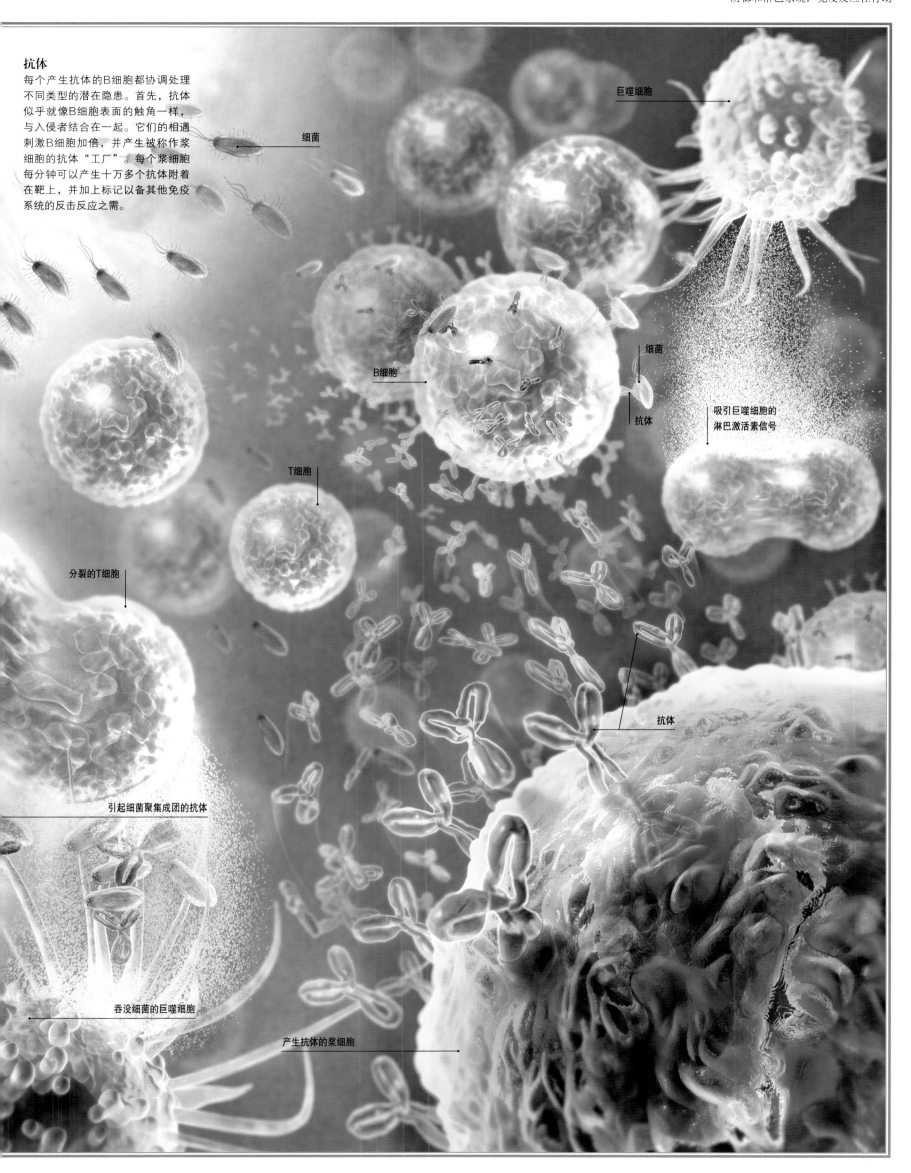

抗体

每个产生抗体的B细胞都协调处理不同类型的潜在隐患。首先，抗体似乎就像B细胞表面的触角一样，与入侵者结合在一起。它们的相遇刺激B细胞加倍，并产生被称作浆细胞的抗体"工厂"。每个浆细胞每分钟可以产生十万多个抗体附着在靶上，并加上标记以备其他免疫系统的反击反应之需。

巨噬细胞

细菌

细菌

B细胞

抗体

吸引巨噬细胞的淋巴激活素信号

T细胞

分裂的T细胞

抗体

引起细菌聚集成团的抗体

吞没细菌的巨噬细胞

产生抗体的浆细胞

过敏和过敏反应

免疫防御是根据对血液和组织液潜在感染风险的经常性监测而实现的。有的时候，被称作过敏反应的高敏感性会搞乱这些防御机制。过敏反应是对有害物质的正常抵御，常常是对空气或食物中的颗粒以及化学物质所进行的免疫反应。当接触在人们居住房间生活的尘螨、植物花粉、霉菌孢子以及宠物皮屑之类的物质时，会激发与鼻炎有关的流鼻涕和眼睛痒等症状。有几百万人对某些食物、某种抗生素、蜜蜂或黄蜂蜂毒、乳胶甚至他们自己的汗液出现过敏反应。这种过敏反应的生理影响是非常个性化的，其症状从轻微的胃痛、发疹子、荨麻疹或哮喘到严重的过敏性休克——一种血压急剧下降，气道收缩甚至心脏衰竭的危及生命的情况。

过敏症

过敏症是比较严重有时还可危及生命的过敏反应。当过敏原刺激组胺和其他炎性化学物质大量释放的时候，就会发生上述过敏症状。随着全身血管的突然扩张，液体将涌向支气管通道，血压会急剧下降，心脏会停止跳动。单次剂量注射肾上腺素就可控制过敏症的发展。具有潜在严重过敏症状的人，必须要经常随身携带肾上腺素注射用药。下面这个小姑娘携带的就是自动注射器，她可以自己给自己注射。

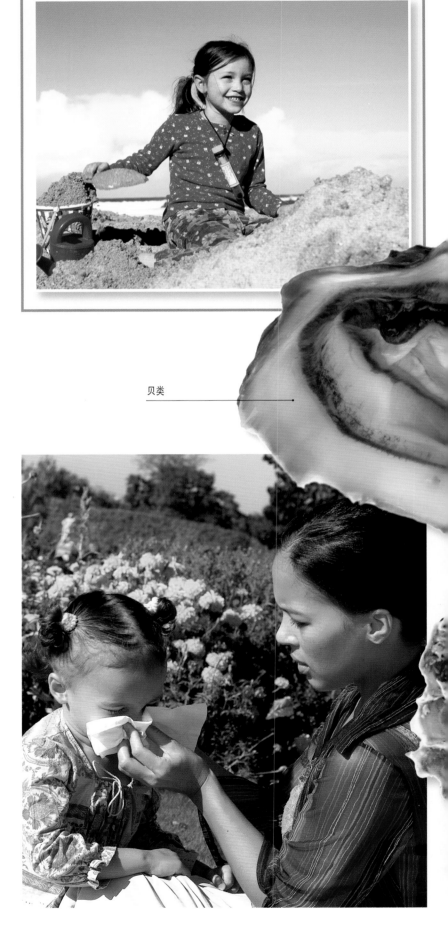

贝类

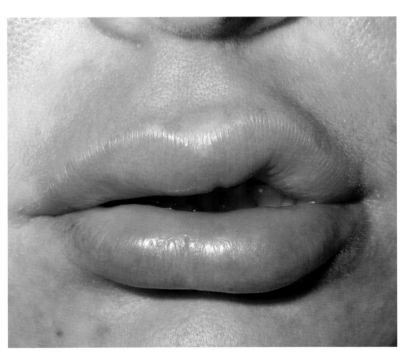

血管性水肿

患血管性水肿后，皮肤下面的较深的组织会出现水肿。尽管一般病程不长，但血管性水肿也会导致包括嘴和喉部在内的身体所有皮肤感觉不适性的肿胀和变硬。当水肿发生并堵塞上呼吸道时，必须采取紧急医疗措施。

鼻炎

如患有鼻炎（花粉症），植物花粉和某些其他物质会刺激鼻通道和眼睛产生过敏反应症状。一旦人体对指定过敏原变得敏感，B细胞就会产生免疫球蛋白E（IgE）抗体以对抗相应抗原。当这些过敏原侵袭免疫系统时，这些抗体就会刺激肥大细胞，进而诱发普通鼻炎的症状——打喷嚏、鼻塞、鼻通道分泌大量黏液、眼睛流泪变痒等。

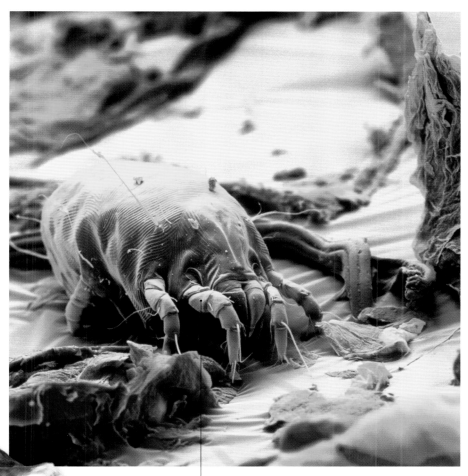

尘螨

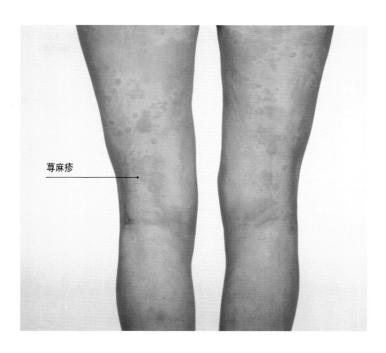

荨麻疹

荨麻疹

被称作荨麻疹的皮肤疹子出现在与过敏原接触的时刻。这是非常常见的食物过敏或对昆虫毒素以及类似青霉素类药物的过敏反应。荨麻疹可以仅仅是红点或者是一个更大的红斑，它几乎可以发生在皮肤和口腔内的每个部位。当由于炎性反应产生组胺激发皮肤毛细血管改变的时候，就形成了荨麻疹。根据情况的不同，荨麻疹可以持续数分钟、数天或数周的时间。

普通过敏原

每天有很多东西可以激发过敏性反应。动物的皮屑和蜕皮都含有死亡的皮肤、毛发或羽毛，这些都是普通的过敏原。树、草和其他植物的花粉都是季节性过敏反应的诱因。极其微小的尘螨所分泌的垃圾物质能够引起家中常见的过敏反应。还有许多人对类似鸡蛋、牛奶、干果、草莓和贝类等食物具有过敏反应。

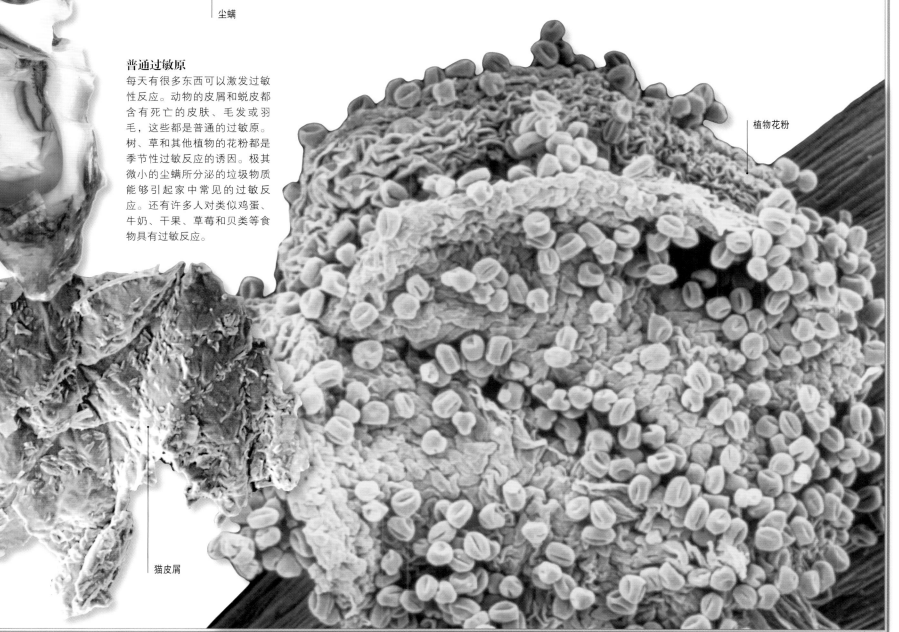

植物花粉

猫皮屑

其他一般性的防御

关于人体绝大多数防御特殊机制已经被免疫学家所了解，而许多一般性的防御机制也被公众所熟知。第一组别的20种蛋白质所构成的补体系统，可以加强其他方面的防御功能。这些物质在血液中循环，并杀死它们遇到的细菌，也留下了化学痕迹，以指导白细胞到达受损部位。人体表面含有很多防止感染的显著屏障：完整的皮肤以及覆被体腔对外开口的黏膜——例如整个消化道、呼吸道和类似阴道、尿道之类的泌尿生殖器开口。尿液、阴道分泌物、眼泪和唾液之中也含有保护性的物质，而生活在体内组织中的几千种无害细菌也可以防止潜在的病原在体内立足。这些结构和机制共同为人体提供了显著而又有效的生物屏障。

关于细菌的争论
这些粉红色的杆状物就是大肠杆菌，正常生活在肠道中的大肠杆菌可以生产维生素K，它对于凝血是非常重要的。但在其他环境中，它却可以引起某些疾病。

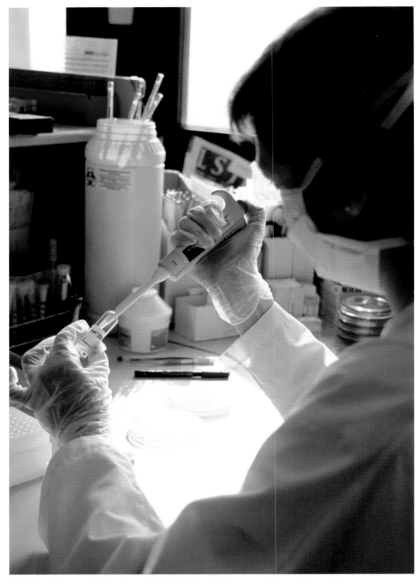

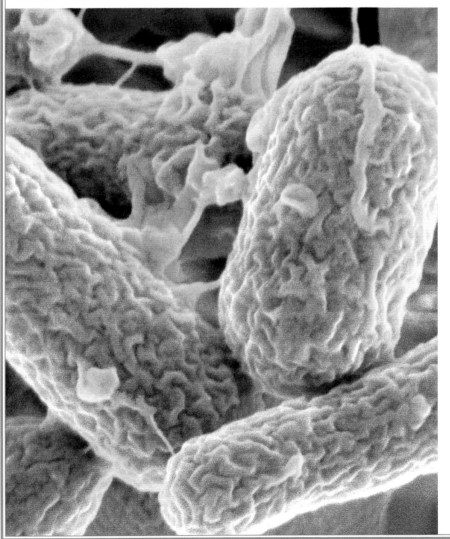

增强免疫力
抗生素不能杀死病毒，但由于针对细菌、真菌和寄生虫等自然抵御能力的增大，抗生素已经拯救了无数的生命。不幸的是，抗生素的过度使用，却又带来了抗生素耐药性的麻烦。

将有害物冲出

眼泪中含有类似溶解酶素的抗菌物质，它可以保护眼球外露的表面而起到防御作用。胃液一般都呈高度酸性，因此不适于绝大多数微生物生存。另外，从物理角度来说，排尿过程也将尿道内的微生物冲出体外。腹泻对于清除肠道内的微生物也是同样有效的，因此适度的腹泻是有利于健康的。

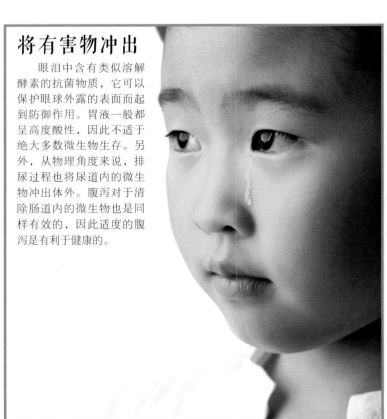

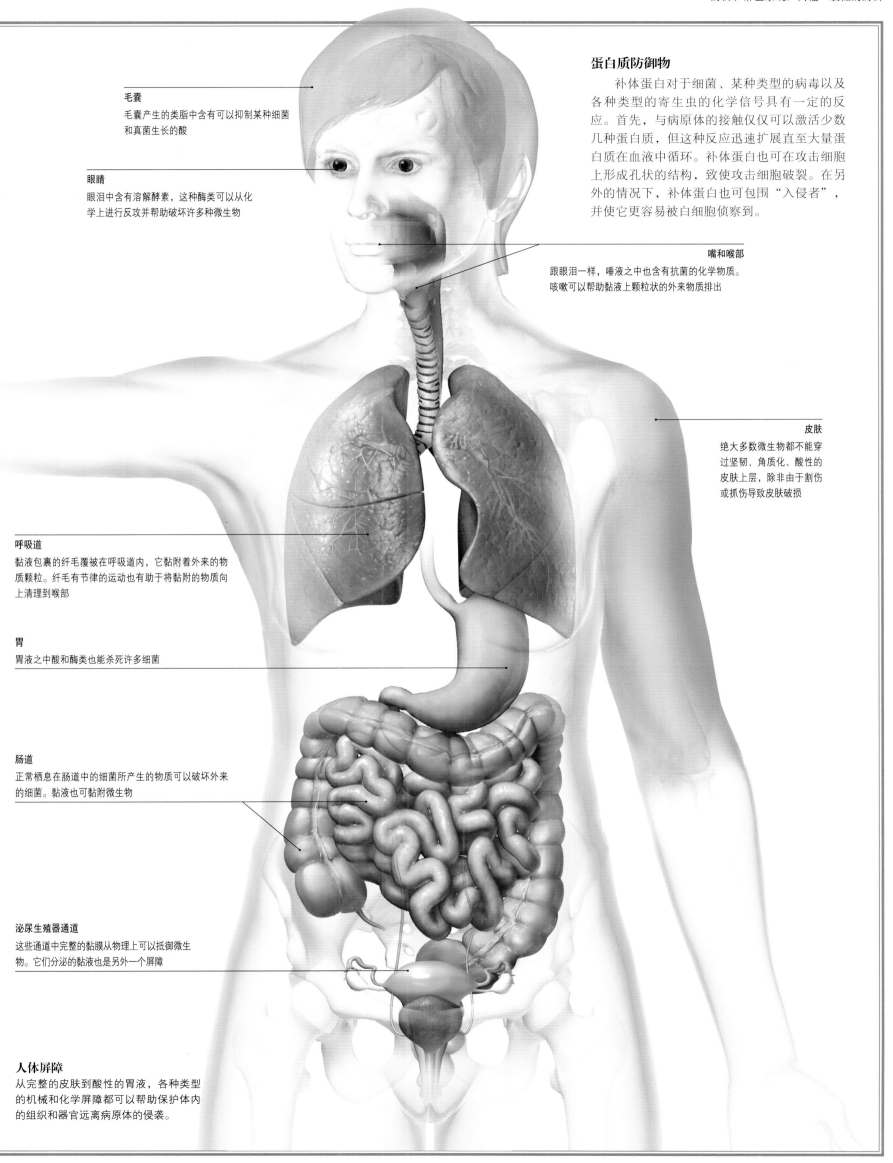

毛囊
毛囊产生的类脂中含有可以抑制某种细菌和真菌生长的酸

眼睛
眼泪中含有溶解酵素，这种酶类可以从化学上进行反攻并帮助破坏许多种微生物

蛋白质防御物

补体蛋白对于细菌、某种类型的病毒以及各种类型的寄生虫的化学信号具有一定的反应。首先，与病原体的接触仅仅可以激活少数几种蛋白质，但这种反应迅速扩展直至大量蛋白质在血液中循环。补体蛋白也可在攻击细胞上形成孔状的结构，致使攻击细胞破裂。在另外的情况下，补体蛋白也可包围"入侵者"，并使它更容易被白细胞侦察到。

嘴和喉部
跟眼泪一样，唾液之中也含有抗菌的化学物质。咳嗽可以帮助黏液上颗粒状的外来物质排出

皮肤
绝大多数微生物都不能穿过坚韧、角质化、酸性的皮肤上层，除非由于割伤或抓伤导致皮肤破损

呼吸道
黏液包裹的纤毛覆被在呼吸道内，它黏附着外来的物质颗粒。纤毛有节律的运动也有助于将黏附的物质向上清理到喉部

胃
胃液之中酸和酶类也能杀死许多细菌

肠道
正常栖息在肠道中的细菌所产生的物质可以破坏外来的细菌。黏液也可黏附微生物

泌尿生殖器通道
这些通道中完整的黏膜从物理上可以抵御微生物。它们分泌的黏液也是另外一个屏障

人体屏障
从完整的皮肤到酸性的胃液，各种类型的机械和化学屏障都可以帮助保护体内的组织和器官远离病原体的侵袭。

免疫系统疾病

传染病、癌症以及淋巴防御功能异常，都属于难于应付又难于治疗的健康问题。成年早期最容易受到传染性的单核细胞增多症的感染，当爱泼斯坦巴尔病毒（EBV）侵袭B细胞时就会引起这种疾病。单核细胞增多症常常会持续一个月或更长一段时间。霍奇金病是非常罕见的淋巴结癌症，它通常是不能治愈的，但非霍奇金淋巴瘤，会使得淋巴系统的许多部位都被癌性的淋巴细胞围攻，该病的危险性更大。自身免疫性疾病是指对正常人体组织所进行的身体防御反应。侵袭儿童和青少年的1型糖尿病，就是由于自身免疫反应杀死了胰腺中用于产生胰岛素的β细胞所致。在许多其他类型的自身免疫障碍中，包括类风湿性关节炎，对其炎症如果不加控制或误诊的话，也会对身体造成损害。包括某些类固醇类药物在内的一些控制免疫系统的药物，能够帮助减轻自身免疫性疾病的症状，尽管有时也有增加感染的风险。

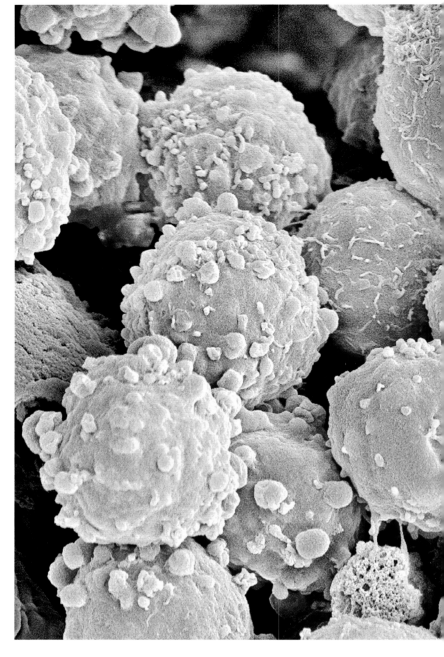

自身免疫性疾病

在自身免疫性疾病中，炎症、被误导的T细胞或来自B细胞的抗体，或者这些因子互相结合，对健康组织造成损害和破坏。两种常见的自身免疫疾病是格雷夫症和类风湿性关节炎。在格雷夫症疾病中，抗体刺激甲状腺激素过度产生。而类风湿性关节炎是由于手部、四肢和脊柱关节腔内的滑膜发炎导致的病症。系统性红斑狼疮（SLE）也被称作狼疮，也可导致异常发炎。

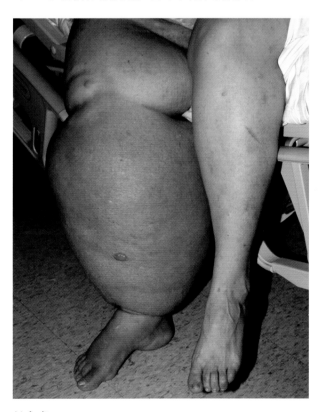

丝虫病

在丝虫病中，这种通过蚊子传播的蠕虫可以导致四肢和其他部位淋巴管发炎和堵塞，通常会使组织液积累在小腿部位。有些受感染的病人，会发展成皮肤和结缔组织变硬、变厚的象皮病。

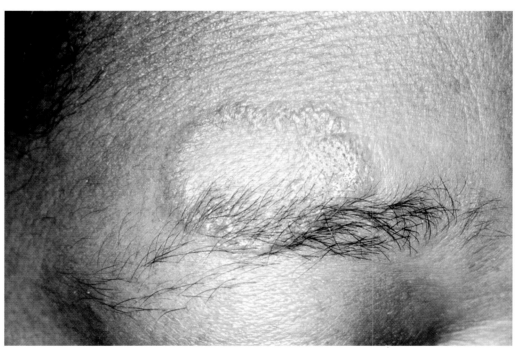

肉状瘤病

肉状瘤病的表现是炎症导致组织受损，它一般开始于肺部，并可扩散至全身。浅红色的皮肤突起也是肉状瘤病的一种显著症状。这种疾病也会像它的发生一样神秘消失。目前为止尚无治疗措施。

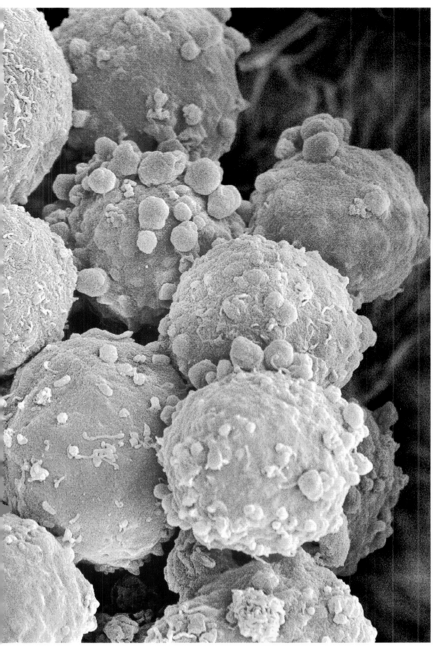

淋巴瘤

被称作非霍奇金淋巴瘤的癌症比霍奇金病更加常见，它既可以发生在B细胞（上图）中，也可发生在T细胞中。它的早期症状类似霍奇金病，或类似一次重感冒。治疗的方法包括化疗和放疗。

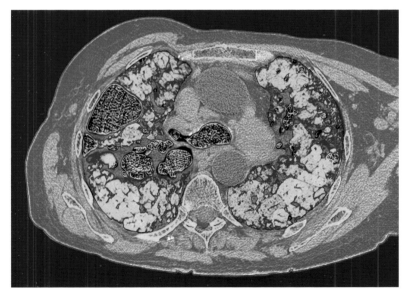

肺纤维化

这张CT扫描片的橘色区域显示，与肺脏相联系的炎症已经在肺泡中产生了疤痕组织，肺泡就是肺脏中的极小气囊（黄色）。这种疾病的结果就是肺纤维化，它不可治愈，最终是致命的。

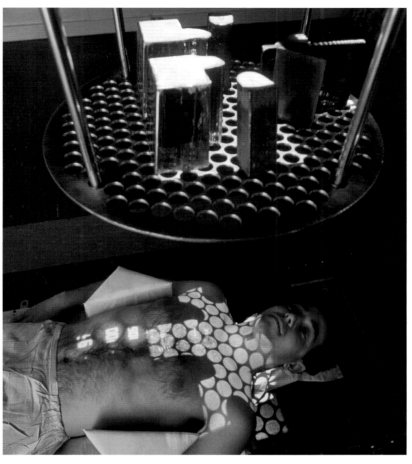

霍奇金病

在霍奇金病中，B细胞变成了癌性细胞。淋巴结肿胀是最初表现，如不予治疗常常会扩散。图片中的病人正在接受放疗，这是针对早期癌症的较好治疗方案。

狼疮

在红斑狼疮中，血管发炎会引起全身性的损害，其中对肾脏、心脏、肺脏和皮肤的损害最为严重。病人也感觉疲劳，并可发展成为心脏和肾脏疾病。

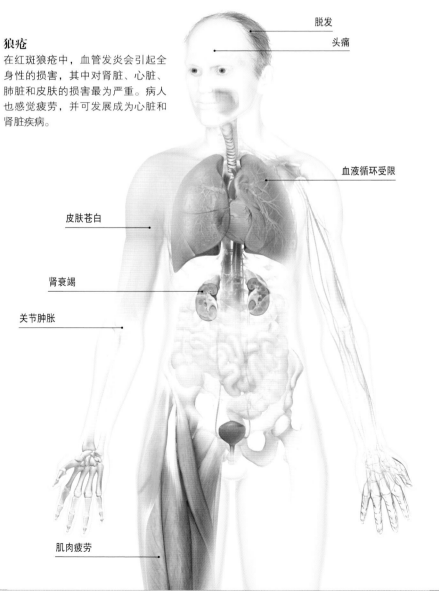

脱发

头痛

血液循环受限

皮肤苍白

肾衰竭

关节肿胀

肌肉疲劳

免疫缺陷疾病

　　免疫缺陷既可以是先天的，也可以是后天获得的，它可以使免疫系统弱化或失去功能，因此就对有害的生物体或异常的体细胞很少甚至完全丧失抵御能力。最有名的获得性免疫缺陷疾病是艾滋病（获得性免疫缺陷综合征，AIDS），它是由于人类被免疫缺陷病毒（HIV）感染造成的。HIV/AIDS的流行促进了普及教育的强化措施，也促进了有效疫苗的研究探索，艾滋病患者接受了先进的药物治疗之后，可以相对健康地生活很多年。最有名的先天性免疫缺陷是严重复合免疫缺失症。这种类型疾病涉及导致患病儿童T细胞和B细胞数量急剧下降的几种遗传性障碍，因此即使感染很轻微也将是致命的。最近关于基因治疗的医学研究进展，已经给严重复合免疫缺失症的有效治疗带来了希望。

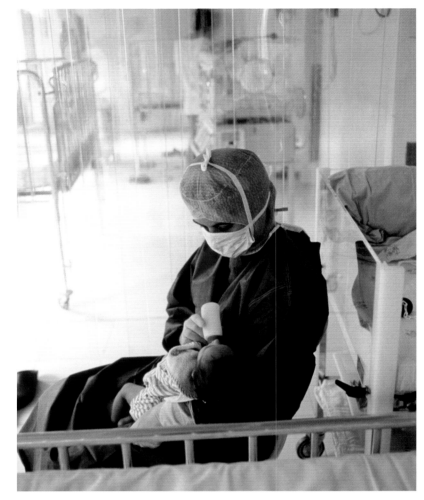

严重复合免疫缺失症（SCID）
在过去，为了防止感染，患有严重复合免疫缺失症的孩子都被限制在无菌罩之内。现在通过骨髓移植可以帮助创建某些病人的免疫系统，而被称作ADA-SCID（腺苷脱氨酶严重复合型免疫缺乏症）的疾病形式具有缺少腺苷脱氨酶的特点，患此病的儿童可以成功地接受基因治疗。

艾滋病病毒（HIV）的传播

　　自20世纪80年代初人们第一次认识HIV/AIDS以来，它已经夺走了几百万人的生命，也连续造成了全球几千万人的感染。绝大多数病例都是由不安全的性接触或者毒品注射针头的共用造成的。在安全而有效的疫苗推出之前，预防是制止艾滋病毒传播的唯一选择。目前在许多国家，相关的普及教育活动已经取得了一定的成功，新报告的艾滋病毒感染数量正在下降，只是下降速度比较缓慢而已。

艾滋病病毒如何复制

当艾滋病病毒颗粒侵染T淋巴细胞时，它的遗传物质（RNA）也侵入了细胞。有一种酶类将RNA转换成DNA，然后DNA指导新的艾滋病病毒颗粒形成，并使其脱离死亡的细胞。

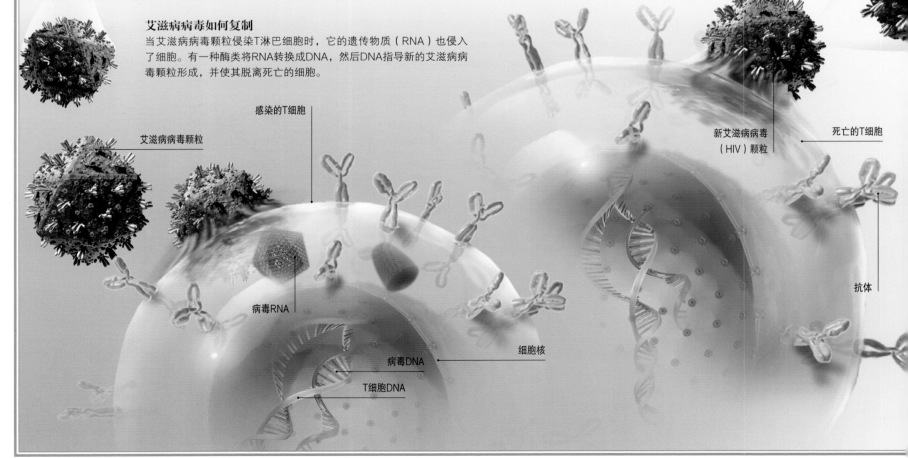

感染的T细胞

艾滋病病毒颗粒

新艾滋病病毒（HIV）颗粒

死亡的T细胞

病毒RNA

抗体

病毒DNA

细胞核

T细胞DNA

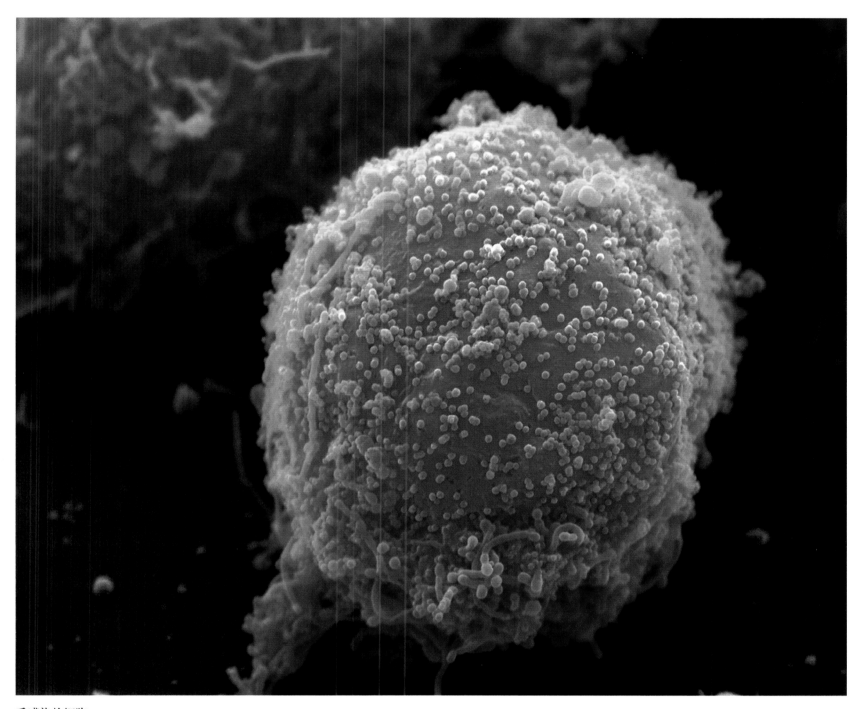

受感染的细胞
艾滋病病毒颗粒就像人类T细胞表面的蓝色污点一样。这些病毒颗粒从受感染的细胞发育并进入淋巴结或血液再重新进行新一轮的感染循环。

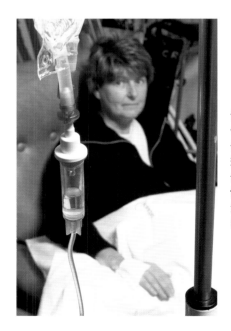

化疗
化疗常常会使免疫系统严重丧失工作能力。对癌细胞有效的药物也杀死了其他自然分裂的细胞，同时杀死了骨髓中的干细胞，而干细胞负责产生免疫反应中十分重要的淋巴细胞。

全世界的艾滋病

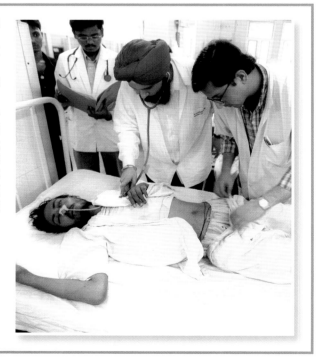

在许多富裕的国家，艾滋病病毒感染率正在下降，而且通过药物治疗延缓病程使病人的生命得到了延长。据估计，全世界有60%～70%的HIV/AIDS病例都在撒哈拉沙漠以南的非洲(大陆)，这些医疗和预防资源有限的地方。目前在全世界范围内，新增的感染病例中，女人和儿童所占的比例有所增加。

器官移植

对于譬如心脏、肾脏、肺脏或肝脏等器官出现严重功能障碍的病人而言，器官移植是延续生命的唯一希望。由于疾病或伤害而导致眼角膜、骨髓、肌腱、心脏瓣膜、骨骼或大面积皮肤组织受损时，置换能够显著地提高病人的生活质量。除了眼角膜移植之外，人体内强有力的免疫反应使得器官移植接受者和医生同时面临着随之而来的排斥反应问题。因此，为了防止病人的免疫系统破坏移植而来的器官，终身服用免疫抑制药物的承诺就是手术成功的关键。在早期，所有的器官移植手术还是一个风险性的、实验性的手术操作过程，而现在器官移植手术的成功率已经得到了极大地提高。在许多国家，信息化登记系统对于捐献者和接受者的成功配型起到了很大的帮助。但即便如此，器官捐献仍然处于一种严重的供不应求状态。

器官移植和免疫反应

在器官移植排斥反应中，T细胞、巨噬细胞和B细胞都把源自于捐献者细胞的外源蛋白质视为抗原产生反应，并引发快速反击以除掉外来的组织。这种外源蛋白质又被称作主要组织相容性复合体（MHC）标记。绝大多数器官移植都是将捐献的（同种）异基因组织移植物或组织移植物从一人移植到他人。异种移植物是指不同种类之间的组织捐献移植。（同种）异基因移植物要通过筛选以保证捐献者与病人的血型和大部分标记一致。为了满足这个标准，近亲通常是捐赠器官的最佳选择。

器官移植的尖端科技

针对未来的排斥反应和先进的术后护理，通过改良显微外科方法所进行的组织相容测验（如下图所示），也就是简单的血液测验，正在为器官和组织移植的快速发展创造出新的前景。类似于心脏—肺—肝脏和心脏—肝脏—肾脏的多器官移植正在变得越来越普通，成功率也越来越高。在新的技术中，一个病人可以接受多个尸体的器官移植，与此同时还可将捐献的健康器官"副本"再用于其他病人。2005年，全球首例不完全面部移植手术恢复了一个女人的鼻子、脸颊和嘴唇。

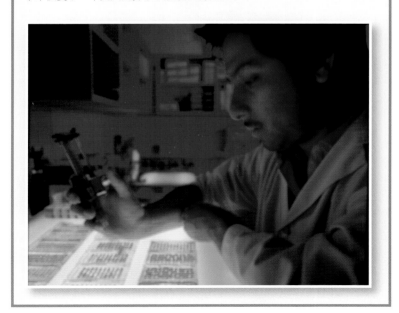

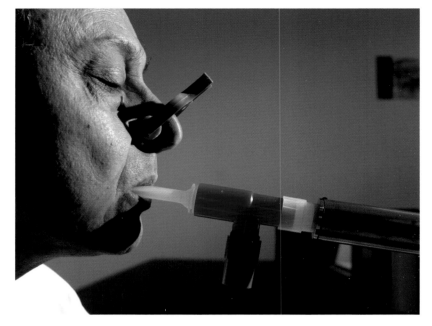

控制排斥
移植器官的接受者可以接受抗排斥反应的药物，并对排斥信号进行定期测试。通过一次或多次活检，可以测试出接受者与移植器官的相容程度。

可以移植的器官和组织
目前，可以移植的器官和组织包括如右图显示的心脏以及除大脑之外几乎所有的主要器官。由于组织移植的排斥反应很少见，因此其成功率非常高。

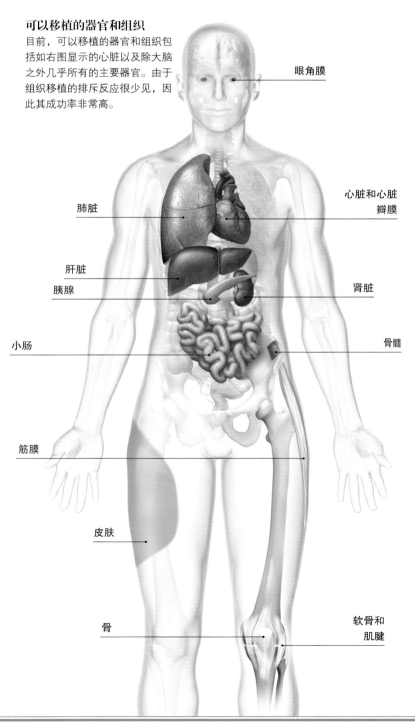

眼角膜

心脏和心脏瓣膜

肺脏

肝脏

胰腺

肾脏

小肠

骨髓

筋膜

皮肤

骨

软骨和肌腱

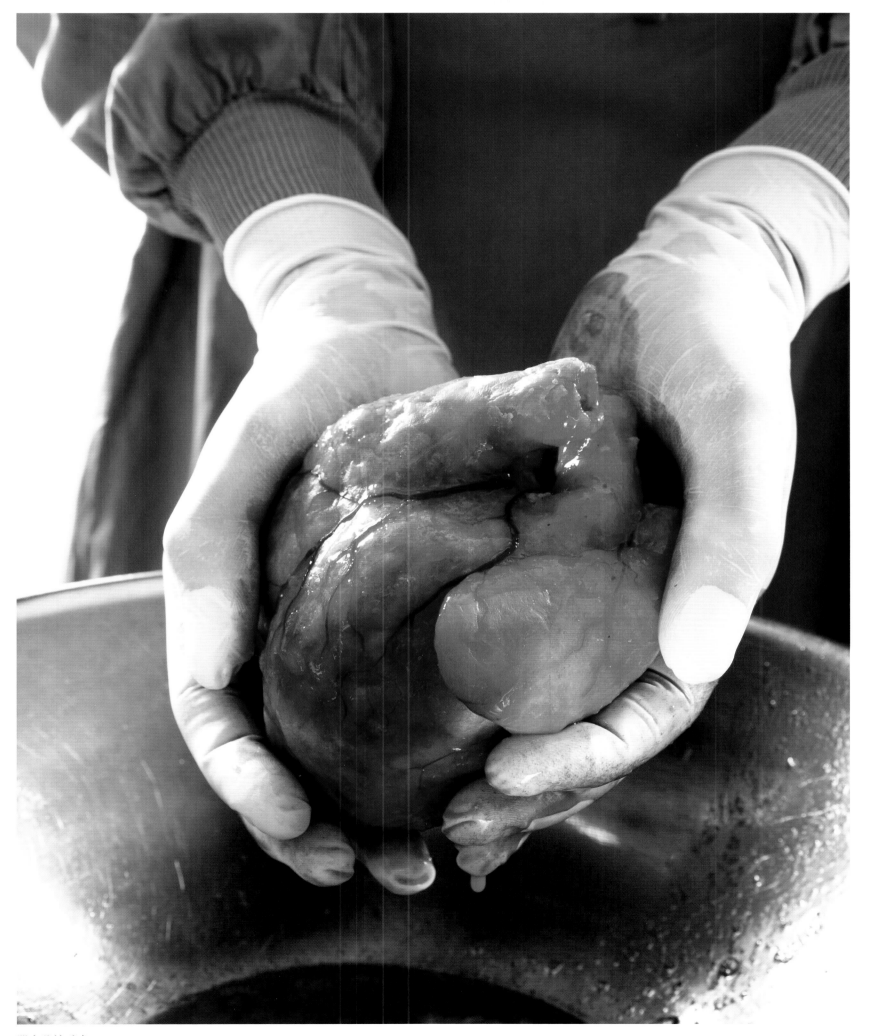

器官移植手术
器官移植手术需要通过测试血型、年龄、体重等以实现更近的匹配，从而保证活体或尸体捐献者与接受者的器官互相融合。从供者
取出到向受者移植组织或器官的外科手术要安排得非常接近，以防止取出的器官变质。

免疫接种和免疫疗法

  几个世纪以来，人类不停地寻求增强抵御疾病的能力。某种病原体首次入侵某人的免疫系统时，免疫功能被激活，B细胞同时产生抗体和抵抗该病原体的记忆细胞。通常这种所谓的初级反应就像一场疾病一样。而免疫接种则不同，它通过向体内引入一个死的或弱化的病原体，并引起了一种轻微的甚至也许不易察觉的反应，同时也能刺激记忆细胞的形成，这样就产生了获得性的免疫能力。尽管免疫接种并非毫无风险，但目前为止，它保护着几亿儿童免受过去常见的儿童疾病的困扰，例如麻疹、小儿麻痹症、破伤风、白喉和百日咳等。出门旅行的人按照常规需要接种抵御传染病（例如伤寒症和黄热病）的疫苗。医疗上的免疫治疗方法主要是采用免疫系统各种不同成分治疗癌症及其他疾病。其中，制备抗体已经被商业化地投入到消费品市场并用于疾病的诊断和治疗之中。

免疫系统的利用

  天然的免疫成分对于临床发展甚至产品消费正在显现着非常重要的作用。例如，单克隆抗体（MAbs）常被用于过敏、狂犬病和肝炎的诊断，以及用于前列腺癌和其他恶性疾病的筛查，还有就是器官移植病人免疫抑制剂药物的扩大和替换使用等。单克隆抗体也能辨别病人血液中的药物残留，因此被用于妊娠的测试。具有治疗作用的免疫毒素与单克隆抗体的毒素蛋白相结合，共同向癌细胞释放具有毒杀作用的毒素。

根除脊髓灰质炎

  几个世纪以来，脊髓灰质炎或小儿麻痹症一直是非常可怕的疾病，它在20世纪初期的美国和欧洲非常流行。脊髓灰质炎病毒感染导致神经损坏，其结果会导致不同程度的麻痹，其中腿麻痹较为常见。在世界范围内，第一支脊髓灰质炎疫苗的使用是在二十世纪五六十年代。现在，在根除这个疾病方面所做的努力已经取得了相当大的成功，这种疾病越来越少见了。

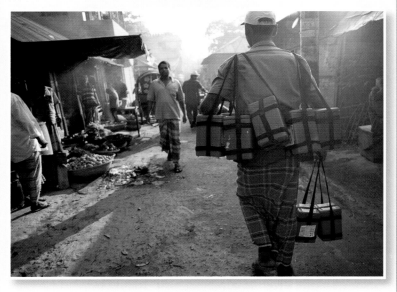

单克隆抗体的制备

单克隆抗体制备的一种方法是将一种抗原注射进小鼠、大鼠或小白兔体内以刺激B细胞的形成，B细胞是天然抗体的制造者。然后将B细胞与改变的癌细胞相融合，就会产生杂交细胞，这种细胞可以产生抗体并迅速复制。

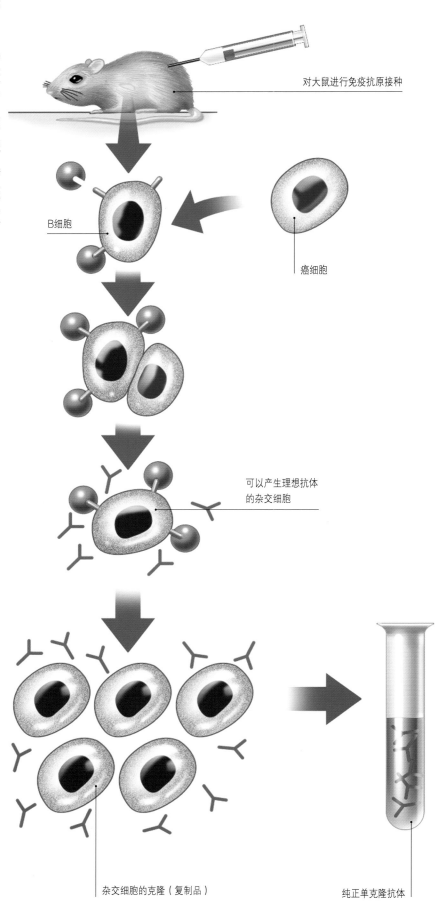

对大鼠进行免疫抗原接种

B细胞

癌细胞

可以产生理想抗体的杂交细胞

杂交细胞的克隆（复制品）

纯正单克隆抗体

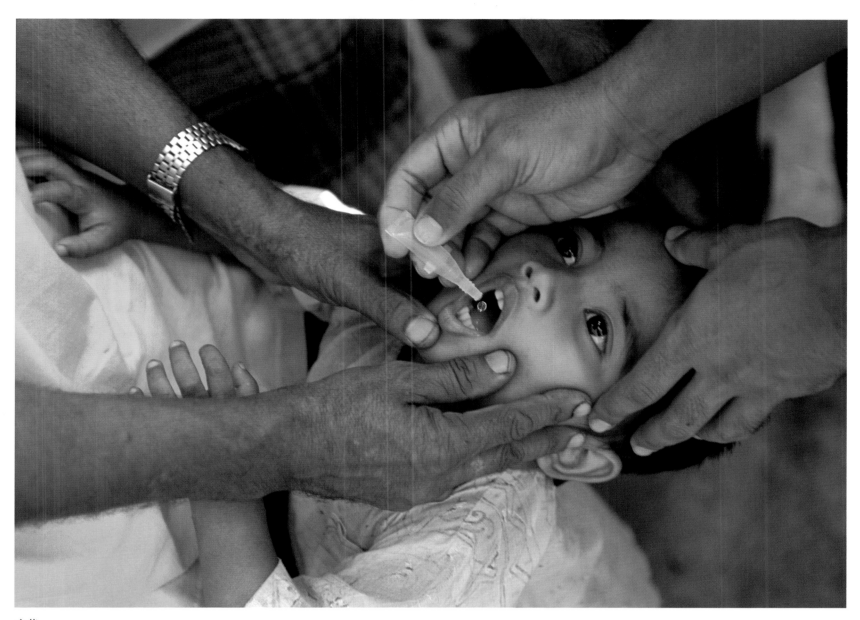

疫苗

疫苗中含有抗原，比如细菌或病毒的一部分。这种病原体的弱化版本能够刺激一种免疫反应，即使从未发病，也会导致抗体的产生。绝大多数疫苗接种可以提供7～10年的免疫期。后来的加强注射会延长疫苗的保护期。

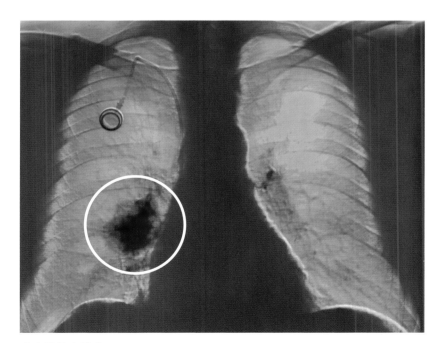

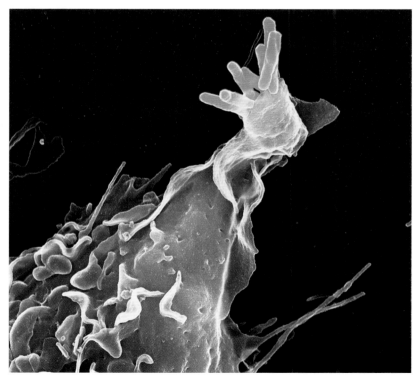

癌症的免疫治疗

单克隆抗体已经并正在研发用于类似直肠癌和乳腺癌等恶性疾病的治疗之中。其他的反载体免疫治疗方法使用的是细胞因子，具体包括干扰素和白细胞介素，它可以强化病人的免疫反应能力。上面这张X射线照片显示的是对肺癌肿瘤植入白细胞介素-2之后的表现。

正在袭击之中

许多疫苗中都含有弱化的细菌或病毒。上面这张照片显示的是，一个巨噬细胞（黄色）正在吞噬弱化细菌（橘色）的情况。后来巨噬细胞把这些细菌碎片展示给B细胞，这就完成了产生抗体和记忆细胞的第一步。

消化系统

所有食物必须要通过复杂过程被分解并变成能够被细胞利用以完成身体构成和运转的营养物质。这就是消化系统的任务。每咬下一口食物必须首先要通过牙齿将其变成小块，然后才能通过唾液中的酶类和其他化学物质使其进一步分解，以产生构成蛋白质的氨基酸，构成碳水化合物的单糖物质，构成脂肪和油脂的成分，以及构成DNA的核酸。最后的结果是这些物质变得很小，以至于它们可以穿过最细的血管，之后再为几十万亿个细胞提供营养。身体不需要的残渣被排出体外。

嘴
消化系统开始于嘴或口腔。在这里食物被唾液湿润并且在咀嚼和咽下，与此同时碳水化合物开始消化

会厌
在吞咽过程中，这个可以移动的垂悬组织盖住气管开口以免食物进入呼吸道

唾液腺
三对大唾液腺和无数的小唾液腺可以释放唾液。唾液是水、黏液、消化酶以及其他物质的混合物

咽部
这个区域接收咽下的食物，并将它向前移动到食管

上食管括约肌
这个肌肉环用于调节咽喉的食管进入食管的运动

牙齿
人类牙齿专门用于破碎和咀嚼各种类型的食物

食管
这个管状器官中的平滑肌通过收缩络将食物移向胃中

纵向平滑肌层
环形平滑肌层
管腔

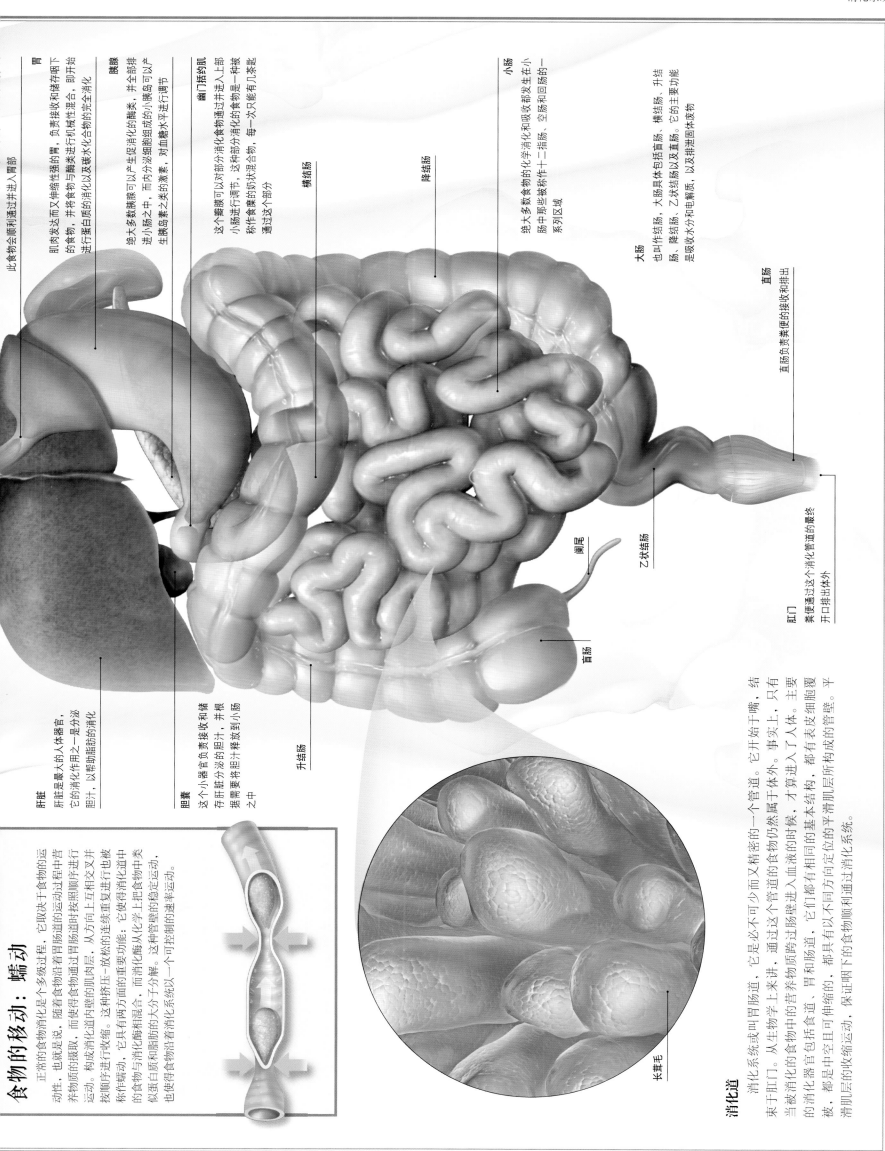

胃
此食物会顺利通过并进入胃部

肌肉发达而又伸缩性强的胃，负责接收和储存咽下的食物，并将食物与酶类进行机械性混合，即开始进行蛋白质的消化以及碳水化合物的完全消化

胰腺
绝大多数腺体可以产生促消化的酶类，并全部排进小肠之中，而有分泌细胞则成的小胰岛可以产生胰岛素之类的激素，对血糖水平进行调节

幽门括约肌
这个瓣膜可以对部分消化食物通过并进入上部小肠进行调节，这种部分消化的奶状混合物，称作食糜的奶状物，每一次只能有几匙通过这个部分

横结肠

降结肠

小肠
绝大多数食物的化学消化和吸收发生在小肠中那些被称作十二指肠、空肠和回肠的一系列区域

大肠
也叫作结肠，大肠具体包括盲肠、升结肠、横结肠、降结肠、乙状结肠以及直肠。它的主要功能是吸收水分和电解质，以及排泄固体废物

直肠
直肠负责粪便的接收和排出

肛门
粪便通过这个消化管道的最终开口排出体外

肝脏
肝脏是最大的人体器官，它的消化作用之一是分泌胆汁，以帮助脂肪的消化

胆囊
这个小器官负责接收和储存肝脏所分泌的胆汁，并根据需要将胆汁释放到小肠之中

升结肠

阑尾

乙状结肠

盲肠

长茸毛

食物的移动：蠕动

正常的食物消化是个多级过程，它取决于食物的运动性，也就是说，随着食物沿着胃肠道的运动过程中营养物质的摄取，而使得食物通过胃肠道时按照顺序进行运动，构成消化道内壁的肌肉层，从左向上互相交叉并按顺序进行收缩。这种挤压-放松往复重复进行也被称作蠕动，它具有两方面的重要功能：它使得消化道中的食物与消化酶相混合，而消化酶从化学上把食物的大分子分解。这种管壁的稳定运动，也使得食物沿着消化系统以一个可控制着消化道的速率运动。

消化道

消化系统或叫胃肠道，它是必不可少而又精密的一个管道。它开始于嘴，结束于肛门。从生物学上来讲，它是这个管道中的食物仍然属于人体外。事实上，只有当食物中的营养物质跨过肠壁进入入血液的时候，才算进入了人体。主要的消化器官包括食道、胃和肠道，它们都有相同的基本结构，都有表皮细胞覆盖，都具中空且可伸缩的，都具有位于定位的平滑肌层所构成的管壁。平滑肌层的收缩运动，保证咽下的食物顺利通过消化系统。

食物的初级消化

消化系统从通过机械和化学方法粉碎的食物中获取营养，这两种方式都是从嘴开始的。对于固体食物而言，咬和咀嚼是第一步。咀嚼使食物湿润并将食物与唾液腺分泌的唾液相混合。在这种混合物中含有水以及被称作黏液素的黏性蛋白质，这种蛋白质可以将片状的咀嚼食物结合形成一个球或圆块儿。与此同时唾液中含有的唾液淀粉酶开始对富含淀粉的碳水化合物进行化学分解。唾液淀粉酶是在食物通过消化系统向前运行过程中，许多酶类中的第一个也是唯一一个能够对食物中包括蛋白质和脂肪的不同类型物质产生作用的酶类。随着舌头在口腔内对食物的操控，它最后迫使每个食物团向上送抵硬腭，然后再回送进喉部咽下——这就是消化过程的开始。

食物的运动

在吞咽过程中，有一系列的自主和非自主的肌肉收缩将食物移进食管。然后，食道的肌肉也开始收缩和放松，一种被称作蠕动的机制使得食物团向下运行。随后，在食道底部的括约肌使得少量食物进入胃中，胃壁的肌肉将食物磨碎。而在胃底部的幽门括约肌也周期性地将一些胃中的食物挤进小肠之中。这种连续不断的蠕动过程，就使得被消化的食物稳定地通过消化系统。

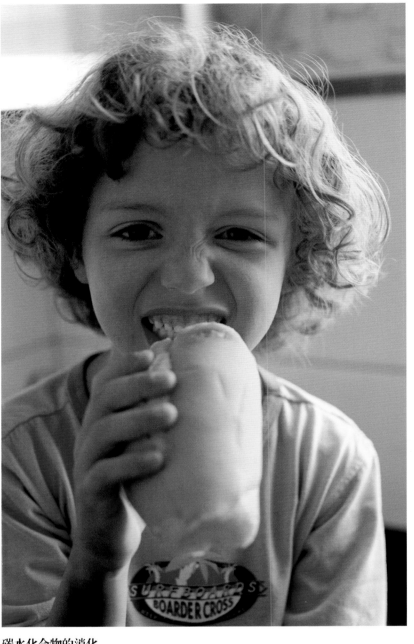

碳水化合物的消化

只要有一口富含淀粉的食物进入口中，简单的碳水化合物的消化过程就开始了。随着唾液淀粉酶将聚合淀粉分子的化学键打破，富含碳水化合物的食物开始在口中溶解。

吞咽

吞咽涉及大量的肌肉运动。舌尖首先将咀嚼的食物团推向喉部，然后，悬雍垂和喉向上移动，使得食物团向下移动。喉部的肌肉收缩使得咽部关闭，避免食物"走错道"进入咽部和气管之中。随后，食物团滑进食道并继续它的通往胃的旅程。

喉部　　　悬雍垂

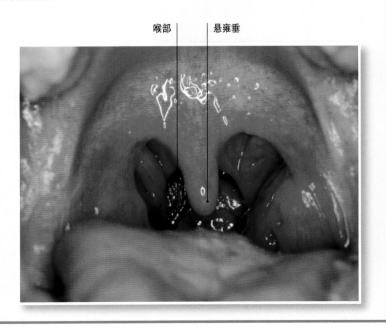

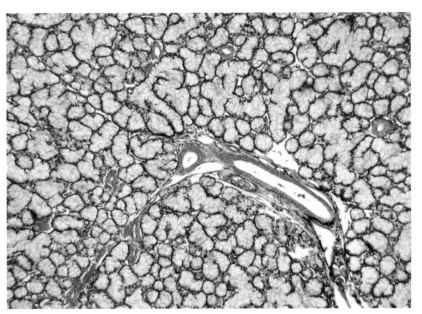

唾液腺

这张图片显示的是唾液腺。3个大的腮腺大概位于耳朵的前部，舌下腺位于舌下部，颌下腺位于下颌深面的口底内。

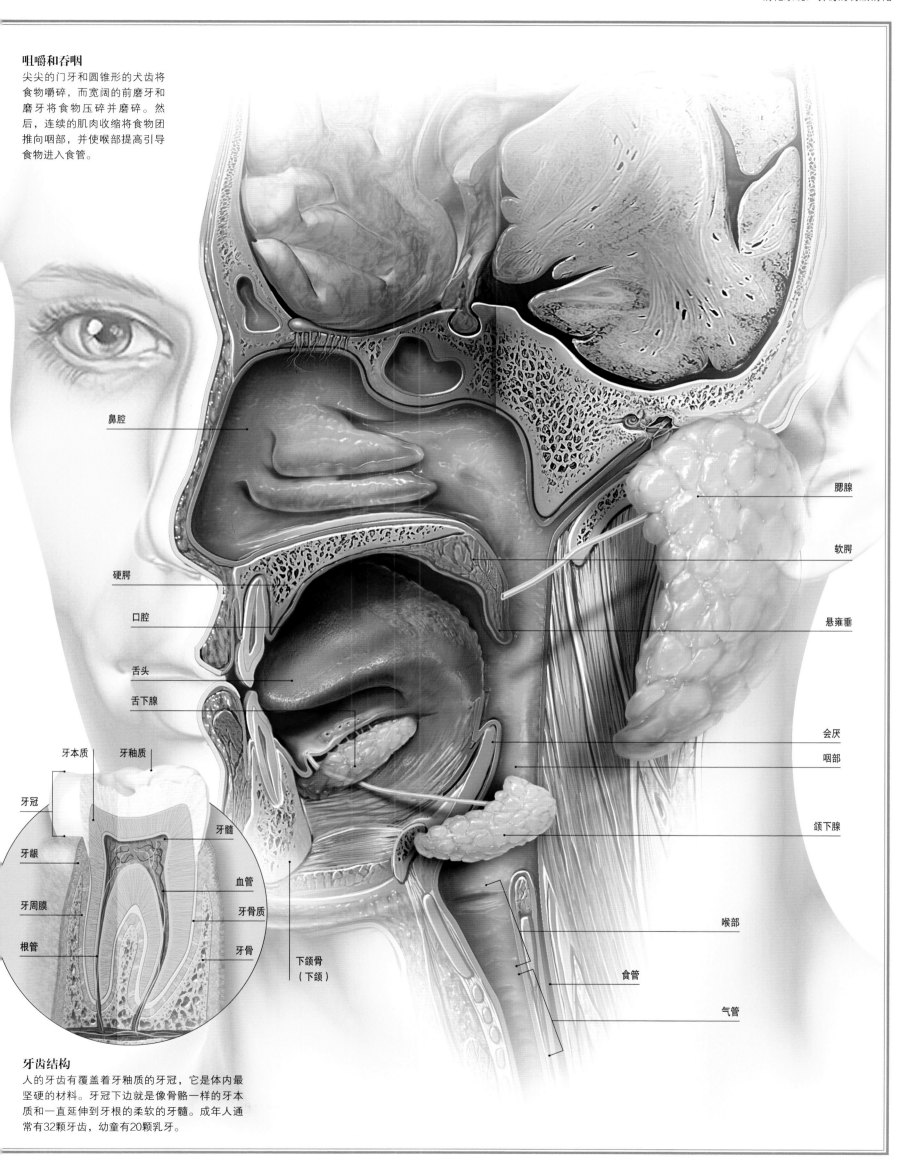

咀嚼和吞咽
尖尖的门牙和圆锥形的犬齿将
食物嚼碎，而宽阔的前磨牙和
磨牙将食物压碎并磨碎。然
后，连续的肌肉收缩将食物团
推向咽部，并使喉部提高引导
食物进入食管。

鼻腔

腮腺

软腭

硬腭

悬雍垂

口腔

舌头

舌下腺

会厌

咽部

颌下腺

牙本质　牙釉质

牙冠

牙龈

喉部

牙周膜

血管

牙骨质

食管

根管

牙骨

气管

下颌骨
（下颌）

牙髓

牙齿结构
人的牙齿有覆盖着牙釉质的牙冠，它是体内最
坚硬的材料。牙冠下边就是像骨骼一样的牙本
质和一直延伸到牙根的柔软的牙髓。成年人通
常有32颗牙齿，幼童有20颗乳牙。

胃

　　人的胃是一个中空的、J形状的、可以扩张的、10英寸（约25厘米）长的肌肉器官。它可以短期储存食物，并与酶类和其他分泌物相混合；它还可以调节食物向小肠的传送节奏。

　　胃壁的平滑肌呈波浪状地收缩，它不停地搅拌着食物团，进行着食物的机械消化过程。胃的分泌液中包括盐酸、水和被称作胃蛋白酶的酶类。随着胃部蠕动，胃的分泌液也随之蠕动。胃酸可以杀死许多食物中的微生物，也可帮助把咽下的食物转换成食糜。胃蛋白酶开始将食糜中蛋白质从化学上分解成碎片。胃蠕动逐步按照定量使食糜通过幽门括约肌，这个定量既要满足小肠运转需要又不会导致负担过重。

胃如何控制食物

　　平均来讲，成年人的胃可以很容易地容纳1夸脱（约1升）食物，但它的容量可以膨胀到4夸脱（约4.2升），大约相当于排空状态时的20倍。随着食物的进入，胃壁上的褶会变平。完全充满的胃中部食物经过幽门括约肌而排空大概需要4个小时或更长的时间。

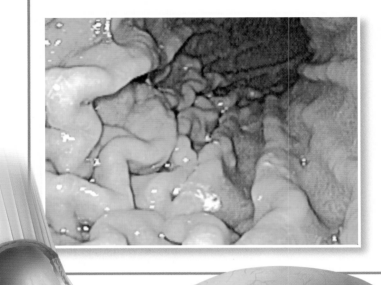

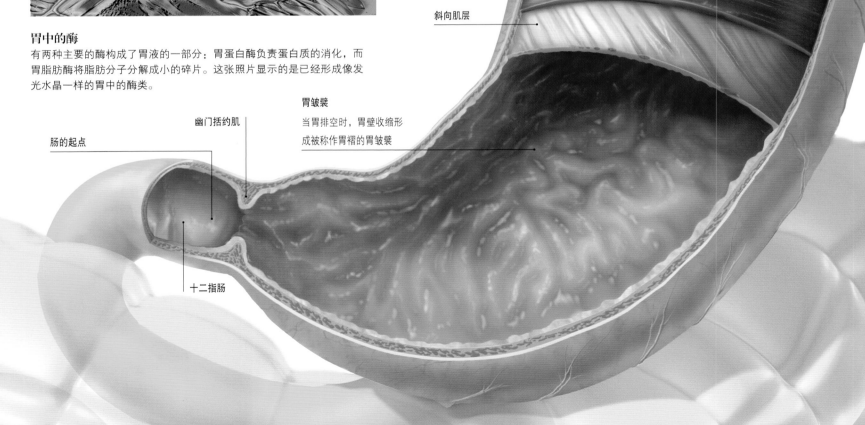

胃中的酶

有两种主要的酶构成了胃液的一部分：胃蛋白酶负责蛋白质的消化，而胃脂肪酶将脂肪分子分解成小的碎片。这张照片显示的是已经形成像发光水晶一样的胃中的酶类。

浆膜（外层包覆物）

纵向肌层

环行肌层

斜向肌层

胃皱襞

当胃排空时，胃壁收缩形成被称作胃褶的胃皱襞

幽门括约肌

肠的起点

十二指肠

胃的吸收

　　尽管酶类对碳水化合物、蛋白质和脂肪的化学消化开始于胃，但事实上只有少数几种物质是通过胃吸收到血液之中的。因为绝大多数营养物质胃黏膜细胞都不能吸收，只有胃黏膜的黏液分泌细胞是个例外，它们能够吸收水分、酒精和类似阿司匹林的几种药物，以及矿物离子和分解的脂肪分子碎片。食物中的其他营养和物质都是通过小肠和大肠吸收的。

胃的内表面

在胃的内表面，有成串的腺体释放着酶类以及构成消化液的其他物质。下图显示的深坑就是覆被在胃壁上的几千个胃部腺体。

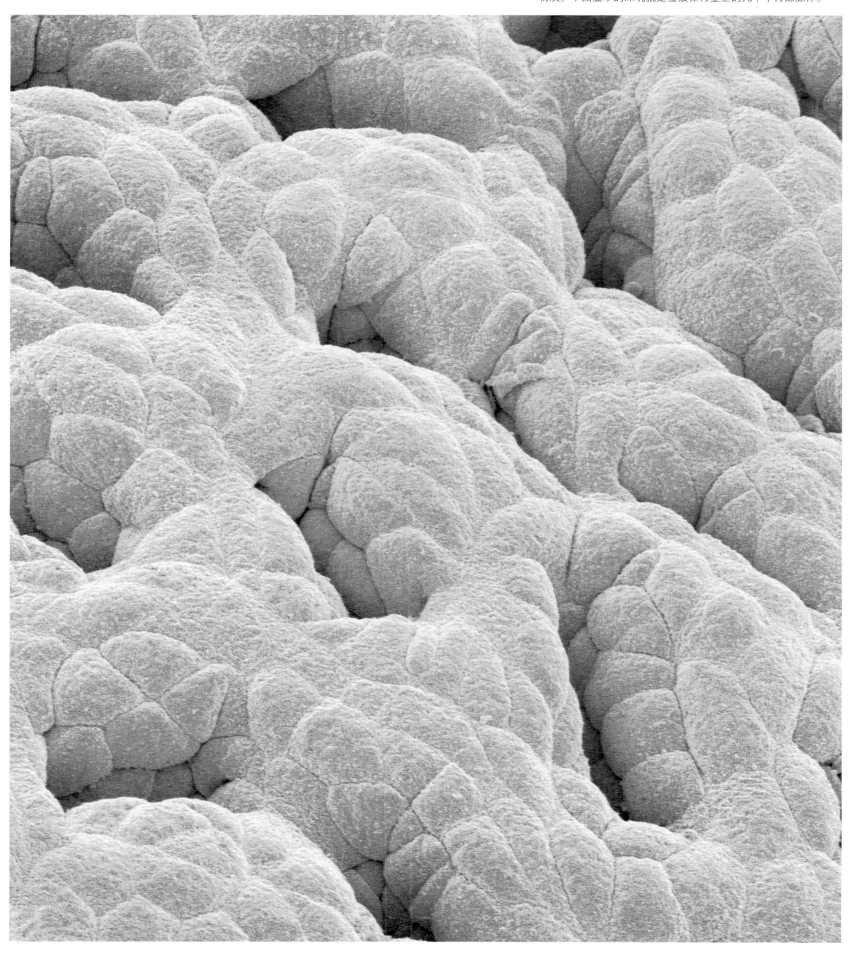

小肠和大肠

肠道分成两个主要部分：小肠负责绝大多数食物的消化过程；大肠或结肠是消化过程的终结，它负责水分的吸收，以及食物残渣的存储和排出。小肠大概有20英尺（约6米）长。它由3个部分构成：十二指肠、空肠和回肠。这个环形的管道中大约有2700平方英尺（约300平方米）的表面积用于将营养成分吸收进入血液。大肠（结肠）的功能就是充当容器，在这里，水分和电解质可以被重新吸收到血液之中，未被消化的物质被压缩并以粪便的形式储存下来。大约粪便干重的30%是由细菌构成的，这些细菌一般生活在胃肠道里，它们以食物残渣为生，并连续产生着维生素K以及其他有用物质。人类固体残渣中常见的棕褐色来自于排泄到粪便中的胆汁盐的颜色。

脂肪的吸收

脂肪不能直接被吸收至血液中。首先，肠蠕动将大的脂肪分子（甘油三酯）分解；然后，由胰腺酶类物质将其消化成更小的碎片；之后，在肝脏中形成的胆汁把脂肪碎片从水状的食糜中分离出来；最后，脂肪碎片进入肠道内膜的吸收细胞——肠绒毛之中。在那里它们重新结合成更大的脂肪滴，并被运送到淋巴管，而最终由淋巴管带入大循环之中。

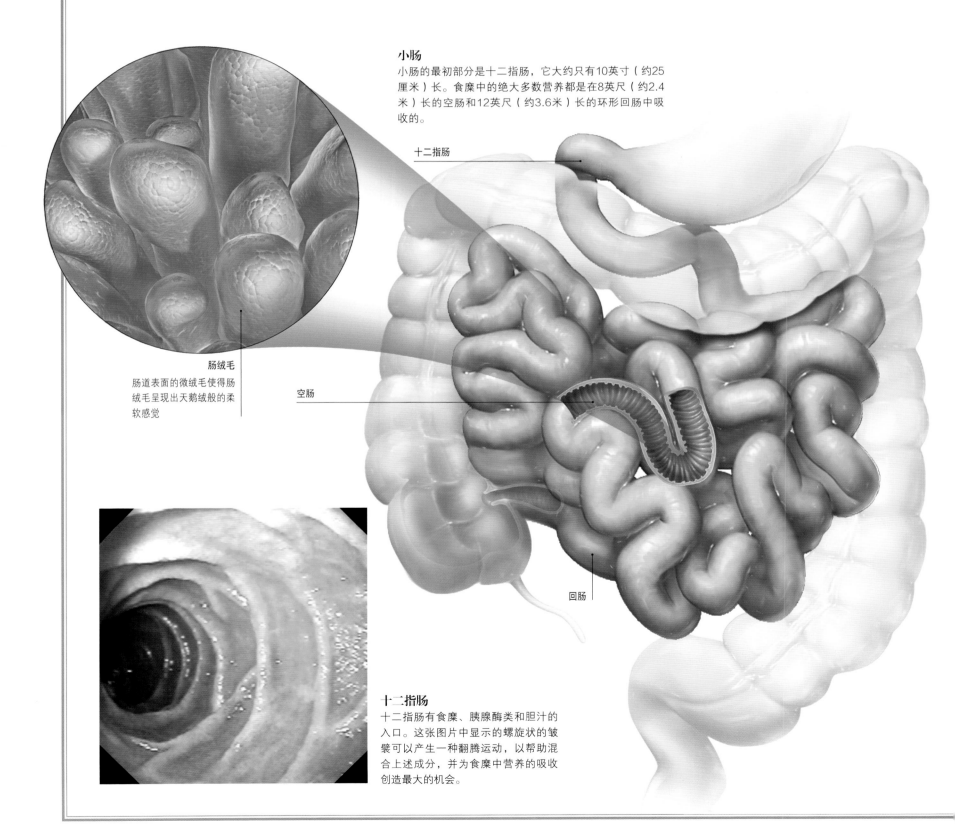

小肠
小肠的最初部分是十二指肠，它大约只有10英寸（约25厘米）长。食糜中的绝大多数营养都是在8英尺（约2.4米）长的空肠和12英尺（约3.6米）长的环形回肠中吸收的。

十二指肠

空肠

回肠

肠绒毛
肠道表面的微绒毛使得肠绒毛呈现出天鹅绒般的柔软感觉

十二指肠
十二指肠有食糜、胰腺酶类和胆汁的入口。这张图片中显示的螺旋状的皱襞可以产生一种翻腾运动，以帮助混合上述成分，并为食糜中营养的吸收创造最大的机会。

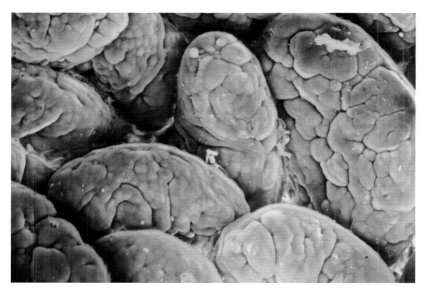

几百万个肠绒毛
肠绒毛构成了小肠内膜上的几百万个吸收"手指"。每个"手指"都含有血管和淋巴管，并都有微小的微绒毛覆盖。单糖分子和绝大多数氨基酸都从此进入血管，某些脂肪分子从此进入淋巴管。

阑尾

由于切除阑尾之后对身体没有什么影响，因此很久以来就被认为是没有实际功能的退化器官。但最近在阑尾组织中发现了大量的有益细菌群体，因此使人联想到也许这个指状结构体能够在严重腹泻时、大量有益细菌被排出后给肠道重新补给有益细菌。

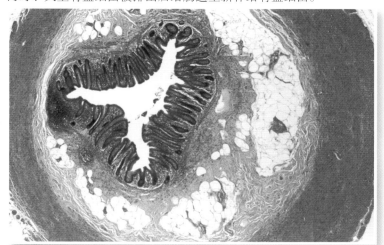

阑尾内部
这张图片的蓝色区域是含有淋巴组织的阑尾壁，它有助于抵御肠道的感染。

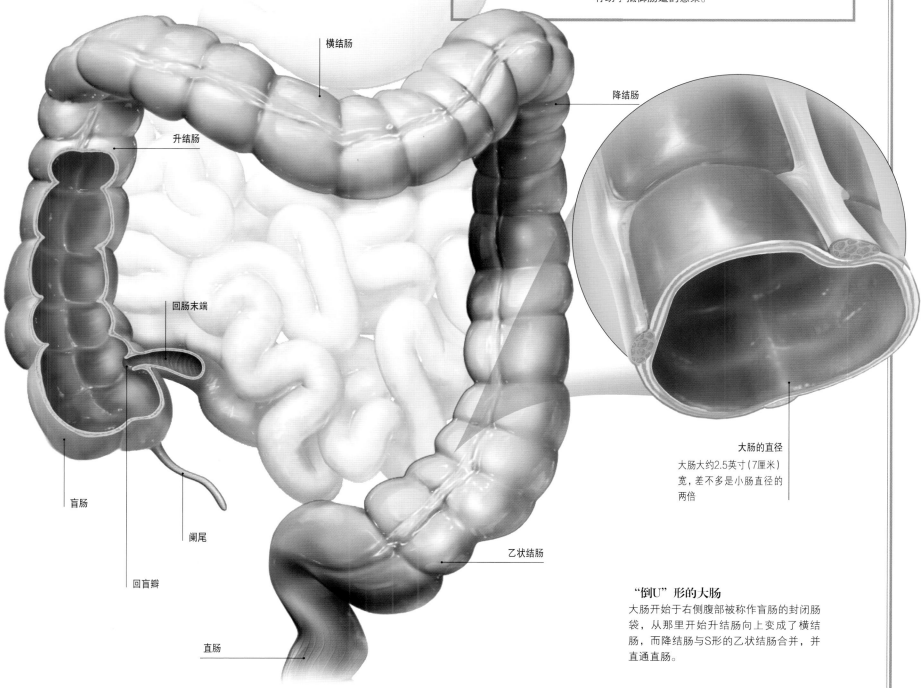

横结肠

降结肠

升结肠

回肠末端

盲肠

阑尾

回盲瓣

直肠

乙状结肠

大肠的直径
大肠大约2.5英寸（7厘米）宽，差不多是小肠直径的两倍

"倒U"形的大肠
大肠开始于右侧腹部被称作盲肠的封闭肠袋，从那里开始升结肠向上变成了横结肠，而降结肠与S形的乙状结肠合并，并直通直肠。

消化的附属器官

有几个器官为食物消化和营养的吸收提供支持。胰腺之中含有内分泌细胞组成的胰岛可以分泌调节血糖的激素。胰腺也可产生酶类，这些酶可用于分解包括复合型碳水化合物、蛋白质、脂肪和构成DNA核酸在内的所有主要的食物大分子。随着食物通过小肠，胰腺中的酶类可以保证食物中所含的大量营养分子被释放。肝脏可以分泌胆汁，这是一种含有来自于胆固醇之中的化学盐的绿色物质。胆汁盐可以帮助脂肪的消化，它们的产生是身体清除血液之中过多胆固醇的一种方式。胆囊储存着来自于肝脏的胆汁，并可根据需要将其释放到小肠之中。

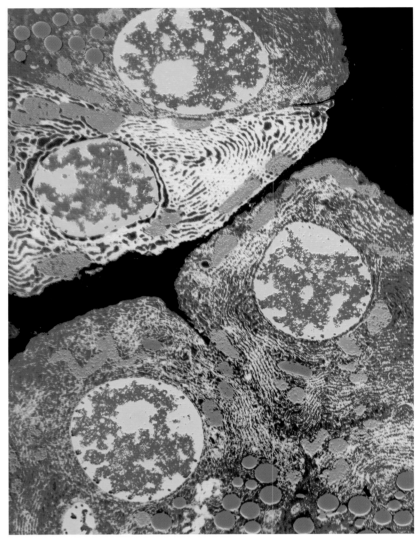

胰腺细胞
如上图所示，胰腺细胞中的浅白色的、线团状结构就是粗面型内质网，酶类就是由这里生产的。一旦酶类合成完毕，就以颗粒状储存起来，就像这张显微图片中的红色圆点一样。

肝病

肝炎是由几种病毒引起的肝部炎症。乙型肝炎增加了肝癌的危险。丙型肝炎不进行迅速治疗将是致命的。由于病毒感染或者日常的重度饮酒刺激而导致的慢性肝炎有可能会引发肝硬化，在这种情况下，疤痕组织和异常的脂肪储存取代了大部分健康的肝脏组织。通常来讲，这种情况下长期存活的唯一希望就是肝移植。

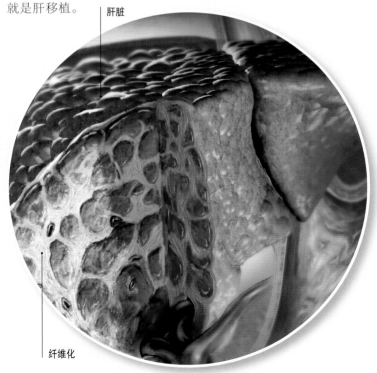

肝脏

纤维化

肝硬化
肝脏纤维化或疤痕组织的形成，以及多余脂肪的储存和血液流通的障碍，都是肝硬化的特征。其具体症状包括：黄疸、出血和下肢水肿。

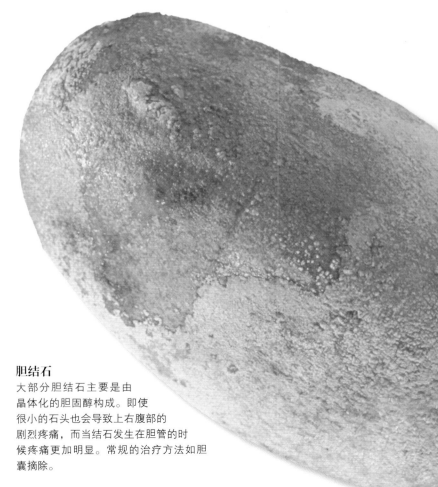

胆结石
大部分胆结石主要是由晶体化的胆固醇构成。即使很小的石头也会导致上右腹部的剧烈疼痛，而当结石发生在胆管的时候疼痛更加明显。常规的治疗方法如胆囊摘除。

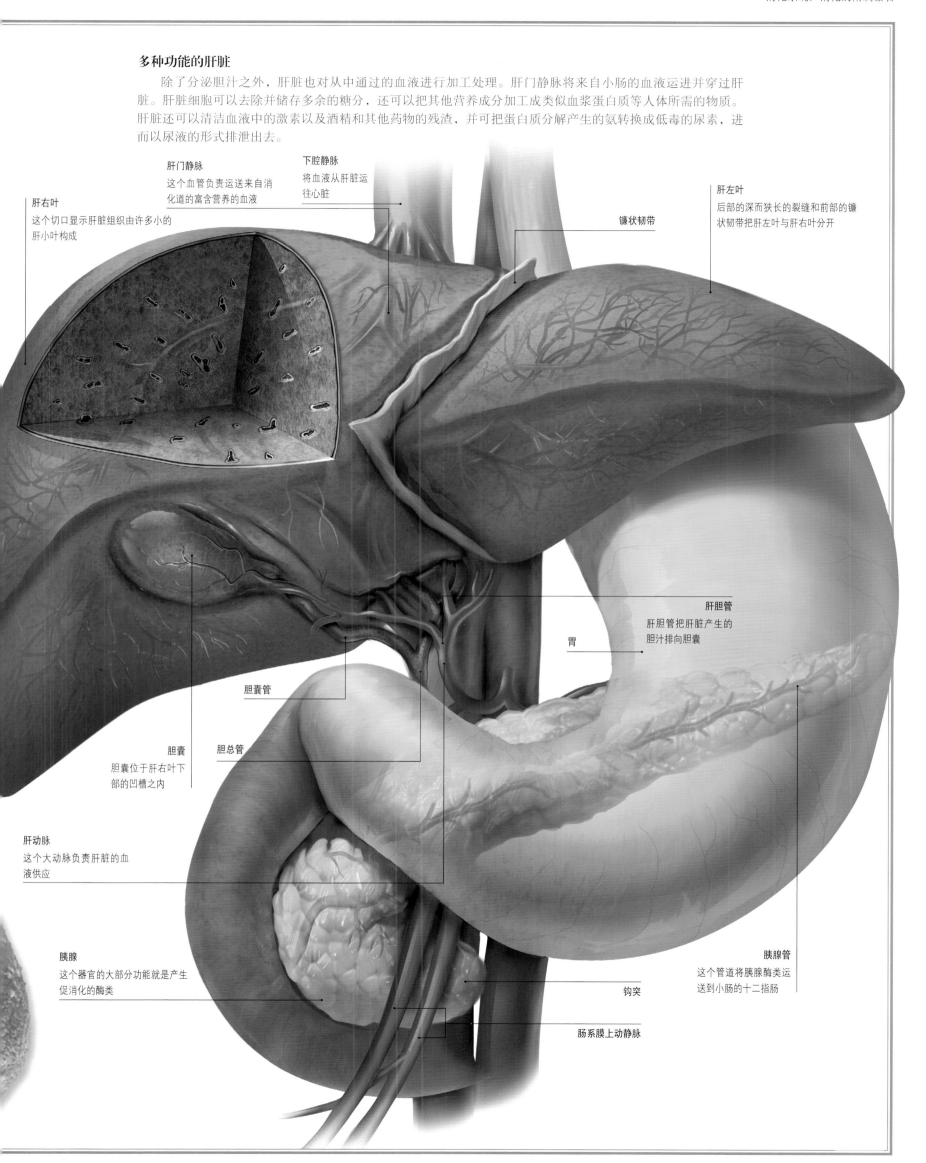

多种功能的肝脏

　　除了分泌胆汁之外，肝脏也对从中通过的血液进行加工处理。肝门静脉将来自小肠的血液运进并穿过肝脏。肝脏细胞可以去除并储存多余的糖分，还可以把其他营养成分加工成类似血浆蛋白质等人体所需的物质。肝脏还可以清洁血液中的激素以及酒精和其他药物的残渣，并可把蛋白质分解产生的氨转换成低毒的尿素，进而以尿液的形式排泄出去。

肝门静脉
这个血管负责运送来自消化道的富含营养的血液

下腔静脉
将血液从肝脏运往心脏

肝右叶
这个切口显示肝脏组织由许多小的肝小叶构成

镰状韧带

肝左叶
后部的深而狭长的裂缝和前部的镰状韧带把肝左叶与肝右叶分开

肝胆管
肝胆管把肝脏产生的胆汁排向胆囊

胃

胆囊管

胆囊
胆囊位于肝右叶下部的凹槽之内

胆总管

肝动脉
这个大动脉负责肝脏的血液供应

胰腺
这个器官的大部分功能就是产生促消化的酶类

钩突

胰腺管
这个管道将胰腺酶类运送到小肠的十二指肠

肠系膜上动静脉

181

口腔功能障碍

　　牙菌斑是由细胞、食物颗粒以及遍布于口腔之中的细菌所组成的浅白色的薄层。日常刷牙和用牙线都没被除掉的牙菌斑会引起蛀牙，也叫作龋齿，在龋齿部位细菌破坏了牙釉质和牙本质。如果牙菌斑硬化变成了牙垢或牙石，一种被称作牙龈炎的轻微感染会使得牙龈疼痛并容易出血。在全世界40岁以上的人群之中，每10个人中就有9个人曾经有过某种形式的牙周疾病，如果细菌继续向深部发展并导致骨质牙槽破坏的话，感染将更加严重。这是成年人掉牙的最常见的原因。另外，如果细菌进入了血液并导致形成冠状动脉血栓的话，就很有可能引发某种形式的心脏疾病。口腔癌常常与吸烟有关，它的治疗需要进行切除手术，因为它也存在着向身体其他部位扩散的可能性。

风险因子

　　与不同个体的口腔和牙齿疾病发展相关的主要因素包括：口腔卫生状况不佳、含糖过多或加工食品过多、吸烟以及过度饮酒等。根据世界卫生组织的资料，这些因素也在容易导致4种全球常见慢性疾病的危险生活习惯的内容清单上。这4种慢性疾病是：癌症、心血管疾病、类似肺气肿的慢性呼吸系统疾病以及2型糖尿病。

发现皇后

　　大约3500年之前，埃及皇后哈齐普苏特(Hatshepsut)死了，她当政期间所立的纪念碑被毁掉了。2007年，埃及考古学家利用计算机辅助断层摄影术（CAT），对一个写有皇后名字的盒子之内保存的牙齿和另一个古老的无法辨别身份的木乃伊口中的空牙槽进行了匹配情况的扫描。DNA的测定结果证实，这个木乃伊就是哈齐普苏特(Hatshepsut)皇后本人。

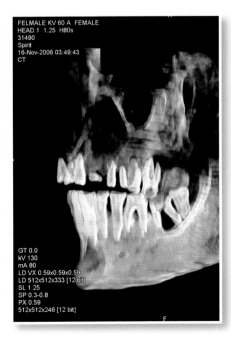

牙龈疾病和木乃伊
哈齐普苏特(Hatshepsut)皇后木乃伊的CT扫描结果非常清楚地显示了这个皇后曾经患有牙龈疾病——这也可能就是她掉牙的原因。

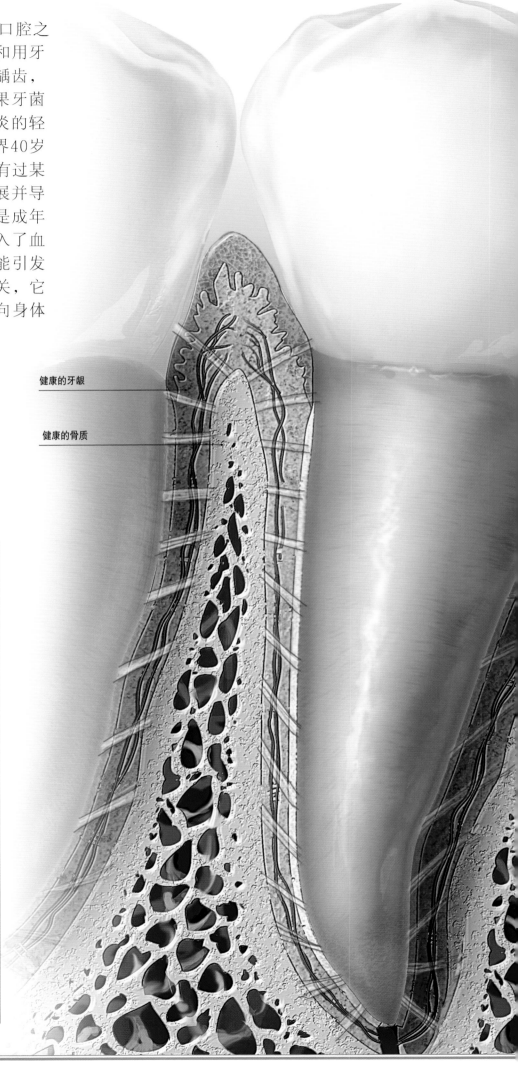

健康的牙龈

健康的骨质

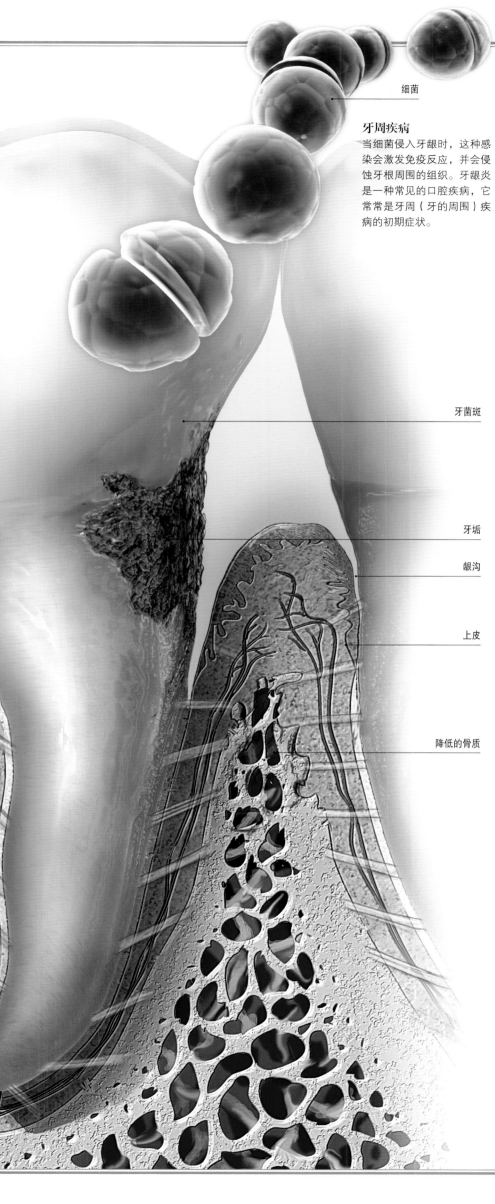

细菌

牙周疾病

当细菌侵入牙龈时，这种感染会激发免疫反应，并会侵蚀牙根周围的组织。牙龈炎是一种常见的口腔疾病，它常常是牙周（牙的周围）疾病的初期症状。

牙菌斑

牙垢

龈沟

上皮

降低的骨质

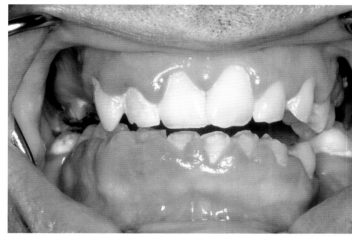

牙龈炎

牙龈发炎被称作牙龈炎，当用适当的牙线和刷牙方法都不能除掉的细菌导致牙龈组织感染时，牙龈炎就成为一种常见的并发症。它有可能发展成严重的牙周疾病而使牙槽遭到破坏。

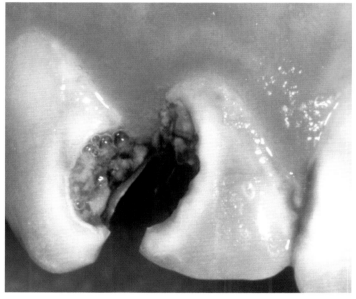

龋齿

蛀牙或龋齿，这是由于以食物残渣为生的细菌产生的酸性物质连续不断地侵蚀牙釉质、牙本质和牙髓。如果不加治疗的话，牙齿蛀洞会继续深化直至感染将牙冠、牙髓和牙根破坏。

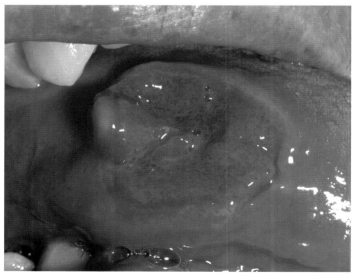

舌肿瘤

癌性舌肿瘤是常见的口腔癌症，吸烟或喜欢咀嚼槟榔的人最容易发病，因为这些东西可以刺激舌组织。治疗方法有放疗和手术去除患病区域。

胃和食管的疾病与功能失调

　　作为人类食物通道的食道容易遭受消化不良的危害。最常见的问题是人们食用酸性食物而导致的消化失调，酸性食物可以刺激胃中的胃食管括约肌向上反流。而正常情况下食物进入胃之后胃食管括约肌应该是关闭的。这种反流的结果就是人们熟悉的"烧心"感觉，或被称作胃酸过多性消化不良。几乎每个人都会偶尔出现这种反流的现象，但有些人则相当严重，这就是大家所熟知的胃食管反流病（GERD）。另一种疾病是胃溃疡，常常会产生一种令人讨厌的疼痛感，它发生在胃黏膜和小肠上部的黏膜处。大约90%的胃溃疡都是由幽门螺旋杆菌引起的。非甾体类抗炎药（NSAID）的过度使用也能刺激胃溃疡的发生。胃癌的风险因子包括进食大量的多盐、腌制或熏制的食物、遗传因素以及吸烟等。

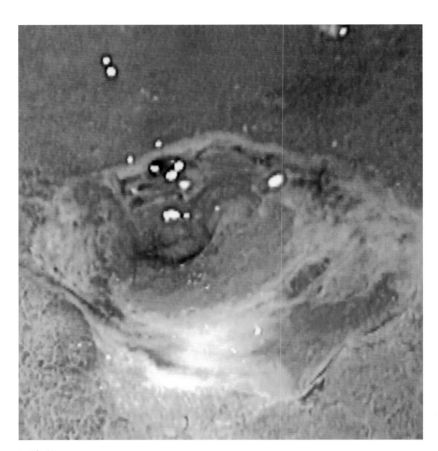

胃溃疡
利用内窥镜的检查可以看出，在病人幽门括约肌的周围呈现白色溃疡状的胃黏膜。这种溃疡多由胃酸过多引起，但通常来讲则是由幽门螺旋杆菌感染导致的。

一种危险的细菌

　　幽门螺旋杆菌这种细菌与几种主要的消化系统疾病相联系。如果有幽门螺旋杆菌，就会导致胃部炎症，也会导致小肠上部的十二指肠炎症。炎症有的很轻，也有的很重，并会引起明显的疼痛感。幽门螺旋杆菌也被认定为许多（绝大多数）胃癌的一个致病因素。在全世界，将近90%的确诊胃癌病人都检出了幽门螺旋杆菌感染。

幽门螺旋杆菌

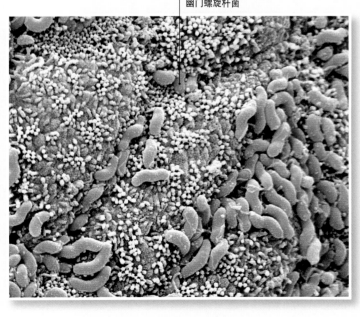

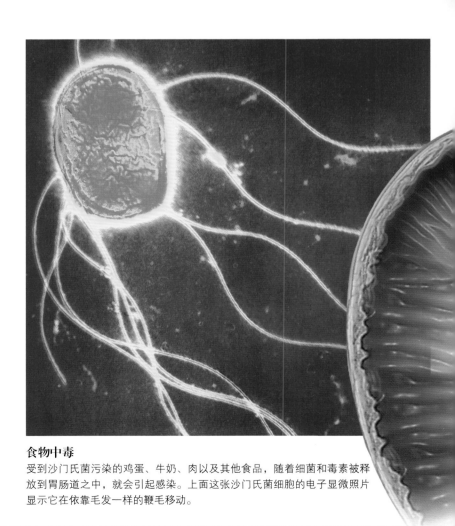

食物中毒
受到沙门氏菌污染的鸡蛋、牛奶、肉以及其他食品，随着细菌和毒素被释放到胃肠道之中，就会引起感染。上面这张沙门氏菌细胞的电子显微照片显示它在依靠毛发一样的鞭毛移动。

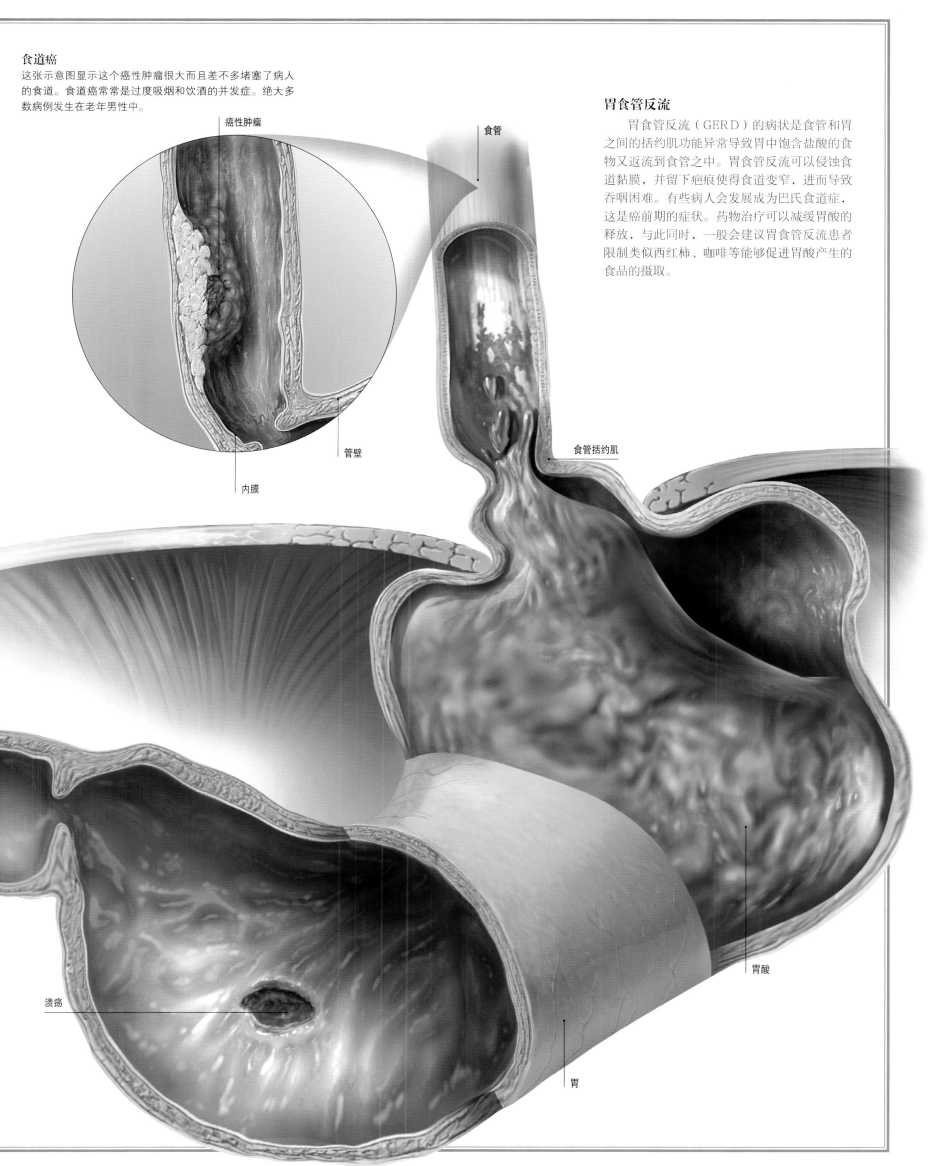

食道癌

这张示意图显示这个癌性肿瘤很大而且差不多堵塞了病人的食道。食道癌常常是过度吸烟和饮酒的并发症。绝大多数病例发生在老年男性中。

癌性肿瘤

食管

胃食管反流

胃食管反流（GERD）的病状是食管和胃之间的括约肌功能异常导致胃中饱含盐酸的食物又返流到食管之中。胃食管反流可以侵蚀食道黏膜，并留下疤痕使得食道变窄，进而导致吞咽困难。有些病人会发展成为巴氏食道症，这是癌前期的症状。药物治疗可以减缓胃酸的释放，与此同时，一般会建议胃食管反流患者限制类似西红柿、咖啡等能够促进胃酸产生的食品的摄取。

管壁

内膜

食管括约肌

胃酸

溃疡

胃

肠道疾病与功能障碍

　　小肠和大肠的疾病和功能障碍很容易影响营养成分被吸收入血管这一核心消化过程。炎症会导致严重的肠道问题。在负责绝大多数营养物质吸收的小肠内，有一种叫作克罗恩病的自身免疫性疾病可以引起肠壁的炎症和溃疡。病人会出现严重的营养不良，在特别严重的情况下，大部分小肠必须要切除。溃疡性结肠炎的主要症状有结肠炎症、溃疡甚至出血。绝大多数50岁以上的人至少会有一些憩室，也就是在大肠壁的弱点部位凸出的小囊。如果小囊受到感染，就会发展成痛苦的憩室炎。衰老或者遗传倾向有可能会导致结肠的息肉的发展，这是世界范围内最常见的癌症之一——结、直肠癌的前兆。

结、直肠癌症

　　在世界上的发达国家中，结、直肠癌是诊出最多的恶性疾病之一，它在癌症的致死率中也占有相当大的比重。这种癌症开始于结肠壁上由异常细胞组成的凹陷的斑块或者被称作息肉的赘生物。癌前生长和结肠癌的患病倾向容易在家庭成员之间出现，但是绝大多数病例通常并没有明显的遗传联系。癌前组织和肿瘤通常很容易通过肠镜加以诊断。

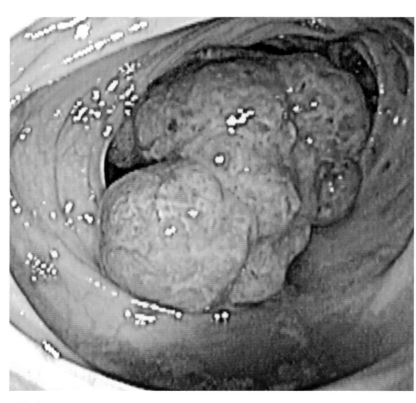

结肠癌
这张图片显示的是一个病人结肠中的大的恶性肿瘤。它与普通的癌性肿瘤一样，可以分泌促进异常组织血管化的物质——这种血管发育可以刺激肿瘤快速生长。

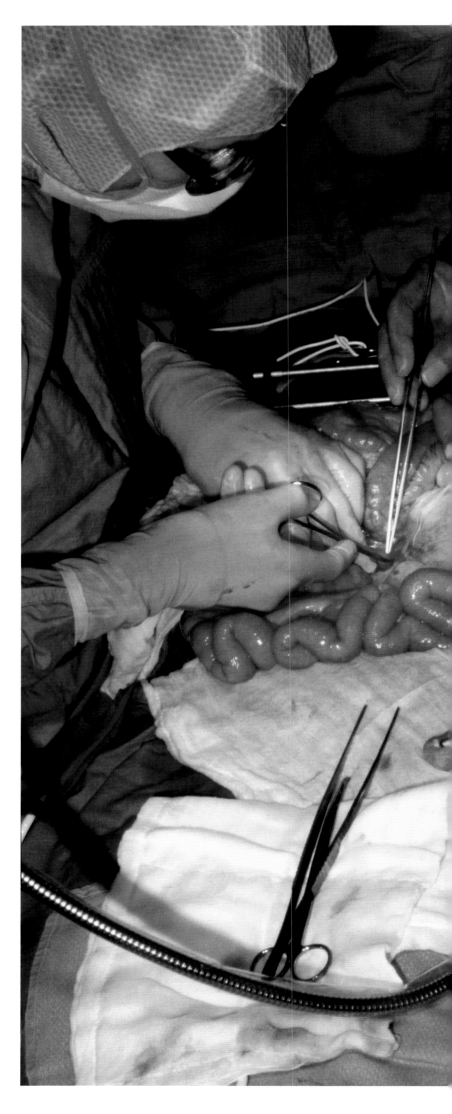

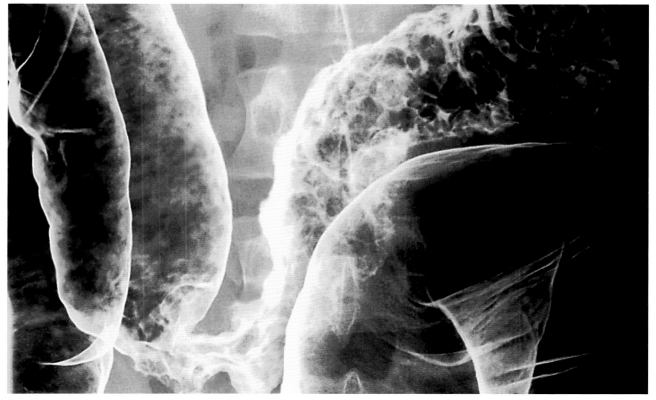

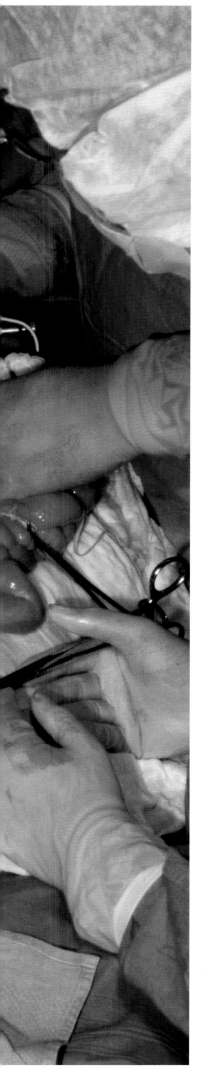

克罗恩病

这张彩色的钡餐X射线照片显示了被克罗恩病危害的结肠的一部分。在上部右侧的杂色区域已经形成成了溃疡。背景中还可看见脊椎。

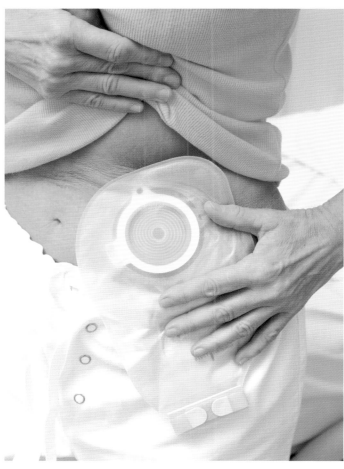

结肠造口术

当结肠的患病部分被切除后，就要采用结肠造口术，以使肠道的剩余端口能够通过腹壁的开口与外置的接收粪便的袋子相连接。

肠道手术

这个图片显示病人的腹部已经被打开并暴露出了环形的肠道。在治疗计划允许的条件下，目前许多这样的外科手术都采用更小的被称作腹腔镜的介入技术。

腹泻

腹泻或拉稀常常会显示从轻微到严重的肠道感染。细菌感染产生的毒素可以使肠黏膜产生过多的水分并涌向结肠，而结肠在短期内又不能吸收这么多的水分。导致腹泻的其他原因还有，消化器官不能从食物团或食物残渣中吸收水分，就使其迅速通过大肠。对于儿童来说腹泻特别危险，它可以排空身体的水分和电解质——这是神经和肌肉维持正常功能所需要的化学物质。

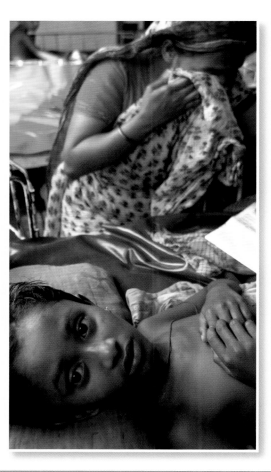

目前全球的肥胖现象

目前全球肥胖的人数越来越多，发达国家尤甚。临床上肥胖的定义是，相对于人的身高，体重远远超过了一定的健康体重范围——一般超过20%以上。研究表明，生活习惯以及某些遗传因素都会导致肥胖。科学家们正在对于肥胖与2型糖尿病、心脏病、慢性高血压以及其他慢性疾病的相互关系进行调查。目前比较流行的外科手术可以显著降低胃的食物容量，因此同样会使体重显著减轻，也使得与肥胖相关的疾病相应减少。然而，这种策略也有罹患并发症的风险，它只适用少数病人。科学家们正在研制能够大范围推广的治疗药物或治疗方案。

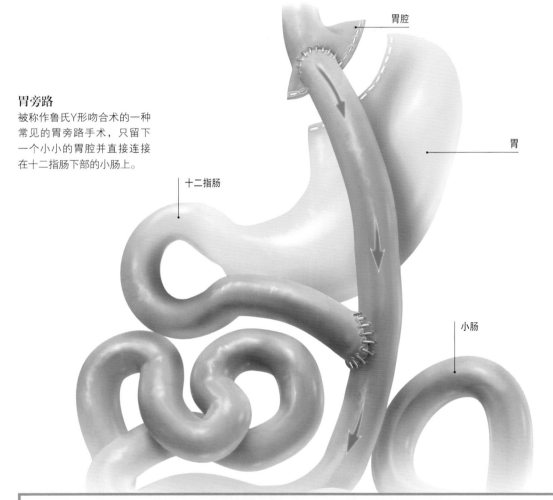

胃旁路

被称作鲁氏Y形吻合术的一种常见的胃旁路手术，只留下一个小小的胃腔并直接连接在十二指肠下部的小肠上。

胃腔

胃

十二指肠

小肠

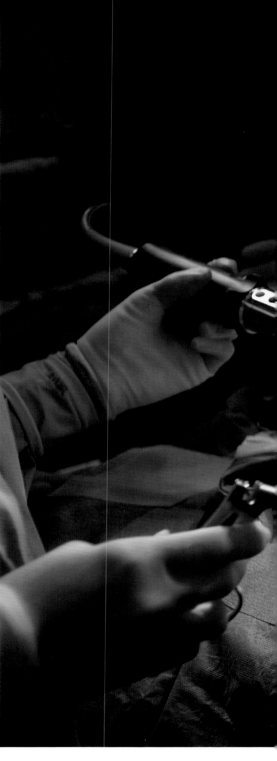

胃旁路手术

目前，胃旁路手术常常是一种微创介入手术。这张图片显示，外科医生组已经通过小切口将几个中空的腹腔镜插入到了病人的腹部。这项手术使用的工具都是通过穿过腹腔镜进行的。

身体质量指数（BMI）

身体质量指数也叫BMI，这是与体重有关的健康风险的大概指示指标。成年人的BMI是以体重的值除以身高的值。无论是按照英式单位的还是按照公制单位的BMI计算公式，目前都已被许多公共卫生组织所采用。按经验法则，BMI在25～30之间，表示超重，而当BMI大于30时，就表示肥胖。

儿童肥胖

由于肥胖与许多严重的慢性疾病有关，因此儿童和青少年肥胖人数的增加已经成为全球关注的健康问题。公共卫生统计显示，即使在仍有许多人吃不饱肚子的国家，还有大量的儿童呈现医学上的肥胖。肥胖流行的关键因素就是缺少体育运动，以及摄取过多低成本、高热量的加工食品和饮料。

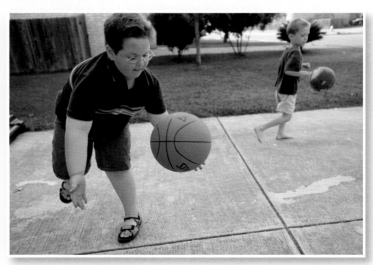

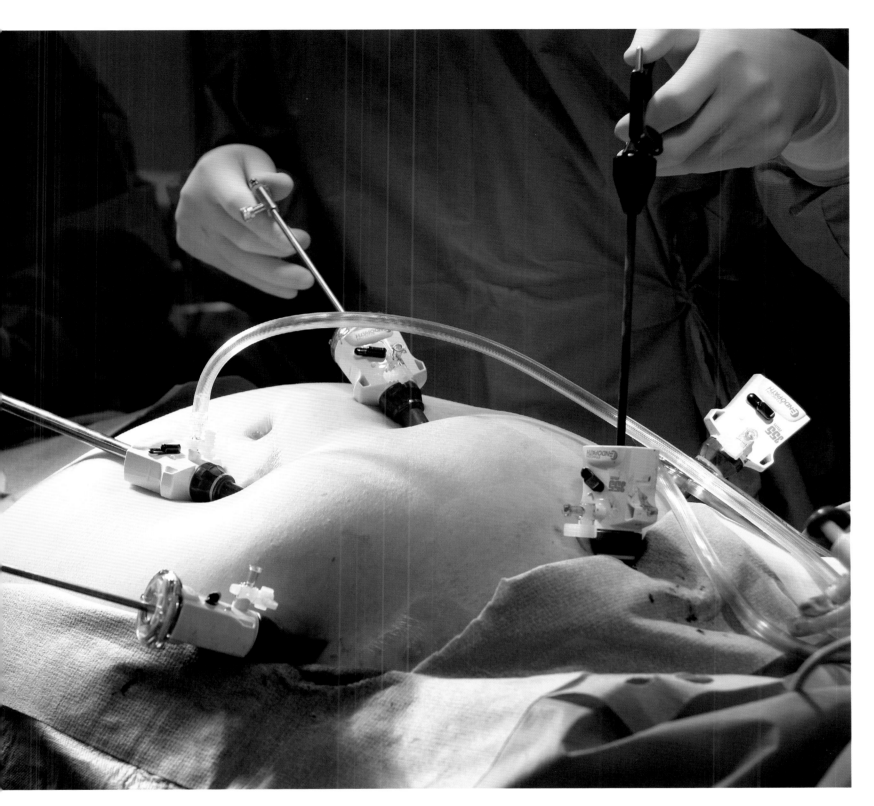

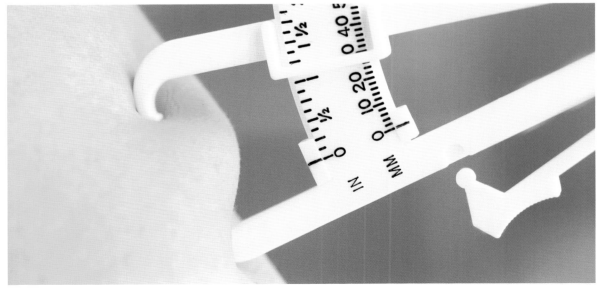

身体质量指数

BMI	目录
低于18.5	偏瘦
18.5～24.9	正常体重
25～29.9	超重
30～39.9	肥胖
40或以上	极度肥胖

皮褶厚度测定
这个测试可以提供人体脂肪和肌肉相对数量的大概
测定值。实际计算还要考虑个人的年龄和性别。

营养不良和营养缺乏

　　影响食物营养吸收的营养不良和失调是目前困扰几百万人的问题之一。营养不良可能是由于缺少一种或多种关键性的营养成分或者食物能量摄取得太少以及二者的综合原因。在吸收不良性疾病的人群之中，消化系统不能适当地吸收一种或多种营养成分。有几千万人患有乳糖不耐受症，这是由于缺少乳酸酶类物质而导致牛奶和奶制品中的糖不能被消化。同样，囊性纤维化病人缺少影响脂肪及其他营养成分正常消化和吸收的胰腺酶类物质。贫穷儿童的营养缺乏也是目前困扰全世界的问题之一。蛋白质、铁、维生素B的缺乏或者食物能量的整体不足也会导致不可逆转的身体和精神障碍。

饥饿

　　饥饿是当人们摄取的食物能量和必需营养严重不足的情况下的极度营养不良状态。在这种状态下，为了保证神经系统和心脏的正常功能，细胞首先从储存脂肪的身体储备中获得能量，然后就会破坏肌肉以获取能量。维生素和矿物质等的同时缺乏可以引发类似维生素C缺乏症和贫血之类的疾病，并出现包括腹泻、极度疲劳、牙齿脱落甚至心脏衰竭等症状。

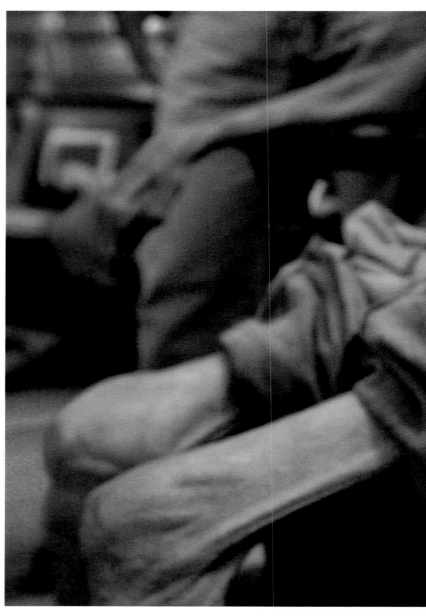

饥饿的效应
图中这个54岁的女性，由于严重营养不良，使得机体破坏肌肉并从中吸取蛋白质作为身体能量，因此表现出严重消瘦的状态。饥饿的人也常常会出现精神错乱和肾脏功能紊乱。

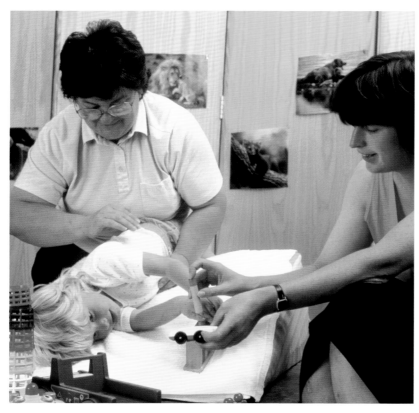

疾病性营养不良
上图显示的囊性纤维化（CF）病童正在接受拍击治疗，这是由于异常的黏液集结并堵塞了运送消化酶的管道而导致了危险性的营养缺乏。囊性纤维化病人一般需要补充酶类和维生素等。

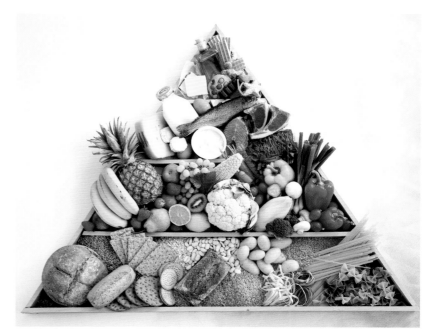

食物金字塔
这张食物金字塔图片显示了健康饮食的不同食物构成。包括全麦制品、蔬菜和水果在内的复合型碳水化合物构成了健康饮食的绝大部分，而蛋白质、脂肪和糖果类所占比例相对较少。

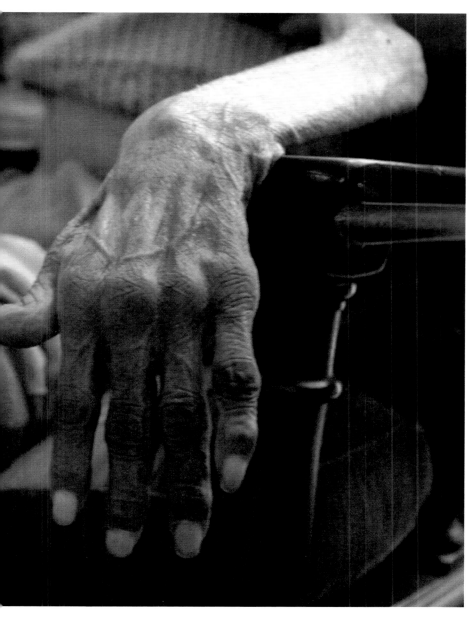

饥饿问题的解决

在发展中国家，每年有大约500万名5岁以下的儿童死于营养不良。在某些地区，洁净的水、冰箱和燃料都成为了奢侈品。为了帮助这些地区的饥饿儿童，作为资助组织的"无国界医生组织"发放被称作"谷物条"（plumpynut）和类似花生酱（plumpydoz）的即食性营养补充剂。这两种东西都由富含维生素和蛋白质的花生构成。每一份补充剂就能提供一个儿童每日所需营养的1/3。

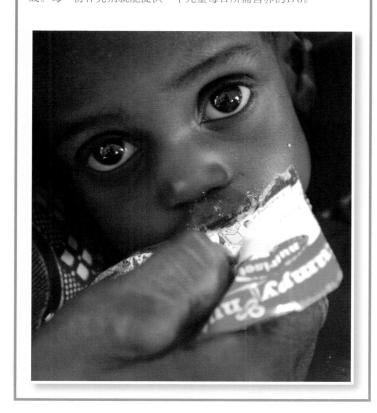

其他因素

长期滥用麻醉药品、安非他明和酒精的人都处于营养不良的危险之中。他们不仅吃得很差，而且由于上述物质对肝脏和其他器官的长期损害也影响着吸收营养的能力。

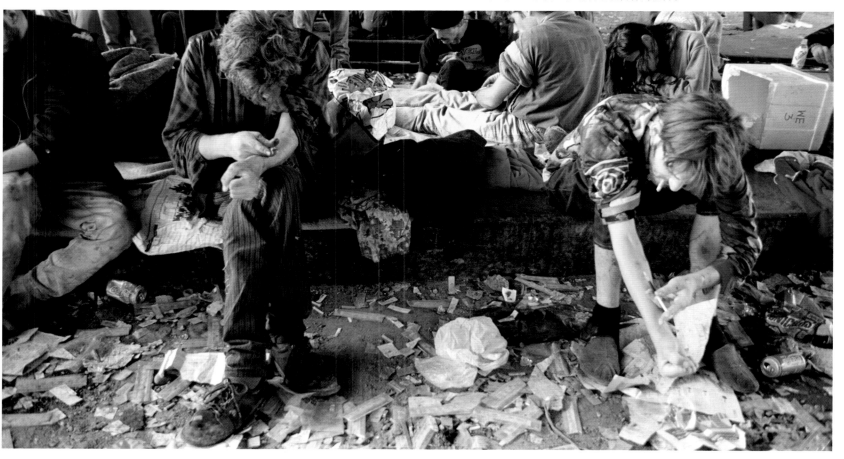

饮食障碍

在某些健康人群之中，营养供应非常丰富，但是由于心理问题也会导致类似神经性厌食或神经性贪食之类的饮食疾病。患有此病的人群通常都是青春期少女或年轻的单身女人，她们为了减肥和避免体重的增加，常常会采取长期严厉的措施以减少体内的能量供应。患有神经性厌食症的病人，由于受到所谓"正常"体重的偏见的驱使，他们不管如何饥饿也都非常固执地尽可能少地摄取食物，有的甚至还采用自我饥饿和轻泻剂相结合的方法以减少体内的食物能量。神经性贪食也就是食欲异常亢进症，这类病人每周都会大吃几次，然后再通过呕吐、过度锻炼、轻泻剂或其他方法把食物从消化道中清除出去。神经性贪食是与被认为超重、精神抑郁或压力过大的强烈恐惧相联系的典型病症。

厌食症的不良后果

神经性厌食症有这样一种生理后果——那就是它最终会成为一种危及生命的身体障碍。神经性厌食症的常见后果不仅仅是体重的急剧下降，而且也包括骨质疏松症和停经等症状。自我饥饿和轻泻剂的滥用也会严重地扰乱神经冲动和肌肉收缩所需要的体液和电解质的平衡。营养的缺乏和肌肉组织的破坏，最终会导致致命的心衰——估计有10%～20%的神经性厌食症患者会出现这样的严重后果。

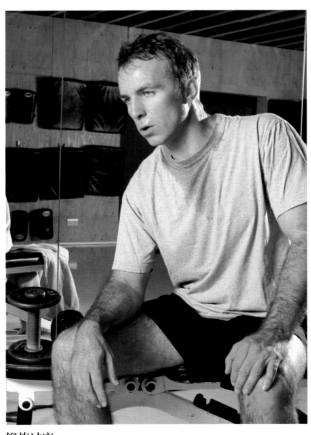

锻炼过度

为了快速减肥而采取的过度的身体锻炼也可能是十分危险的。肌肉和关节不能得到充分休息而容易被损害。剧烈运动由于出汗过多而使得电解质迅速减少，从而对心脏功能产生严重影响。

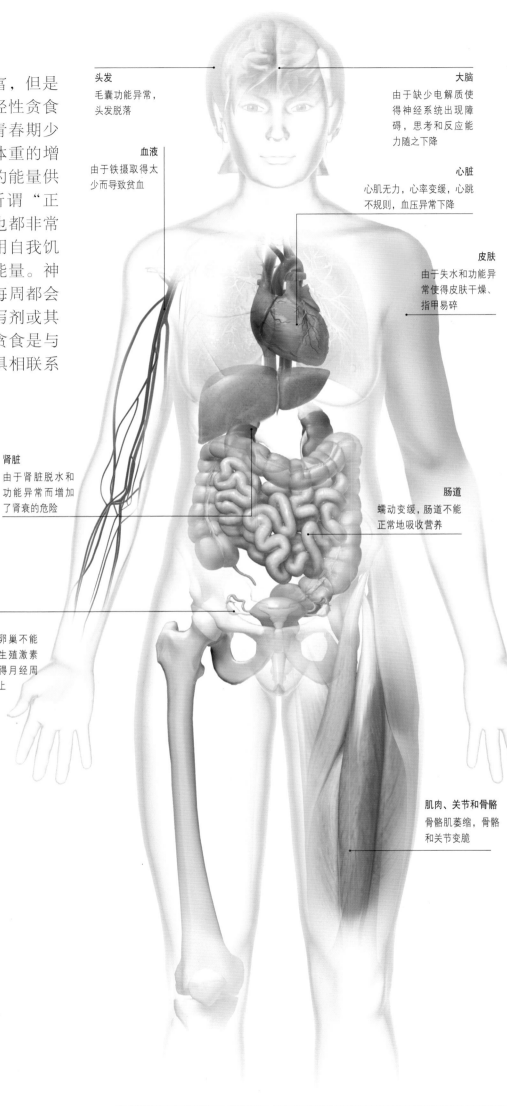

头发
毛囊功能异常，头发脱落

大脑
由于缺少电解质使得神经系统出现障碍，思考和反应能力随之下降

血液
由于铁摄取得太少而导致贫血

心脏
心肌无力，心率变缓，心跳不规则，血压异常下降

皮肤
由于失水和功能异常使得皮肤干燥、指甲易碎

肾脏
由于肾脏脱水和功能异常而增加了肾衰的危险

肠道
蠕动变缓，肠道不能正常地吸收营养

激素
由于卵巢不能产生生殖激素而使得月经周期停止

肌肉、关节和骨骼
骨骼肌萎缩，骨骼和关节变脆

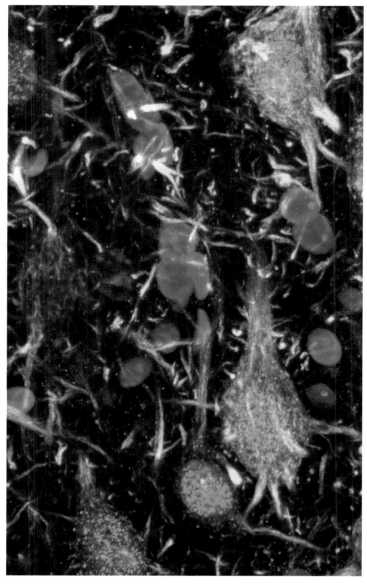

饥饿激素感受器
这张光学显微镜照片中的红色区域显示了大脑中的食欲感受器。新的研究认为下丘脑可以分泌刺激食欲的增食欲素，而出现饮食障碍的人会忽略这些刺激以及其他方面刺激食欲的信号。

饮食障碍的治疗

　　及时采取治疗措施可以成功治愈饮食障碍，并使病人恢复身体和心理健康。对于羞耻感和自我厌恶情绪的强化心理治疗、抗抑郁药物的治疗以及对病人饮食的精心管理都是饮食障碍治疗规则的组成部分。当确诊为身体原因时，例如由于肿瘤影响了调节饮食行为的下丘脑中枢，就需要采取外科手术。

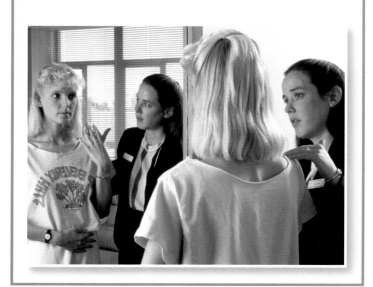

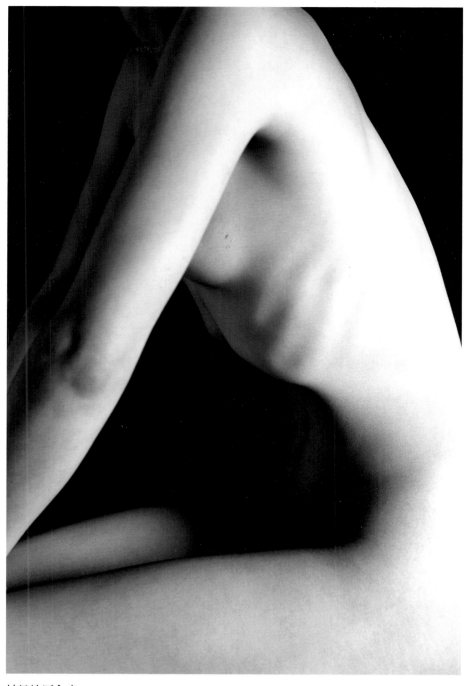

神经性厌食症
神经性厌食症具有典型的身体和心理特征。除了体重持续性地剧烈下降之外，其他病症还包括停经3个月以上（非孕妇女），以及对体重增加的强烈恐惧感。

饮食障碍的致死情况
通过比较不同国家饮食障碍的致死率（如下图所示）发现社会和文化因素对于饮食障碍具有非常重要的作用。研究结果表明，在把苗条视为个人价值体现的社会之中，神经性厌食和神经性贪食最为常见。

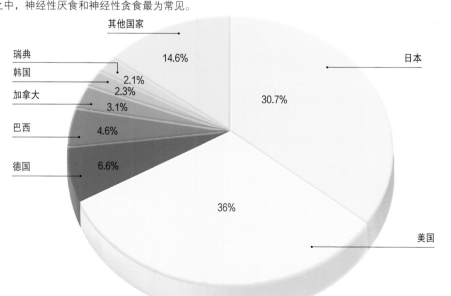

其他国家　14.6%
瑞典　2.1%
韩国　2.3%
加拿大　3.1%
巴西　4.6%
德国　6.6%
日本　30.7%
美国　36%

泌尿系统

　　与其他器官系统一样，泌尿系统也是一个多功能的器官：它可以行使血液净化器和化学平衡器的联合功能。在泌尿系统的两个豆形肾脏器官内部有几百万个细微的结构体，它连续不断地过滤着血液中的水分、杂质、代谢产物以及其他物质。这种刚刚过滤过的液体被称作滤液，这是化学平衡调节的开始。随着血液经过肾脏的运转结构肾单位，这些过滤器可以将细胞代谢中产生的过多的盐和酸、潜在的毒素以及类似药物残留之类的无用物质清除掉。与此同时，肾单位还可以从滤液中找回所需的物质，或除掉或保留其中的水分，使得过滤的血液在最终离开肾脏时含有足够的水分以保持血压。这些调整的最终结果是将被称作尿液的微黄液体最终排出体外，而肾脏仍在继续不停地进行着至关重要的过滤工作。

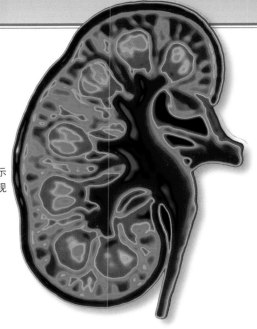

血液过滤
这张功能磁共振扫描照片显示肾脏的血液过滤激活区域呈现了鲜橘色。

身体平衡

　　复杂的相互作用把泌尿系统和其他身体系统联系在一起。肾动脉和肾静脉运送和采集着肾脏加工的血液，但是，肾脏细胞获得氧气和排出废物的工作需要是由完全不同的血管分别服务。消化系统既可为肾细胞提供营养，也运送着肾脏快速生理反应所需要的各种各样的其他物质以保持血液的化学平衡。只有通过泌尿系统才能永久地去除血液中过多的酸，酸性过多是致命的。

常见的尿检验

	正常范围	检验目的
色泽	淡白到深黄色	显示尿液中的水分多少。某种特定的食物、维生素和药物也会使尿的颜色发生改变。
清澈度	清澈	浑浊尿液中可能含有细菌、黏液或其他物质
味道	鲜尿有轻微坚果味道	有些食物或药物会改变尿液的味道；不好闻的味道预示着有感染；糖尿病或饥饿会使尿液闻起来有水果味道。
pH	4.6～8.0	它指示着尿液的酸碱度。某种食物、药物和疾病也会影响pH数值。
蛋白质	无	尿液中有蛋白质出现预示着有肾脏功能障碍，但这种情况也会受到发热、怀孕或剧烈运动等因素的影响。
葡萄糖	无	尿液中含糖的最常见的原因就是糖尿病。肾脏疾病也可能导致尿液中含糖。
酮	通常没有	饥饿、低糖饮食、糖尿病性酸中毒或者酒精中毒使身体在分解脂肪用于能量补充的时候而出现酮。
血液	无	尿液中出现红细胞和白细胞预示着尿路感染（UTI）或损伤。
细菌	无	尿液中出现细菌表明有感染。细菌感染也可以以硝酸盐的形式在尿液中显现出来。

重要的水分

　　从体重上来说，平均年轻女性的50%是水分，年轻男性体重的60%是水分，这种差异主要是由他们身体中骨骼肌含量的差异造成的。对于肌纤维和所有其他细胞来讲，水是维持生命化学反应的重要因素。水也是全血的主要组成部分，它可以构成血液总量的90%。

双重活力

随着血液成分突然发生变化，整个泌尿系统的运转会随之发生改变。例如在短期内喝入了大量的水分就会激发肾脏随着尿液的稀释而迅速过滤并排除过多的水分，以免水分停留在血液之中而导致血压的提高。

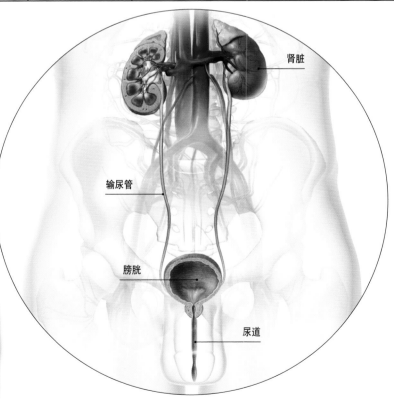

肾脏

输尿管

膀胱

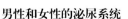

尿道

男性和女性的泌尿系统
男性和女性除了尿道不同之外，其他泌尿系统都是一样的。男性的尿道大约为9英寸（约23厘米）长，而女性的尿道长度距离对外开口仅为大约2英寸（约5厘米）。由于女性尿道较短，因此更易出现膀胱感染，因为来自尿殖区的细菌到达膀胱的距离更短。

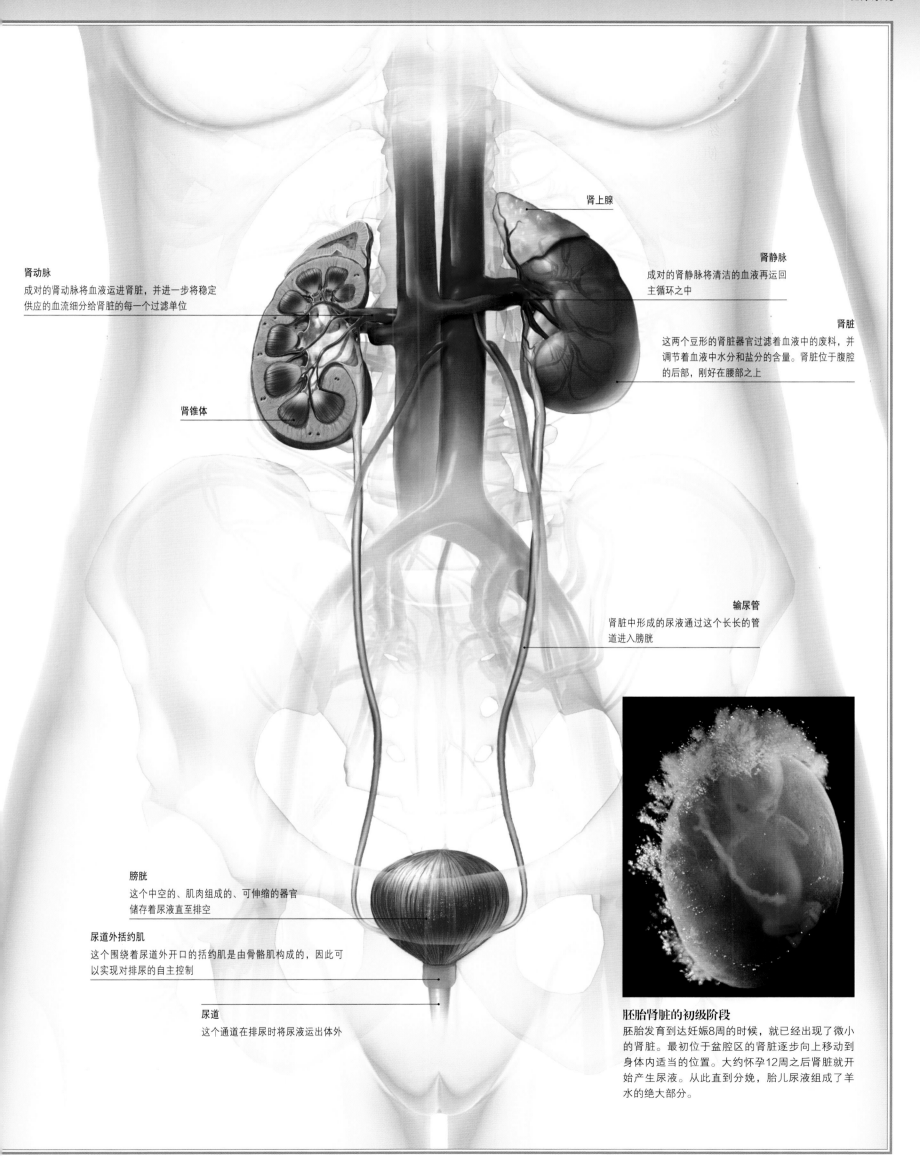

肾上腺

肾动脉
成对的肾动脉将血液运进肾脏，并进一步将稳定
供应的血流细分给肾脏的每一个过滤单位

肾静脉
成对的肾静脉将清洁的血液再运回
主循环之中

肾脏
这两个豆形的肾脏器官过滤着血液中的废料，并
调节着血液中水分和盐分的含量。肾脏位于腹腔
的后部，刚好在腰部之上

肾锥体

输尿管
肾脏中形成的尿液通过这个长长的管
道进入膀胱

膀胱
这个中空的、肌肉组成的、可伸缩的器官
储存着尿液直至排空

尿道外括约肌
这个围绕着尿道外开口的括约肌是由骨骼肌构成的，因此可
以实现对排尿的自主控制

尿道
这个通道在排尿时将尿液运出体外

胚胎肾脏的初级阶段
胚胎发育到达妊娠8周的时候，就已经出现了微小
的肾脏。最初位于盆腔区的肾脏逐步向上移动到
身体内适当的位置。大约怀孕12周之后肾脏就开
始产生尿液。从此直到分娩，胎儿尿液组成了羊
水的绝大部分。

内环境

人体的大部分是由液体构成的。细胞器作为每一细胞内部的工作部件，它悬浮在含有酶的液体之中，也悬浮在维持生命化学反应所需或所产的其他分子溶液之中。在细胞之间的微小孔隙中也充满着液体。这种组织液和血浆共同构成了细胞外液（ECF），它大约占到体重的一半或更多。随着细胞吸取液体中的营养、氧气、激素和其他物质并且同时增加代谢产物或废料，常常会使得胞外液的化学构成发生变化。位于大脑、血管和肾脏中的感受器在战略上监控着血液的化学性质，并进行调节以共同保持水分、盐分以及其他物质的比例平衡。

电解质

肾脏的其中一个作用就是保证细胞外液中特定盐含量的充足，这些盐包括钠、钙、钾、磷，它们作为电解质的离子——使得一种溶液能够传导电流。没有电解质，神经元就不能进行神经冲动的传送。肾脏也控制着细胞外液中酸性和碱性物质的含量。代谢活动形成的酸性或碱性物质水平过高都会对身体产生毒害。

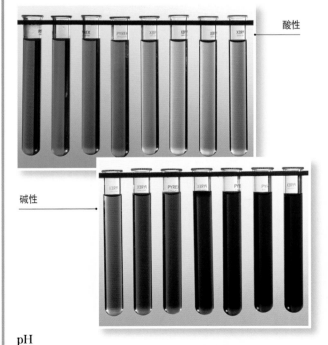

酸性

碱性

pH

在这些测试管中，颜色反映了不同液体的pH。pH（酸碱度）测定的酸度范围是从0～14。酸度的增加从pH6下降到pH0；碱度增加从pH8上升到pH14；pH7指示为中性的。肾脏可以帮助调节血液之中的化学构成以保持pH接近中性的7.3～7.5之间。

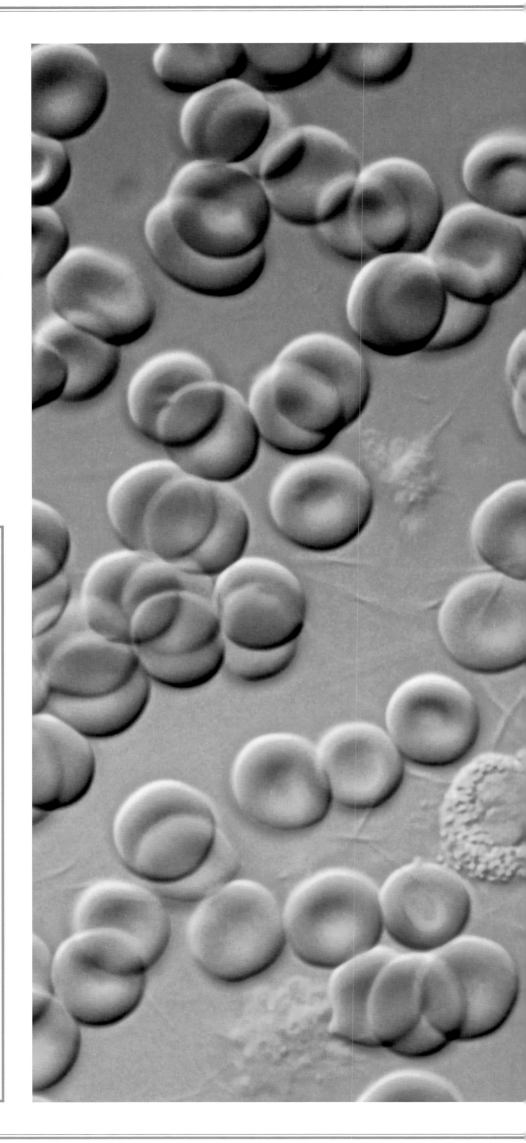

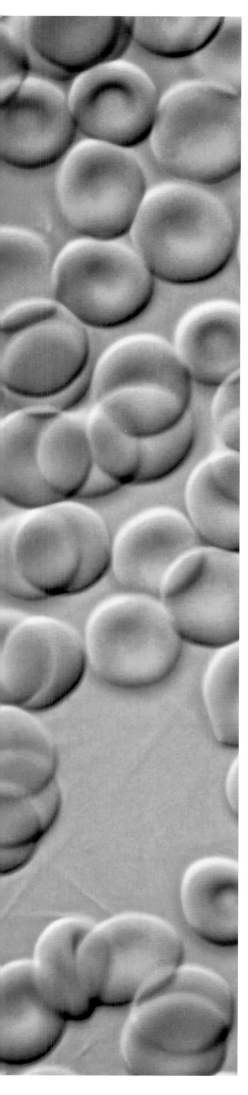

多水的环境

水是体液的重要组成部分，因为维持生命的绝大多数化学反应都发生在水溶液中。左图显示了浸泡在血浆的多水溶液中的血细胞。

增加与流失的平衡

在神经系统的帮助下，泌尿系统维持着体内水分和盐分的平衡。每天人体大约会增加2.75夸脱（约2.6升）的细胞外液，这与人体通过尿液、粪便、汗液流失的水以及通过肺脏和皮肤蒸发的水的流失总量相近。大脑中的饥渴中枢可以通过饮食为细胞内需水代谢反应提供充足的水分，而肾脏的主要功能之一是保证体内不需要的水分以尿液的形式排出。

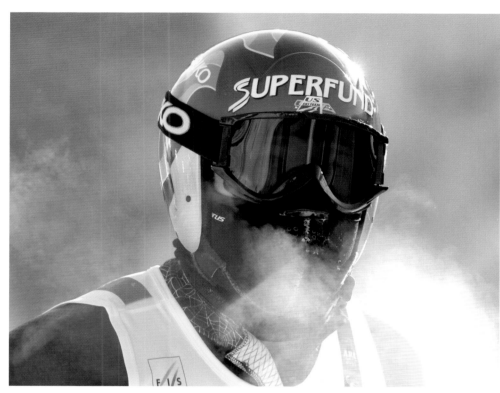

水蒸气

随着水分进入和排出人体的内环境，身体的水平衡会经常发生变化。其中以类似呼气之类的水蒸气蒸发形式造成的水分流失大约占到每日水分损失的1/3。

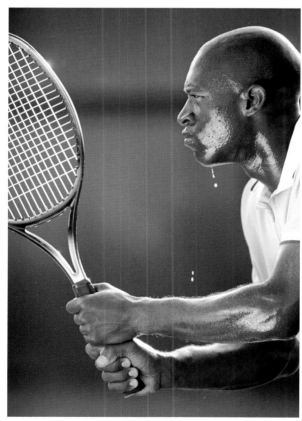

流汗

水的一个重要特性是它吸收热量的能力。汗液中99%都是水分。当身体过热时，汗液通过皮肤排出体外并蒸发，身体随之变得凉快。

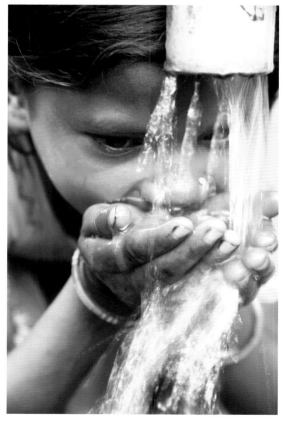

饮水

饮水大约占到每天进入身体内环境的水分的一半左右。由大脑控制的饥渴机制一般会促使人们饮用充足的液体以免脱水，剧烈运动也会增加对水的需求。

肾脏

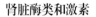

左右两肾是人体主要的血液过滤器官。每个肾大约4英寸（约10厘米）长、2英寸（约5厘米）宽，其中含有大约100万个被称作肾单位的微小过滤单位。过滤单位数量的巨大与肾脏的主要功能直接相关——去除血液中的代谢废物以及调整水分、盐分及其他物质的平衡。刺激生成红细胞的促红细胞生成素是由肾脏产生的，它们将维生素D转换成膳食钙吸收过程中所需的一种形式。肾脏也能制造一种叫作肾素的酶，它可以帮助调节血压。健康肾脏的效能令人称奇。尽管人类出生时就有两个肾，但一个肾脏即可较好地满足需要。由于疾病或伤害或者将一个肾脏捐献给了肾衰竭病人而只剩下一个肾脏的正常人，也不会出现任何疾病反应。

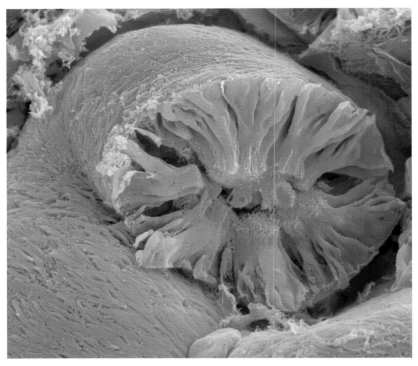

肾小管
这张彩色照片表明了弯曲的肾小管的内部结构，肾小管是形成尿液的地方。尿液不停地流入集合管，并被运至肾脏的中央腔——肾盂。

肾脏酶类和激素

名 称	作 用
肾素	这是帮助调节血压的酶。在身体需要保留水分时，它可以刺激血管紧张素Ⅱ的产生。
血管紧张素Ⅱ	这是可以刺激肾上腺皮质分泌醛固酮（ADH）激素的蛋白质，醛固酮给肾脏肾单位传递信号使其排出更少水分（和盐分）。
促红细胞生成素	这是可以刺激骨髓之中红细胞产生的激素。

肾脏移植

当捐赠者和其他方面健康的接受人具有相容的血液和组织类型时，肾脏移植的成功率是非常高的。一般来讲，接受移植的病人应该是已经处于严重期的病人，他的双肾几乎甚至完全没有了正常功能。移植手术完成后，有一个健康的肾留在了捐助者身上，另一个移植到了接受者身上，这一个肾逐渐扩大以使其过滤功能大约相当于双肾能力的80%左右。虽然尸体器官也拯救过许多人的性命，但绝大多数肾移植的长期成功都来自于活体的肾脏捐献者。

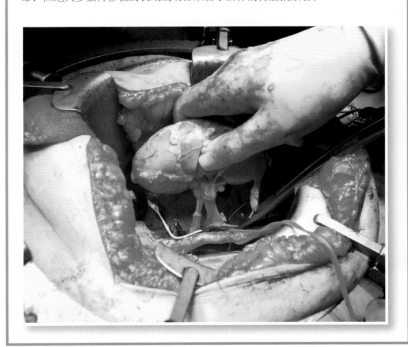

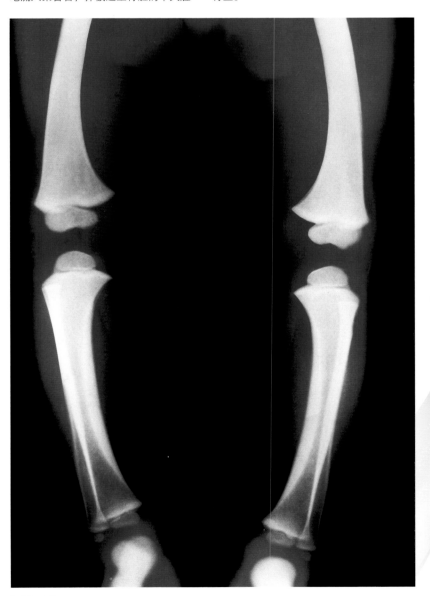

钙的吸收
钙、维生素D或磷的缺乏会引起骨质弱化疾病软骨病，因此会导致如上面这张X射线照片所呈现的弓形腿的症状。如果由于遗传障碍导致肾单位不能正常吸收骨骼生长和强化所必需的先前从血液中过滤而来的磷的时候，就会引起肾性佝偻病。

高效的过滤器

人在休息状态时心脏泵出的血液中，大约有25%进入肾脏。每24小时，男性肾脏的肾单位会过滤并处理大约100加仑（约378升）进入肾脏的血液，而女性会过滤并处理83加仑（约314升）。这种被称作滤液的过滤过的液体不含有血细胞或全蛋白，它是由水和糖、氨基酸、钠和尿素等物质组成。尿素是人体在蛋白利用过程中产生的具有潜在毒性的副产品。

肾脏的解剖结构

肾小管的血液过滤部分位于肾小叶皮质层之内，而负责所需水分再吸收的下端回路则位于下部的髓质层之内。尿液通过肾盏流到肾盂，然后进入输尿管。

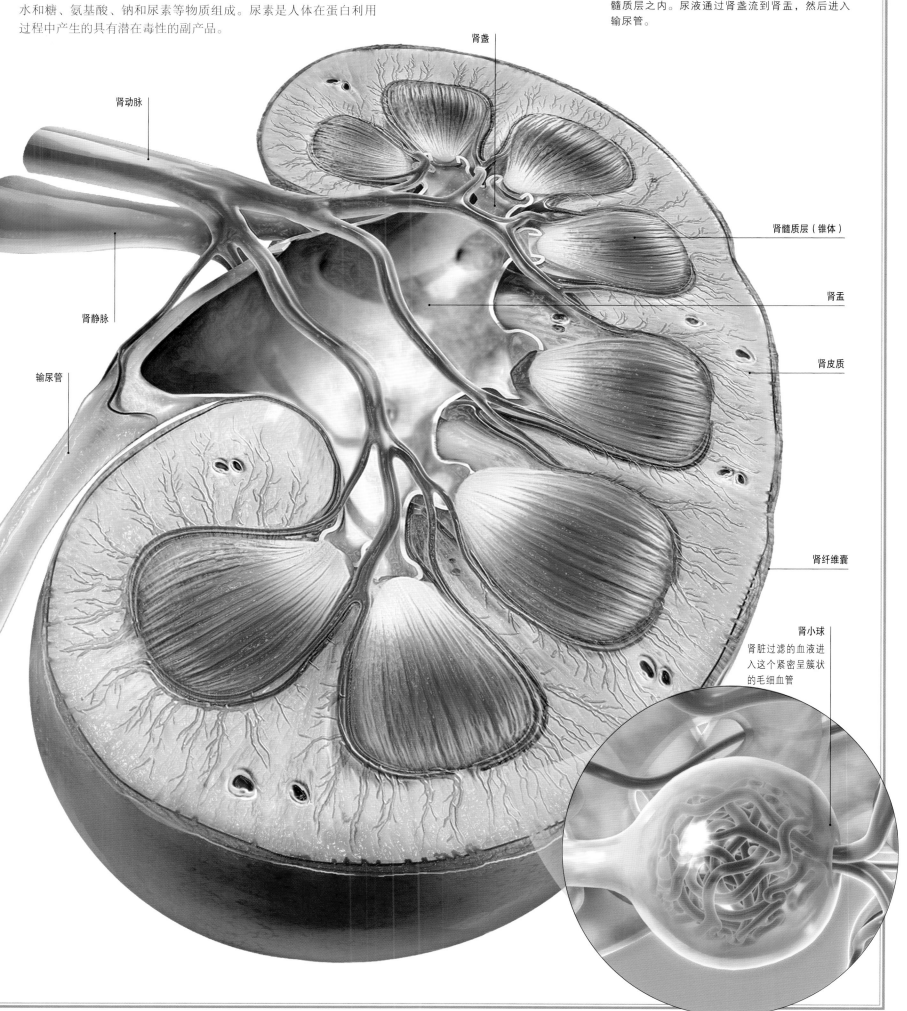

肾动脉

肾静脉

输尿管

肾盏

肾髓质层（锥体）

肾盂

肾皮质

肾纤维囊

肾小球
肾脏过滤的血液进入这个紧密呈簇状的毛细血管

尿液的形成

尿液的产生过程揭示了肾脏在保留所需要的水分和盐分的同时对体内废物、毒素和类似抗生素类外来物质的净化工作情况。随着肾脏肾单位将血液之中的水分和可溶物质过滤出来，尿液以3个连续的步骤开始形成。而当人体所有的必需物质再返回到流出肾脏的血液之中，并将无用物质排进尿液的时候，这个过程就结束了。尿液颜色的深黄或者淡黄取决于尿液中的水含量，这是由肾脏根据膳食中水量的变化以及调节血量和血压的需要而进行控制的。一般来讲，在这些过程最后阶段，从血液中过滤的水分和盐分，至少有70%或常有更多被身体保留了下来。

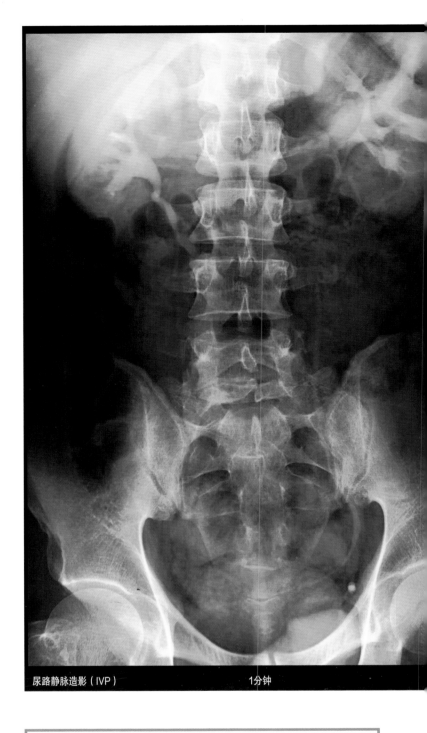

尿路静脉造影（IVP）　　　　　　　　1分钟

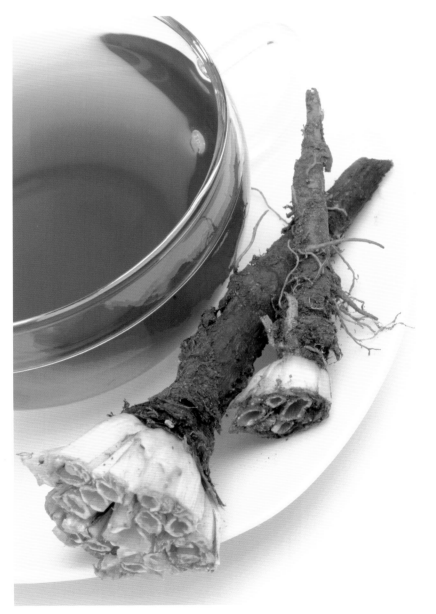

利尿剂
利尿剂可以减少肾单位吸收的水量，因此肾脏会产生更多的尿液。为了降低高血压病人的血量，有时医生会开出利尿剂的药方。酒精和茶、咖啡及可乐饮料中的咖啡因也都属于利尿剂。一些类似蒲公英根的植物也可泡制成茶叶，它也属于利尿剂的范畴。

尿液分析

尿液分析能够提供关于人体健康的重要信息。尿液中出现脓（死的白细胞）显示尿路感染，而出现红细胞则显示了其他类型的感染、外伤、肾结石或者其他方面问题。尿液的黄色来自于排出的胆汁盐，胆汁盐含量过高可能显示肝脏和胆囊疾病。尿液中含糖过多可能与糖尿病有关；而尿液中蛋白质过多可能预示着严重的高血压或其他肾脏疾病。

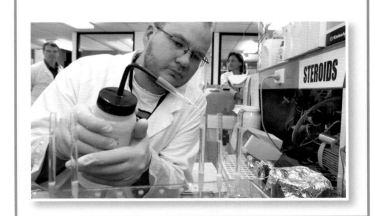

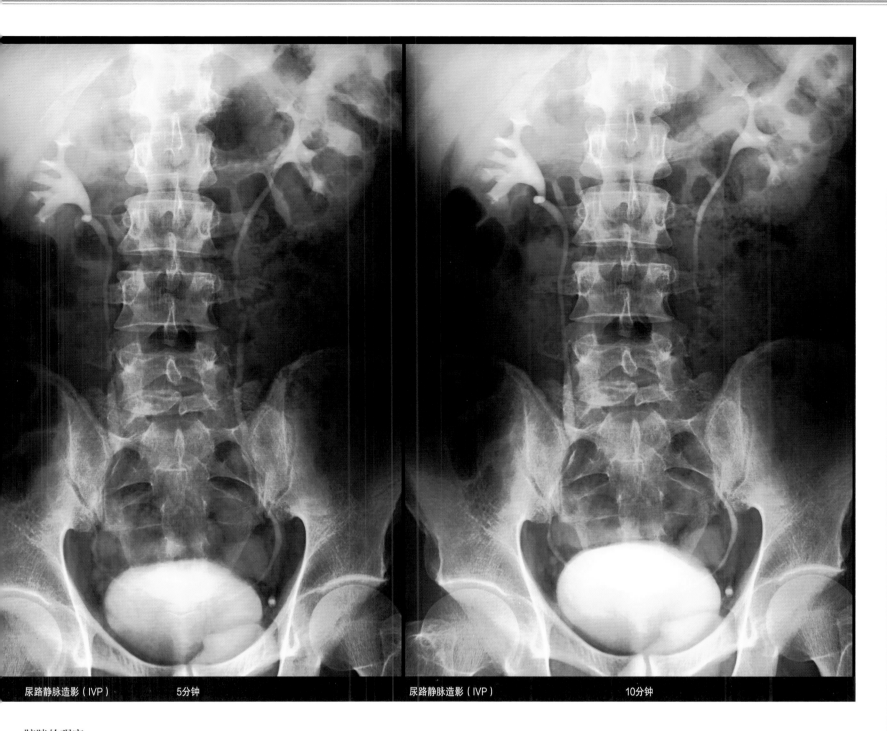

| 尿路静脉造影（IVP） | 5分钟 | 尿路静脉造影（IVP） | 10分钟 |

膀胱的观察

诊断尿路疾病可能需要检测膀胱充满尿液和保持尿液的能力。在用X线进行尿动力学检查时，病人的膀胱中要充满含有造影剂的溶液，例如钡，它可以使泌尿系统清晰可见。

有毒氮化物的去除

尿（Urine）的英文名字来自于其中含氮的代谢产物，具体包括尿素（Urea）和尿酸（Uric acid），这是在细胞分解蛋白质以及脱氧核糖核酸（DNA）和核糖核酸（RNA）等核酸类物质时所释放的物质。骨骼肌也可产生第三种氮化物，就是肌酸酐，通过它可以形成富含能量的能量分子。肾单位将这些具有潜在毒性的物质从血液之中过滤出去。随着形成的尿液穿过髓袢，有些尿素和尿酸可以被再次吸收。剩下的尿素和尿酸以及所有过滤过的肌酸酐都被排进尿液之中。

尿液形成

尿液形成于肾小管，它可以根据需要正常地保留和排出水分，以维持包括循环血液在内的胞外液的必需数量。有两种激素可以在需要时刺激水分的保存，这两种激素是抗利尿激素（ADH）和醛固酮。不然的话，肾脏就会自动产生稀释的尿液。

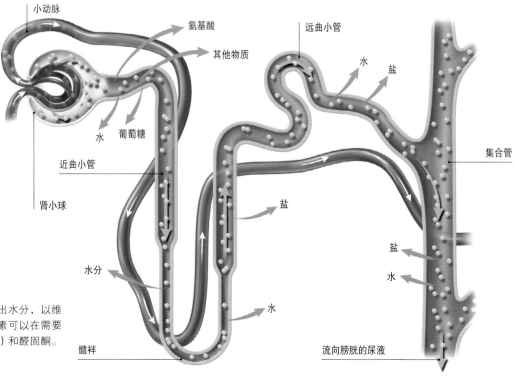

尿路疾病

事实上，整个泌尿系统都容易受到包括性传播细菌在内的微生物的感染，其症状通常包括尿频以及受伤器官和组织的疼痛。通常来讲这种感染可以通过抗生素治愈。泌尿系统的解剖学特征也加速了病原感染的传播，并进入下部尿道继续上行。尿道炎是局限于尿道的感染。如果上行进入膀胱，结果就会导致尿路感染（UTI）。如果感染进一步发展，就会变成膀胱炎。肠道细菌进入尿道也常常会导致尿路感染。对于可疑的尿路感染应该进行快速地诊断，因为其症状与膀胱癌的表现一样。膀胱癌的早期是比较容易治愈的，它是男性最常见的疾病，这个疾病与吸烟和与特定工业化学物质的致癌物接触有关。

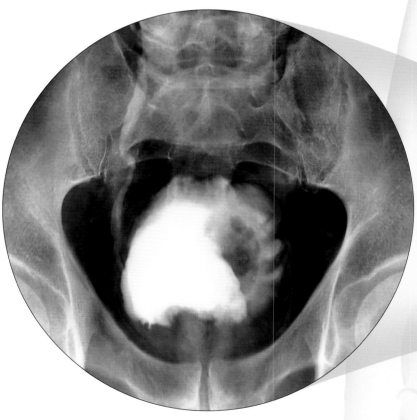

尿液反流
尿道堵塞或者膀胱收缩都会导致尿液向上反流，从而导致感染。这张X射线尿路造影照片显示膀胱中积累的尿液（红色）向上反流进入肾脏（上右和左侧）。

尿路感染

由于女性尿道大约只有2英寸（约5厘米）长，因此，尿路感染在女性中更为常见。除了尿频、烧灼感和尿痛之外，尿路感染病人还会出现腰痛和轻微不适的感觉。对于重复遭受尿路感染的病人，医生有时会建议饮用越橘汁，它可以限制有害细菌在膀胱内的生长。男性也会出现尿路感染，如果不加治疗会传播至前列腺部位。

间质性膀胱炎

间质性膀胱炎或叫作膀胱疼痛综合征（PBS）可通过下图显示的尿样检测进行诊断，但其病因尚不十分清楚。它最常见于女性，没有感染的迹象，而且症状差异很大。大部分病人报告膀胱疼痛、不适、尿频、尿急。目前也没有治疗的方法，但利用治疗药物和将膀胱充满液体（有时还含有药物）的治疗方法，对于病人能够起到一定的缓解作用。

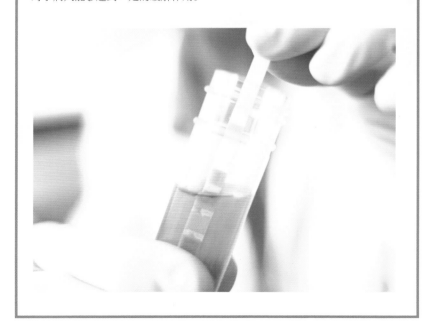

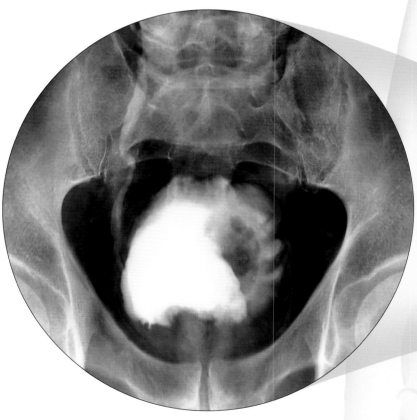

膀胱癌
这张彩色X射线照片显示了一个癌性的膀胱肿瘤。膀胱癌非常常见，在吸烟人群中更为常见。早期症状是尿血和膀胱扩大的压迫感。

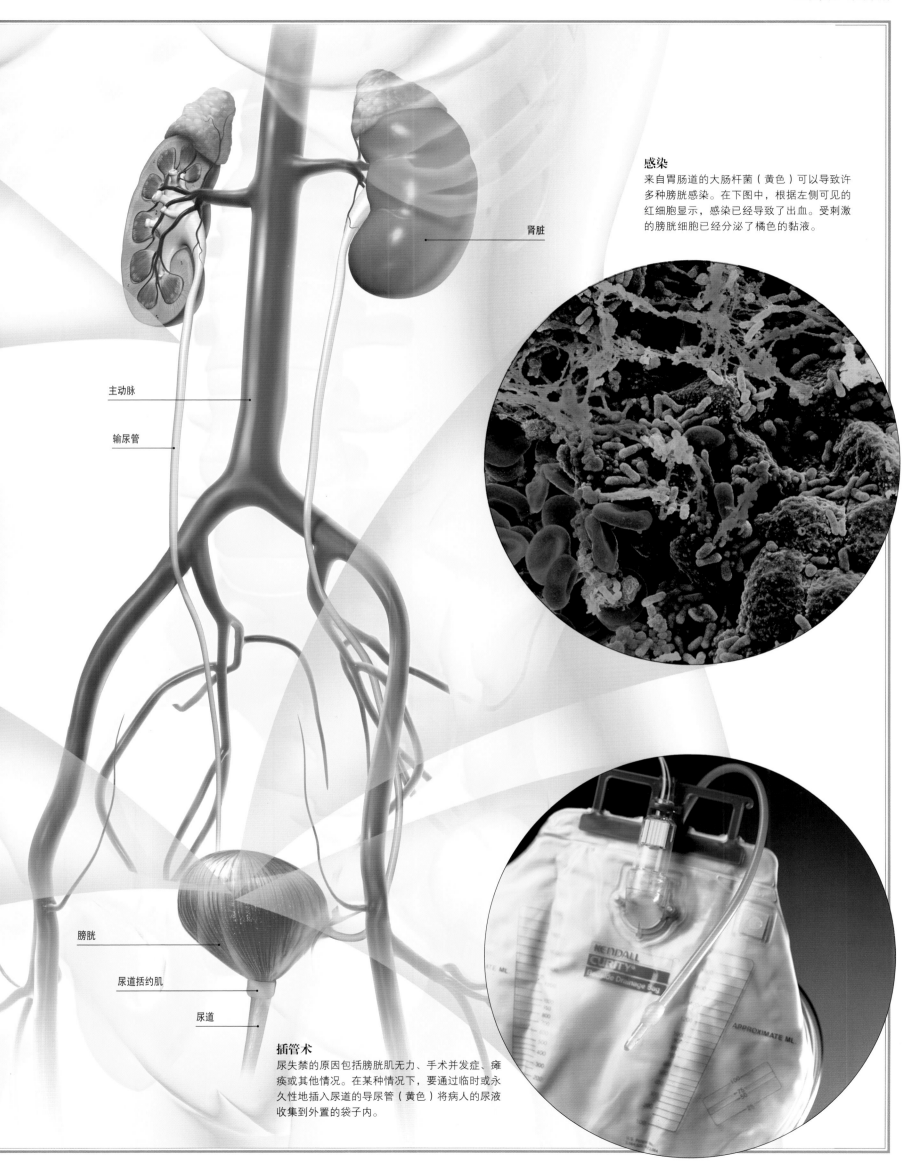

感染
来自胃肠道的大肠杆菌（黄色）可以导致许多种膀胱感染。在下图中，根据左侧可见的红细胞显示，感染已经导致了出血。受刺激的膀胱细胞已经分泌了橘色的黏液。

肾脏

主动脉

输尿管

膀胱

尿道括约肌

尿道

插管术
尿失禁的原因包括膀胱肌无力、手术并发症、瘫痪或其他情况。在某种情况下，要通过临时或永久性地插入尿道的导尿管（黄色）将病人的尿液收集到外置的袋子内。

肾脏疾病和肾功能障碍

　　有些肾脏疾病确实令人讨厌并让人感觉疼痛，但却不会威胁生命，但有些肾脏疾病则需要紧急治疗。肾结石非常坚硬，它通常是由钙化物和尿酸的混合物以及其他物质形成的不规则沉淀。结石一般形成在肾脏内腔肾盂之中。小的结石可以通过尿液排出体外，也不会造成多大的麻烦，但当大的结石进入或堵塞输尿管、膀胱或尿道的时候，就会引起剧烈疼痛。不加治疗的尿路感染（UTI）最终可能会对肾脏造成影响，并会刺激诱发肾盂肾炎，这是一种比较严重的肾脏疾病，它的症状是下腹疼痛、发热、精神错乱。细菌感染、糖尿病或自身免疫障碍都会刺激感染或造成其他形式的危害，也会严重地打乱并破坏肾脏清洁血液的能力。血液透析或器官移植可能是唯一的长期解决方法。

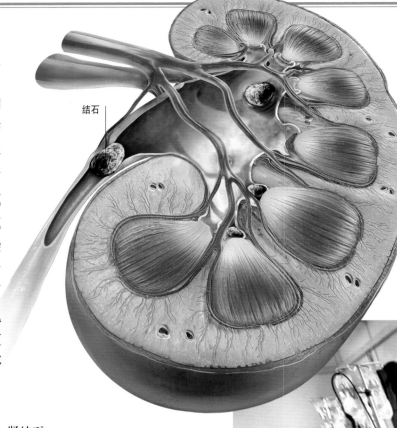

结石

肾结石

肾结石由钙盐、尿酸及其他物质组成，它们一般集中发生在肾盂中，极少数发生于肾小管之中。随着结石通过输尿管它会导致剧烈的疼痛。被称作震波碎石的治疗方法就是利用高能声波将结石震碎。

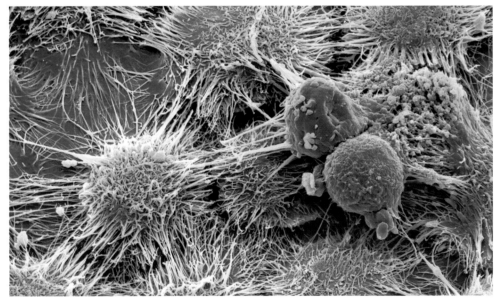

肾癌

图片中通过实验室着色药物染成粉紫色的这些取自肾脏肿瘤上的细胞已经形成了细长的伪足，伪足能使它们能够迅速地离开母瘤——这是癌症转移的第一个步骤。

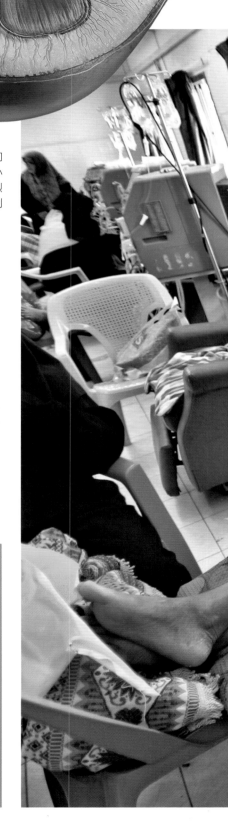

多囊肾

　　多囊肾是人类最常见的遗传疾病之一。常见的最初症状是频繁而又严重的尿路感染。随着在几百万个肾小管内部液体囊泡的发育，肾脏功能会逐步遭到破坏。限制蛋白质的摄取以及其他一些措施对绝大多数病人保持肾脏功能能够起到一定作用，但直到中年，当累积的损害已经需要用透析来维持时最终会导致肾衰。肾移植是治疗这种疾病的唯一途径。

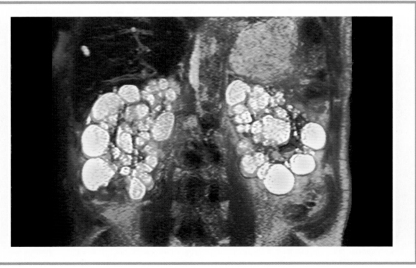

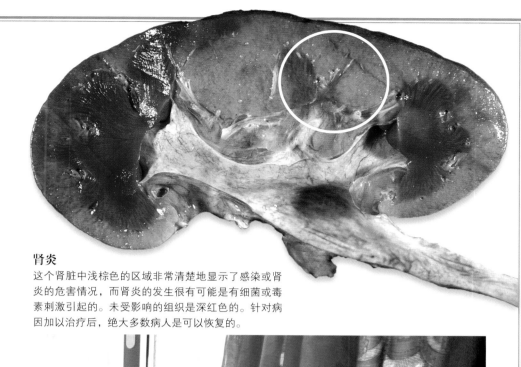

血液净化的透析

在血液透析术中，透析机最常见的是与移植入身体内的动静脉移植物或瘘管相连接。这二者都是将动脉与静脉直接相连并绕过了毛细血管和组织。然后，血液就转向通过由渗透膜材料制成的管道。管道周围的水溶液之中含有能够将杂质跨过渗透膜并拉出血液中的溶液，然后血液再流回病人的血流之中。一般每周要透析几次，通常来讲这被认为是一种临时性措施，直至可逆的肾功能能得到改善之后再行肾脏移植手术。

肾炎

这个肾脏中浅棕色的区域非常清楚地显示了感染或肾炎的危害情况，而肾炎的发生很有可能是有细菌或毒素刺激引起的。未受影响的组织是深红色的。针对病因加以治疗后，绝大多数病人是可以恢复的。

透析治疗

在加沙市，这个肾衰病人正在等待着与透析机相连。透析治疗通常需要3～5个小时，每周要重复3次。

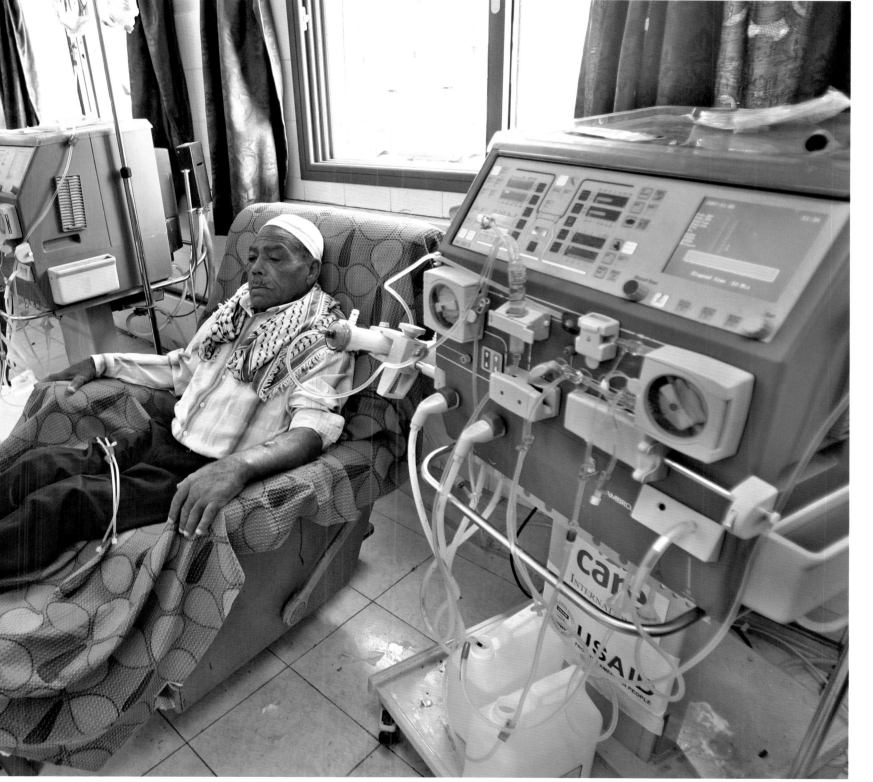

感觉系统

人的生命取决于向大脑和脊髓所输入的稳定的感觉信息流。在中枢神经系统对于体内、体外变化的信息接收、控制和反应方面，感觉系统是非常重要的。人体的感觉器官包括具有不同复杂特性和不同功能作用的几百万个感觉感受器。人类的感觉分两种类型：一般感觉（温度、触、压、痛）和特殊感觉（视、听、嗅、味和平衡）。感觉感受器也可分成几种类型。外感受器感受外来的刺激，例如接触、温度、声和光。内感受器感受着内部器官的刺激。本体感受器主要分布在肌、腱、关节和韧带中，它们向大脑传送着有关姿势和运动的信息。所有的感觉感受器都以同样方式工作着。它们感觉到了类似光、机械压力或肌肉伸展的刺激信号，并将其转换成神经冲动，再沿着感觉神经元向中枢神经系统迅速传递。

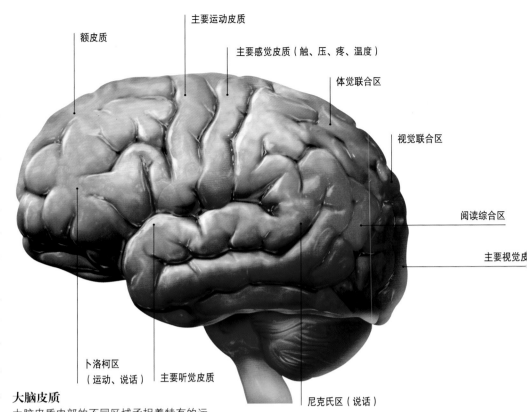

额皮质
主要运动皮质
主要感觉皮质（触、压、疼、温度）
体觉联合区
视觉联合区
阅读综合区
主要视觉质
卜洛柯区（运动、说话）
主要听觉皮质
尼克氏区（说话）

大脑皮质
大脑皮质内部的不同区域承担着特有的运动和感觉功能。这些区域对于常见的刺激常常会无意识地进行接受、处理和反应。

感知和反应

感觉感受器将神经冲动沿着感觉神经迅速传送至大脑。在那里，由对应的控制中枢对输入的信号进行翻译。当大脑视觉中枢处理了视神经的信号以后，您就可以看到一个苹果的图像。最初的反应就是简单地认识"我看见了一个苹果"。然后，大脑会通过运动神经通路向你的上肢和手部肌肉发布拿起苹果的指令。

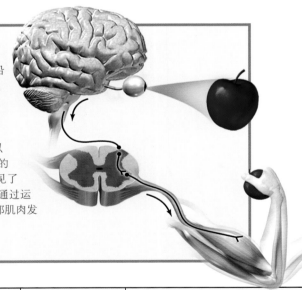

I 嗅神经
III 动眼神经
II 视神经
VI 展神经
IV 滑车神经
V 三叉神经
VII 面神经
VIII 前庭蜗神经
IX 舌咽神经
X 迷走神经
XII 舌下神经
XI 副神经

颅神经
有12对神经向大脑运送着信号。某些神经，比如视神经，只能运送来自头部感觉感受器的输入信号；但大多数神经都可以运送感觉和运动信号的混合信号。除了肌肉收缩信号之外，这些"混合的神经"也运送着来自这些肌肉本体感受器的有关身体姿势、平衡和运动方面的信息。

颅神经	类型	功能
I 嗅神经	感觉	闻（嗅觉）
II 视神经	感觉	视
III 动眼神经	主要运动	眼球向上、向下和向内运动；眼皮抬起；晶状体形状改变；瞳孔收缩
IV 滑车神经	主要运动	眼球运动
V 三叉神经	混合	脸部、嘴和头皮的触摸、温度和疼痛感觉信号的输入；咀嚼肌的运动
VI 展神经	主要运动	眼睛的侧向运动（向外）
VII 面神经	混合	通过某些味蕾的感觉输入；面部肌肉的运动；眼泪和唾液分泌的增加
VIII 前庭蜗神经	感觉	听觉和平衡
IX 舌咽神经	混合	其他味蕾的感觉输入；吞咽
X 迷走神经	混合	胸部和腹部某些器官的副交感神经感觉的神经支配；具体包括吞咽、心跳、呼吸、胃分泌
XI 副神经	主要运动	颈肌和某些咽肌的运动
XII 舌下神经	主要运动	舌肌的运动

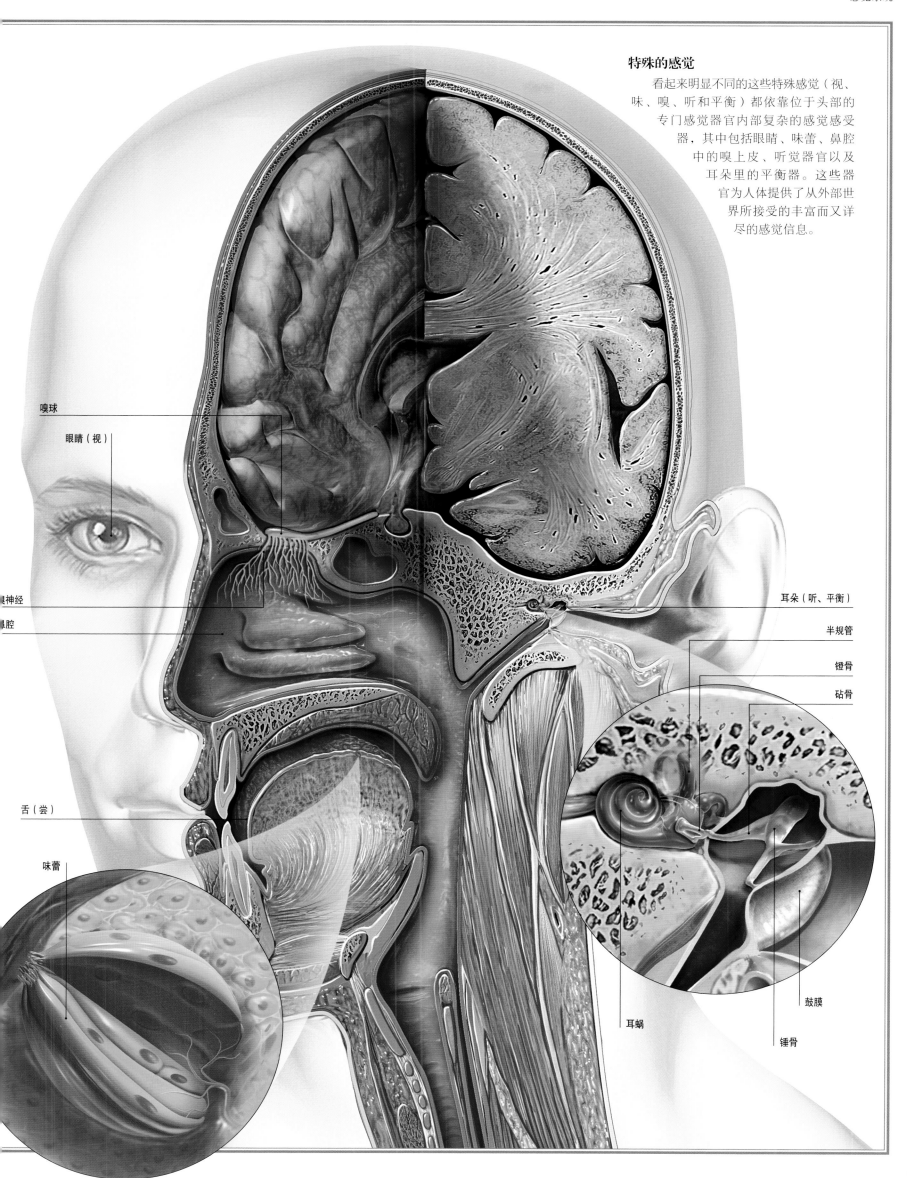

特殊的感觉

看起来明显不同的这些特殊感觉（视、味、嗅、听和平衡）都依靠位于头部的专门感觉器官内部复杂的感觉感受器，其中包括眼睛、味蕾、鼻腔中的嗅上皮、听觉器官以及耳朵里的平衡器。这些器官为人体提供了从外部世界所接受的丰富而又详尽的感觉信息。

嗅球

眼睛（视）

嗅神经

鼻腔

舌（尝）

味蕾

耳朵（听、平衡）

半规管

镫骨

砧骨

耳蜗

鼓膜

锤骨

视觉

眼睛的3层结构使得我们能够看到东西。外层包括眼角膜和白色的巩膜，巩膜是坚韧而又纤维化的结构，能够保护内部更加脆弱的部分。中间层包括血管和负责晶状体运动的肌肉。通过晶状体把光线的焦点投射在眼球后边的第3层也就是最里边的一层视网膜。视网膜之中含有1.25亿个光感受器和支持神经元。有一些神经元的轴突构成了视神经，它运送着产生视觉能力的神经冲动。对光极为敏感的光感受器包括对亮光起反应的锥形的视锥细胞和对暗光起反应的钝尾的视杆细胞。这两种类型的光感受器都含有感光色素，这是一种可以吸收不同波长或不同颜色光线的蛋白质，这些过程最终构成了人类的视觉功能。

焦点成像

晶状体形状或位置的微小调整能够将视觉刺激物影像的焦点非常精准地打在视网膜之上。细细的睫状肌包围着晶状体，它通过韧带附着在晶状体上。如果光线最初打在了视网膜之后，睫状肌就会收缩，从而使得晶状体膨胀，焦点前移。如果光线的焦点非常靠前，那么睫状肌就会放松，结果使焦点向后移动。这些调整过程被称作视力调节。

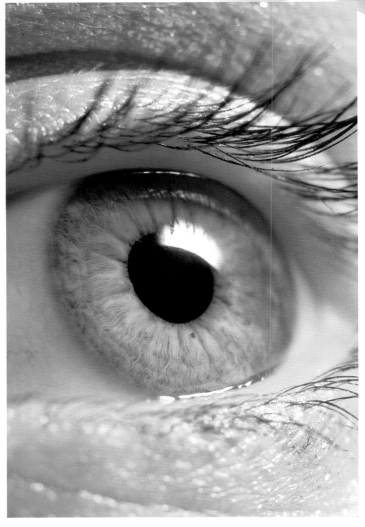

虹膜
眼睛虹膜中的平滑肌纤维以某种形式向外呈放射状分布，每个人的分布形式都是唯一的。它的这个特点就使得虹膜可以作为极好的个人身份标志。现在，虹膜扫描已被用于一些安全系统之中。

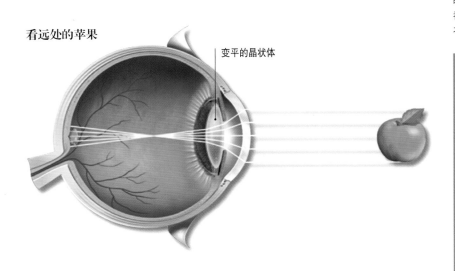

看远处的苹果　变平的晶状体

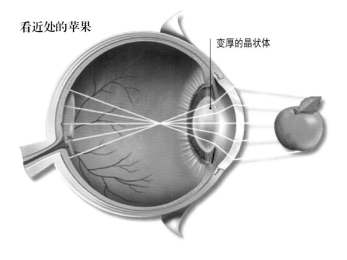

看近处的苹果　变厚的晶状体

角膜曲率

进入眼睛的光线以不同的角度打在了眼角膜的曲度表面之上。随着光线穿过眼角膜，它们的路径会变弯折射，然后汇聚于眼球的后部的视网膜上。这些光线的轨迹经过角膜、晶状体等屈光组织的折射，会发生改变，左边的光源到达视网膜时在右边，右边的光源折射到左边，上下也是颠倒的。大脑中的视觉处理会将位置校正到正常的方向。

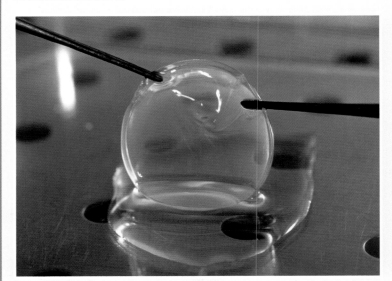

角膜片
图中显示的这个透明的组织片是由人体角膜取出的细胞经实验室培养、而生长出来的。它可以用于眼角膜缺陷的病人。

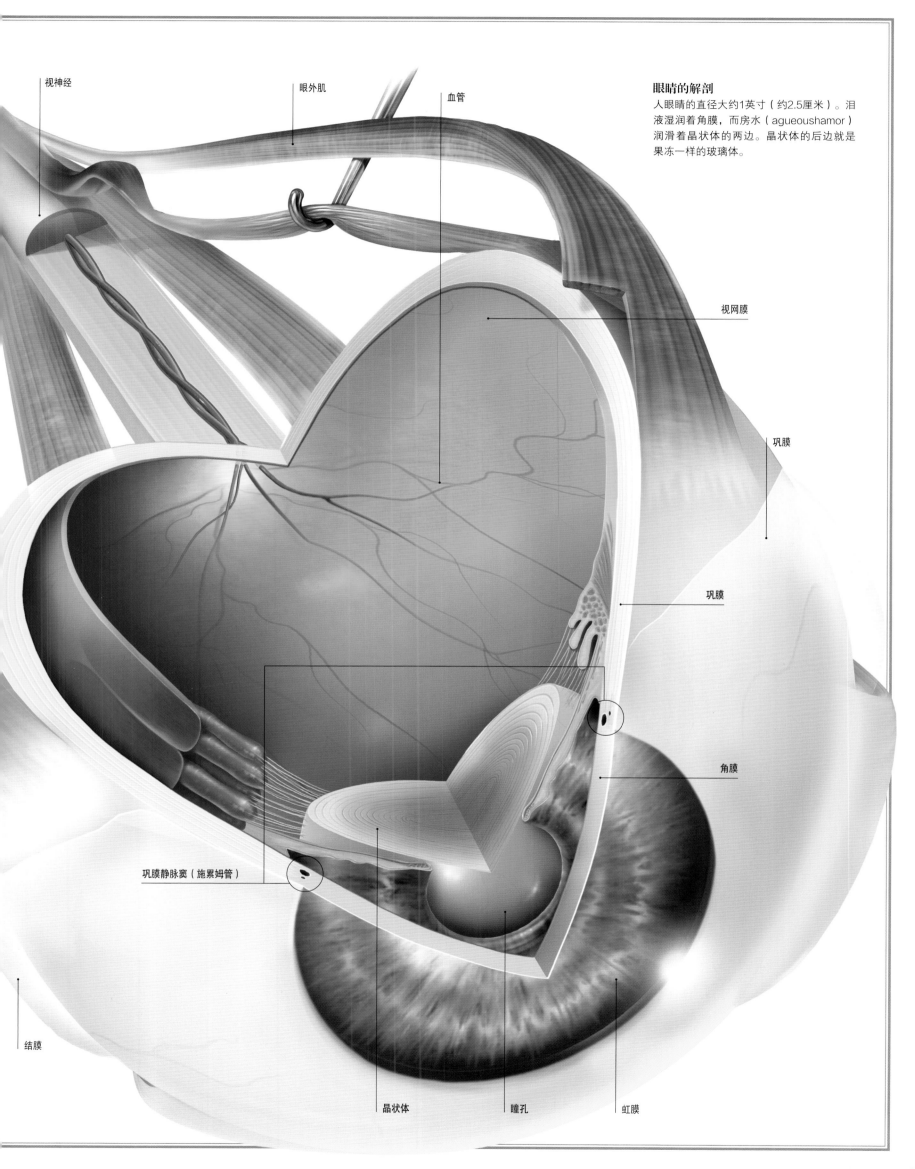

视神经

眼外肌

血管

眼睛的解剖
人眼睛的直径大约1英寸（约2.5厘米）。泪液湿润着角膜，而房水（agueoushamor）润滑着晶状体的两边。晶状体的后边就是果冻一样的玻璃体。

视网膜

巩膜

巩膜

角膜

巩膜静脉窦（施累姆管）

结膜

晶状体

瞳孔

虹膜

视觉形成过程

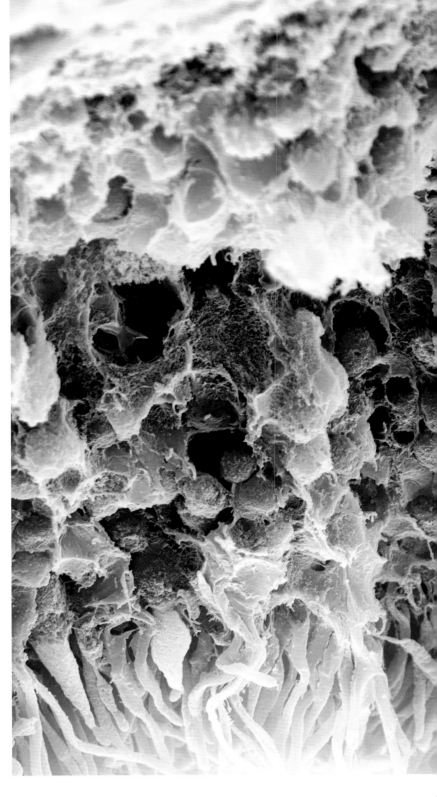

视觉是通过化学反应把光转化成神经冲动的一个复杂过程。这个过程开始于视锥细胞和视杆细胞，其中的感光色素拦截了经过晶状体对焦于视网膜上的光线。这种光的能量使得这些彩色的蛋白质暂时重新改装并形成一种新的形状。虽然这种变化马上又恢复原状，但它已经使得临近光感受器的神经元发射了相关信号。这些新近发出的视觉信号汇聚到了众多被称作神经节细胞的神经元上。神经节细胞以非常复杂的方式对接收的信号进行加工处理，最后将神经冲动沿着轴突加速传递，这些轴突汇集到一起就构成了视觉神经。这些信号首先到达大脑的主要视觉皮层，然后又快速移向邻近的联合中枢，在这里原始的视觉资料就被加工处理成了我们看到的特殊图像。

视觉色素

如果没有视锥细胞和视杆细胞之中的视觉色素，人类的眼睛就不能让神经脉冲沿着视神经传送。每个视锥细胞中都含有3种色素（分别为对蓝光、绿光、红光敏感的色素）中的一种色素，而视杆细胞中含有的色素叫作视紫红质，它可以吸收黑暗环境下蓝绿色波长的光线。每个视紫红质分子都是一种视蛋白和顺视黄醛的结合物，顺视黄醛是由维生素A形成的一种化合物。维生素A摄取过少就会影响人的视觉，尤其是在夜间。

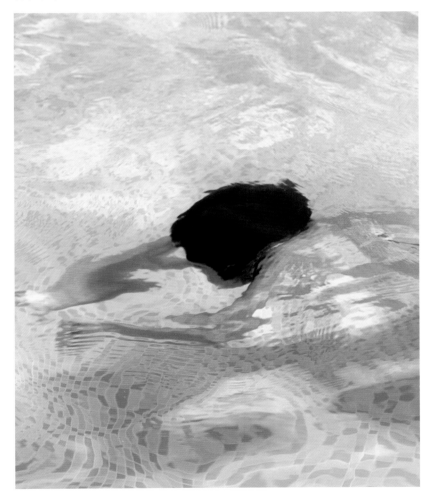

拐弯的光线
光线从空气进入水中的时候会发生折射或拐弯现象，这就是为什么上面这张照片游泳者的手臂似乎有些弯曲变形。光线进入充满液体的眼睛内部时，也会向视网膜背面的焦点位置弯曲。

喜欢夜间和白天

当只有少量光线进入眼睛的时候，视杆细胞之中的视紫红质就开始反应，因此视杆细胞在光线暗淡的环境之中对于视觉起着关键性的作用。而视锥细胞之中的3种色素共同联合构成了强光和鲜明的白天视觉的基础。因而，可见光波长的性质能够改变我们对视觉现象的认识。由于视锥色素处于不活跃状态，因此在夜间观察的物体，与白天相比，总是有一点模糊。

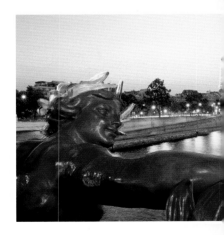

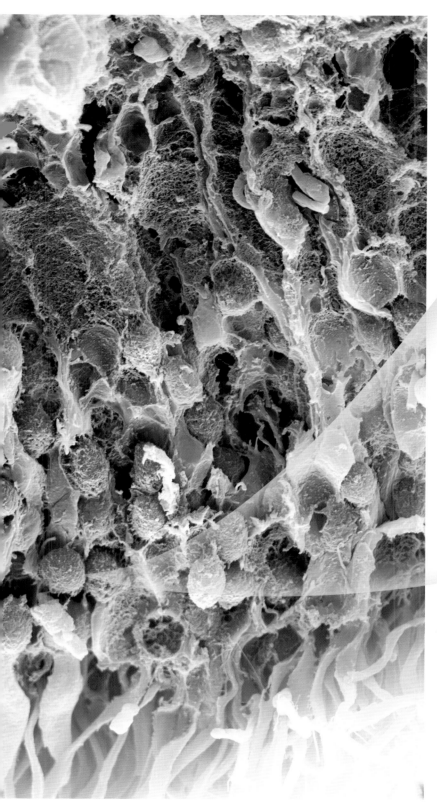

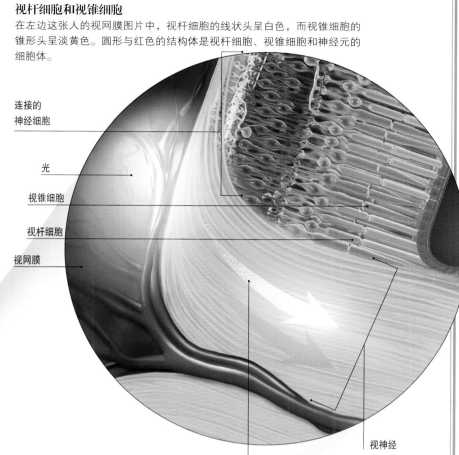

视杆细胞和视锥细胞

在左边这张人的视网膜图片中，视杆细胞的线状头呈白色，而视锥细胞的锥形头呈淡黄色。圆形与红色的结构体是视杆细胞、视锥细胞和神经元的细胞体。

连接的
神经细胞

光

视锥细胞

视杆细胞

视网膜

视神经

传向大脑的神经冲动

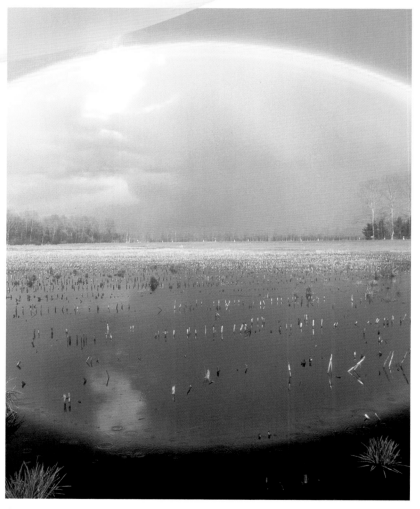

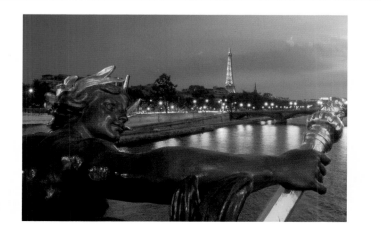

光谱

彩虹是光线穿过悬浮在湿润空气中的水滴所形成的现象。这些水滴就像一个棱镜，把不同波长的光以不同的角度进行弯曲折射，从而形成了彩色的光带。

幻视现象

即使蠕虫也能感受光的存在，人类的视觉是一种非常复杂的感觉反应，它能够确定视觉对象的形状和位置，也能确定它的亮度、运动速度以及与观察者的距离。这些丰富的功能来自于视网膜的不同区域，在那里，光感受器可以给不同类型的脉冲发射神经元提供信号。每一组神经元只对特定类型的刺激对象给予最佳反应：黑暗包围的亮点，轮廓鲜明的线条，运动及其他类似现象。而幻视现象是由于大脑的工作把混乱而又异常的视觉刺激归类到了预定程序目录之中，所谓预定程序目录就是使视觉输入适应大脑常常遇见的类型。尽管幻视现象看起来似乎是一种错误的视觉处理过程，但是，在事实上，这种幻视现象也能够为大脑资源对人类一生中一系列无法预测的视觉刺激现象进行编译提供一个窗口。

视觉归类

大脑预置的视觉类型包括很多种，例如阴影、清晰边缘和斜线。许多令人着迷的幻视现象就是通过启动神经学过程将某种视觉现象与大脑中的这些正常编组进行对号入座而形成的。神经处理就等同于对相近形状之间大小差异的感知过程，例如正方形内部的圆形。

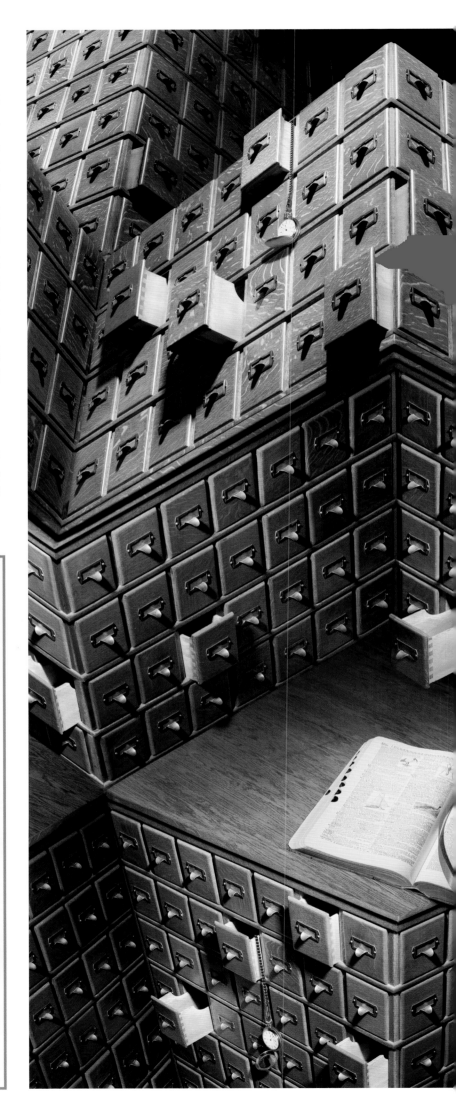

幻觉的诊断

有些幻觉是由于疾病和障碍带来的。偏头痛和某种形式的癫痫共有一种类型的症状，即被称作先兆的视觉现象。先兆的特点能够帮助医生区分这两种疾病。偏头痛发作时刺激的神经冲动常常会频繁地刺激形成黑白类型的曲曲折折的图像，它可持续近20分钟。而癫痫的先兆常常会描画多彩的圆环，而且通常只会持续1~2分钟的时间。

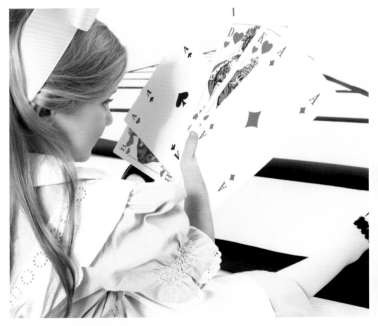

视物显小症和视物显大症

在爱丽丝梦游仙境症候群或者叫作视物显小症之中，角膜周围膨胀使得物体看起来比实际更小。视物显大症则恰恰相反，物体看起来比实际更大。这两种视觉障碍都与脑部肿瘤或偏头痛相关，在极少数情况下也可能与癫痫病有关。

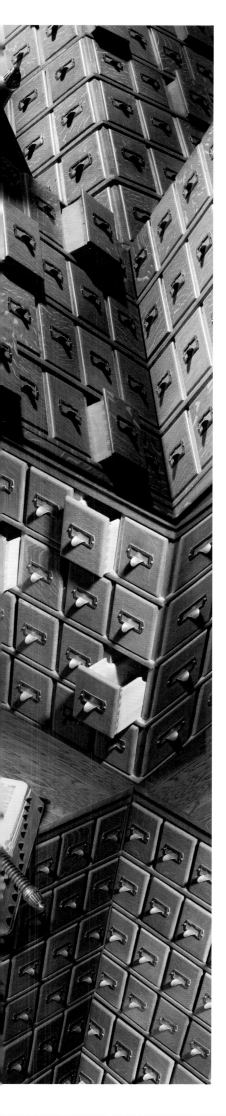

视觉重叠区

光通过晶状体会发生折射，因此左侧视觉区域接收到的信号是被视网膜的右侧看到的，反之也一样。这两边的视觉区域有很大部分是重叠的，唯一的盲区就是被鼻子遮挡的小片区域。

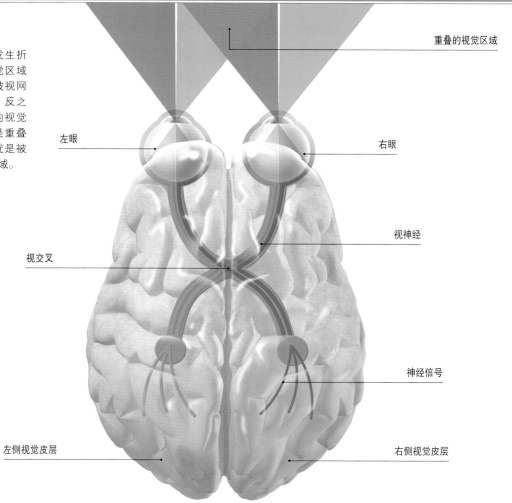

重叠的视觉区域

左眼

右眼

视神经

视交叉

神经信号

左侧视觉皮层

右侧视觉皮层

您看到了什么?

一种图像（图A）可以具有两种可能的解释——这是一个高脚杯也是两张脸的侧面——大脑会在二者之间互相切换。图B中黑白对比的瓷砖能够产生强烈对比的视觉信号。瓷砖之间的直线是平行的，但是经过大脑对这种对比的输入信号加工处理以后，却似乎呈现出了参差不齐的画面。

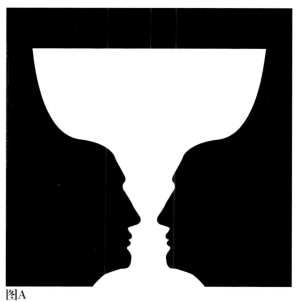

图A

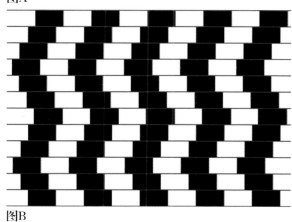

图B

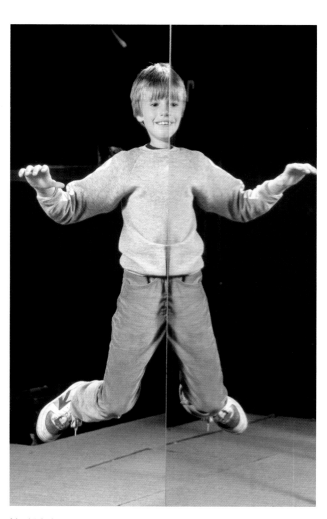

镜子游戏

镜子游戏类似于幻视现象。把镜子的一边以适当的角度放置在这个男孩身体的中线位置，那么镜子就会反射面向镜子的一侧身体，使得男孩看起来好像整个身体都面向了观察者。

听觉

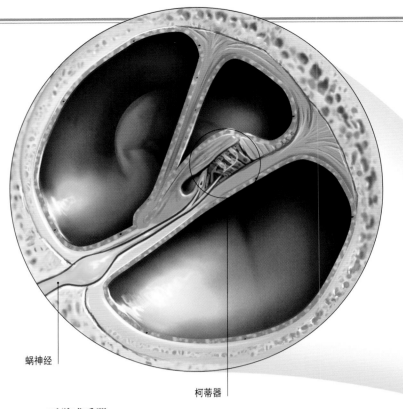

耳朵可以觉察声波并将它们转换成神经冲动再向大脑传递。耳朵的外侧耳郭接受了声波并将其传送到中耳。在那里，相互连接的微小骨骼将声波能量扩大并将其传递到内耳的液体之中。从文字意义上来讲，所谓"波"就应该有一个连锁反应，也就是声音之后的一种推力。在微小而卷曲的耳蜗中，声波通过对耳中的机械性刺激感受器进行挤压而产生膜的振动，所谓机械性刺激感受器就是具有被称作静纤毛的脆弱毛发状结构的细胞，它是从耳蜗中凸出的细胞。随着进入的振动信号使得静纤毛弯曲，毛细胞就会产生一系列神经冲动并通过蜗神经向大脑传送。当没有压力时，静纤毛变直，神经冲动停止。尽管这个振动流是听觉信号的直接刺激剂，但是从物理上来讲，振动是原始声波的运行轨迹——因此人们感觉到的声音只是空气之中产生的声音。

蜗神经

柯蒂器

听觉感受器
环形的耳蜗中含有耳朵的声音感受器——也就是在一个被称作柯蒂器的带状组织内的一排毛细胞。

中耳炎

为了与外界空气压力的变化同步，空气在通过直通咽喉上部的咽鼓管进出中耳时常常会伴随一种"砰砰"的声音。由于堵塞或其他原因导致压力不能回复时，会使人相当痛苦，甚至会引起听力损害。鼻子和咽喉的微生物也会上行通过咽鼓管到达中耳，结果会导致中耳炎，这是儿童中最为常见的耳科疾病，它会导致耳朵疼痛甚至流脓。

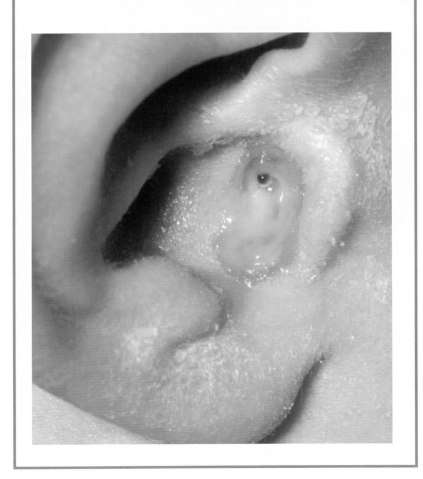

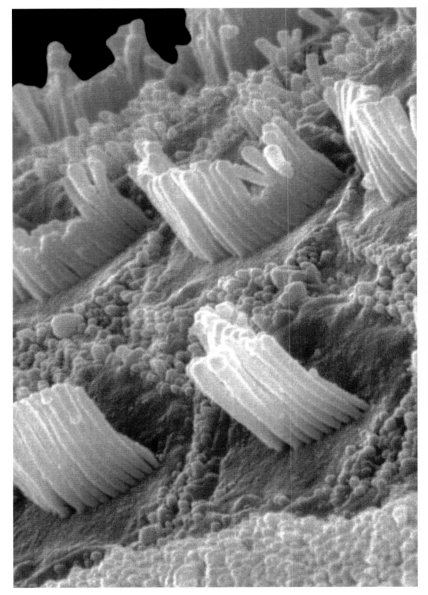

静纤毛
在耳蜗的16000个毛细胞中，每个毛细胞大约都有100根凸出的静纤毛。当压力波在耳蜗液中传送的时候，其力量就会推动一个膜并顶住静纤毛，这个过程可以刺激毛细胞发射神经冲动。

声波

听觉是生物学上的多米诺骨牌效应的结果。当你拍手的时候，两手之间的空气就会形成看不见的声波。这种声波以大约每秒1000英尺（约305米）的速度在空气中传播，它会提供一种力，使得耳蜗内的液体振动。液体的振动又会形成一种压力波使得耳朵的感受器纤毛弯曲。声音的频率反映了一定时间内产生的声波的数量，声波产生的越快，声音的强度就越大。

声音传递系统

人体内最小的骨骼是与锤骨、砧骨相接的镫骨。当声波振动耳膜时，锤骨开始以同样的频率振动。锤骨的运动会传递给砧骨和镫骨，并最终到达卵圆窗，从而在耳蜗液中形成压力波。

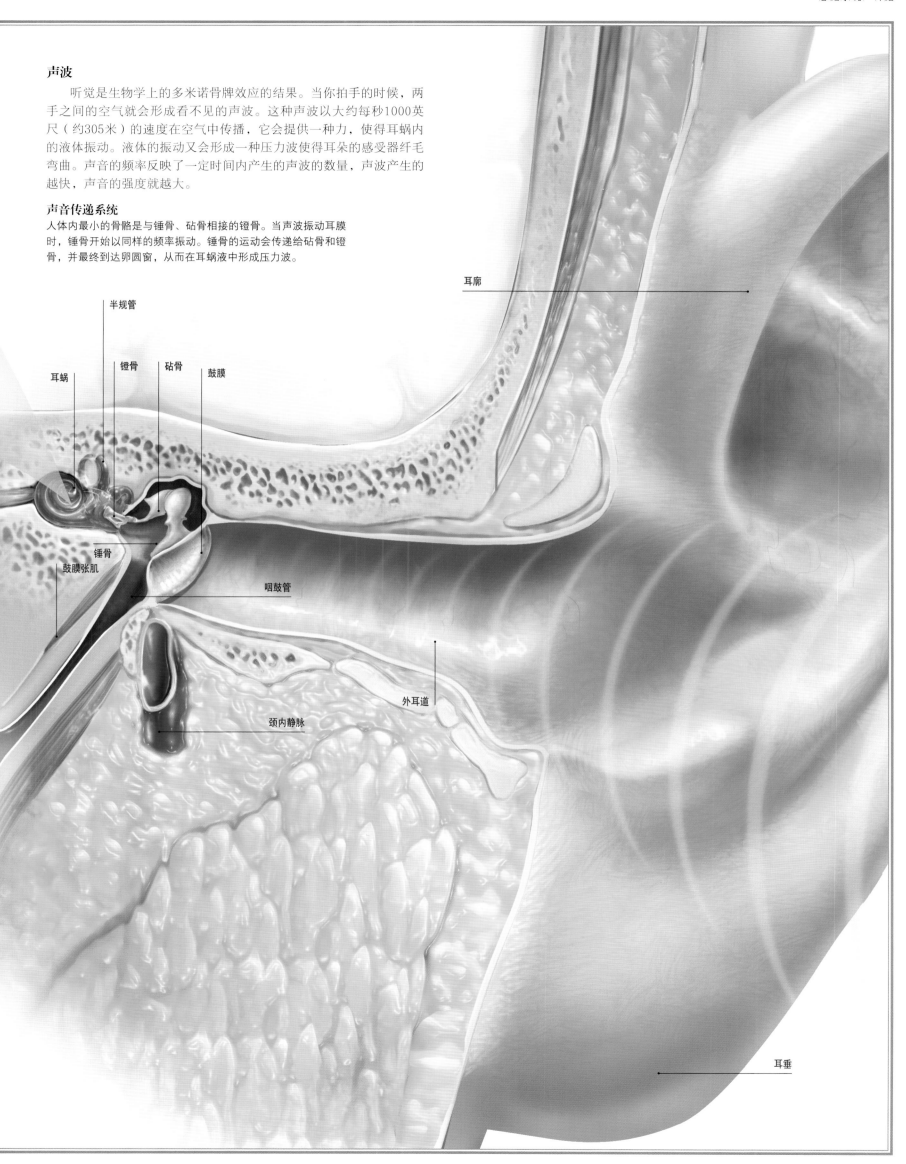

耳廓

半规管

镫骨　砧骨

耳蜗　　　　　　　鼓膜

锤骨

鼓膜张肌

咽鼓管

颈内静脉

外耳道

耳垂

平衡

直立会使身体的姿势保持稳定，但当乘坐过山车并急剧下降的时候，身体常常会感觉速度特别快。这种人体位置的自然感觉被叫作平衡。人体的平衡器官位于内耳，一个充满液体的囊状系统和环形管道，即前庭器官。在这里，感觉毛细胞记录着头部位置的改变，具体包括类似正常行走的线性运动，以及类似舞池旋转的复杂运动，并将旋转的加速和减速结合起来。大脑随着监测身体位置的变化，将其他感觉系统输入的信息集中起来。眼睛提供关于运动方向的视觉线索，而骨骼肌、关节、肌腱和韧带上的本体感受器运送着这些组织伸展程度的有关信息——这些感觉的反馈可以帮助大脑完成维持身体平衡的任务。

本体感受器

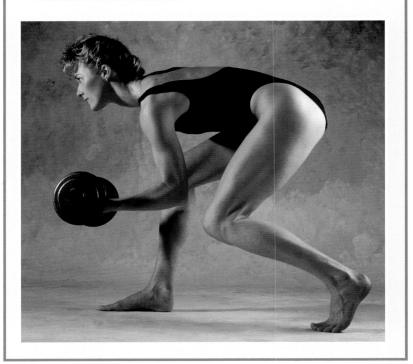

本体感受器是位于滑膜关节、骨骼肌以及肌和腱之间连接处的感受器。那些被称作肌梭的本体感受器可以感受骨骼肌的长度或伸展情况，因此就使得大脑调节并协调肌肉的收缩以适应所进行的骨骼活动的要求。关节中的本体感受器传送着手臂、腿、手指和其他部分的姿势和运动信息，而那些附属于肌腱的本体感受器则主要记录着肌的张力。

保持平衡
冲浪板上的平衡能力是对大脑的挑战，它必须要把大量涌入的来自于内耳、眼睛和肌肉本体感受器的感觉信号进行综合分析。肌肉活动的结果是不管重力如何向下拉，始终要保持直立的姿势。

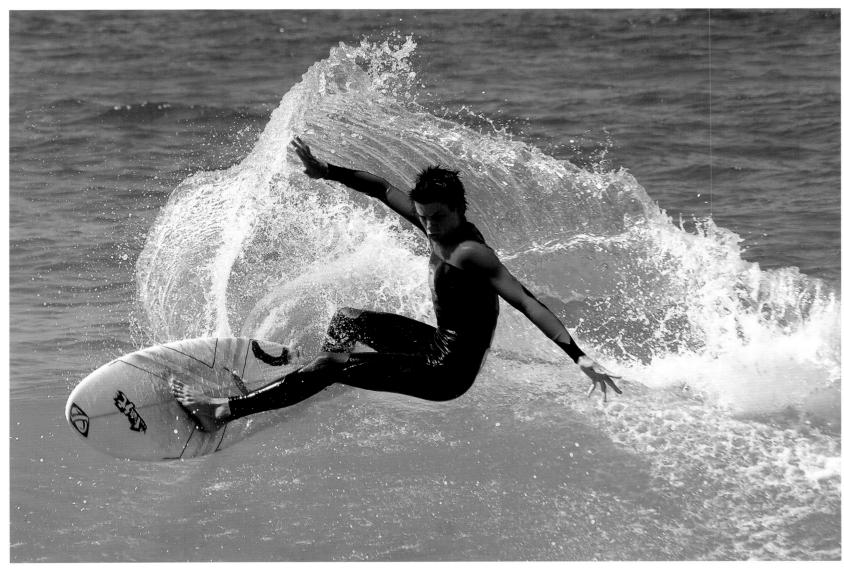

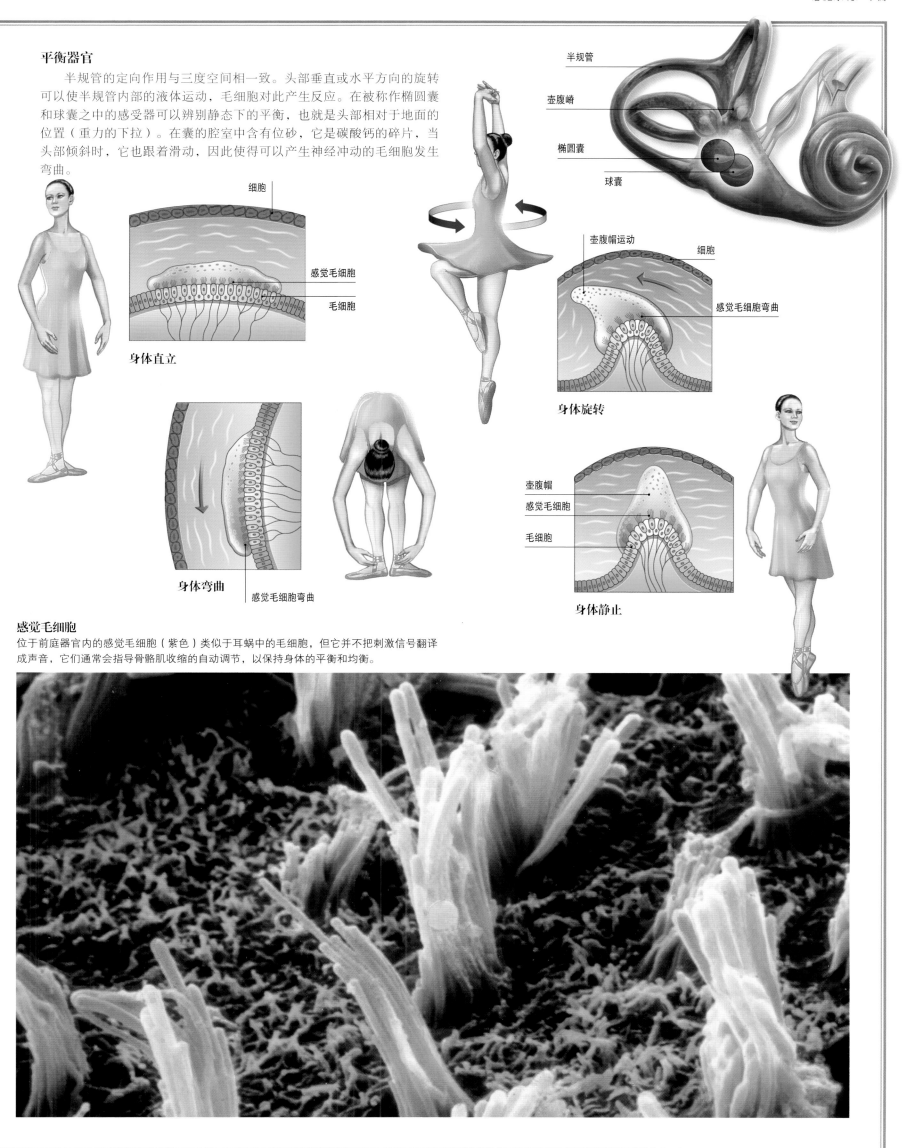

平衡器官

半规管的定向作用与三度空间相一致。头部垂直或水平方向的旋转可以使半规管内部的液体运动，毛细胞对此产生反应。在被称作椭圆囊和球囊之中的感受器可以辨别静态下的平衡，也就是头部相对于地面的位置（重力的下拉）。在囊的腔室中含有位砂，它是碳酸钙的碎片，当头部倾斜时，它也跟着滑动，因此使得可以产生神经冲动的毛细胞发生弯曲。

半规管
壶腹嵴
椭圆囊
球囊

细胞
感觉毛细胞
毛细胞

身体直立

壶腹帽运动
细胞
感觉毛细胞弯曲

身体旋转

身体弯曲
感觉毛细胞弯曲

壶腹帽
感觉毛细胞
毛细胞

身体静止

感觉毛细胞

位于前庭器官内的感觉毛细胞（紫色）类似于耳蜗中的毛细胞，但它并不把刺激信号翻译成声音，它们通常会指导骨骼肌收缩的自动调节，以保持身体的平衡和均衡。

味觉

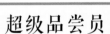

味觉是人体的两种化学感觉之一。味觉是10000多个味蕾的职责范围，它们集中分布在舌头表面的不同区域，并散落分布在腭部和喉部。味蕾内部是化学感受器，它对于溶解于唾液中的化学物质比较敏感。人的这种感觉能力具有生存的价值。例如，当一个人初次品尝（和闻）一种食物时，消化系统就增加了消化酶的分泌，而消化酶能够用来分解吞下的食物并吸取其营养。此外，许多有毒的物质尝起来都略带苦味，而且被损坏的食物也常常带有腐败的味道，这预示着它也具有潜在的有害性。研究表明，个人的味觉偏好是由味蕾感受器的遗传差异决定的，喜欢特殊风味的人群与婴儿期和儿童期享用的风味有关。这些差异就可以解释某些人喜欢或强烈不喜欢某种食物的原因。

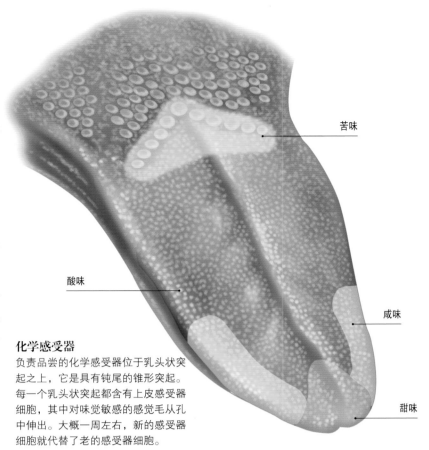

苦味

酸味

咸味

甜味

化学感受器
负责品尝的化学感受器位于乳头状突起之上，它是具有钝尾的锥形突起。每一个乳头状突起都含有上皮感受器细胞，其中对味觉敏感的感觉毛从孔中伸出。大概一周左右，新的感受器细胞就代替了老的感受器细胞。

超级品尝员

基因决定着味蕾上的味觉感受器感受某种特殊化学成分的能力。其结果是继承了特定基因的人群，特别是那些具有倾向于苦味遗传密码的人群，对于某种促味剂特别敏感。常见的例子是PTC（苯硫化合物），这是十字花科蔬菜中含有的一种化学物质，例如卷心菜、西兰花；还有一个例子是柚皮甙，它是西柚汁中的一种具有苦味的物质。整体而言，人类能够品出100多种略带苦味的不同物质。

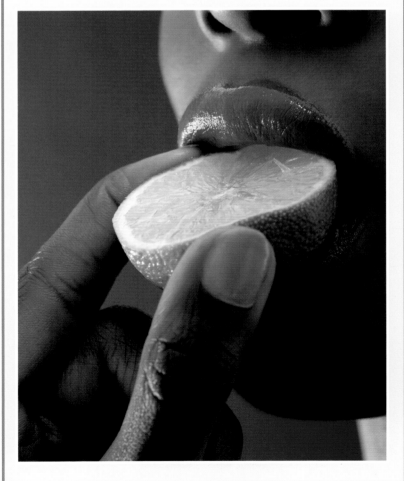

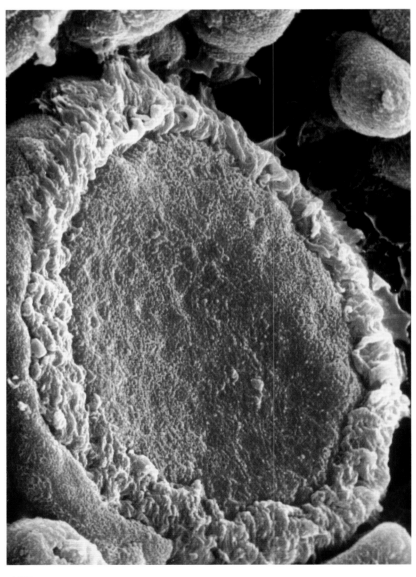

味蕾
味蕾沿着舌头分布在大的乳头状突起之上，味蕾虽然主要分布在这里，但同时也散落分布于类似腭部、咽部和会厌之类的其他区域。不管分布在哪里，味蕾都有同样的结构。

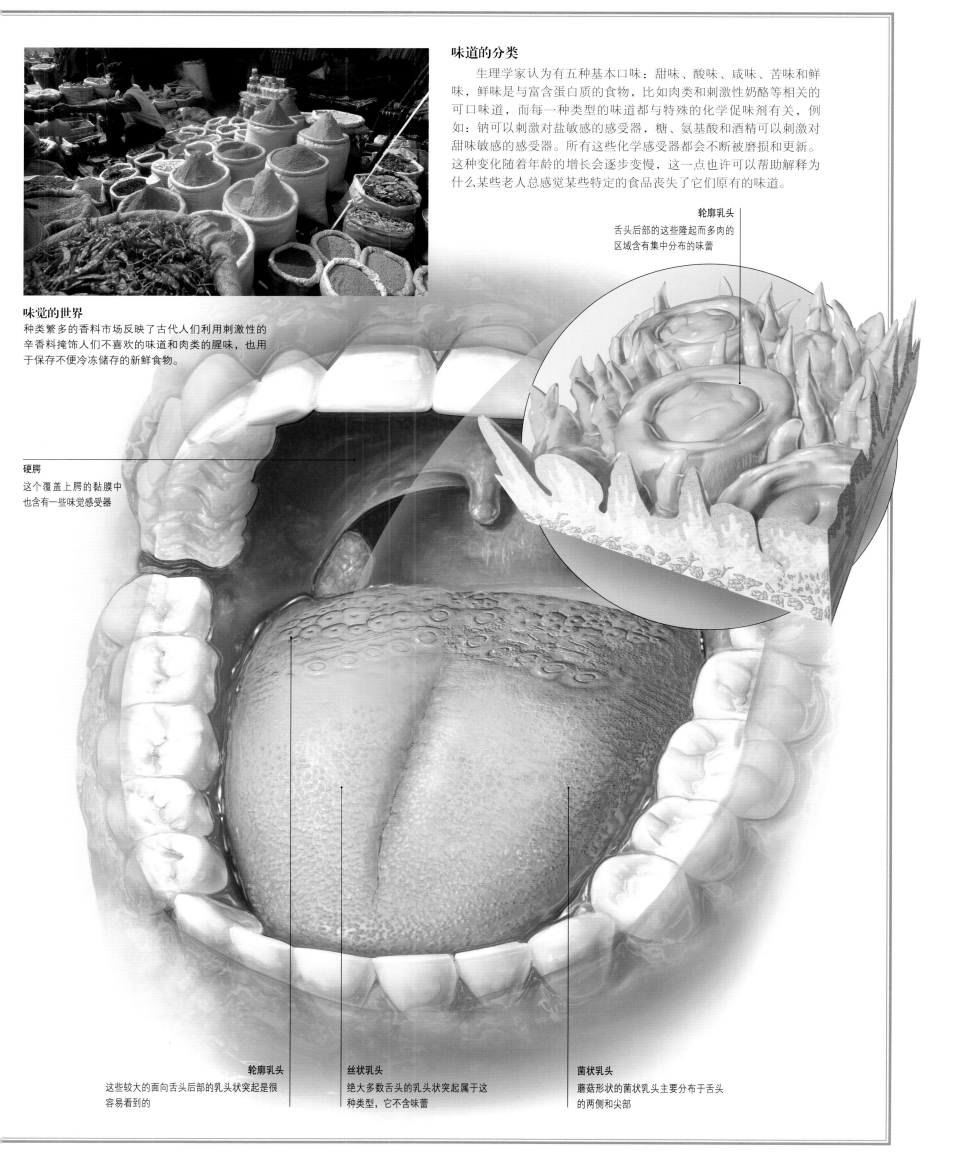

味道的分类

生理学家认为有五种基本口味：甜味、酸味、咸味、苦味和鲜味，鲜味是与富含蛋白质的食物，比如肉类和刺激性奶酪等相关的可口味道，而每一种类型的味道都与特殊的化学促味剂有关，例如：钠可以刺激对盐敏感的感受器，糖、氨基酸和酒精可以刺激对甜味敏感的感受器。所有这些化学感受器都会不断被磨损和更新。这种变化随着年龄的增长会逐步变慢，这一点也许可以帮助解释为什么某些老人总感觉某些特定的食品丧失了它们原有的味道。

轮廓乳头
舌头后部的这些隆起而多肉的区域含有集中分布的味蕾

味觉的世界

种类繁多的香料市场反映了古代人们利用刺激性的辛香料掩饰人们不喜欢的味道和肉类的腥味，也用于保存不便冷冻储存的新鲜食物。

硬腭
这个覆盖上腭的黏膜中也含有一些味觉感受器

轮廓乳头
这些较大的面向舌头后部的乳头状突起是很容易看到的

丝状乳头
绝大多数舌头的乳头状突起属于这种类型，它不含味蕾

菌状乳头
蘑菇形状的菌状乳头主要分布于舌头的两侧和尖部

嗅觉

人类大约有500万个不同类型的嗅觉感受器，它们对几千种气味分子敏感。这些与嗅觉相联系的不同类型的感受器，能够同时承担80%的味觉经历。人类能够感知的味道一般是五种基本味道、食物口感以及能够进入鼻通道中的气味分子味道的混合味。鼻伤风通常会感觉食物淡而无味，这是由于嗅上皮覆盖的黏液比平常变厚的缘故。与味觉和嗅觉有关的信号在它们到达大脑的时候是分离的。有的味觉信号被传送到顶叶的大脑中枢，而其他的味觉信号则被传送到大脑边缘系统内的"情绪大脑"。同样地，嗅球的加工处理过程也为我们提供了味道的直觉，但大脑边缘系统的神经连接能够将特殊的味道与一生的记忆和情感相联系。

感觉信息素（外激素）

信息素（外激素）是对同一物种不同个体之间行为造成影响的一种独特的化学物质。对于许多动物而言，在查找同伴或者交流有关危险和发现食物的信息方面，信息素（外激素）信号是必不可少的。尽管人类信息素（外激素）的确切证据尚不明确，但在同一住处的女性月经周期的同步现象使得某些研究人员建议，人类对于类似信息素（外激素）的某些气味也是敏感的。新的研究正在探索更有意思的可能性是信息素（外激素）可以帮助影响人类的性吸引。

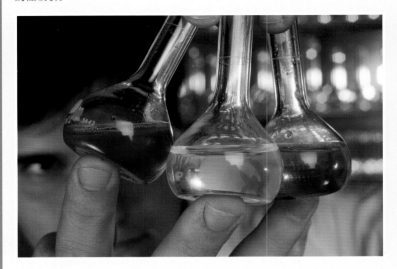

古代对化学物质的感觉

有了生命，就有了对化学物质的感觉能力。神经生物学家推测，古代的昆虫以及类似生物的原始的大脑就已经可以从整体上加工处理环境中化学物质的相关信息。4亿年前早期脊椎动物的大脑中就含有巨大的嗅球，这反映了嗅觉的敏锐直觉对于动物的生存价值。尽管人类以及其他灵长类动物的视觉能力进化得比较高级，但是现代的哺乳动物例如狗，它们有几亿个嗅觉感受器，仍然保留着高度精细的嗅觉能力。

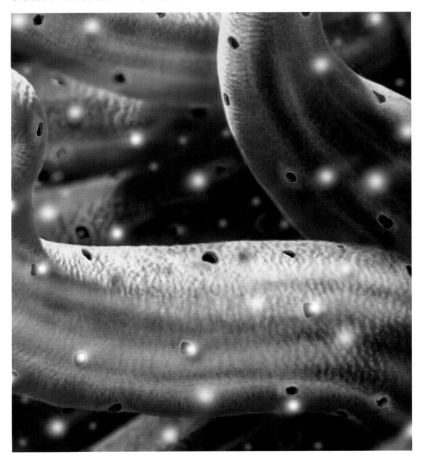

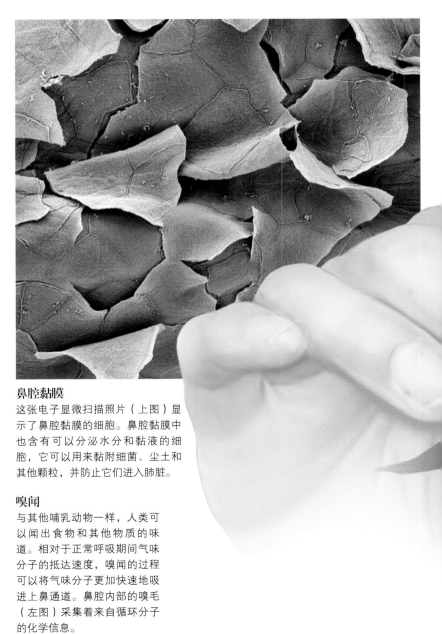

鼻腔黏膜

这张电子显微扫描照片（上图）显示了鼻腔黏膜的细胞。鼻腔黏膜中也含有可以分泌水分和黏液的细胞，它可以用来黏附细菌、尘土和其他颗粒，并防止它们进入肺脏。

嗅闻

与其他哺乳动物一样，人类可以闻出食物和其他物质的味道。相对于正常呼吸期间气味分子的抵达速度，嗅闻的过程可以将气味分子更加快速地吸进上鼻通道。鼻腔内部的嗅毛（左图）采集着来自循环分子的化学信息。

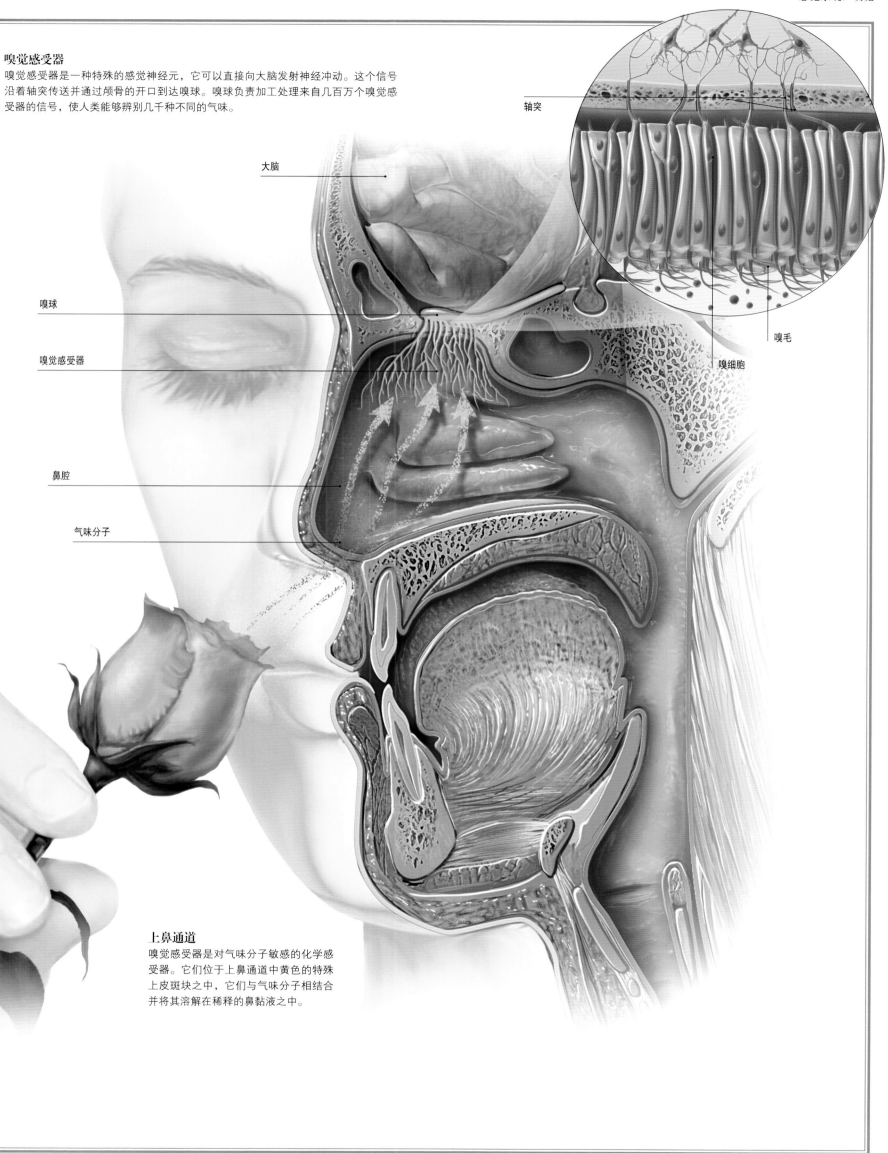

嗅觉感受器

嗅觉感受器是一种特殊的感觉神经元，它可以直接向大脑发射神经冲动。这个信号沿着轴突传送并通过颅骨的开口到达嗅球。嗅球负责加工处理来自几百万个嗅觉感受器的信号，使人类能够辨别几千种不同的气味。

轴突

大脑

嗅球

嗅觉感受器

鼻腔

气味分子

嗅毛

嗅细胞

上鼻通道

嗅觉感受器是对气味分子敏感的化学感受器。它们位于上鼻通道中黄色的特殊上皮斑块之中，它们与气味分子相结合并将其溶解在稀释的鼻黏液之中。

触觉

人体的触觉、压觉和振动觉取决于皮肤和黏膜之内以及皮肤下的感受器。其中的一些感受器是游离神经末梢，例如包围着毛囊基部的感受器，在类似一阵强风或爬虫之类的某些情况使发杆移动时，它们就会发出神经冲动。而其他一些触觉感受器则是镶嵌在被膜之中的更加复杂的机械感受器。当触觉感受器被激活时，大脑就会接收有关位置、形状、大小及皮肤所接触到的质地的相关信息。这种信号传递着手中的橡胶球和滴落到手臂上的一滴水之间的感觉差异。绝大多数感觉感受器既能够快速适应也能慢慢适应，而且随着时间的推移，它对刺激物逐步变得缺少了敏感性。感受器对于轻轻接触和皮肤压力的快速适应可以解释为什么人们对于戴眼镜或穿衣服的状态很快就忽视了。

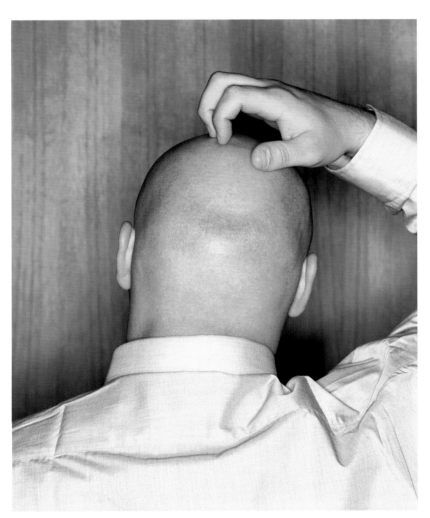

热、冷和痒

游离神经末梢能够感觉到类似刺痒、胳肢以及热觉和冷觉方面的绝大多数刺激。瘙痒通常是由于类似蛋白质血管舒缓激肽之类的化学物质导致的炎性反应。在第二层皮肤——真皮中的感受器对热较敏感，它一般负责华氏90℉～118℉之间（32℃~38℃）的热刺激。寒冷的感受器靠近皮肤的表面，它对于50℉～105℉之间（10℃~40℃）的范围起反应。更低的温度可以激活疼痛感受器。

内部感觉

血管和许多内部器官中都含有内部感受器官，这些感受器对体表以下的事件具有反应能力，例如组织的拉伸或化学物质的变化。通常来讲，大脑监测的反应信号低于意识水平，因此人们常常意识不到这些内部的感觉。然而，当大吃导致胃部膨胀或者尿液积累使膀胱撑开，也会偶尔感受到内部感受器的内部压力或疼痛的信号。

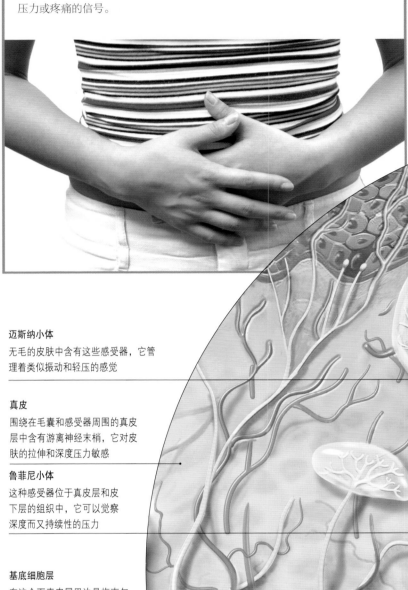

迈斯纳小体
无毛的皮肤中含有这些感受器，它管理着类似振动和轻压的感觉

真皮
围绕在毛囊和感受器周围的真皮层中含有游离神经末梢，它对皮肤的拉伸和深度压力敏感

鲁菲尼小体
这种感受器位于真皮层和皮下层的组织中，它可以觉察深度而又持续性的压力

基底细胞层
在这个下表皮层里边是梅克尔触盘，它对轻压起反应

帕西尼体
快速振动和深度压力可以刺激真皮层和下皮层的韧带及其他部位的这类感受器

不能按比例画出的感受器
迈斯纳小体的长度为5.9英寸（约150毫米）
鲁菲尼小体的长度为0.039～0.078英寸（约1～2毫米）
帕西尼体的长度为0.039英寸（约1毫米）

皮下层
这个富含脂肪的层被称作皮下层，它把皮肤宽松地固定在了附属的组织之上

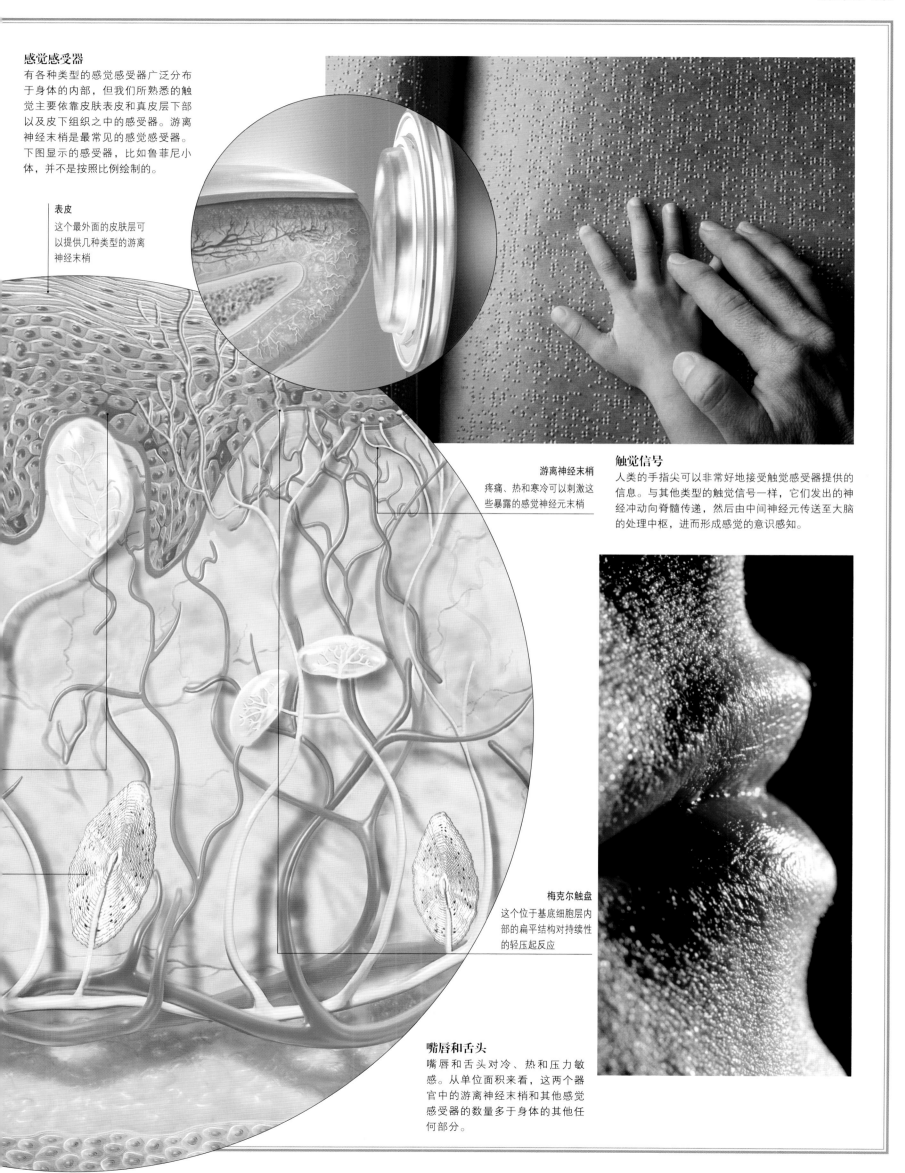

感觉感受器

有各种类型的感觉感受器广泛分布于身体的内部，但我们所熟悉的触觉主要依靠皮肤表皮和真皮层下部以及皮下组织之中的感受器。游离神经末梢是最常见的感觉感受器。下图显示的感受器，比如鲁菲尼小体，并不是按照比例绘制的。

表皮
这个最外面的皮肤层可以提供几种类型的游离神经末梢

游离神经末梢
疼痛、热和寒冷可以刺激这些暴露的感觉神经元末梢

梅克尔触盘
这个位于基底细胞层内部的扁平结构对持续性的轻压起反应

触觉信号

人类的手指尖可以非常好地接受触觉感受器提供的信息。与其他类型的触觉信号一样，它们发出的神经冲动向脊髓传递，然后由中间神经元传送至大脑的处理中枢，进而形成感觉的意识感知。

嘴唇和舌头

嘴唇和舌头对冷、热和压力敏感。从单位面积来看，这两个器官中的游离神经末梢和其他感觉感受器的数量多于身体的其他任何部分。

痛觉

疼痛是身体受损的信号，它也是避免或抵制伤害的主要信息标志。不足为奇的是，身体的疼痛探测器就是被称作伤害感受器的几百万个游离神经末梢，除了大脑之外，它存在于身体的每个部位。伤害感受器可以产生两种一般形式的疼痛：一种是类似针刺或剐伤的剧痛（快痛），它在受伤之后10秒之内开始感觉到；另外一种是酸痛或搏动性疼痛（慢痛），它显现出疼痛的时间比较长，持续的时间也比较长。疼痛的刺激信号可以是伤害、擦伤或对组织的化学刺激、过度拉伸、血流减少、肌肉痉挛或者过热过冷等等。无论何种损害，受影响的细胞都会释放前列腺素和其他牵涉到炎症的化学物质。接收疼痛信号的中枢神经系统的神经元会释放一种化学物质P物质（一种肽类神经递质），它可以强化大脑对疼痛的反应。

疼痛耐受

每个人的疼痛感受器都有相同的感觉阈值，阈值是激发神经冲动的刺激强度。然而，每个人对疼痛的忍受和应对能力不尽相同。文化规范、情绪状态、年龄及其他因子都会决定面对疼痛事件的不同反应。然而，当疼痛延长时，即使很高的疼痛耐受能力也会逐渐消失。

自然的疼痛减轻

人体产生的几种化学物质可以帮助人们提高对疼痛的忍受能力。例如内啡肽和脑啡肽这些天然的止痛剂，它们是随着大脑中P物质（一种肽类神经递质）的慢慢释放开始起效的。内啡肽也控制着大脑的"快感反应"，它使得某些人在长时间的剧烈运动过程中会产生极度愉快的心情。类似吗啡、海洛因之类的麻醉毒品，它们与大脑中的内啡肽感受器一起共同产生极度愉快的心情。饮酒也能刺激内啡肽系统。

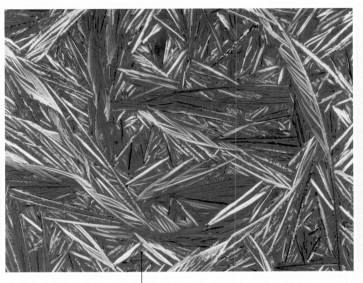

β-内啡肽结晶

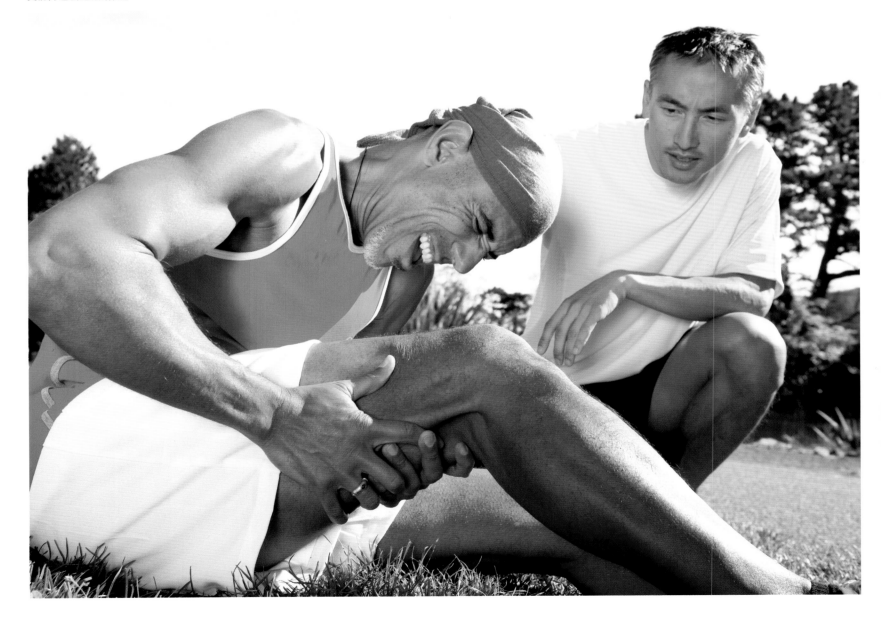

牵涉性痛

人体疼痛信号系统的一种奇怪现象会导致牵涉性痛。在这种现象之中，大脑把来自于内部器官的疼痛感觉反映于皮肤的某些区域。比较典型的例子是心脏病发作时的疼痛，它的感觉是左臂、左肩或肩胛之间的皮肤疼痛。同样，来自于卵巢的疼痛会使人感觉到上腹部皮肤疼痛，而来自膀胱的疼痛则会使臀部的皮肤有痛感。

针灸

古代中国的针灸术使用细长的针通过刺激特定的身体穴位起到减轻疼痛的作用。这些穴位与身体的不同器官相对应，它沿着某种特定的路径或经脉分布在身体上。每条手臂上含有6条主要的阴阳经脉，每条腿上也有6条主要的阴阳经脉。

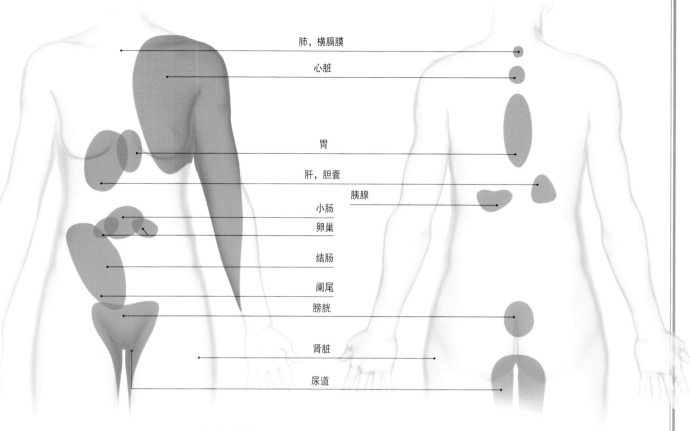

肺，横膈膜
心脏
胃
肝，胆囊
胰腺
小肠
卵巢
结肠
阑尾
膀胱
肾脏
尿道

疼痛感受器

下面这张形象化的图片显示了疼痛感受器的神经末梢，它是能够刺激疼痛反映的感觉感受器。在身体的任何部位都可发现疼痛感受器，它既能感觉到外部的疼痛，也能感觉到内部的疼痛。

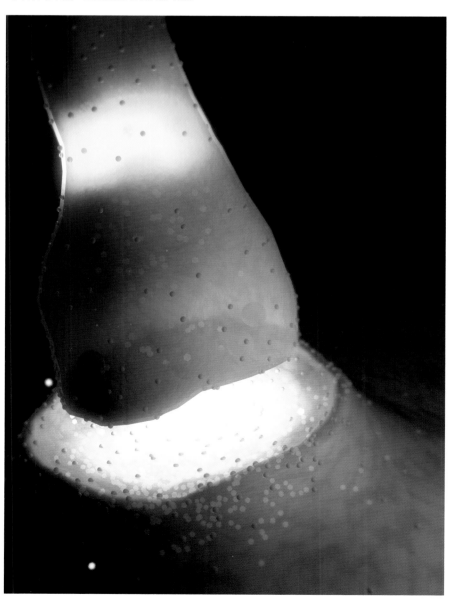

针灸经脉	位　置	影响部位
手臂三阴经	开始于胸部，沿着手臂内表面延伸到手部	肺、心包、心
手臂三阳经	开始于手部，沿着手臂的外表面延伸到头部	大肠、三焦和小肠
腿部三阴经	开始于脚，沿着腿的内表面延伸至胸部	肾、肝、脾
腿部三阳经	开始于靠近眼睛的脸部，沿着身体外表面向下延伸至脚部	膀胱、胆、胃

眼部疾病与功能障碍

眼部疾病对日常生活的影响包括从生活不便到造成灾难。最常见也最容易治疗的眼部疾病包括近视、远视和散光，散光就是眼角膜不能使光线进行适当的弯曲。红绿色盲是一种遗传性的异常，在其眼睛中缺乏一种当量供给的视锥细胞，这种细胞含有对红绿光起反应的色素。婴儿出生时也会携带遗传性的缺陷，它会导致先天性的失明，大约每10万人中就有5人在出生时就长有视网膜母细胞瘤，这是一种视网膜的癌症，通常来讲要切除受影响的眼睛。身体遭受猛击也会使视网膜脱离附着的组织，如果这种损害不能采用手术进行矫正就会导致失明。类似结膜炎的眼睛感染疾病影响了几百万人。其他常见的眼睛问题包括青光眼、白内障和视网膜黄斑变性疾病，随着年龄老化这些眼病会经常发生。

常见视力问题的矫正

近视和远视可以通过调整光线进入眼睛的折射角度而得到矫正。佩戴普通眼镜和隐形眼镜也是最简单、最经济的矫正方法。对于轻度到中度近视的一种治疗方法是植入角膜环，这是一种可以摘除的特殊高分子材质的环片，它可使角膜轻微变平，进而使光线的焦点打在视网膜上。眼科外科医生利用极小的激光器修正眼角膜的形状。对于严重屈光不正的病人，可以植入人工晶状体。

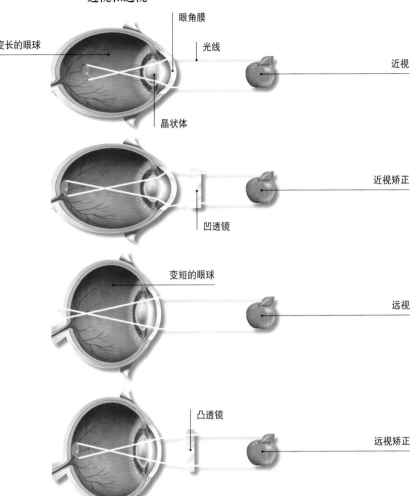

近视和远视

白内障手术

被称作白内障的晶状体混浊导致几百万人的视力出现了进行性的丧失。在全世界范围内，这是失明的主要原因。除了简单的衰老原因之外，最常见的原因还有：日照的伤害、眼睛受伤、吸烟和糖尿病。采用先进的现代治疗方法，在发展严重之前白内障可以被去除，通常采用超声的方法使得晶状体的浑浊区域乳化。手术摘除晶状体或植入人工晶状体，也是另一种常见的解决方案。

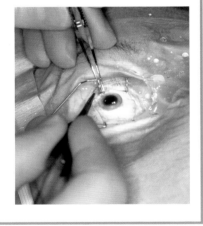

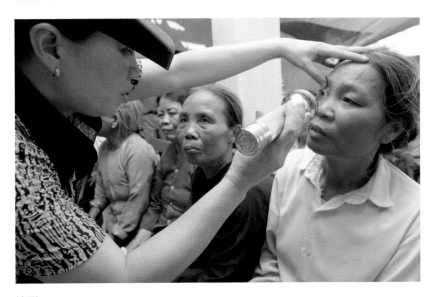

沙眼

沙眼是传染性的眼角膜和结膜的衣原体感染。如果不进行及时的抗生素治疗控制感染，会导致病人视力丧失。在非洲和亚洲的部分地区，沙眼是失明的主要原因。

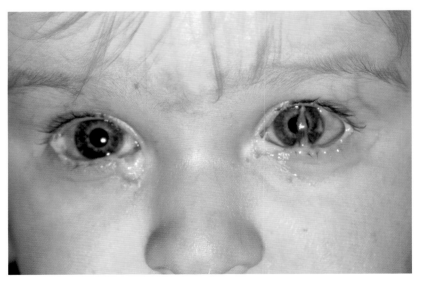

结膜炎

这个孩子患的是细菌性结膜炎，结膜的感染产生了脓——眼睑上覆被着清晰可见的黏液，几乎覆盖了眼球的表面。抗生素滴眼液或药膏是常用的治疗方法。

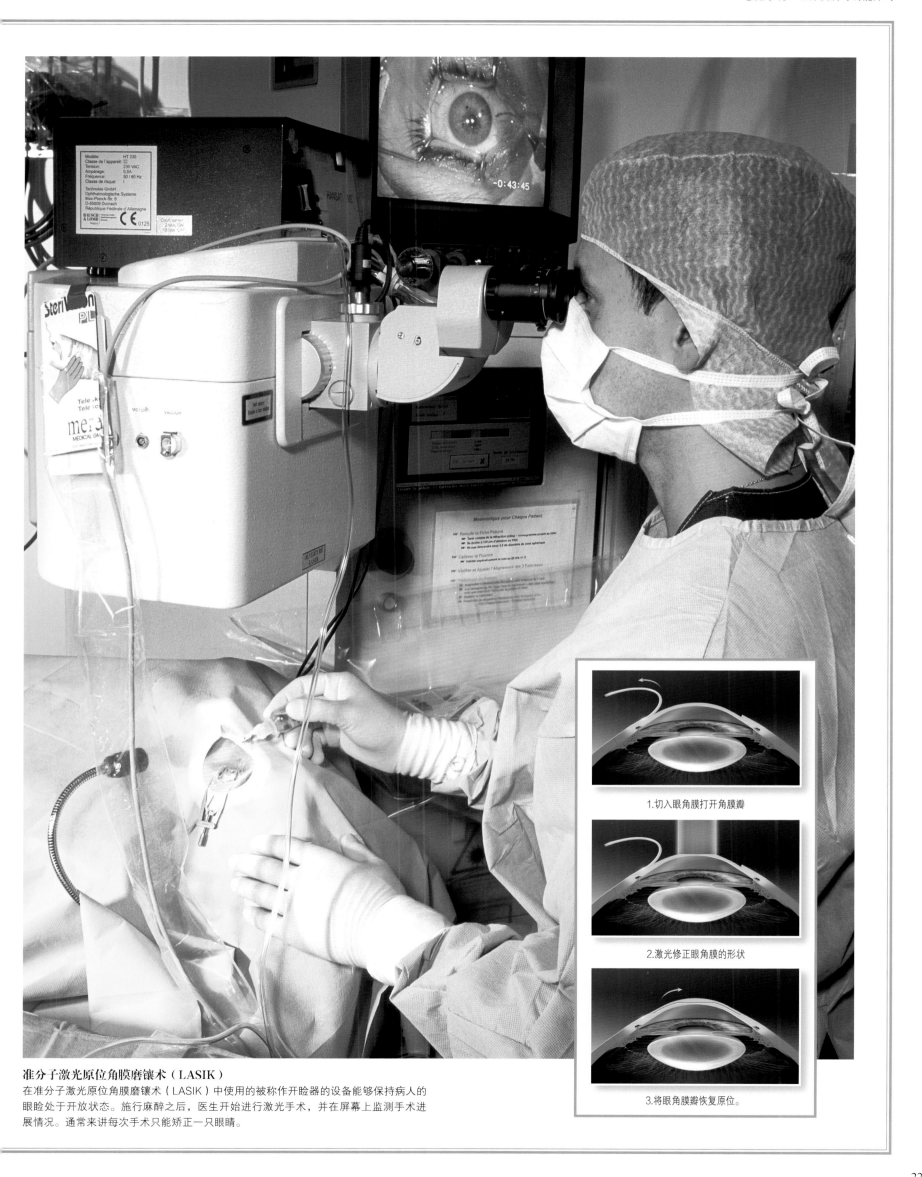

1.切入眼角膜打开角膜瓣

2.激光修正眼角膜的形状

3.将眼角膜瓣恢复原位。

准分子激光原位角膜磨镶术（LASIK）
在准分子激光原位角膜磨镶术（LASIK）中使用的被称作开睑器的设备能够保持病人的眼睑处于开放状态。施行麻醉之后，医生开始进行激光手术，并在屏幕上监测手术进展情况。通常来讲每次手术只能矫正一只眼睛。

耳部疾病与功能障碍

最有名的耳病就是中耳炎，也就是中耳的感染。每个耳部区域都容易受到疾病的侵袭。外耳道感染也叫外耳炎，它可能是湿疹的并发症，这是由于挖耳屎力度过大或者由于耳朵过湿为真菌和细菌提供了繁殖的场所而导致了"游泳耳"的结果。有的人是先天性的听力缺陷，也有的人会出现短期或长期的传导性耳聋，这是由于膜鼓破裂或者类似耳屎样的东西栓塞阻挡，或者与衰老有关的中耳听小骨的变化使得声音信号不能正常传导的结果。有几百万成年人会发展成耳鸣，它虽然无害但常会在耳朵中出现令人烦恼的嗡鸣、哨声或铃声。耳鸣通常有在家族内发病的趋势，它通常是听力障碍或感音神经性聋的早期信号。

感觉听力的丧失

感音神经性聋是听力丧失的最常见形式，其发病原因常常有衰老、遗传或噪音对内耳毛细胞的损害。随着脆弱的纤毛弯曲或折断，感觉神经元被损害，不再把神经冲动传送给耳蜗神经。负责高声频率起反应的毛细胞是最为脆弱的，许多感音神经性聋的病人最初症状是对尖锐声音的听力障碍。设计精良的电子助听器或耳蜗移植能够显著解决感觉性听力丧失的问题。

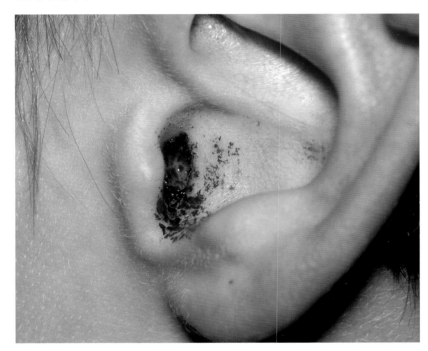

鼓膜异常

血性排出物的出现意味着鼓膜穿孔。这种伤害相当常见，因为鼓膜非常薄，很容易被感染甚至被挖耳屎所用的棉签所破坏。绝大多数病例在几周之内即可治愈。

听力丧失的诊断

下面这张磁共振（MRI）图片显示了大脑和听神经管中的神经复合体。磁共振通常是诊断听力问题的最好方法。这张图片用圆圈圈起来的部分是通向内耳的神经（前庭蜗神经），它能够揭示任何听力障碍和疾病，例如能够导致听力丧失的肿瘤等。

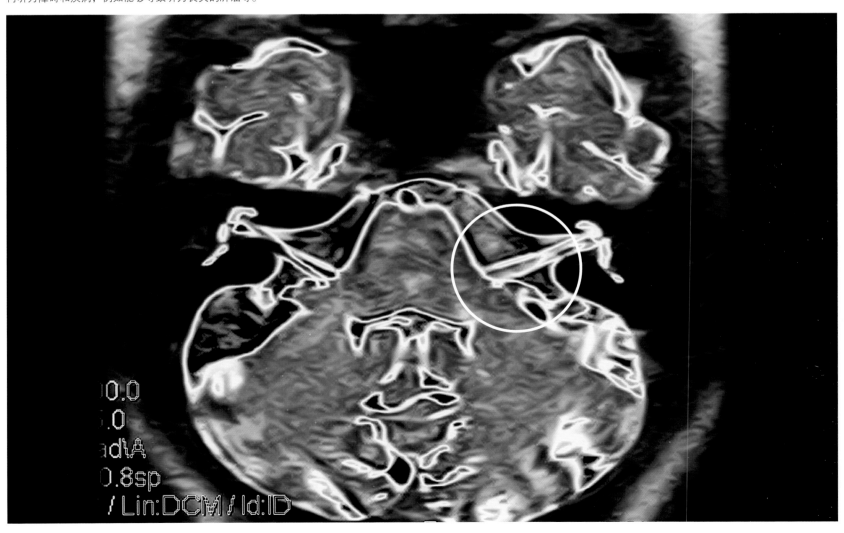

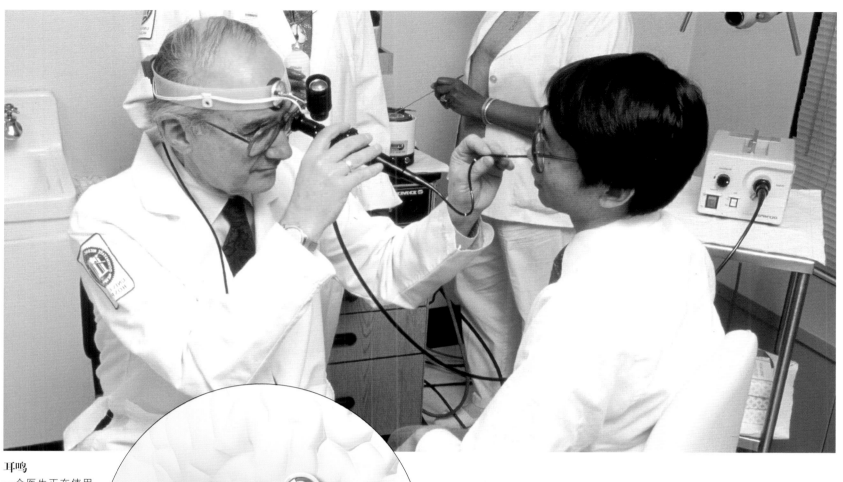

耳鸣

一个医生正在使用纤维光学耳镜检查耳鸣的病人，耳鸣就是耳朵出现持续性的铃声、噼啪声和嗡鸣声。这类疾病有时候在家庭成员之间出现，但其原因相当复杂。

耳蜗移植

将声音转换成大脑可以翻译的电信号。

噪声污染

世界范围内人类生活的环境之中噪声污染已经越来越严重，这是目前感觉性听力丧失的主要诱因。当经常接受大于75～80分贝的噪声时，内耳的毛细胞就开始显示受损的信号。接受单次的巨声，例如枪击或爆炸，会引起短暂性和永久性的伤害。听觉学专家强烈建议，操作噪声设备的人或者工作在噪声机械或机车附近的人，要佩戴保护性耳罩。

常见声音的响度

声音	分贝
时钟	10
树叶沙沙声	20
正常对话	50～60
城市街道噪声，繁忙的饭店	75～80
家用搅拌机（高速）	90
内置立体声系统（高音）	100多
跑道上的喷气飞机	110～150
摇滚音乐会	120～130

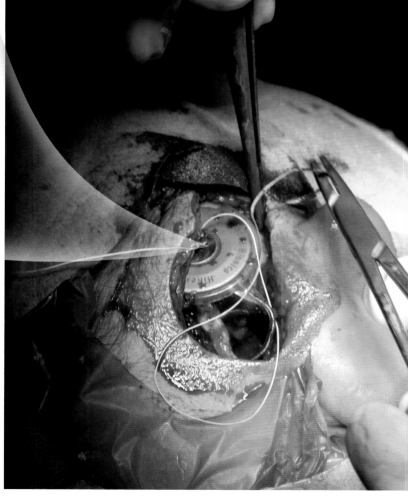

耳蜗移植手术

由于耳蜗毛细胞损害导致的深度听力丧失的人可以接受耳蜗移植。外置部分可以将声音转换成电子脉冲，然后由内部的电极传送至耳蜗神经。

生殖系统之
女性生殖系统

女性的生殖系统为传宗接代提供了生理手段。女性的生殖系统由卵巢、输卵管、子宫、子宫颈和阴道构成。其中，卵巢是主要的生殖器官，它们可以行使功能达40余年。随着女孩进入青春期，卵巢开始产生雌激素，它是影响类似成年人乳房、臀部等第二性征发育的女性性激素。在女性的生育年龄期间，来自于卵巢和大脑的雌激素、黄体酮及其他激素正常情况下以28天为周期涨落一次。在月经周期里，一个或多个卵子发育成熟并释放，以使其能够接受男性精子的授精并怀孕。如果没有卵子受精，这一周期又重新开始，正常地反复重复直至周期变缓，最终绝经。

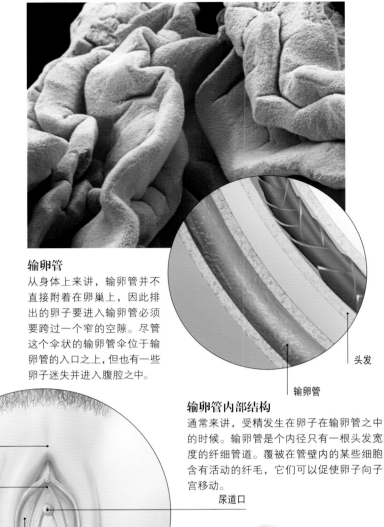

输卵管
从身体上来讲，输卵管并不直接附着在卵巢上，因此排出的卵子要进入输卵管必须要跨过一个窄的空隙。尽管这个伞状的输卵管伞位于输卵管的入口之上，但也有一些卵子迷失并进入腹腔之中。

输卵管

头发

输卵管内部结构
通常来讲，受精发生在卵子在输卵管之中的时候。输卵管是个内径只有一根头发宽度的纤细管道。覆被在管壁内的某些细胞含有活动的纤毛，它们可以促使卵子向子宫移动。

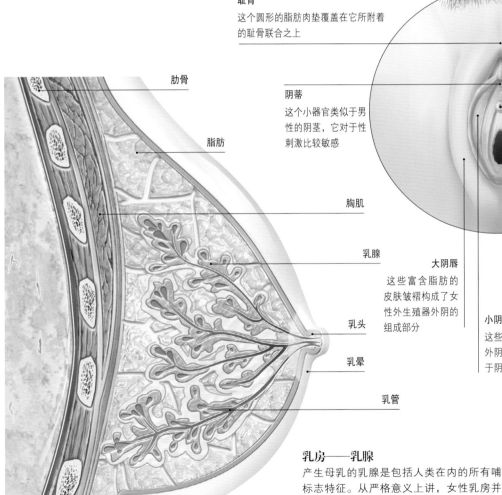

耻骨
这个圆形的脂肪肉垫覆盖在它所附着的耻骨联合之上

阴蒂
这个小器官类似于男性的阴茎，它对于性刺激比较敏感

肋骨

脂肪

胸肌

乳腺

乳头

乳晕

乳管

尿道口

大阴唇
这些富含脂肪的皮肤皱褶构成了女性外生殖器外阴的组成部分

外生殖器

小阴唇
这些小的皮肤皱褶也是外阴的组成部分，它位于阴道的入口处

腋毛

乳房（乳腺）

阴毛

大腿堆积的脂肪

乳房——乳腺
产生母乳的乳腺是包括人类在内的所有哺乳动物的标志特征。从严格意义上讲，女性乳房并不属于生殖器官。它们主要由脂肪组织和大的乳腺一起构成，乳腺可以产生母乳以喂养新生儿。

女性的生殖器官

卵巢	产生女性的生殖细胞——卵子
输卵管	将排出的卵子运送到子宫
子宫	胚胎植入并发育的腔室
子宫颈	连接子宫和阴道的通道
阴道	性交器官、月经通道、产道

女性第二性征
由于雌激素的作用，随着女孩进入青春期，女性的第二性征开始发育。这些标志性的女性特征包括胸部、腹部和臀部的脂肪积累以及腋窝腋毛和耻骨区域阴毛的生长。

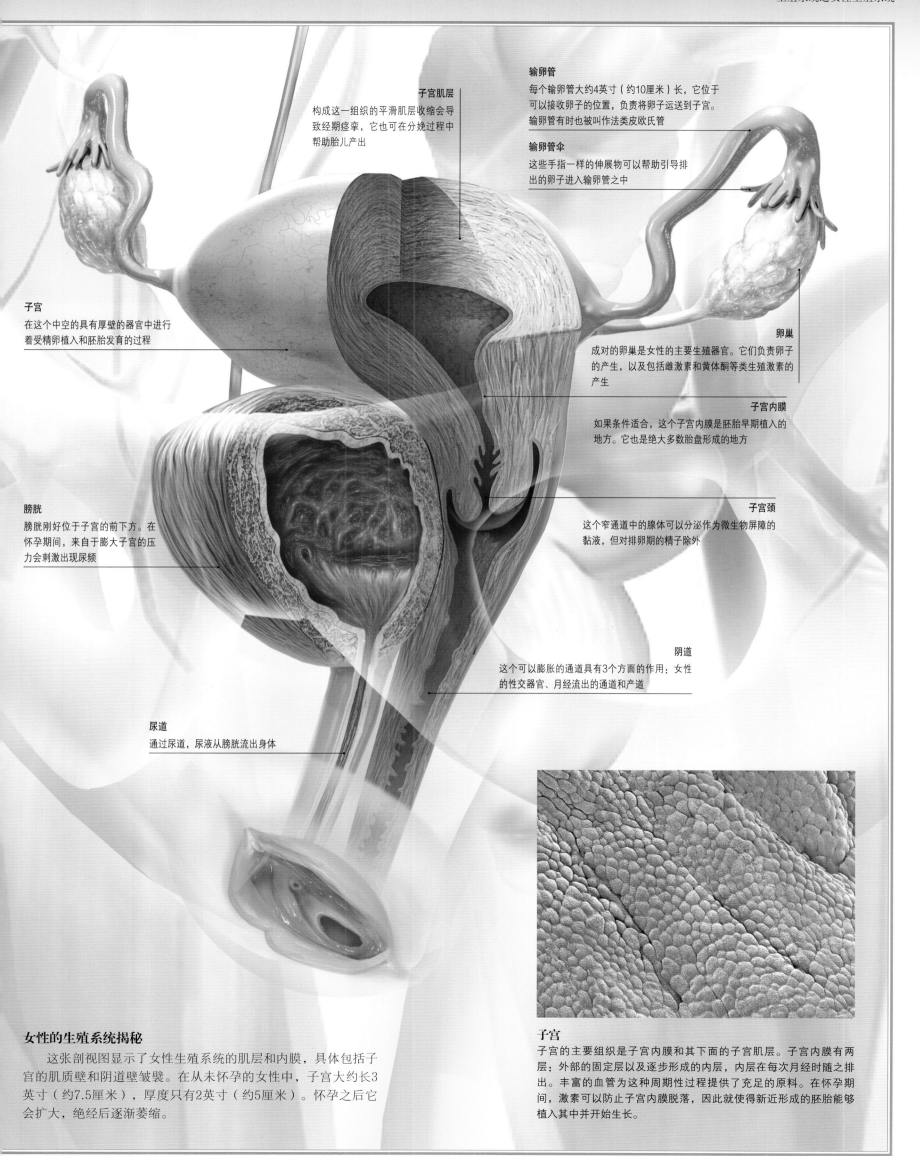

子宫肌层
构成这一组织的平滑肌层收缩会导致经期痉挛，它也可在分娩过程中帮助胎儿产出

输卵管
每个输卵管大约4英寸（约10厘米）长，它位于可接收卵子的位置，负责将卵子运送到子宫。输卵管有时也被叫作法类皮欧氏管

输卵管伞
这些手指一样的伸展物可以帮助引导排出的卵子进入输卵管之中

子宫
在这个中空的具有厚壁的器官中进行着受精卵植入和胚胎发育的过程

卵巢
成对的卵巢是女性的主要生殖器官。它们负责卵子的产生，以及包括雌激素和黄体酮等类生殖激素的产生

子宫内膜
如果条件适合，这个子宫内膜是胚胎早期植入的地方。它也是绝大多数胎盘形成的地方

膀胱
膀胱刚好位于子宫的前下方。在怀孕期间，来自于膨大子宫的压力会刺激出现尿频

子宫颈
这个窄通道中的腺体可以分泌作为微生物屏障的黏液，但对排卵期的精子除外

阴道
这个可以膨胀的通道具有3个方面的作用：女性的性交器官、月经流出的通道和产道

尿道
通过尿道，尿液从膀胱流出身体

女性的生殖系统揭秘

这张剖视图显示了女性生殖系统的肌层和内膜，具体包括子宫的肌质壁和阴道壁皱襞。在从未怀孕的女性中，子宫大约长3英寸（约7.5厘米），厚度只有2英寸（约5厘米）。怀孕之后它会扩大，绝经后逐渐萎缩。

子宫
子宫的主要组织是子宫内膜和其下面的子宫肌层。子宫内膜有两层：外部的固定层以及逐步形成的内层，内层在每次月经时随之排出。丰富的血管为这种周期性过程提供了充足的原料。在怀孕期间，激素可以防止子宫内膜脱落，因此就使得新近形成的胚胎能够植入其中并开始生长。

生殖系统之男性生殖系统

男性的主要生殖器官是睾丸，每个睾丸大约像小李子那么大。与女性的卵巢一样，对于男性来说它也不是维持生命必需的器官。但与卵巢一样的是，睾丸通过产生性激素和生殖细胞——精子而成为人类繁衍后代的关键器官，精子与卵子结合就能产生新的一代。悬在阴囊之中的每个睾丸又可分成200个或更多的睾丸小叶，其中盘曲的像毛发一样纤细的小管中含有不同发展阶段的精细胞。一个性成熟的男性在指定时间内睾丸中大约含有100万个成熟中的精子。男性生殖系统的其他构成还包括阴茎和众多腺体，这些腺体能够产生精液，精液对于正在发育中的精子具有保护和提供营养的作用。

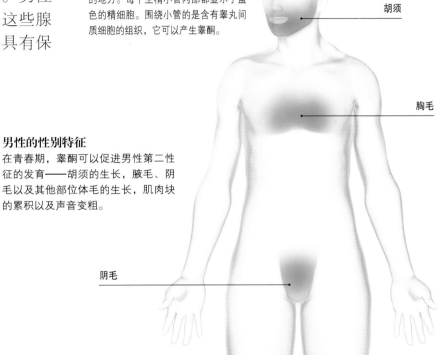

生精小管
这张彩色的显微照片显示了生精小管的横切面，生精小管是睾丸内部产生精子的地方。每个生精小管内部都显示了蓝色的精细胞。围绕小管的是含有睾丸间质细胞的组织，它可以产生睾酮。

睾丸
含有盘曲的生精小管的睾丸小叶构成了睾丸组织的绝大部分。这些生精小管与附睾相连，附睾是储存成熟精子的地方。血管、神经和输精管的一部分贯穿着整个精索。

男性的性别特征
在青春期，睾酮可以促进男性第二性征的发育——胡须的生长，腋毛、阴毛以及其他部位体毛的生长，肌肉块的累积以及声音变粗。

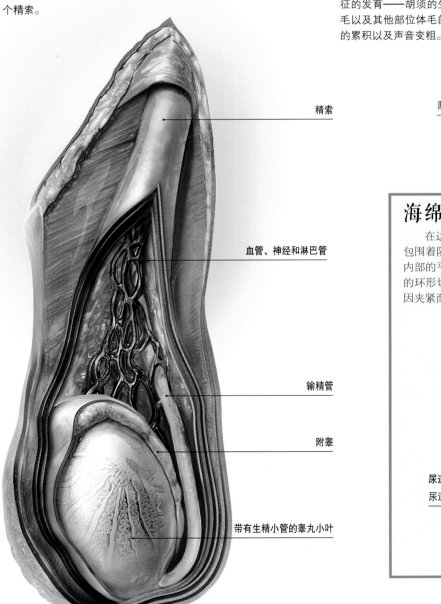

精索

血管、神经和淋巴管

输精管

附睾

带有生精小管的睾丸小叶

胡须

胸毛

阴毛

海绵体

在这张阴茎横切面图中的两个大的环形横切面就是海绵体，每一个海绵体都包围着阴茎的动脉。在性唤起的时候，大脑的信号会激活阴茎的神经，使得动脉内部的平滑肌舒张。动脉扩张和海绵体充血导致阴茎勃起。小的海绵体（小一点的环形切面）包围着尿道，其中也充满着血液，但它总是柔软的，以使得尿道不因夹紧而被关闭。

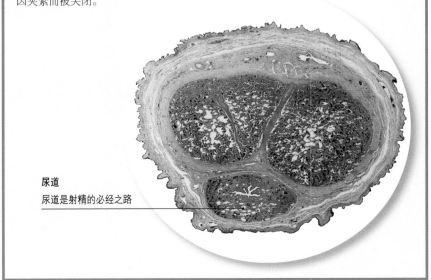

尿道
尿道是射精的必经之路

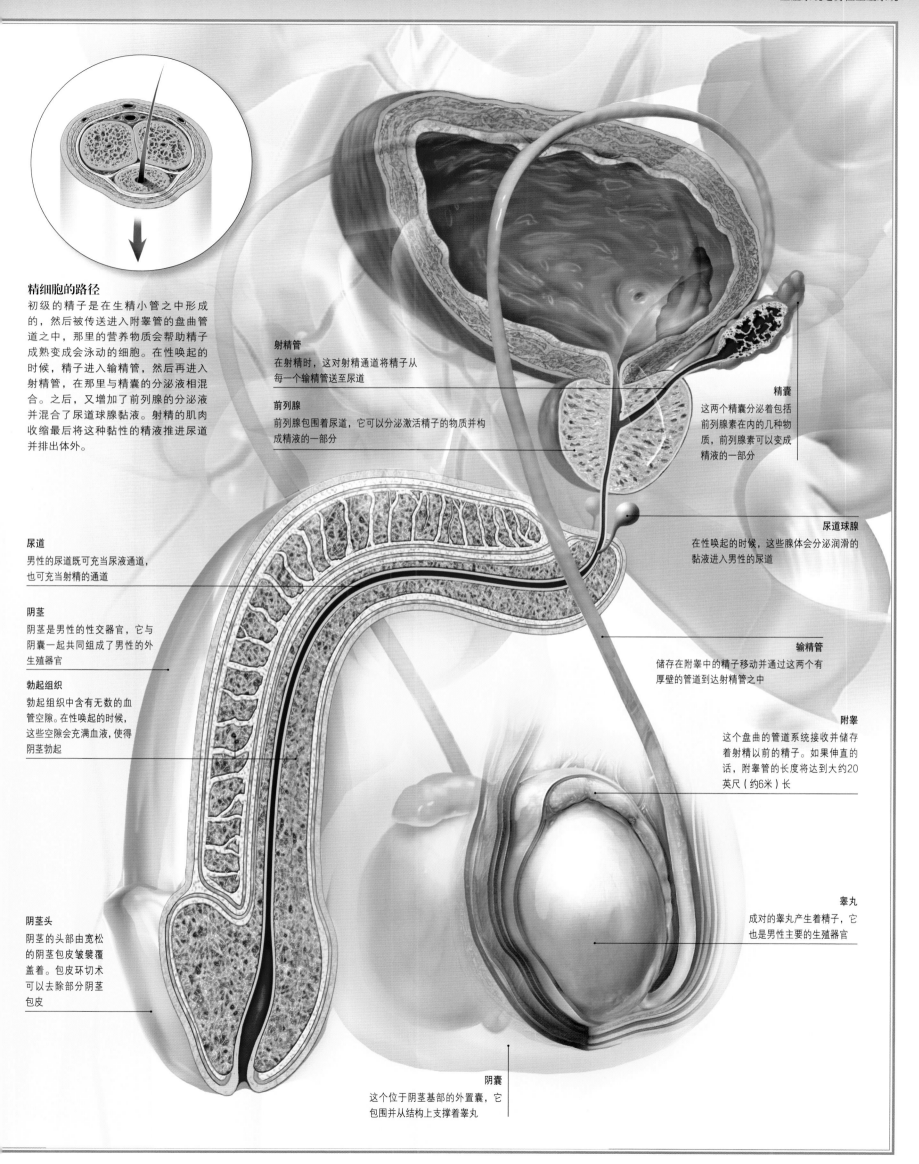

精细胞的路径

初级的精子是在生精小管之中形成的，然后被传送进入附睾管的盘曲管道之中，那里的营养物质会帮助精子成熟变成会泳动的细胞。在性唤起的时候，精子进入输精管，然后再进入射精管，在那里与精囊的分泌液相混合。之后，又增加了前列腺的分泌液并混合了尿道球腺黏液。射精的肌肉收缩最后将这种黏性的精液推进尿道并排出体外。

射精管
在射精时，这对射精通道将精子从每一个输精管送至尿道

前列腺
前列腺包围着尿道，它可以分泌激活精子的物质并构成精液的一部分

精囊
这两个精囊分泌着包括前列腺素在内的几种物质，前列腺素可以变成精液的一部分

尿道
男性的尿道既可充当尿液通道，也可充当射精的通道

尿道球腺
在性唤起的时候，这些腺体会分泌润滑的黏液进入男性的尿道

阴茎
阴茎是男性的性交器官，它与阴囊一起共同组成了男性的外生殖器官

输精管
储存在附睾中的精子移动并通过这两个有厚壁的管道到达射精管之中

勃起组织
勃起组织中含有无数的血管空隙。在性唤起的时候，这些空隙会充满血液，使得阴茎勃起

附睾
这个盘曲的管道系统接收并储存着射精以前的精子。如果伸直的话，附睾管的长度将达到大约20英尺（约6米）长

阴茎头
阴茎的头部由宽松的阴茎包皮皱襞覆盖着。包皮环切术可以去除部分阴茎包皮

睾丸
成对的睾丸产生着精子，它也是男性主要的生殖器官

阴囊
这个位于阴茎基部的外置囊，它包围并从结构上支撑着睾丸

下一代

性生殖（精子和卵子的结合）产生了新生命的第一个细胞。精子和卵子都属于配子，也就是分别在睾丸和卵巢中产生的生殖细胞，它携带着人体构建和运转所需要的遗传信息。这些信息来自于基因，基因是结合到染色体中的DNA片段。除了配子之外，所有的体细胞中都含有46条染色体，每个父母分别提供23条。在每一套的23条染色体中，有22条是常染色体，它携带着绝大多数身体构成和运转的指令。第23条染色体是性染色体，女性的是X，男性的是Y。人类的染色体中总共含有大约29000个基因，总称为人类基因组。由于指定特征的基因也存在着各种差异，因此即使是近亲最后也会形成不同形状的鼻子、不同的血型以及其他正常的差异。当一个或多个基因发生有害突变时，就会导致某些疾病的产生。

细胞分裂，染色体的分配

细胞分裂由两种不同的机制产生不同的生理分裂结果。有丝分裂机制复制了包括46条染色体在内的母细胞的内容，并将这些结构的整套内容都分配给了每个子细胞。而配子的形成则来自于被称作减数分裂的细胞分裂过程，其子细胞中只分得了23条染色体。正常来讲，减数分裂可以保证胚胎仅仅接收每个父母提供的正常染色体数目的一半。

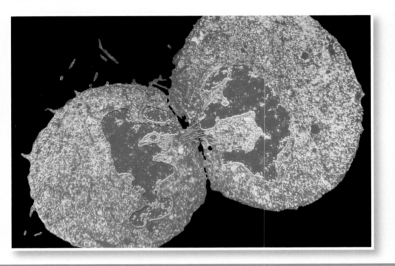

性染色体

右图显示的是卵子和精子的配子，它们只含有23条染色体，其中还包括性染色体。未能受精的卵子细胞只含有X染色体，但精子细胞既可能含有X染色体也可能含有Y染色体。X染色体携带着2350个基因，而更小的Y染色体的基因含量要少得多。Y染色体上的基因编码成男性的生殖特征和功能，但X染色体则运送着多种特征的基因。有些被编译成了与性别有关的特征，例如身体脂肪的分布等；但绝大多数被编译成了非性别特征，例如凝血块的形成和颜色的识别能力等。性染色体上的基因所控制的特征被称为伴性的。

基因研究

关于遗传性疾病和障碍的认识来自于对人类细胞和其中DNA的实验室研究。为认定与特定基因相联系的表现特征并确定多种基因的互相影响程度，多个国家都在为这项工作做出努力。

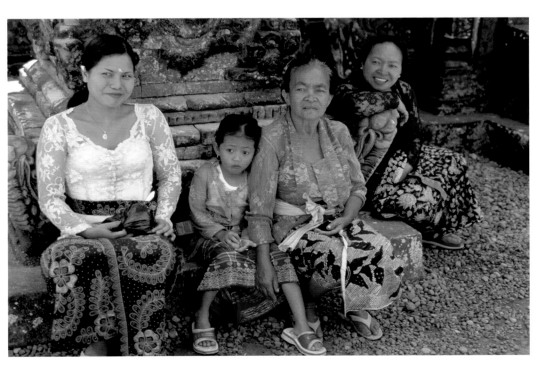

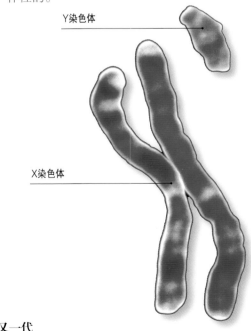

Y染色体

X染色体

一代又一代

近亲可能显示清楚的体格相似，但即使是在父母和子女之间，也不一定都是相似的。偶然因素也会决定父母传给孩子的面貌以及其他特征的特殊组合。

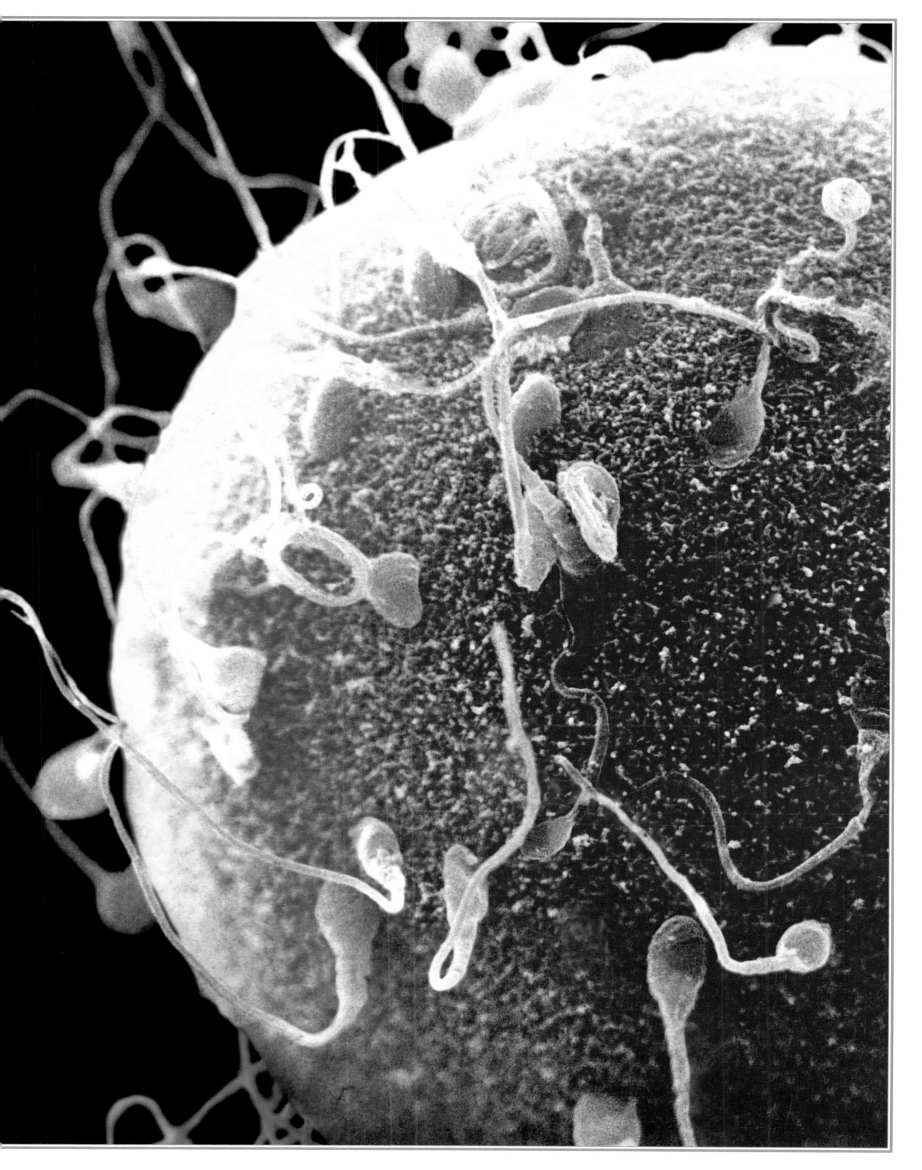

卵巢周期

在女性的育龄期，她的月经周期与卵巢产生卵母细胞或不成熟卵子的互补周期是匹配的。这个极其微小的发育中的卵子是怀孕的第一步，因为其中含有的染色体决定着母亲传给子女的遗传特征。在卵巢周期中，雌激素和其他激素引导着一系列的过程：卵细胞生长变大，并为其从卵巢中释放作好发育的准备。如果释放后，排出的卵子不能成功地跨过卵巢和漏斗管（输卵管漏斗状的开口）之间的间隙，那么卵子就会流失到腹腔之中了（比较少见）。如果这个极小的细胞进入了输卵管，那么之后它将进入最有可能发生受精的通道。如果卵子没有受精，就有月经出现，随后新一轮的卵巢和月经周期又重新开始。

激素控制着排卵
脑垂体腺分泌的黄体生成素（LH）和卵泡刺激素（FSH）刺激着卵巢内卵泡的发育。排卵之后，来自于卵泡的孕酮和雌激素开始刺激子宫内膜为可能的怀孕作好准备。

卵巢内部结构
这张示意图显示了排卵前的过程。卵母细胞周围的细胞形成了一个膨大而又充满液体的卵泡。卵母细胞排出后，余下的卵泡又形成了一个能够分泌孕前激素的黄体。

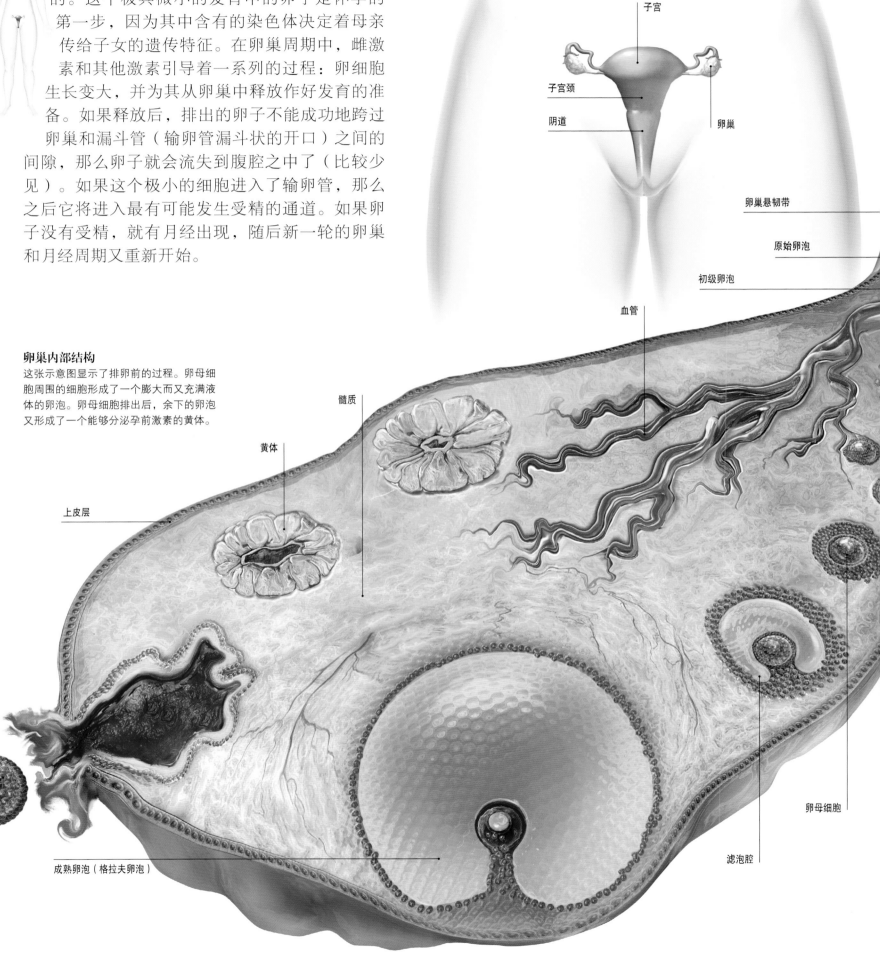

子宫
子宫颈
阴道
卵巢
卵巢悬韧带
原始卵泡
初级卵泡
血管
髓质
黄体
上皮层
卵母细胞
滤泡腔
成熟卵泡（格拉夫卵泡）

一致的月周期

协调一致的卵巢和子宫周期，每次大约持续28天，为可能的怀孕作好身体的准备。随着垂体激素刺激卵泡的生长和卵子的成熟，卵巢释放的雌激素和孕酮就会刺激子宫内膜增厚。这些激素信号的综合作用刺激了卵巢的排卵，并在子宫内膜中保持大约两周的时间。如果没有怀孕，卵巢就会停止产生激素，子宫内膜部分脱落，并形成月经流出体外。

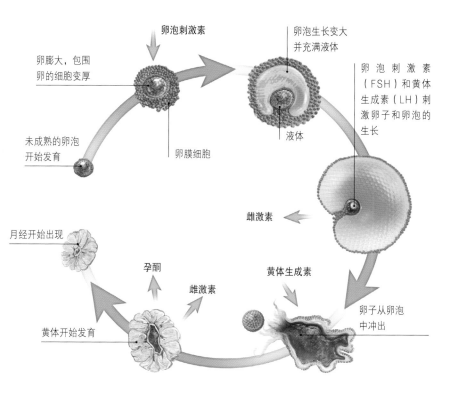

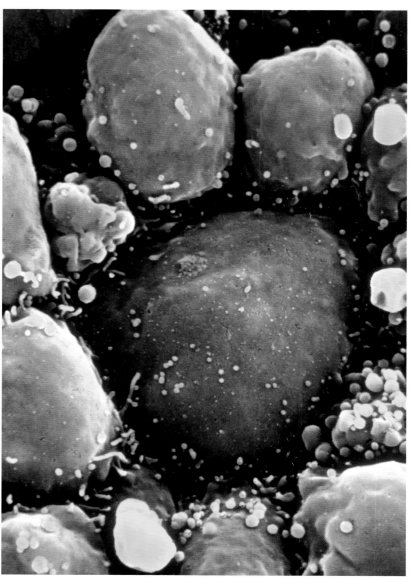

未来的卵子
这张彩色电子显微镜扫描（SEM）照片显示，未来可能成为卵子的细胞顶部呈绿色，包围它的是卵泡细胞（粉红色）。女性胚胎中的几百万个这种绿色细胞将会发育成初级的卵母细胞，但只有几十万个能够保留到青春期。

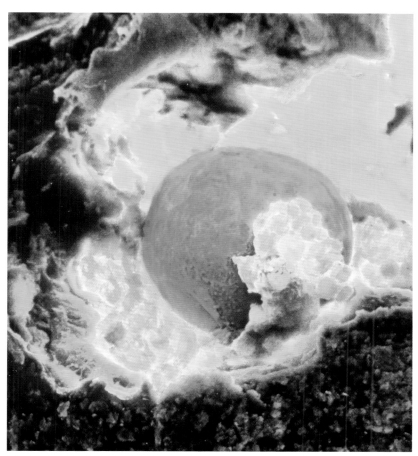

排卵
黄体生成素水平的上升会刺激排卵，变厚的卵泡开裂并将卵母细胞释放出来。这张照片捕获了卵母细胞（橘色）从卵巢中冲出的瞬间，它正要开始通过输卵管到达子宫的旅程。

初潮和绝经

初潮是女性的第一次月经，通常发生在10～14岁之间。几十年之后，一般在40岁初期至中期，女性将进入更年期，在此期间，女性体内生殖激素的产生变慢，卵巢和月经周期将变得越来越不稳定和不规律。随着完全绝经期的到来，她的卵巢和月经周期将逐步停止，这一般发生在女性的50岁初期到中期。

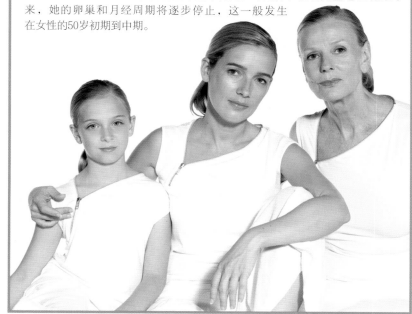

精子

　　精子是携带男性基因的配子。要经过九周到十周以上的时间，精子才能变成由被称作鞭毛的鞭状尾巴驱动的会游泳的细胞。类似卵母细胞一样，精子的发育也是由激素引导的一个过程，具体包括睾酮和女性排卵周期运转所需的类似激素，例如卵泡刺激素（FSH）。这个过程开始于盘曲在每个睾丸内部的生精小管。从青春期开始，生精小管内发生了由基因控制的一系列步骤：首先将精原细胞转换成精母细胞，然后再转换成精子细胞。精子细胞会长出细细的尾巴并最终变成幼小的精子。在这期间，来自附近支撑细胞的化学信号为正在成熟的精子提供营养，精子最后进入长而盘曲的附睾之中。在那里，精子细胞完成它的发育过程，并存储下来，直至与精液一起排出体外。

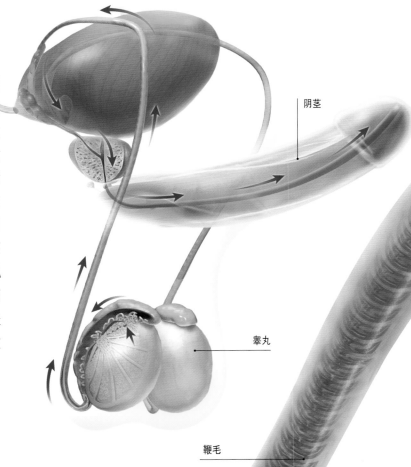

阴茎

睾丸

鞭毛

精细胞的构成

　　精子通过泳动穿过女性的阴道，最后到达卵子并使卵子受精。每个精子都由三部分组成，一个头部，一个精子中段，还有一根鞭毛，鞭毛支持精子的生理作用。精子的细胞核中含有DNA，并位于精子的头部，它由顶体覆盖着。精子中还拥有帮助精子附着并穿透卵子的酶类和蛋白质。精子中段的线粒体可以产生细胞能量，随着精子的泳动，它驱使着精子尾部的运动。

精子的产生地

这张彩色电子显微镜扫描（SEM）照片显示了生精小管的横截面，这是睾丸内精子产生的地方。精子开始时向着小管外发育，但是随着它的成熟，逐步向内移动。

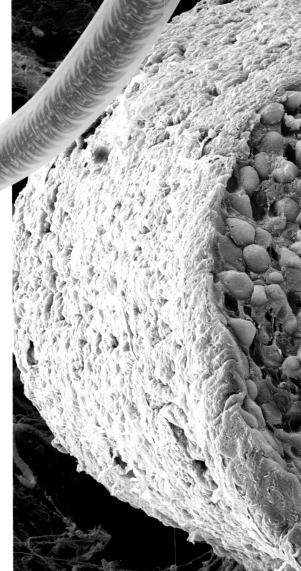

睾酮

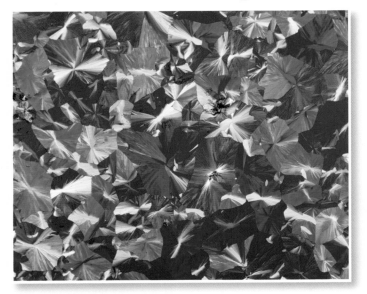

　　睾酮是人类主要的雄性激素，它也是一种类固醇类的激素。尽管它在男女两性中都存在，但是睾酮是著名的对男性具有支配作用的性激素。在继承了Y染色体的胚胎之中，胚胎睾丸所分泌的睾酮会引导其他男性生殖器官的发育。在后来的生命中，它就成为成年男性交配行为和性特征的主要塑造者，具体涉及精子的形成以及骨骼肌的生长等等。

睾酮激素

这张光学显微照片显示了睾酮激素的结晶。睾酮激素主要是由睾丸中的间质细胞产生。

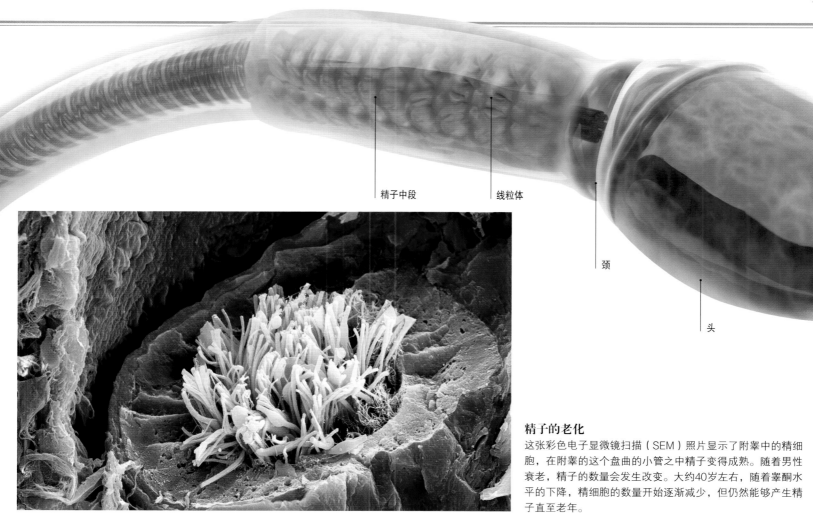

精子中段　　线粒体

颈

头

顶体

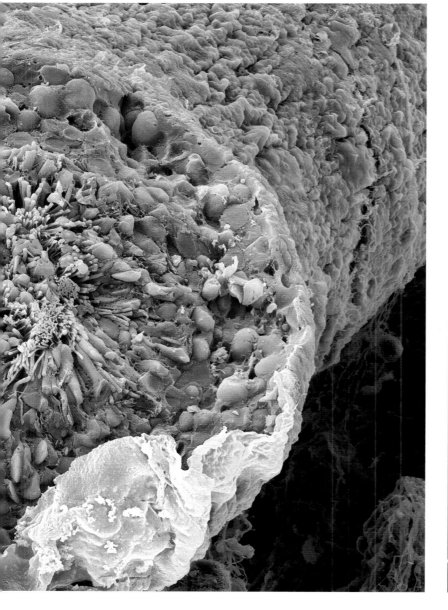

精子的老化

这张彩色电子显微镜扫描（SEM）照片显示了附睾中的精细胞，在附睾的这个盘曲的小管之中精子变得成熟。随着男性衰老，精子的数量会发生改变。大约40岁左右，随着睾酮水平的下降，精细胞的数量开始逐渐减少，但仍然能够产生精子直至老年。

鞭状的尾巴

在鞭状尾巴的驱动下，精细胞通过泳动方式向可能遇到的卵子移动。随着浓浓的精液射出，化学变化使得精液水化从而使精子的泳动更加容易。

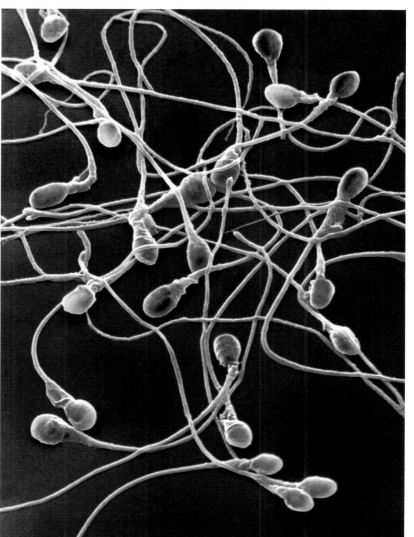

妊娠

卵子的受精过程是无法控制的。在男性射出的几百万个精子之中，有不到1000个精子可以到达输卵管。阴道内的酸性液体会杀死许多精子，子宫颈中的黏液也会将幸存者阻挡在子宫之外。子宫内部的防御细胞会把到达的精子作为进入女性身体的外来物质进行攻击。射出的精子必须要通过化学变化使得覆盖精子头部的顶体弱化，并赋予精子充分的能力，也就是"获能"。这种改变需要6~8个小时，这是受精的先决条件。卵子的化学屏障只能够允许单个精子穿过女性的卵子。很快精子中的遗传物质就与卵子相结合。早期的胚胎着床于子宫以及胎盘和其他支撑结构的发育等，都发生在39周的怀孕期间，直至分娩达到了发育的顶峰。

胚胎的外膜

有4层膜和胎盘帮助维持着发育中的胚胎。卵黄囊可以产生早期的血细胞以及具有其他方面的功能。羊膜形成了包围胚胎的充满液体的羊膜囊。尿囊产生血管并通过脐带把胚胎和胎盘联系起来。绒毛包围着这些结构并分泌着人绒毛膜促性腺激素（HCG），这是一种可以在胎盘形成前防止子宫内膜被腐蚀的激素。

流产

据估计有20%或以上的怀孕结果会导致流产，也就是胚胎或胎儿的自然排出。孕激素的不平衡、子宫和子宫颈的结构问题以及类似糖尿病之类的母亲疾病都能导致流产。如果是双胞胎或多胞胎，流产的风险更大。在几乎一半的流产现象中，偶然的遗传性障碍也影响了胚胎和胎儿的正常发育。

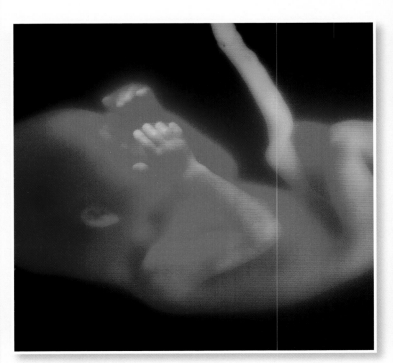

流产的17周大的胎儿

胚胎着床

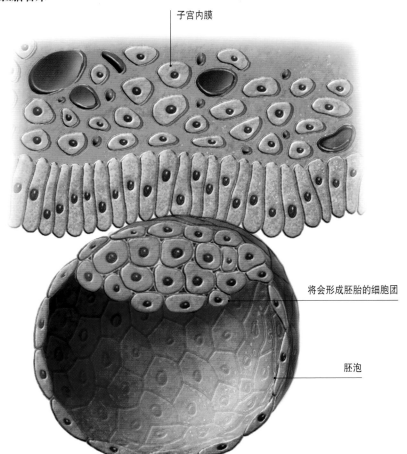

子宫内膜

将会形成胚胎的细胞团

胚泡

第1阶段：着床开始
着床分为3个主要阶段。第1阶段，胚泡表面的细胞开始渗透到子宫内膜。随着这个现象的发生，胚胎将要在这个距离子宫内膜最近的细胞团中发育。

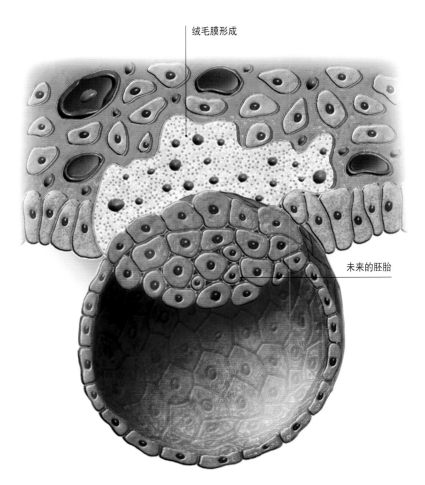

绒毛膜形成

未来的胚胎

第2阶段：着床深入
几天过去之后，胚泡就会深深地沉入子宫内膜之中，并最终被子宫内膜所淹没。与此同时，胚胎开始发育，胚外膜开始形成。到第3周的时候，绒毛膜和羊膜腔已经形成。

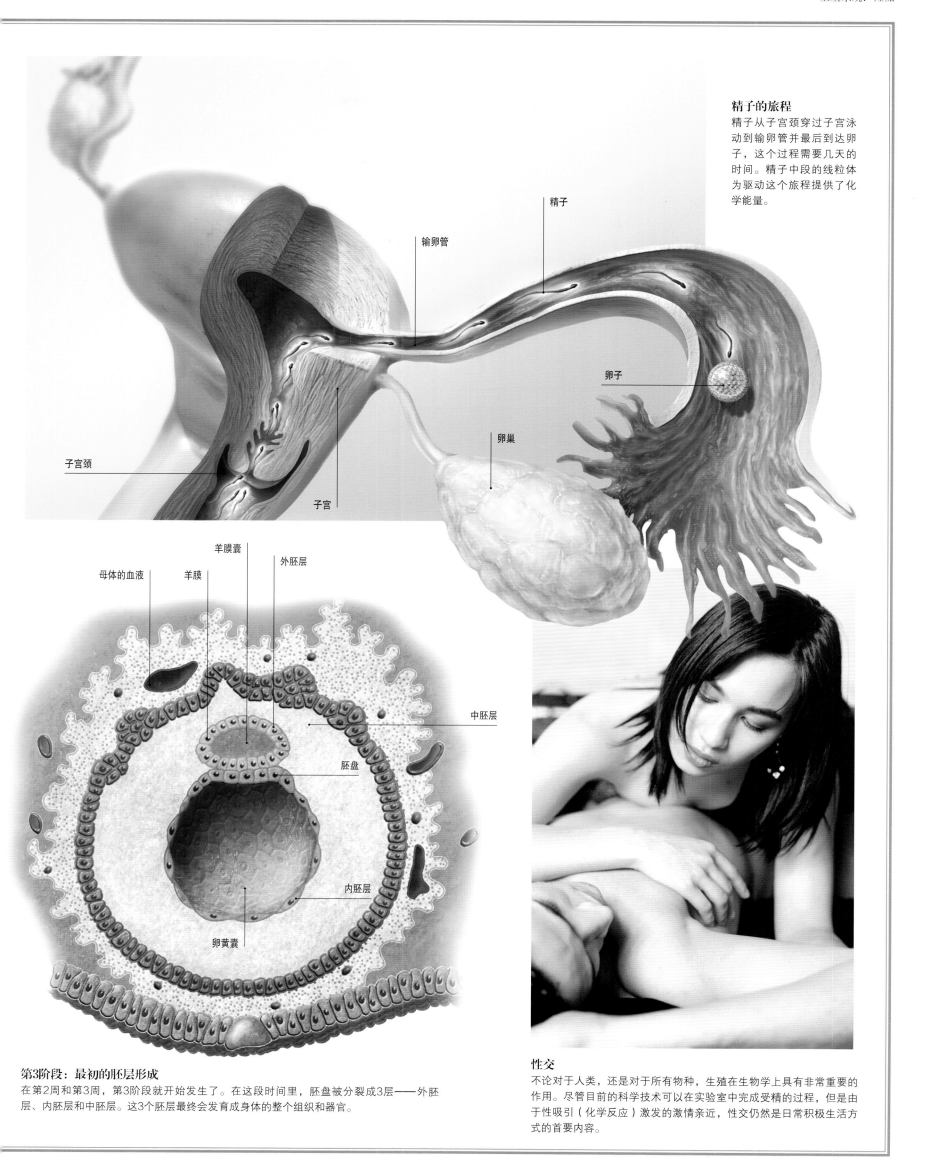

精子的旅程

精子从子宫颈穿过子宫泳动到输卵管并最后到达卵子，这个过程需要几天的时间。精子中段的线粒体为驱动这个旅程提供了化学能量。

输卵管

精子

卵子

卵巢

子宫颈

子宫

母体的血液

羊膜

羊膜囊

外胚层

中胚层

胚盘

内胚层

卵黄囊

第3阶段：最初的胚层形成

在第2周和第3周，第3阶段就开始发生了。在这段时间里，胚盘被分裂成3层——外胚层、内胚层和中胚层。这3个胚层最终会发育成身体的整个组织和器官。

性交

不论对于人类，还是对于所有物种，生殖在生物学上具有非常重要的作用。尽管目前的科学技术可以在实验室中完成受精的过程，但是由于性吸引（化学反应）激发的激情亲近，性交仍然是日常积极生活方式的首要内容。

第一个8周

从胚泡形成的那个时刻开始，人的发育进展非常迅速。在子宫里的最初8周也被称作胚胎期，它是生长最快的时期。在第一个4周期间，胎盘和脐带形成，胚胎长到原来大小的500倍。尽管其大小只有0.25英寸（约0.5厘米）长并具有比较明显的尾巴，但是它的心脏、大脑、眼睛、肢干和肌肉开始形成。在接下来的这个月中，头部开始扩大（随着胚胎大脑的膨胀），尾巴开始消失，肢干、生殖器官和内部器官基本成形。8周之后，这个胚胎大约1英寸（约2.5厘米）长，从此开始被称为"胎儿"。在后来的几周内，在早期妊娠结束之前，胎儿检测就可以查到胎儿的心跳了。

第5周
在第5周期间，胚胎继续变长，它的头开始快速生长，而且桨叶状的结构预示着手和脚的发育。

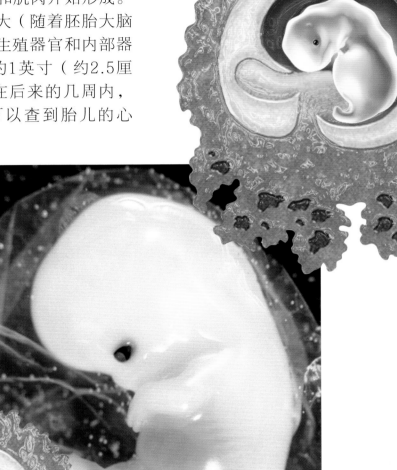

第4周的胚胎
第4周的胚胎有两个标志性的脊椎动物特征——一个尾巴和颈区的咽弓。人类的尾巴变成了尾骨，咽弓发育成了面部、颈和鼻腔部分。

第4周
到第4周时，心脏开始跳动，并将血液运送通过初级的血管。

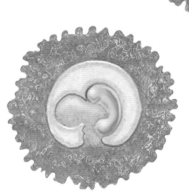

第3周
在第3周期间，胚胎开始伸长，作为大脑和脊髓起源的神经管开始形成。

母体健康和营养

不良的母体饮食、饮酒和吸烟、疾病甚至某些治病的药物对于未出生的胎儿来说都是一种严重的潜在危险。母亲的饮食和医生的补充剂建议必须要能提供必需的营养以满足胎儿迅速生长的需要。典型的补充剂包括维生素、铁和叶酸。叶酸可以帮助防止脊柱裂，脊柱裂是由于胚胎的神经管不能完全关闭而仍有部分脊髓暴露的病症。

第2周
在第2周时，着床结束，胚胎由附着在卵黄囊上的两层圆盘组成。

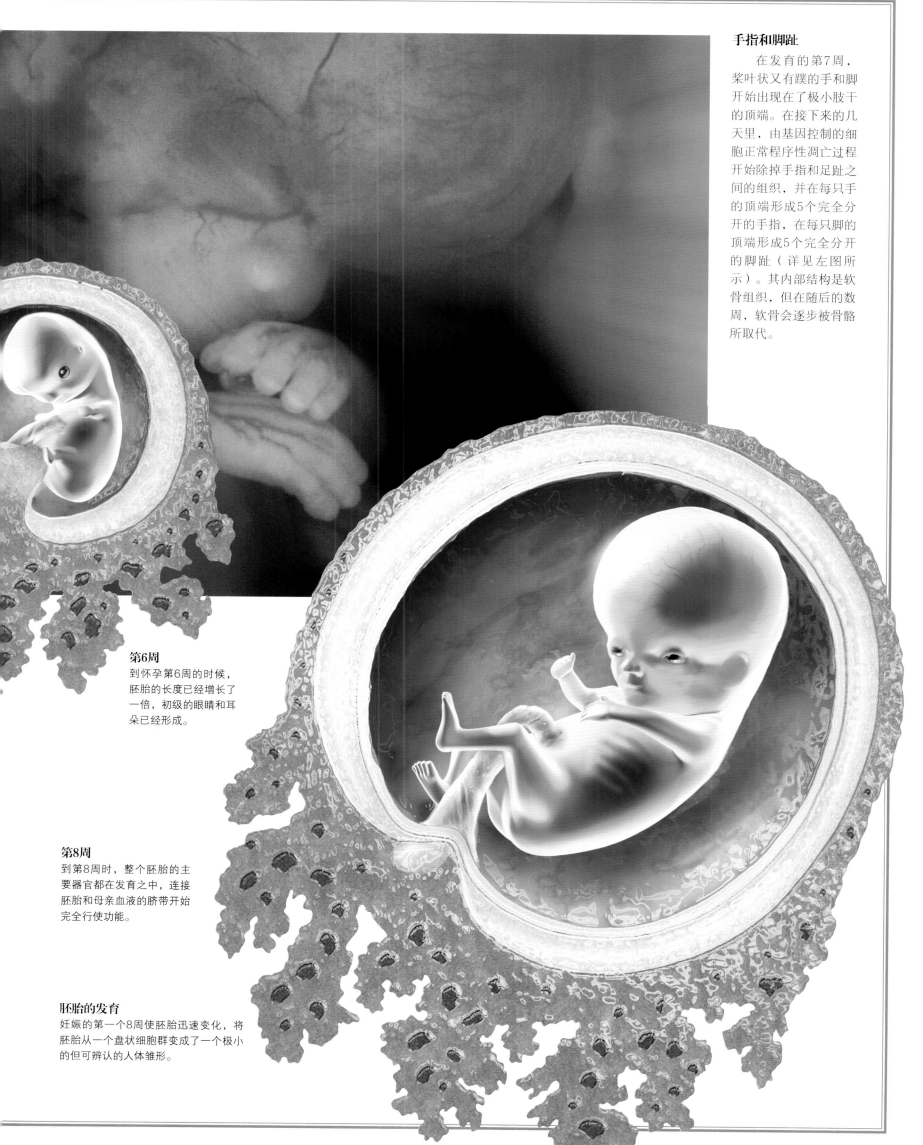

手-指和脚趾

在发育的第7周，桨叶状又有蹼的手和脚开始出现在了极小肢干的顶端。在接下来的几天里，由基因控制的细胞正常程序性凋亡过程开始除掉手指和足趾之间的组织，并在每只手的顶端形成5个完全分开的手指，在每只脚的顶端形成5个完全分开的脚趾（详见左图所示）。其内部结构是软骨组织，但在随后的数周，软骨会逐步被骨骼所取代。

第6周

到怀孕第6周的时候，胚胎的长度已经增长了一倍，初级的眼睛和耳朵已经形成。

第8周

到第8周时，整个胚胎的主要器官都在发育之中，连接胚胎和母亲血液的脐带开始完全行使功能。

胚胎的发育

妊娠的第一个8周使胚胎迅速变化，将胚胎从一个盘状细胞群变成了一个极小的但可辨认的人体雏形。

胎儿生长过程

当胎儿结束了它在子宫中的早期妊娠阶段时，它差不多有6英寸（约15厘米）长，器官系统已经形成。有一种叫作胎脂的奶酪状物质保护着覆被胎儿身体的皮肤和被称作胎毛的脆弱毳毛。与发育中的肌肉相连接的胎儿神经系统正在建立起来，另外，在妊娠中期，母亲很容易感觉到胎儿四肢的运动。尽管胎儿是通过母亲的血液吸收营养的，但胎儿的嘴可以进行吮吸运动，而且其他的脸部肌肉可以使它的脸起皱并做出皱眉和眯眼的表情。不久，胎儿的眼睛就会睁开，它开始吸食羊水并撒尿，胎儿的身体系统正在成熟直至长到出生时的大小。在出生前最后的几周，胎儿的肺脏和呼吸系统已经能够在空气中行使正常功能。到了妊娠第9个月的时候，这些系统的发育在实际上已经全部完成。

脐带

残存的卵黄囊

子宫壁

第16周

在这个阶段，胎儿大约6.4英寸（约16厘米）长，约7盎司（约200克）重。母亲可以感觉到胎儿在子宫中的活动。

第12周

到第12周的时候，胎儿差不多长到了5英寸（约12厘米）长。一种被称作胎脂的覆被保护着胎儿脆弱的皮肤。

子宫中的双胞胎

由于子宫容量的限制，多胞胎常常会早产。双胞胎通常会在大约37周之后分娩。这张3D超声图片显示了一个怀孕12周的双胞胎。

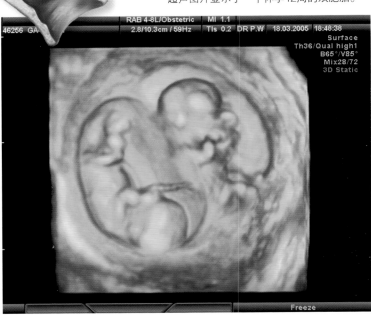

第8周

怀孕8周之后，胚胎就被称作胎儿了。其肢干已经形成，生殖器官不久也要发育。

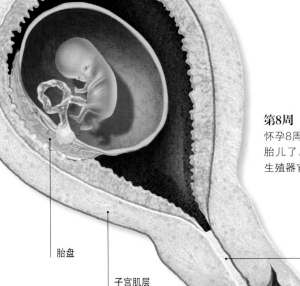

胎盘

子宫肌层

子宫颈

阴道

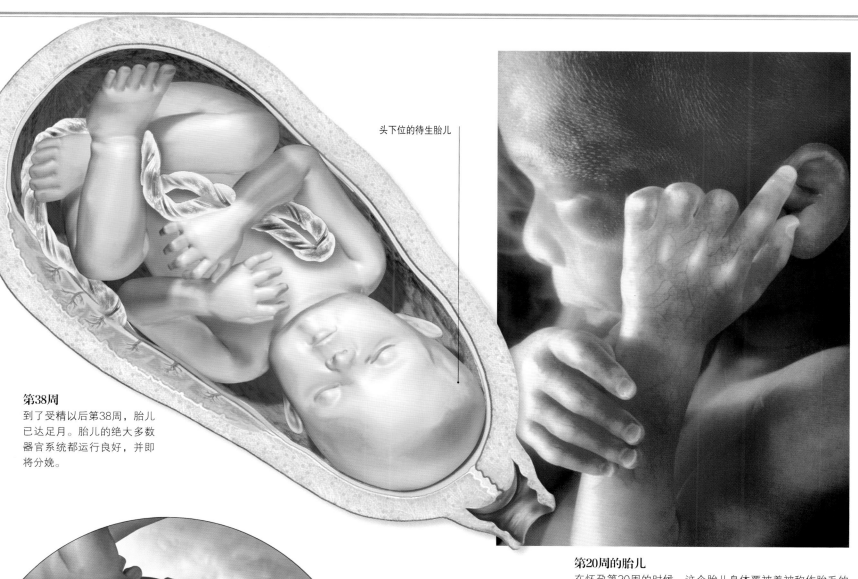

头下位的待生胎儿

第38周
到了受精以后第38周，胎儿已达足月。胎儿的绝大多数器官系统都运行良好，并即将分娩。

第20周的胎儿
在怀孕第20周的时候，这个胎儿身体覆被着被称作胎毛的柔毛。眉毛和睫毛将很快出现。在第7个月的时候，胎儿将能够睁开眼睛。

胎儿的主动脉

骨骼的发育

在整个怀孕期间，骨骼发育比较缓慢。软骨以及其他胚胎的结缔组织提供了各种骨的结构雏形；后来，利用矿物化的骨组织，骨细胞取代了柔软的结构雏形。在第4周的时候，颅骨开始发育，随后发育的是腰椎、肋骨以及肩带和骨盆带。到了第6周，软骨骨骼开始在四肢内部形成。

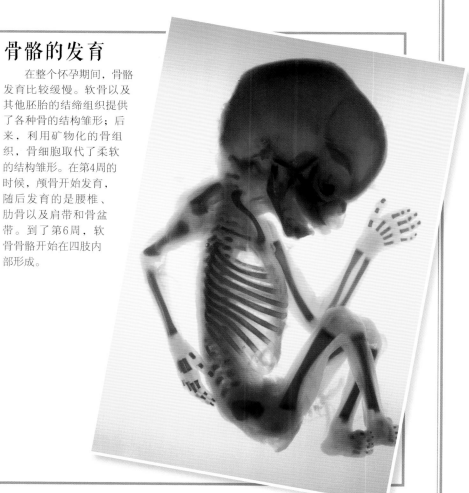

胎儿的循环

相对于其他内部器官而言，胎儿肺脏和肝脏的发育更加缓慢，因为母亲的身体可以通过胎盘实现这些器官的功能。肺脏只从心脏接收少量的血液，大部分是通过心脏内的被称作卵圆孔的小孔进行循环的。被称作静脉导管的一个血管绕过了胎儿的肝脏。在出生之后的第1周，随着体内正常血液循环的建立，这两个绕行的路线会正常地关闭。

分娩

出生是让婴儿突然来到这个世界，它的专业术语是分娩。正常来讲，母亲的分娩要经过3个阶段——分娩前的身体变化阶段，这是分娩的前奏；婴儿离开子宫并通过产道的阶段；胎盘或胞衣排出体外以及切断脐带的分娩后的阶段。平均来讲，从第一次宫缩到完成分娩大约要经过18个小时的时间，但有的分娩仅需要几个小时，也有的由于这些阶段进展缓慢可能需要一天甚至更长的时间。当婴儿最后与母体分离的时候，胎盘就不再从血液之中去除二氧化碳了。这个改变与其他因素一起共同刺激婴儿的大脑中枢以调试正常的呼吸。随着呼吸系统的正常工作，婴儿开始了他的第一次呼吸。

分娩刺激剂

胎盘和胎儿激素的相互作用是分娩的化学刺激剂。随着分娩的临近，胎儿的细胞会产生催产素，它可以诱导胎盘释放前列腺素。这两种激素可以帮助刺激子宫肌层（子宫的肌肉壁）开始收缩。新的研究发现，其他激素也具有一定的作用。已经证实的一点是胎盘能够释放肾皮释素(CRH)，这种激素似乎能够刺激胎儿的肾上腺产生并释放雄性激素脱氢表雄酮（DHEA）。在胎盘之中，脱氢表雄酮（DHEA）被转化成雌激素，进而刺激子宫的收缩。

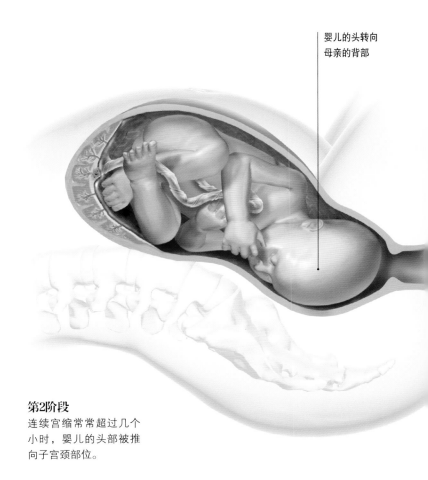

生产

在阿富汗的农村，医疗护理资源比较匮乏。上面图片中的这个年轻妇女在其部落其他女人的帮助下正在家中准备生产。图中有一个接生婆正在检查她的妊娠进展情况。

分娩的阶段

子宫颈几乎完全张开

第1阶段

在分娩的第1阶段开始宫缩，子宫颈开始扩张。

婴儿的头转向母亲的背部

第2阶段

连续宫缩常常超过几个小时，婴儿的头部被推向子宫颈部位。

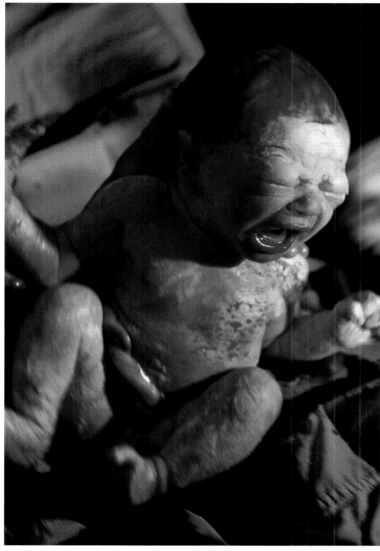

切断脐带

分娩对于新生儿也是非常痛苦的，这是因为切断脐带，就等于割断了通过母亲的血液向婴儿提供氧气的通道。大哭会使得婴儿的肺部充满气体，进而使其能够自主呼吸。

早产

早产婴儿是指妊娠期少于37周出生的婴儿。一般来讲，早产婴儿的体重要低于足月的婴儿，另外，他们未完全成熟的器官系统也不能履行许多基本的生理功能。现在，先进的医疗护理条件能够保证绝大多数体重刚好低于2磅（至少800克）的新生儿的存活，但早产婴儿出现儿童学习障碍以及其他发育问题的机会更大。具有某种健康问题、怀孕多于一胎或者怀孕年龄低于19岁或大于35岁的女性更有可能出现早产的现象。

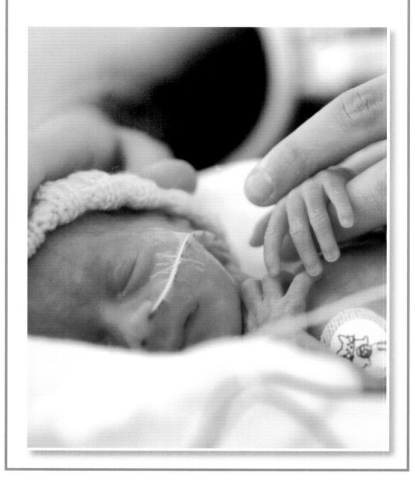

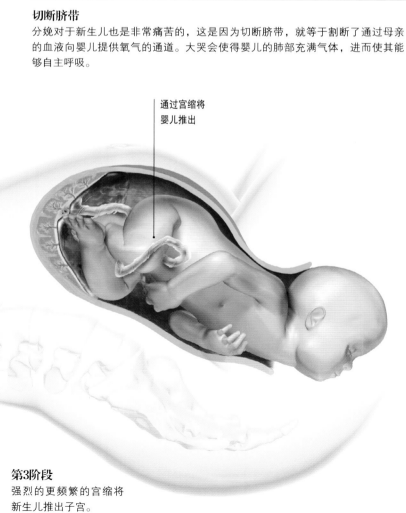

第3阶段

强烈的更频繁的宫缩将新生儿推出子宫。

通过宫缩将婴儿推出

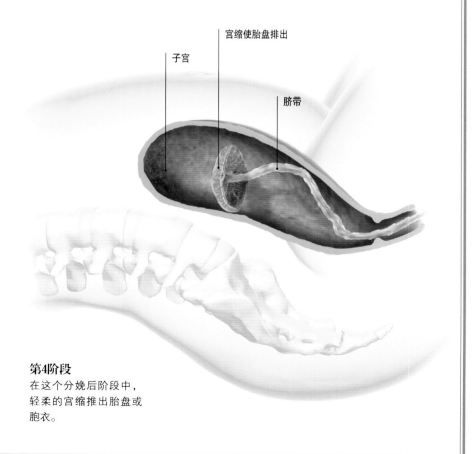

第4阶段

在这个分娩后阶段中，轻柔的宫缩推出胎盘或胞衣。

子宫　　宫缩使胎盘排出　　脐带

儿童和青春期

随着一个儿童从婴儿长到青春期，人体的变化非常明显。这些变化包括头部、躯干和四肢身体比例的较大变化。在婴儿期和儿童早期，身长的增长平稳，而头部的变化不明显。到大约3岁时，身体的主要变化发生在神经系统。对于一个新生儿，与大脑的神经元相连的神经元突触相对较少，但后来，随着基因引导的发育过程、幼儿与照顾者之间的相互影响以及大千世界的刺激，就会形成无数新的神经连接。大约4岁时随着体格增长开始变缓，绝大多数孩子都具有流利的语言表达能力，并开始具有较好的手眼协调能力。到大约12岁的时候，绝大多数孩子的身体比例更加接近于成人，尽管很多孩子的身高还没有得到充分的生长。青春期开始后，第二性征开始出现，这将会重塑他们的身体，大脑将会继续在体积上和功能上发生改变，直至成人期才发育良好。

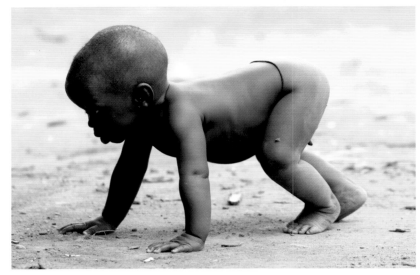

婴儿
对于绝大多数婴儿来讲，爬行是站立和行走的前奏。一般来说，婴儿在7～10个月之间开始学会爬行。尽管每个孩子的发育有很大的不同，但是大约14个月的时候，许多孩子都能独立行走。

大脑的变化

经过了幼儿期的快速生长以后，直到青春期之前的很短时间，大脑始终是相对稳定的。而在青春期，神经通路会再一次经历大的变化。在青少年时期，特定区域的大脑神经元之间形成了大量的神经元突触。在接下来的几年之中，随着神经细胞轴突被髓磷脂鞘覆盖，某些神经元的连接会变得更加强化，而其他的则变得萎缩。这些生长过程大部分发生在前额皮质，这个区域承担着抽象思维、判别以及脉冲的控制的功能。这个过程被称作髓鞘形成，它将连续发生直至成人期。

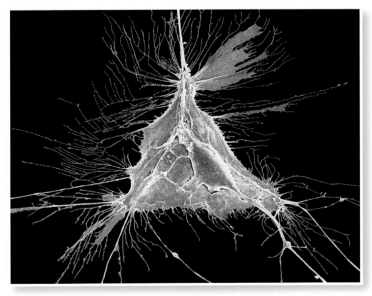

大脑神经元的髓鞘
10岁儿童大脑神经元髓鞘的增多取决于类似上图中的细胞，它是能够为50个神经元轴突的髓鞘形成产生充足髓磷脂的少突细胞。

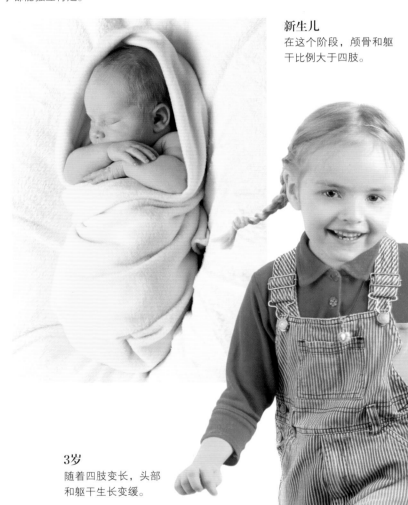

新生儿
在这个阶段，颅骨和躯干比例大于四肢。

3岁
随着四肢变长，头部和躯干生长变缓。

生长高峰
健康的婴儿和儿童生长稳定，但不均衡。经过婴儿早期快速的生长之后，在体格和体重平缓的增长间隙，会受到生长高峰的不时打断。在这些生长高峰期中，有时简直是在一夜的时间里，儿童四肢的长骨比平常生长得更加迅速，有可能会导致出现关节痛或者"生长痛"。在青春期，性激素会刺激最后的大的生长高峰，其标志是肢干的快速生长以及性特征的发育。

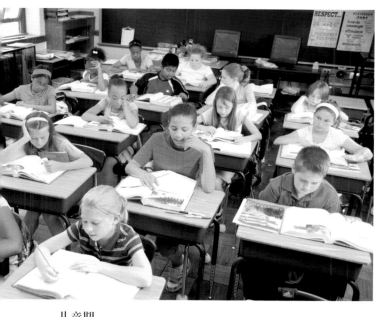

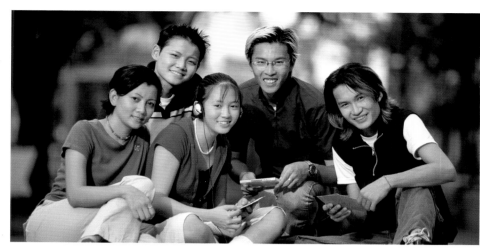

十几岁的年龄

人的青春期就是"成人的过程"。上面图片中这些十几岁孩子的体格特征反映了激素刺激的整体生长的变化以及男性和女性特征的发育。

儿童期

儿童期大约开始于2岁，直至青春期的到来。在这些年里，孩子的体形变化明显，大脑发育迅速，包括有关长期记忆和认知能力的大脑容量异常扩张。

22岁

大脑已达最大，很少再形成新的神经元突触了。

青春期

绝大多数女孩都从11～16岁开始进入青春期，也叫作生殖器官的成熟期。而对于绝大多数男孩来讲，青春期发生在12～17岁的年龄。

10岁

到10岁的时候，颅骨和大脑已经接近于成人的大小。

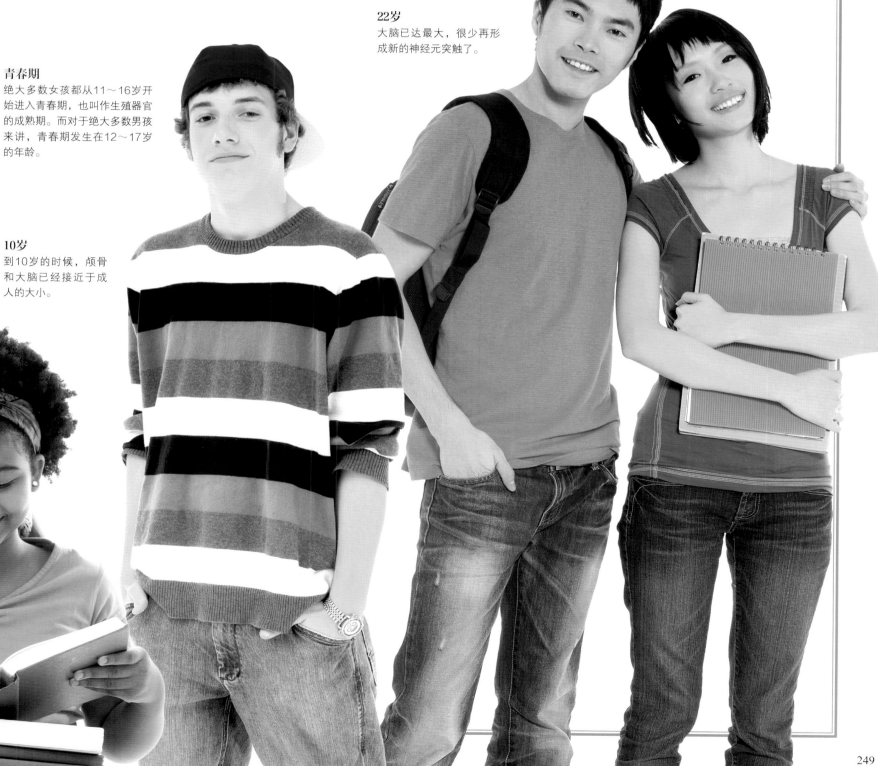

成人期

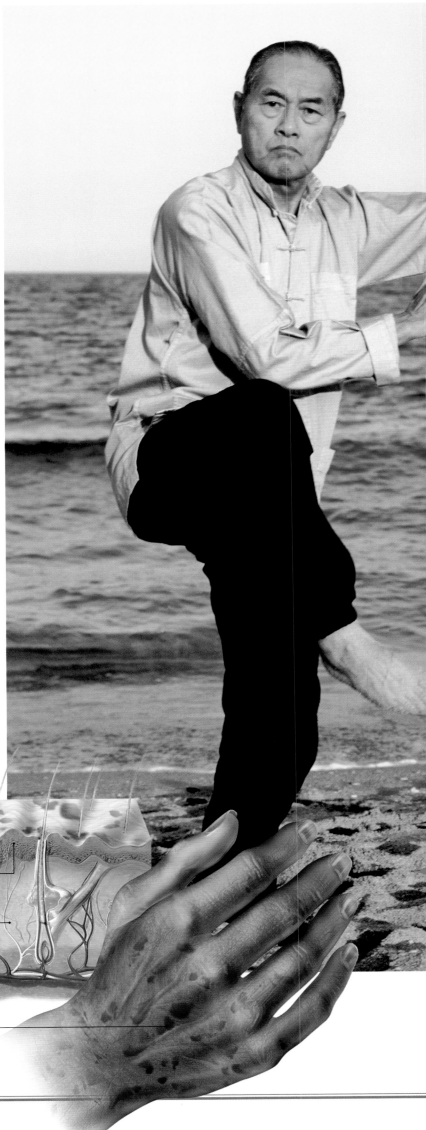

由于远远没有达到生物学上的"发育完全"，因此成年人对于未来几十年身体器官和组织的构成及功能变化，既渴望又担忧。在早期成年期，身体到达了其潜能的顶峰。35岁以后，随着人们开始注意到皮肤光泽的减少、肌肉的弱化以及与步入中年相联系的其他方面的变化，说明人类自然老化的脚步已经变得越来越明显。在40岁以上的人群中，有90%都有不同程度的骨关节炎，他们身体中脂肪与肌肉的比例已经显著高于20多岁时的比例。到60岁左右的时候，实际上所有的身体系统已经开始或至少有点儿低效运转。一般来讲，专家会建议一套健康的生活习惯作为安度晚年的方案，具体包括适当饮食、规律而适度的锻炼、积极的社会活动以及益智活动。

老化

蛋白质出现结构性的变化就会显现衰老的迹象。特别明显的是，胶原分子变得更具刚性而更少有弹性。这就影响着皮肤、血管以及绝大多数体内器官的结构和功能。随着连年以来身体代谢变缓，脂肪块开始堆积。负责形成骨骼的成骨细胞效率降低，所以骨量下降。随着骨骼肌纤维的萎缩，肌肉量也开始减少。包括正常负重锻炼在内的身体活动能够帮助延缓所有这些变化。

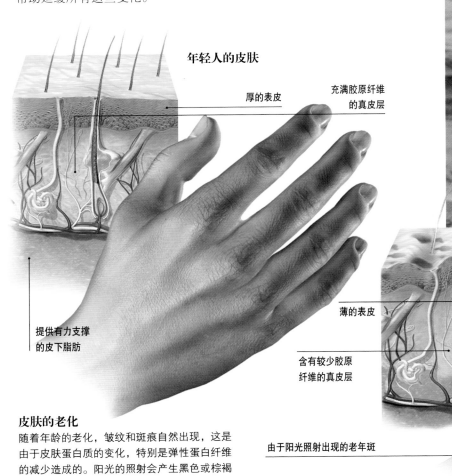

年轻人的皮肤

厚的表皮

充满胶原纤维的真皮层

提供有力支撑的皮下脂肪

薄的表皮

含有较少胶原纤维的真皮层

由于阳光照射出现的老年斑

老年人的皮肤

皮肤的老化

随着年龄的老化，皱纹和斑痕自然出现，这是由于皮肤蛋白质的变化，特别是弹性蛋白纤维的减少造成的。阳光的照射会产生黑色或棕褐色的老年斑，这是由于皮肤黑色素的堆积造成的。由于胶原的减少，皮肤的柔软和丰满程度也开始降低。

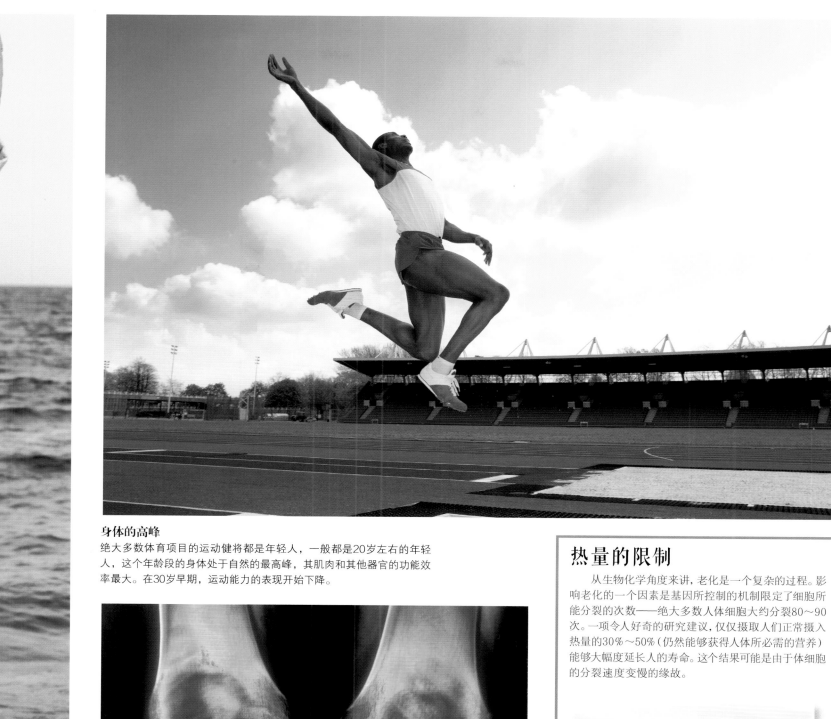

身体的高峰
绝大多数体育项目的运动健将都是年轻人，一般都是20岁左右的年轻人，这个年龄段的身体处于自然的最高峰，其肌肉和其他器官的功能效率最大。在30岁早期，运动能力的表现开始下降。

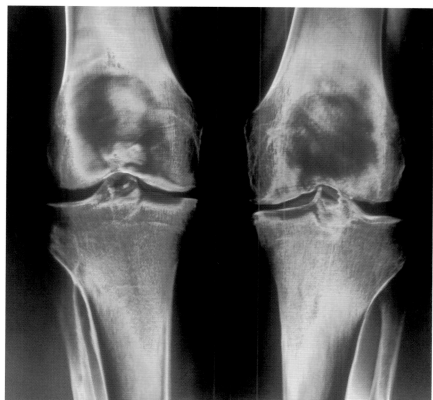

骨关节炎
这张老化膝关节的X射线照片显示相邻骨骼之间的间隙变小，这是由于关节炎对膝关节软骨的侵蚀造成的。事实上，每个50岁以上的人都有不同程度的骨关节炎。

热量的限制

从生物化学角度来讲，老化是一个复杂的过程。影响老化的一个因素是基因所控制的机制限定了细胞所能分裂的次数——绝大多数人体细胞大约分裂80～90次。一项令人好奇的研究建议，仅仅摄取人们正常摄入热量的30%～50%（仍然能够获得人体所必需的营养）能够大幅度延长人的寿命。这个结果可能是由于体细胞的分裂速度变慢的缘故。

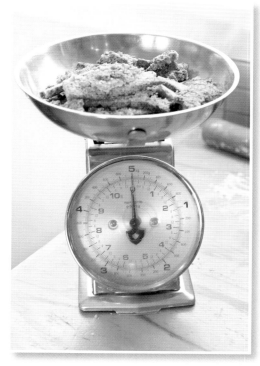

女性生殖系统功能障碍

即使不是全部也有绝大多数的女性，在一生当中曾经历过某种类型生殖疾病的困扰。常见的阴道酵母菌感染虽然感觉不舒服，但对身体无害，也可以治愈。还有常常出现在卵巢上的囊肿会随着女性的月经产生和排出。有70%的女性都患有被称作纤维瘤的良性子宫瘤。激素的改变会导致经前期综合征（PMS），它会产生周期性的胃胀、骨盆疼痛、较大的情绪波动以及其他方面的症状。更严重的疾病是子宫内膜异位，它会导致覆被子宫的子宫内膜在卵巢、输卵管或身体其他部位呈片状地生长，并发炎、出血和形成疤痕，其结果有可能导致女性不育。在晚期之前，卵巢癌的症状不明显。卵巢癌具有不良的预后，因为在女性发现之前，卵巢癌常常已经广泛扩散了。

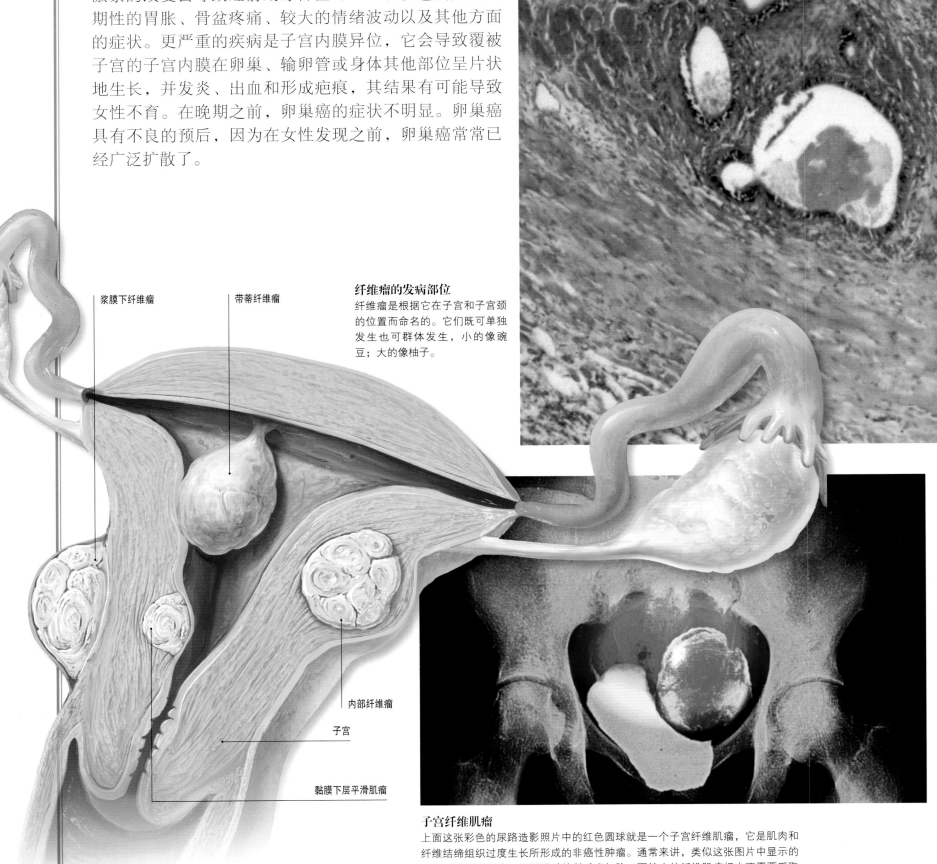

纤维瘤的发病部位
纤维瘤是根据它在子宫和子宫颈的位置而命名的。它们既可单独发生也可群体发生，小的像豌豆；大的像柚子。

浆膜下纤维瘤

带蒂纤维瘤

内部纤维瘤

子宫

黏膜下层平滑肌瘤

子宫纤维肌瘤
上面这张彩色的尿路造影照片中的红色圆球就是一个子宫纤维肌瘤，它是肌肉和纤维结缔组织过度生长所形成的非癌性肿瘤。通常来讲，类似这张图片中显示的非常大的纤维肌瘤必须要通过外科手术切除。而较小的纤维肌瘤根本不需要采取任何治疗措施。

子宫内膜异位

几乎有10%的女性曾患过子宫内膜异位症，绝大多数常常发生于成年早期。尽管其特定的原因尚不清楚，但有一个因素可能是月经回流进入子宫并通过输卵管。当子宫内膜组织开始在子宫外生长时，它会对周期性的激素变化产生反应并逐步增强，然后再分离破裂。这些堆积的物质会导致包括骨盆疼痛在内的各种类型的症状，骨盆疼痛在月经期和性交时更加明显。治疗方案包括药物治疗和手术治疗，但仍没有完全治愈的治疗方法。

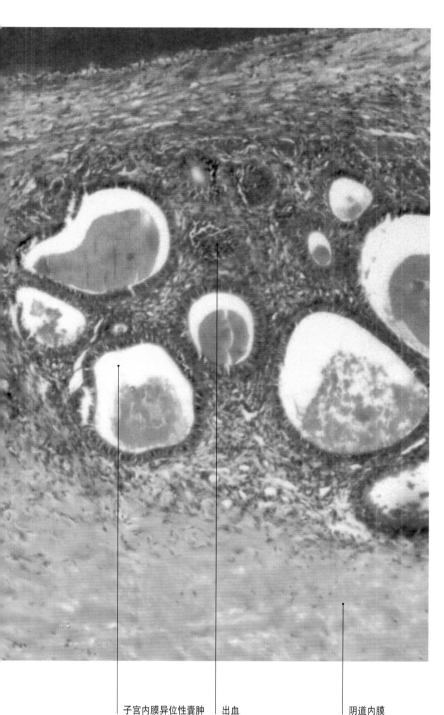

子宫内膜异位性囊肿　　出血　　　　　　　　阴道内膜

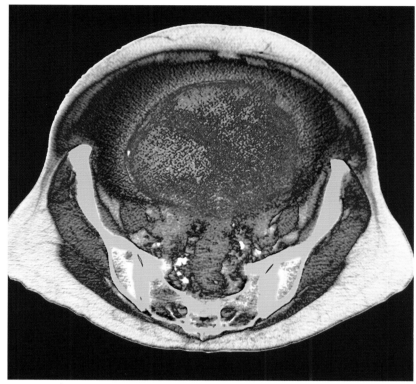

卵巢癌
这张由上向下的CT扫描照片显示了患者的较大的卵巢恶性肿物（紫色）的延伸范围。红色的斑状区域是液体在卵巢外的累积区域，显示着癌细胞已经广泛扩散到了腹部。

子宫颈癌

子宫颈癌常常是由已经感染了人乳头状瘤病毒（HPV）的癌前细胞发育而来的。绝大多数子宫颈癌发展比较缓慢，而且通过外科手术很容易被切除，因此医生建议要通过子宫颈抹片检查进行常规的筛查。人乳头状瘤病毒（HPV）是一种典型的性传播疾病。目前，许多卫生机构鼓励尚未进入性活跃期的女性用几种新近开发的疫苗进行人乳头状瘤病毒（HPV）的免疫接种。

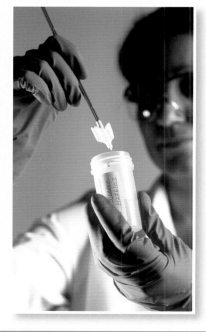

子宫颈抹片检查
子宫颈癌进展情况的筛查包括将从病人子宫颈上取下的细胞放进保存液中，就像图片中的这个临床医生一样。以这种方式准备的样本，不同的细胞在分析时会产生更加清晰的观察结果。

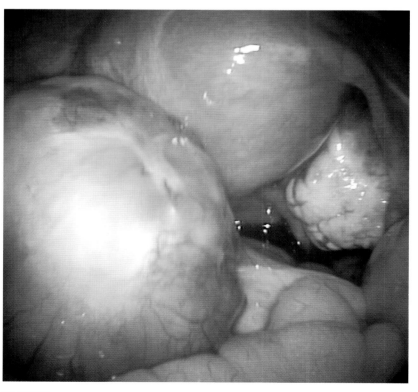

卵巢囊肿
良性的、充满液体的卵巢囊肿相当常见。这张内窥镜照片显示的靠前的较大白色肿块就是囊肿的卵巢，它已经膨胀到了跟子宫一样的大小，子宫就是囊肿卵巢上部的粉红色的结构。

男性生殖系统功能障碍

　　常见的男性生殖系统疾病一般会涉及前列腺和附睾，附睾是精子完成发育过程的盘曲管道。有一种被称作附睾炎的疾病，它是附睾的管道系统发炎导致的疾病，其原因常常是细菌的感染。侵入的细菌也会刺激前列腺，使得前列腺疼痛发炎，但通常来讲，其原因是一个令人沮丧的谜，其炎症减弱后不久又重复出现。睾丸癌常常在15～35岁的男性中发现，这是相当罕见的一种疾病。睾丸未降的现象被称作隐睾病，也具有一定的危险。被称为睾丸扭转的剧痛，是由于剧烈的运动或身体撞击导致精索移位造成的。精索像止血带一样把睾丸裹住了，因此切断了睾丸的血液供应。通常来讲，紧急手术是这种疾病的唯一选择。

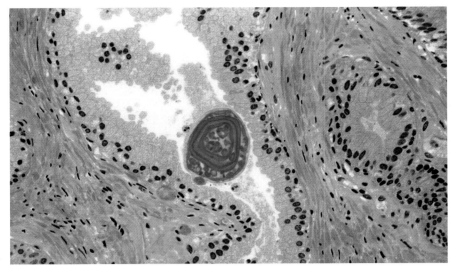

良性前列腺增生
50岁以后，许多男性都曾经历过前列腺肥大的困扰，这种情况也被称作良性前列腺增生（BPH）。这张光学显微照片显示了前列腺内部的一个良性的小瘤子（蓝色，中间），它能够引起前列腺肥大并压向尿道，从而影响尿液的通过。在严重的情况下，良性前列腺增生可以通过药物和外科手术加以治疗。

睾丸未降

　　许多早产的男婴以及大约4％的足月男婴在出生时就有一个或两个睾丸仍然留在最初发育的腹腔内，这种疾病也被称作隐睾。在绝大多数情况下，睾丸会降入到阴囊之中，但如果在第一年仍然没有降入阴囊，建议采取外科手术加以矫正。如果这种情况得不到矫正的话，腹部过于温暖的环境会限制精子的正常发育，从而导致不育，同时也会增加睾丸癌的危险。

勃起机能障碍

　　当男性至少有25％的性交不能保持稳定勃起状态的时候，就会被诊断为勃起机能障碍（ED）。勃起机能障碍的原因可以是类似焦虑和紧张的心理问题，但一般来讲还是身体的原因，可能与睾酮水平的变化有关。某些药物以及大量饮酒，也会干扰阴茎的勃起和维持。类似动脉粥样硬化、糖尿病和高血压等影响血液循环的疾病，也是勃起机能障碍的常见原因。口服能够刺激勃起的药物可以暂时增加血液流向阴茎的量。

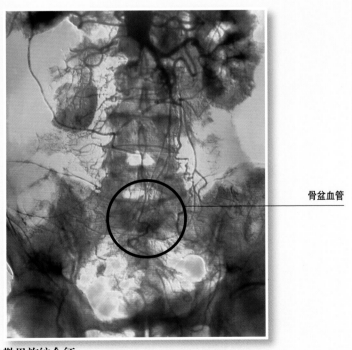

勒里施综合征
勒里施综合征可以导致勃起机能障碍（ED），因为这种疾病会因为脂肪积累阻止血液向骨盆动脉的流动。这张血管造影照片重点显示了血管中血液的自由流动情况，也显示出骨盆区域的动脉比正常的下腹部区域的动脉明显偏少。

骨盆血管

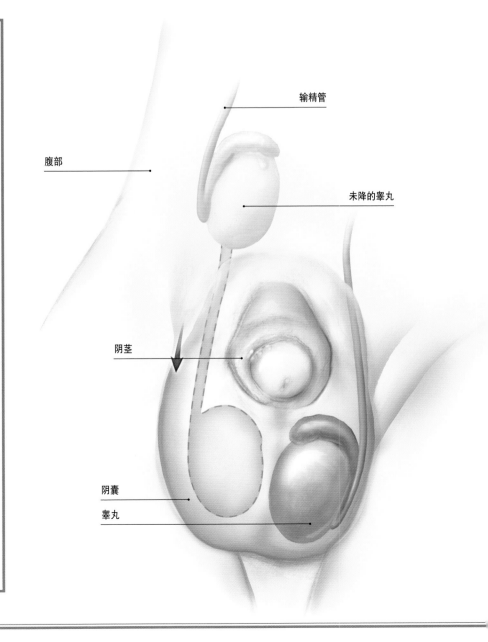

输精管

腹部

未降的睾丸

阴茎

阴囊

睾丸

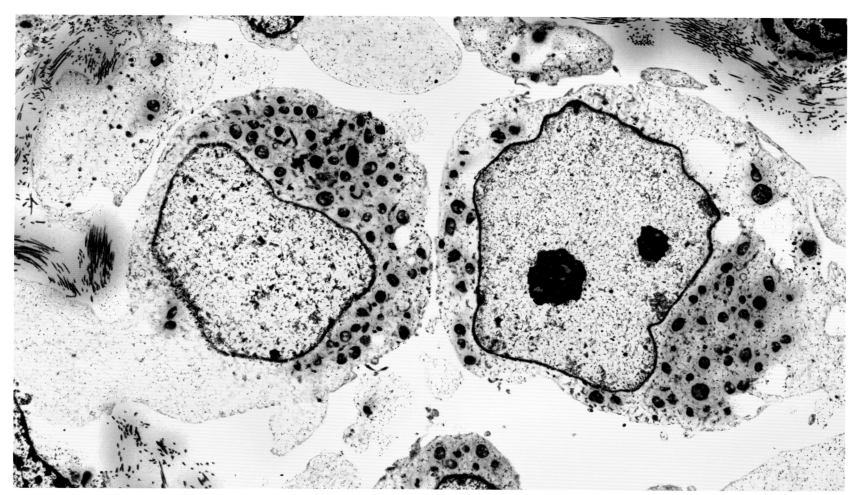

睾丸癌

这张彩色的透射电子显微镜（TEM）照片确诊了这个睾丸癌病例，照片显示了几个恶性细胞的异常增大的、不规则形状的细胞核（金黄色）。绿色的区域是围绕每个细胞核的细胞质。早发现和早治疗可以减轻绝大多数病例的症状。

附睾
精子在这个盘曲的小管中成熟

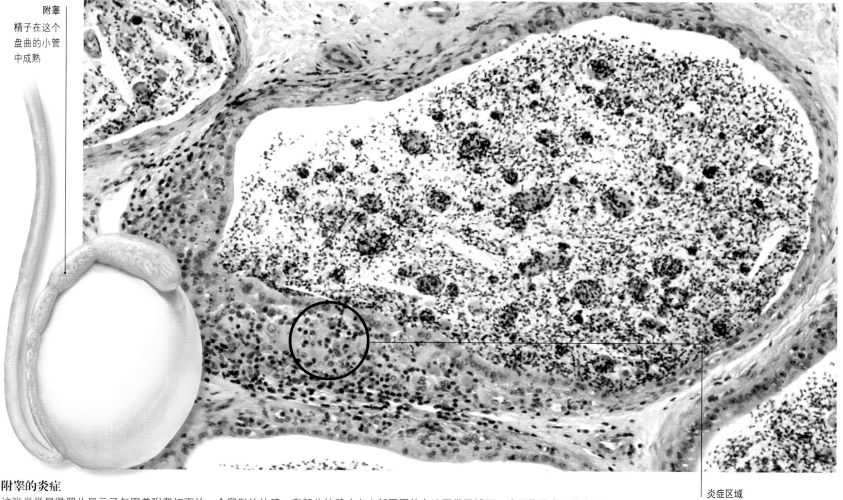

炎症区域

附睾的炎症

这张光学显微照片显示了包围着附睾切面的一个卵形的外壁。有部分外壁（左中部圆圈处）比正常区域厚，这可能是由于炎症导致的。细菌和病毒感染是这种病痛的最常见的原因，此病可以发生于各个年龄段的男性。

乳腺癌和前列腺癌

　　乳腺癌和前列腺癌是两种最常见的生殖系统的恶性疾病。每9个妇女中，就有一个会发生乳腺癌，特别是那些遗传易感人群的发病几率更大。癌性的乳腺肿瘤含有几种类型的细胞，根据发展阶段的不同，它有可能会扩散至其他的器官或组织。现在，包括各种类型的外科手术、放疗和越来越多的化疗方法在内的一系列治疗方法已经使得乳腺癌患者和医生能够根据疾病的发病特点分别采取相应的治疗方法。如果早发现、早治疗，95%的乳腺癌是可以治愈的。早期发现以及较高的治愈率同样也是前列腺癌的特点。绝大多数前列腺癌肿瘤生长极其缓慢，因此就为在转移之前尽早发现这种恶性疾病创造了机会。

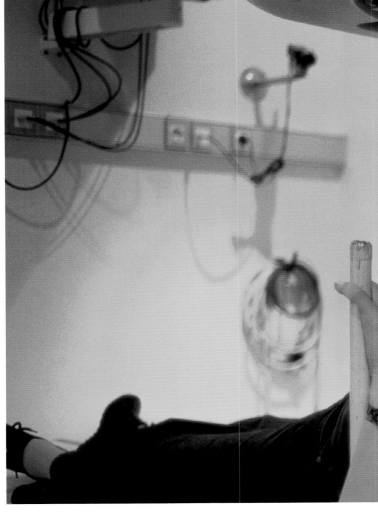

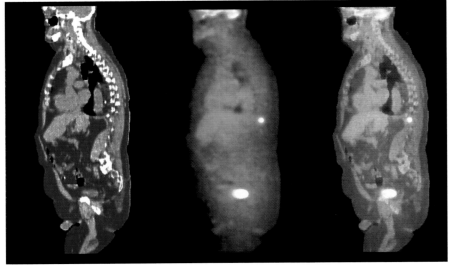

转移的前列腺癌
转移的前列腺癌常常首先扩散到骨骼。这张正电子发射计算机断层扫描（PET）照片中的白点就是从病人的前列腺转移至肋骨（中间和右部）的恶性疾病。

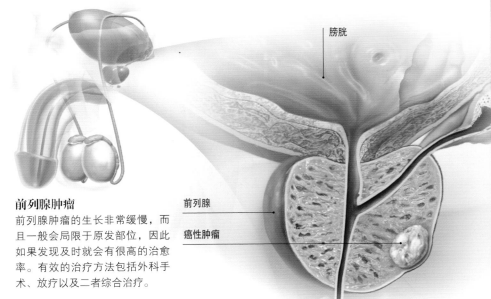

膀胱

前列腺肿瘤
前列腺肿瘤的生长非常缓慢，而且一般会局限于原发部位，因此如果发现及时就会有很高的治愈率。有效的治疗方法包括外科手术、放疗以及二者综合治疗。

前列腺

癌性肿瘤

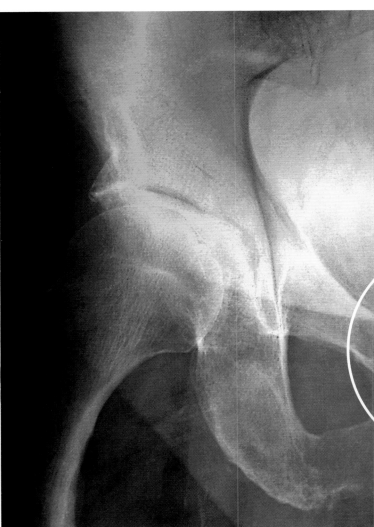

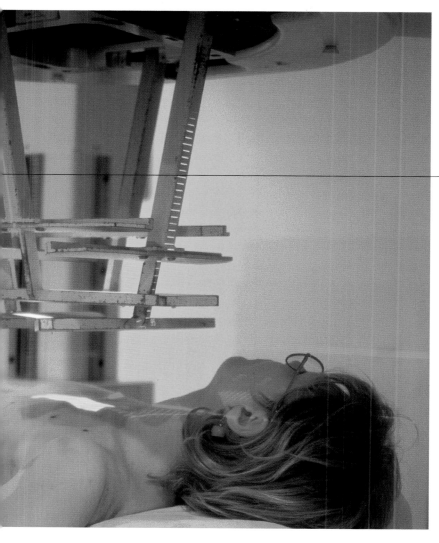

乳腺癌的治疗

根据乳腺癌的发展阶段和类型，其治疗方法有：手术方法去除患病的部分或全部乳房，放疗（正像左图显示的乳房切除术之后的放射性治疗）或杀死所有癌细胞的化疗，以及防止细胞大量繁殖的激素治疗或者上述这些措施的综合治疗方法等等。一般来讲，具有较强家族史的高风险病人，有时候要选择预防性的乳房切除术——切除目前仍然健康的乳房。

乳腺癌细胞

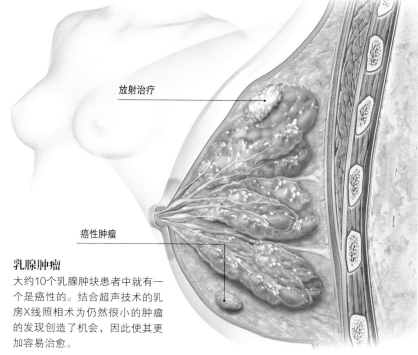

放射治疗

癌性肿瘤

乳腺肿瘤

大约10个乳腺肿块患者中就有一个是癌性的。结合超声技术的乳房X线照相术为仍然很小的肿瘤的发现创造了机会，因此使其更加容易治愈。

基因和乳腺癌

有两种基因，女性携带的其中任何一种基因发生突变，都会是罹患乳腺癌或卵巢癌的风险更高。这些基因的名称是BRCA1和BRCA2，它们是肿瘤的抑制基因。通常来讲，这种基因能够帮助修复基因的损伤，也就是能够修复会将正常细胞转变成癌细胞的基因损伤。有大约5%的乳腺癌患者牵涉到了这些基因的突变。其中地中海沿岸地区或东欧地区的犹太人后裔最容易出现这种突变现象。在遗传了错误的BRCA基因的人群当中，几乎90%的人到达65岁时都会发展成乳腺癌。通过基因测试可以确定某个女性是否携带了这两种基因的突变版本。

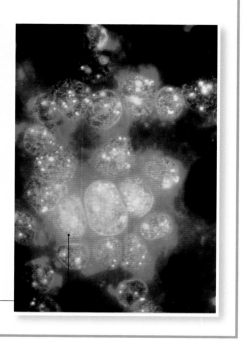

非癌性乳腺肿块

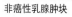

放射性的杆状植入物

前列腺癌

前列腺癌是男性中最常见的恶性疾病之一，在许多国家它仅次于肺癌。前列腺肿瘤通常发展比较缓慢，而且在发展到晚期之前不会出现类似血尿或骨痛的明显病状。尽管衰老、非洲后裔和肥胖会增加患病的风险，但其发病原因尚不确定。在某种情况下，遗传可能是一个因素。前列腺癌可以通过放射性治疗方法进行治疗，例如可以将放射性的杆状植入物植入前列腺之中。

性传播疾病

性活动传播的细菌、病毒和其他病原体可能会导致各种性传播疾病（STDs）的发生。如果不加治疗，许多种性传播疾病都可能导致不育或其他长期性的损害。梅毒是由梅毒螺旋体引起的，它具有潜在的致死性，几乎所有患此病的人在受到获得性免疫缺陷病毒（HIV）的感染之后，最终都会死于艾滋病（AIDS）相关的疾病。有些性传播疾病更加危险，因为在开始几乎没有什么症状。衣原体感染就是其中之一。每年，这种病原体感染影响着全世界大约9000多万人。它使生殖器和尿道受害，将近40%的女性感染之后，首先的外部症状是子宫、卵巢和输卵管炎症。这种衣原体疾病或未加治疗的淋病可引发并发症，如盆腔炎（PID），可能会导致不育。

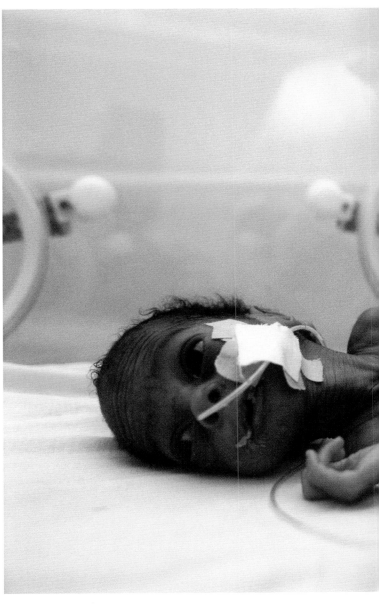

新生儿艾滋病患者
当病毒跨过胎盘并传染给发育中的胎儿时，新生儿就有可能变成HIV/AIDS的受害者。然而，HIV感染的母亲，如果在怀孕期间采用了抗逆转录病毒的药物治疗方法，或者在分娩时采用剖宫产术缩短分娩时间，就会降低母婴传播的风险。

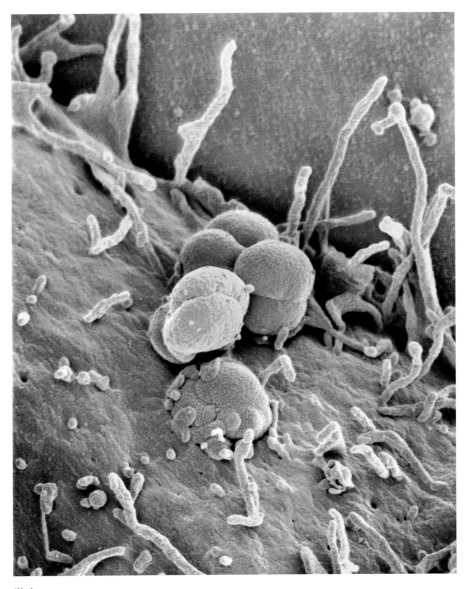

淋病
这张彩色的显微镜照片显示的是可以导致淋病的黄色细菌。这种微生物正在侵染生殖道的表皮细胞（棕色）。由于许多病人没有症状，所以就会在不知不觉之中传染给了他人。

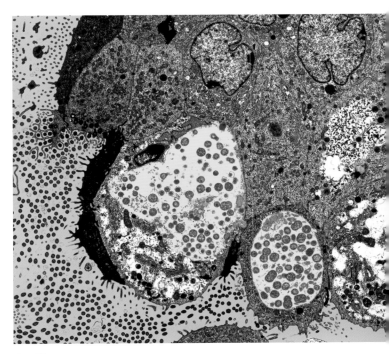

衣原体
这里显示的衣原体（红点）正在侵染女性输卵管（灰色）内的细胞。这种极为常见的性传播疾病（STDs）能够使得生殖道内的各种组织出现炎症，例如子宫颈会形成疤痕并导致不育。

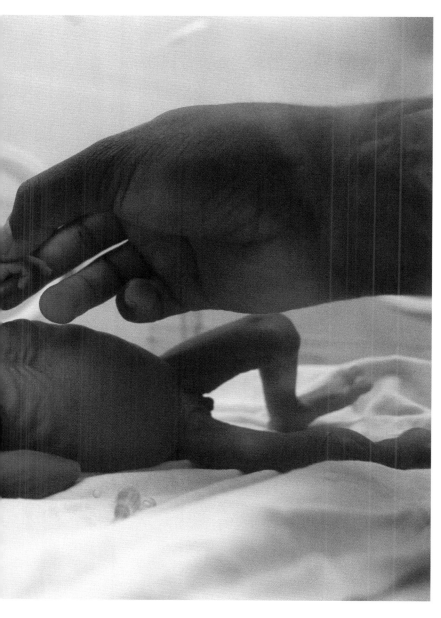

对新生儿影响

感染了性传播疾病（STD）的孕妇会将这种疾病传染给她的胎儿或者新生儿。类似梅毒和HIV感染这类的性传播疾病在怀孕期间能够跨过胎盘。HIV以及其他类似衣原体、生殖器疱疹、淋病和乙型肝炎之类的几种感染，在分娩期间新生儿通过产道的时候发生传播。HIV病毒感染的母亲的母乳中甚至也会含有这种病毒。性传播疾病感染还有可能会造成流产、死胎，也可使受影响的婴儿出现非常严重的健康问题。

几种常见性传播疾病的症状和治疗

性传播疾病	病因	症状	治疗
衣原体	沙眼衣原体	可能无临床症状。其他可能的症状包括尿痛、尿频、阴道或阴茎有分泌物，性交时疼痛，月经不规律	四环素类抗生素
生殖器疱疹	Ⅱ型人类疱疹病毒	生殖区域周围疼痛	抗病毒药物羟乙氧甲鸟嘌呤
生殖道尖锐湿疣	人乳头状瘤病毒（HPV）	生殖区域周围疣状赘生物	手术、药物治疗
淋病	淋病奈瑟菌	男性排尿疼痛和阴茎有分泌物；女性腹部不适、阴道有分泌物、腹部出血	抗生素头孢曲松
梅毒	梅毒螺旋体	最初症状是阴茎或阴道内部的伤害；次级症状包括疹子、发热和关节痛	青霉素

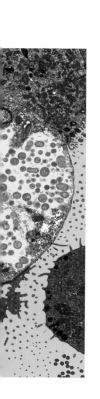

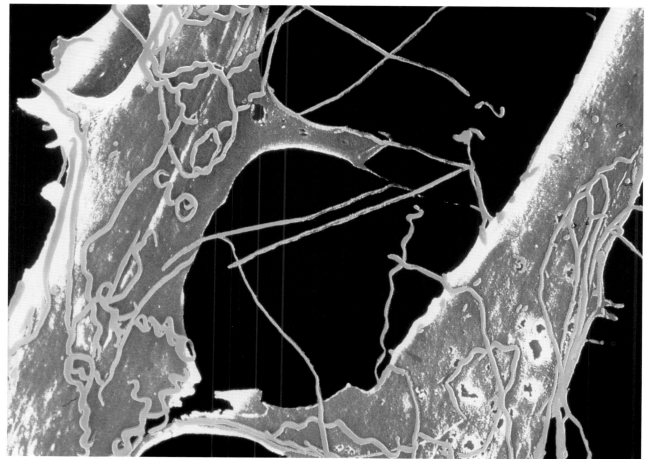

梅毒

这个来自于男性睾丸的淡绿色细胞上的淡黄色线状螺旋体就是梅毒螺旋体。很久以来，青霉素的早期治疗具有可靠的疗效，但目前梅毒对抗生素的耐药性问题已经成为了一种严重的公众健康威胁。

生殖技术

计划怀孕的不孕夫妇有很多项技术可以选择。对于那些由于激素问题导致不能正常排卵的妇女，采用生育类药物可以刺激一个或多个卵子的释放。这类药物通常会导致双胞胎、三胞胎甚至多胞胎。对于包括男性伴侣精子数量过低在内的诸多个人原因，都可以引导他们采用辅助生育技术（ART）。其中最为简单、成本最低的方法之一就是人工授精，通常是在女性的排卵期间，把捐献者的精液放入女性的阴道或子宫之内。另一种常见的方法是试管受精——将卵子、精子和具有刺激作用的化学药物一起放进一个实验室器皿之中。如果受精成功，再将一个或多个受精的胚胎移植到女性的子宫之中。有的夫妇还要经过复杂的外科操作，例如将卵子和精子，甚至一只发育中的合子或受精卵放进期望生育的女人的输卵管之中。

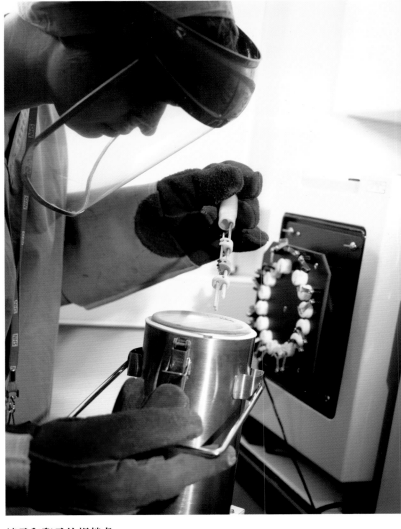

多胞胎

生育类的药物可以同时刺激排出几个卵子，因此可以导致多胎妊娠，通常只有其中的几个胎儿能够存活，但下图的这些五胞胎都很健康地来到了这个世界。

精子和卵子的捐献者

女人和男人都可将配子捐献给不孕夫妇使用。捐献的卵子和精子可以冷冻存储在液氮之中，以备后期的试管受精之用。

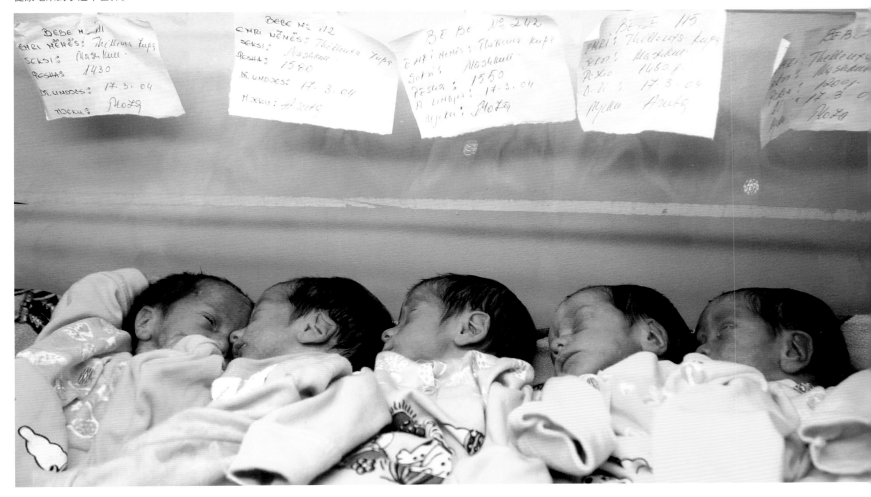

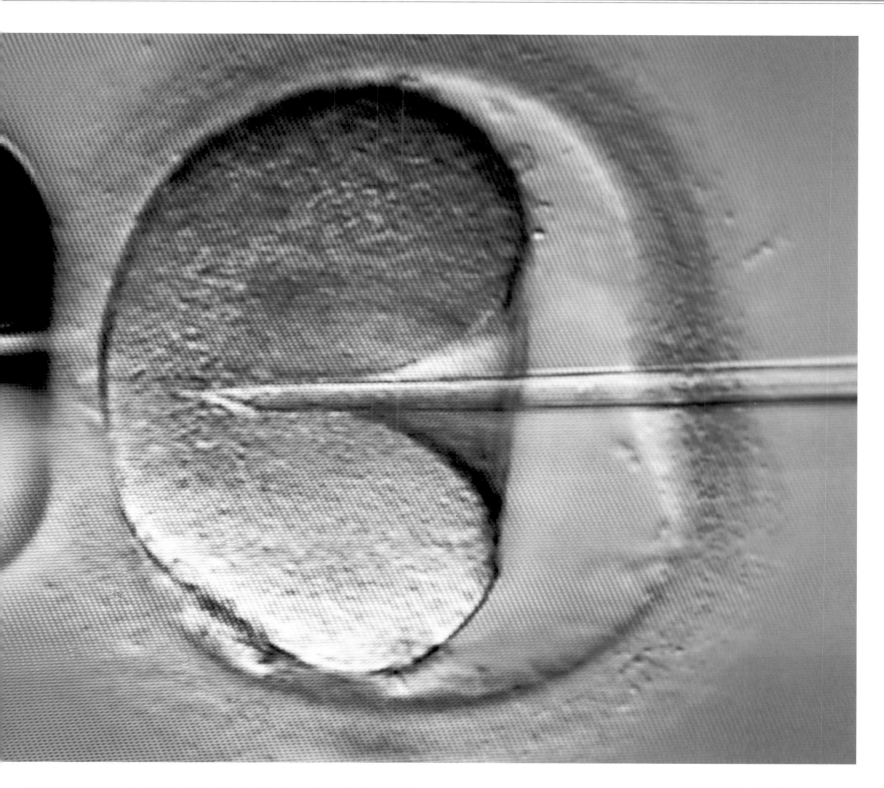

胚胎植入前的诊断

目前，采用试管繁殖方法受精的胚胎，在植入未来母亲的子宫之前，对受精胚胎进行基因缺陷的筛查已经变得越来越普通了。这种测试通常是在球形的八细胞期（右图）进行，此时细胞还没有开始分化，因此所有细胞都有同样的遗传指令功能。医生取出一个细胞并对其基因障碍进行分析。如果没有任何异常，那么就会将这个球形胚胎嵌入期望进行胚胎植入的母亲的子宫之中。

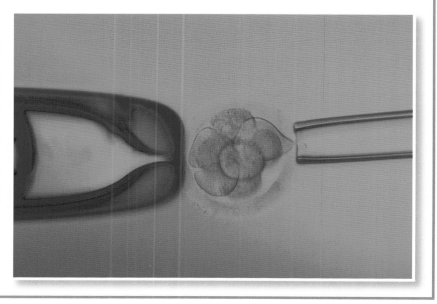

精子卵浆内注射技术（ICSI）

ICSI，也就是精子卵浆内注射技术的缩写。将来自男性伴侣的成熟精子，甚至一个正在发育的精细胞，注射进卵子的细胞质之中（上图），卵子的细胞质就是包围卵细胞核的果冻一样的物质。如果一切进展顺利，那么注射的精核将与卵核相融合，并实现了受精。当未来父亲精子的游动能力异常或者不能正常发育成成熟精子细胞时，可以采用精子卵浆内注射技术。

产前健康诊断

　　现代医学能够为尚未出生的胎儿的健康状况评价提供诸多选择。这些技术为可能出现的遗传和发育上的问题或者孩子的性别提供可以预知的信息。它们也能够让父母和医生对分娩的并发症问题提前作出计划，例如可能出现的臀位分娩问题。超声波检查是简单的非介入性技术，它利用声波形成胎儿的图像。对于胎儿在子宫内的位置和它的发育状态，通过超声波可以实现一般性的了解。羊膜穿刺法和绒毛膜绒毛样检（CVS）都是介入性的技术，它们可以使医生对羊水中的胎儿细胞和胎盘中的胎儿部分进行检测。母亲的血样也可以为几种异常类型提供证据，例如神经管缺损型脊柱裂。在极少数情况下，医生也会在分娩之前采取更加专业的外科手段，以矫正对生命构成威胁的潜在异常状况。

胎儿外科

　　有些潜在、有害的异常状况，例如先天性心脏缺损或者导致肾脏受损的下泌尿道梗阻等，在出生之前是可以得到矫正的。最常见、风险最小的方式是"子宫密闭介入法"，医生利用微小的设备穿过插入母亲子宫的空心针之中。超声波检查或胎儿镜可以帮助指导这项手术操作。在开放的胎儿外科中，外科医生打开母亲的腹部和子宫以进行外科的修复工作。由于这种方法对母亲和胎儿都具有很大的风险，因此这种开放性手术只能在为数不多的医疗机构进行，而且对环境的要求也极高。

羊膜穿刺法和绒毛膜绒毛样检

　　包围胎儿的羊水中含有脱落的胎儿细胞，通过它可以分析包括性别以及类似唐氏综合征和镰刀状细胞贫血等异常在内的某种遗传特征。在羊膜穿刺法中，医生利用针头获得用于分析的细胞样本。在绒毛膜绒毛样检中，样本来自于绒毛膜，这是胎儿的胎盘部分。这两种方法都具有感染和可能对胎儿发育造成损害的风险。

羊膜穿刺法

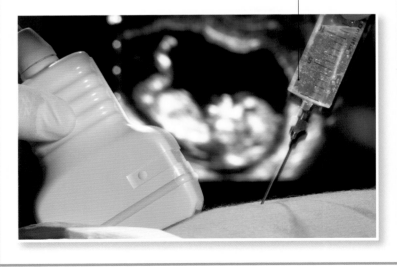

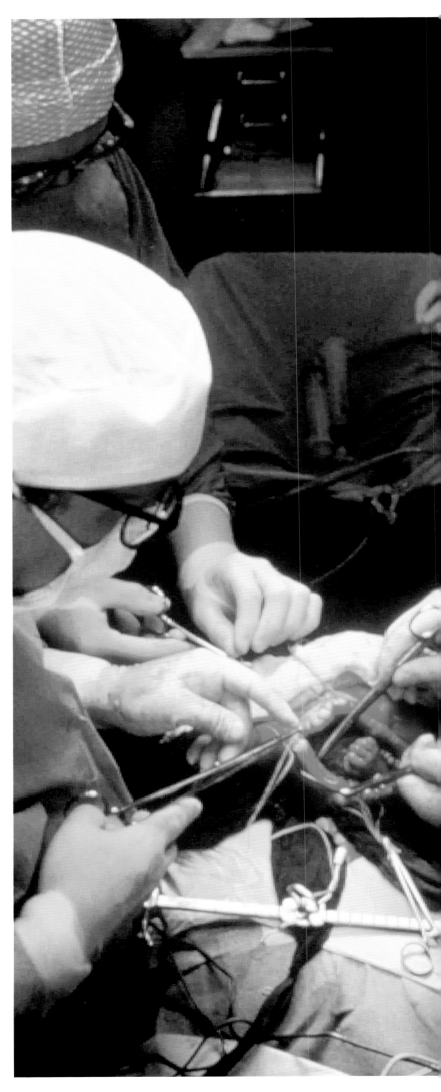

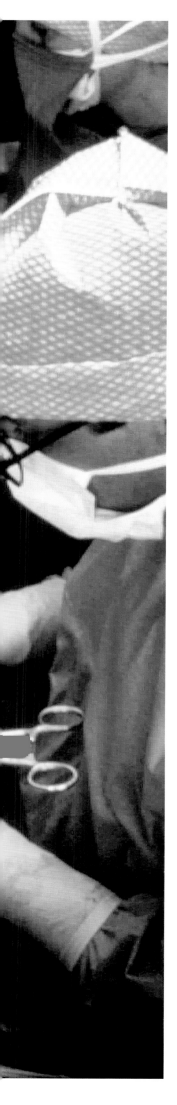

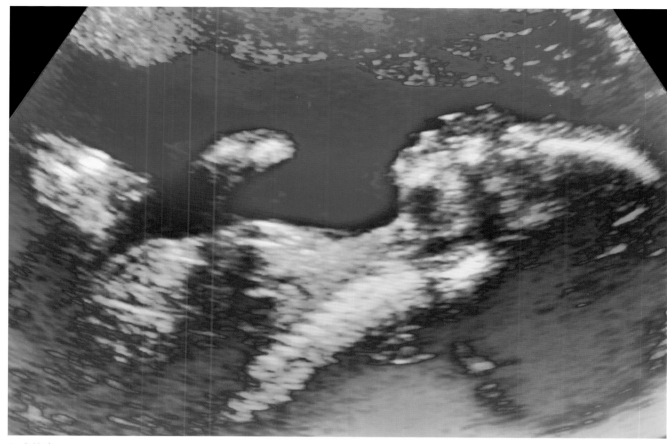

超声检查

上面这张彩色的超声图片显示的是20周的胎儿。在左边，可以看到躯干上方的一只手以及左腿。目前，超声波检查已经成为观察怀孕进展情况的常规检查。除了监测胎儿的生长之外，超声波检查对于脊柱缺陷和心脏状况的早期诊断也是非常有价值的。

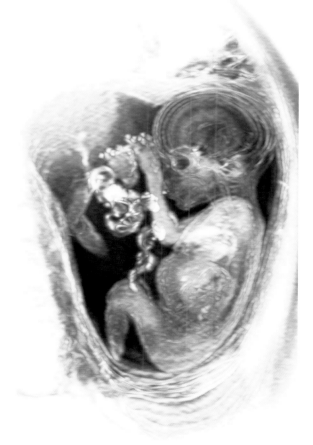

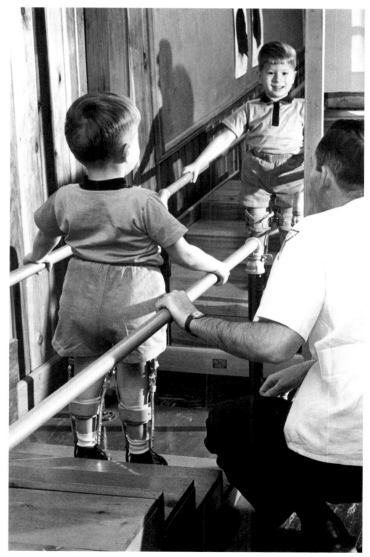

胎儿磁共振成像（MRI）

磁共振成像（MRI）能够提供胎儿器官发育和母体组织的更加详尽的观察图像。然而，这通常是备用的，只有在怀疑出现类似神经系统缺陷之类的严重健康问题时才会予以采用，因为这类问题超声检查总是不能看得太清。

出生缺陷的矫正

这张历史照片显示了一个脊柱裂的孩子，在今天，这种出生缺陷，通过适当的母体营养是能够预防的。现在，更加科学的产前治疗措施使得某些方面的胎儿异常在婴儿出生之前都能够得到矫正或修复。

遗传和疾病

　　生物医学研究人员已经发现，在有害形式的基因与几千种疾病和障碍的联系方面，应该不断加入新的内涵。单个基因的突变也会引起某些疾病。这种异常基因既可以是自发形成的，也可能是从父母那里遗传的。如果这种异常的基因是显性的，就像类似亨廷顿舞蹈病，那么，携带这种基因的人就不可避免地会发育成亨廷顿舞蹈病。如果有缺陷的基因是隐性的，就像囊性纤维变性和苯丙酮尿症（PKA）(一种先天性代谢异常)，那么，这些受影响的孩子必然有从父母一方遗传的基因版本。但更常见的现象并不是这样简单。许多的基因异常，就像人类的绝大多数特征一样，很可能是多因子作用的结果——所谓多因子作用是指必须要依靠几个基因相互作用的结果。另外一种情况是，一个健康的人只是单纯地继承了某种疾病的发展倾向，而其环境因素、生活习惯的选择或者至今未明的一些因素仍会起到决定性的作用。

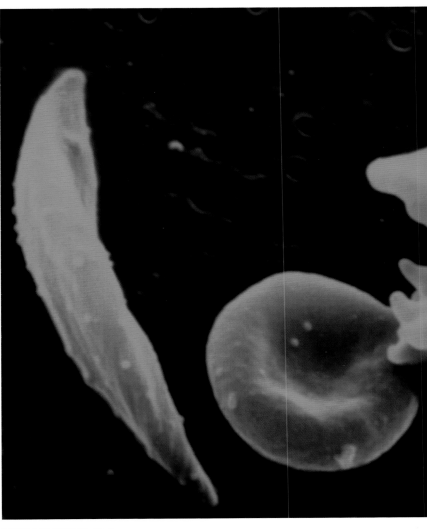

镰形(状)细胞性贫血

　　镰形(状)细胞性贫血就是被称作基因多效性的遗传现象的例子，在这种情况下，一种基因会产生更多种的物理和化学特征。全面发病的人已经遗传了父母双方的缺陷性的隐性基因，而这种基因就是专门承担血红蛋白生产的基因。然而，最后，对红细胞的损害终究会危害所有的主要器官。对于仅仅从父母一方遗传了这种缺陷基因的个体，正常来讲，被称作镰形(状)细胞(遗传)特性的这种病的破坏性会较小。

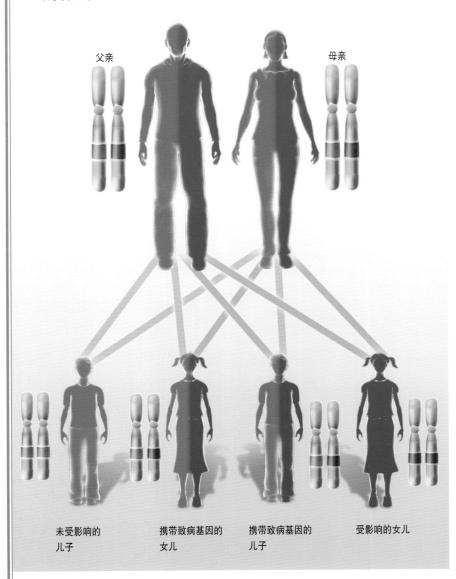

常染色体隐性遗传疾病

常染色体隐性遗传疾病说明父母双方可能携带了有缺陷的基因，但他们自己并没有发病。每个孩子会有25%的机会从他们的父母那里接受到这类基因，并发展成疾病状态。

遗传谱系

　　遗传学家利用家族族谱来追踪多代家族的某些特殊遗传特性，例如家族性的乳腺癌是比较明显的。家族谱系分析也经常用来确定不同个体在某些可疑的病症传播和发育方面的风险。对于家族遗传性异常少见或者尚不清楚的家庭而言，建立一个家族谱系就可以让研究人员确定这种异常是由单个显性基因还是隐性基因所引起的，或者这种遗传基因是存在于性染色体还是常染色体上。

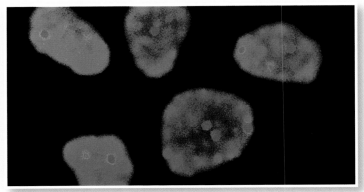

唐氏综合征的染色体

这张显微照片显示的是一个胎儿的细胞核（蓝色的）里的唐氏综合征的染色体（红色）。唐氏综合征是由于细胞分裂错误导致的遗传性疾病，在家族谱系的帮助下，遗传学家能够追溯到这种病的来源。

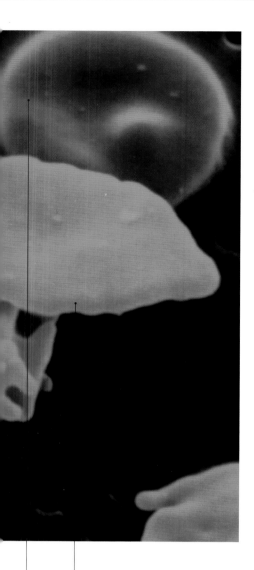

镰形细胞

正常红细胞

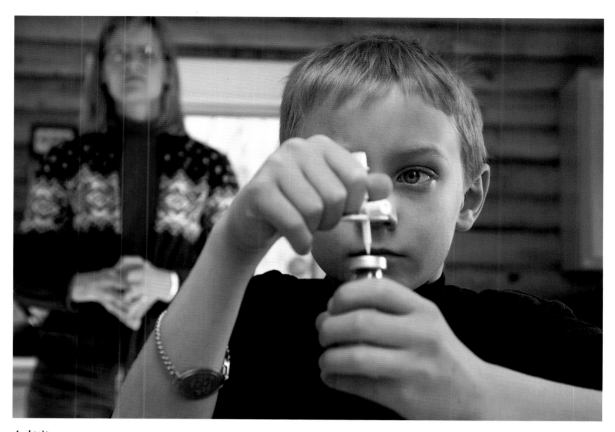

血友病

伴X(染色体)基因凝血障碍的血友病有几种形式。这个男孩是非常罕见的类型，他属于乙型血友病。他必须每周两次注射一种药物，以补充被称作抗血友病因子B的凝血因子的丢失。

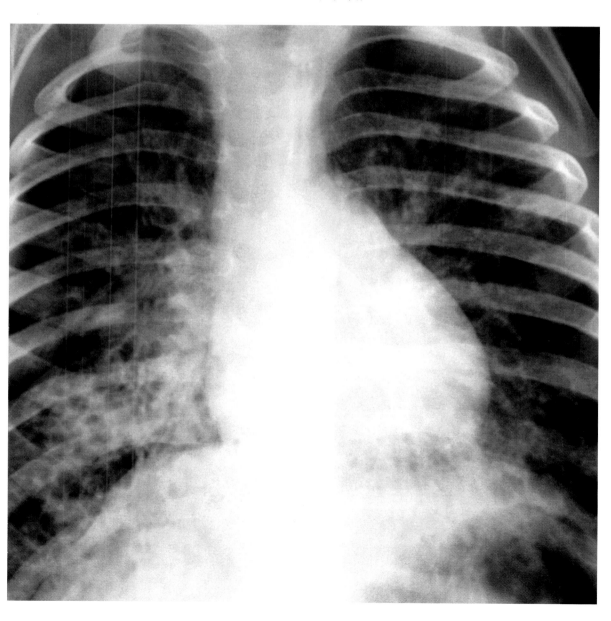

显性和隐性基因

一般来讲，同样的基因在化学形式上有轻微的差异。显性形式的效果总是遮盖隐性形式的效果。在实际生活中的表现是，如果一个人从他的一个父母那里继承了一个显性基因形式，而从他的另一个父母那里又继承了这个基因的隐性形式，那么他将会表现出显性的特征。长眼睫毛、下巴、酒窝以及囊性纤维变性的基因都是显性的，囊性纤维变性导致黏液堵塞了肺部的气道，就像右边这张X射线照片显示的那样。如果要显示隐性基因特征，例如附着耳珠（无耳垂）或者苯丙酮尿症(一种先天性代谢异常)，那么他必须要从父母双方都遗传了这种隐性基因。

生命的终点

死亡是人生中不可避免的事情。不管是因伤害、疾病还是简单地因衰老而死，都伴随着心脏和大脑功能的停止。当某些疾病的晚期是死亡的原因时，病人可能会经历一个稳步下降的过程，有时会被间断性的病危所打断，或者在最后还剩一两口气的时候又突然显得特别健康。随着死亡的临近，其典型前兆是疲劳、失去食欲、呼吸短促、大小便失禁、疼痛。在死亡之前的最后数周或数月的时间里，危重病人或高龄老人常常会变得管理自己个人卫生的能力很差，或者不能完成类似做饭之类的家务。有的人变得越来越烦躁和焦虑。尽管病人承受着临终疾病的猛烈袭击，但是包括家庭、朋友和医务人员在内的护理人员都会动用各种各样的医疗措施和资源帮助病人在生命的终点尽可能地舒适、安详。

极为特殊的卡尔门特女士

到目前为止，世界上最长寿的人是珍妮·卡尔门特（Jeanne Calment），她是一个法国女人，文献记载的年龄是122岁零164天，她死于1997年8月。卡尔门特女士在度过了100岁生日以后还在正常地锻炼身体。她的家族中的几个亲戚在80多岁和90多岁时都生活得特别健康，因此也证明她的超长寿基因所起的作用。

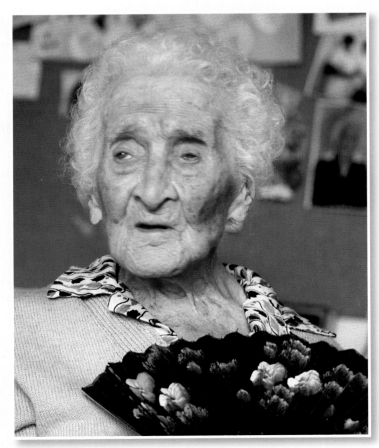

有记录以来最老的人
这是珍妮·卡尔门特（Jeanne Calment）在庆祝她的120岁的生日。

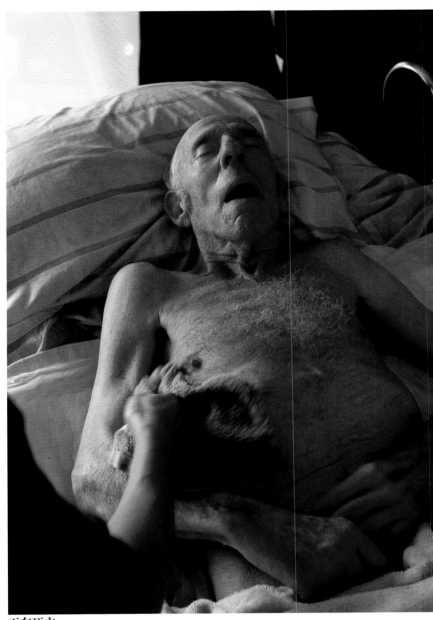

正在死亡
家庭成员和其他人员的爱心关怀是对临死病人的恩惠。图片中的这位老人在死前几天由其女婿在其女儿为他进行了舒适的海绵擦浴之后拍摄了这张照片。

排名	国家或地区	两性	国家或地区	男性	国家或地区	女性
1	日本	82.6	冰岛	80.2	日本	86.1
2	中国香港	82.2	中国香港	79.4	中国香港	85.1
3	冰岛	81.8	日本	79	西班牙	84.2
4	瑞士	81.7	瑞士	79	瑞士	84.2
5	澳大利亚	81.2	澳大利亚	78.9	法国	84.1
6	西班牙	80.9	瑞典	78.7	澳大利亚	83.6
7	瑞典	80.9	以色列	78.6	意大利	83.5
8	以色列	80.8	中国澳门	78.5	冰岛	83.3
9	加拿大	80.7	加拿大	78.3	维尔金群岛	83.3
10	法国	80.7	新西兰	78.2	瑞典	83
...						
191	莱索托	42.6	赞比亚	42.1	津巴布韦	42.7
192	塞拉利昂	42.6	莫桑比克	41.7	赞比亚	42.5
193	赞比亚	42.4	安哥拉	41.2	莫桑比克	42.4
194	莫桑比克	42.1	塞拉利昂	41	莱索托	42.3
195	斯威士兰	39.6	斯威士兰	39.8	斯威士兰	39.4

世界各国出生时平均预期寿命情况：最高10个和最低5个国家
出生时平均预期寿命是对同年出生的人分组进行平均计算而得来的。在婴儿和儿童死亡率比较高、贫穷、健康护理水平低下的国家这个预期寿命明显偏低。另外，最低的这5个国家也受到了比较高的艾滋病（HIV/AIDS）发病率的影响。根据联合国2005—2010年的数据，世界上男性和女性的综合平均预期寿命是67.2岁。

人类平均寿命的限制因素

细胞生物学家猜想人体内部具有一个或多个内部机制影响着人类衰老的步伐。目前已知的是，没有人的寿命超过122岁，其他种类的生物也有它的最大平均寿命。其中的一个理由就是，细胞的分裂从遗传学上来看是有一定的次数限制的。对于人类来讲这个次数似乎最多不超过50～80次。另外一个理论是"累积攻击"理论，这个理论认为许多与衰老有关的身体的发展和变化，都是由于自由基对DNA损害作用的累积造成的。

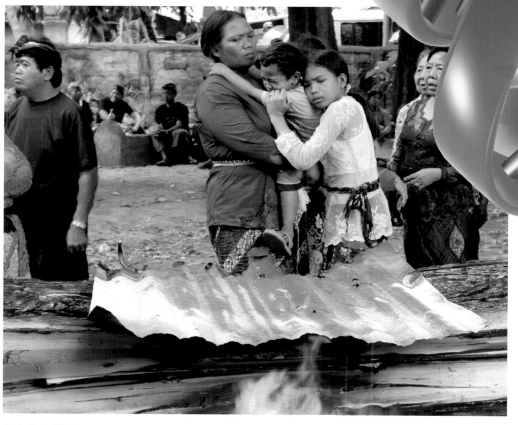

印度教的葬礼
这是巴厘岛的火葬仪式，它秉承了印度教的传统，就是去世后马上对尸体进行火葬。印度人信守这个传统已有几千年的历史。

DNA损害
DNA可以受辐射损害，具体包括来自于太阳光的长波紫外线（UVA）和中波紫外线（UVB）。完整的DNA具有两个长长的由被称作核苷酸（彩色棒）的化学单位组成的互相连接的长链。上面这张图片描述了太阳光诱发的对特定碱基之间连接的破坏作用。

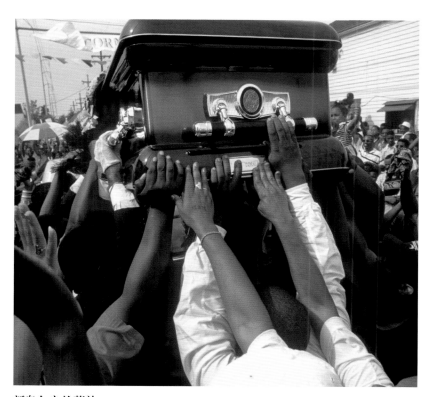

新奥尔良的葬礼
在传统的新奥尔良葬礼上，随着棺材被送往墓地，家人和朋友们通过触摸棺材来进行深情而又公开的遗体告别。

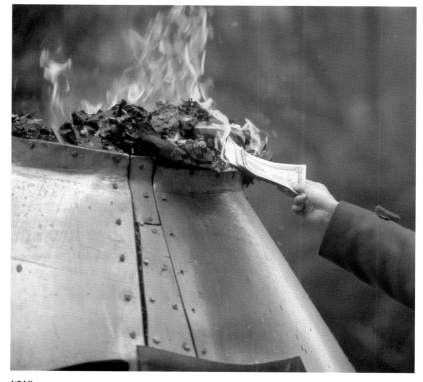

纸钱
在中国香港的一个墓地正在进行的是烧纸钱的严肃仪式，纸钱用于死去的人在死后"花销"之用。

医学的未来

　　未来的医生将追求更加精细、更加科学的医疗手段，也进行着对疾病的遗传学基础进行更加深入的了解。随着科技进步的加快，科学研究成果正在被转化成适应当今世界的先进的医疗技术。许多国家的科学家们正在研究利用干细胞开发培养替代组织和器官，他们努力寻求能够让人接受的开发方式。更加详尽的人类基因组图谱正在激励生物医学研究人员努力研发治疗癌症及其他疾病的新的药物。与此同时，基因治疗研究前沿的扩展在改善肝病病人的基因异常方面，已经取得了令人满意的成果。未来医学的某些方面，将是极其微小的——以纳米（十亿分之一的单位）为尺度以及个性化治疗的研究等。科学家们正在构思并进行着纳米机器人的研究，这种机器人比细胞还要微小，它能够修复DNA，也能够利用个性化的医疗药物和技术，深入对不同个体的基因特征进行研究，促进医疗技术更加有效、更加安全。

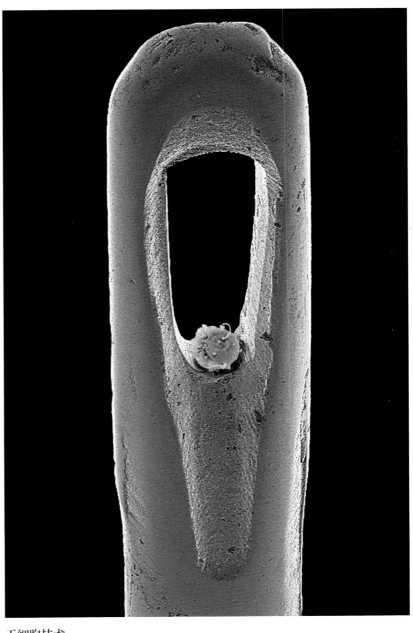

干细胞技术
上面这张显微照片显示的是针眼中的一个胚胎干细胞。由于部分人的担忧，对于利用胚胎干细胞替代和修复类似帕金森症和老年痴呆症之类病人受损组织的研究步伐有所放缓。研究人员正在加紧研究，努力寻求那种既能够获得活体干细胞、又不破坏胚胎的更加有效的方法。

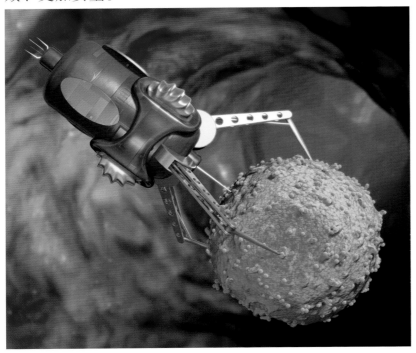

纳米机器人
像细菌大小的纳米机器人——超微医疗机器已经正在研发之中，它可以在人体内部巡航并查出和击破病原体与癌细胞，也可进行其他微型的外科手术。上面这张计算机设计的图片显示的是正在向人体受感染的T细胞中注射药物的一个纳米机器人。

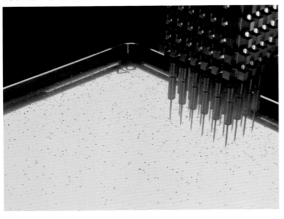

基因研究
左图中的这些黑点是正在被植入（克隆）含有人体DNA的细菌菌落。这将用于DNA排序的研究，也就是确定DNA四种碱基的排列顺序。DNA排序研究的目的就是找出一些遗传疾病的真正原因。

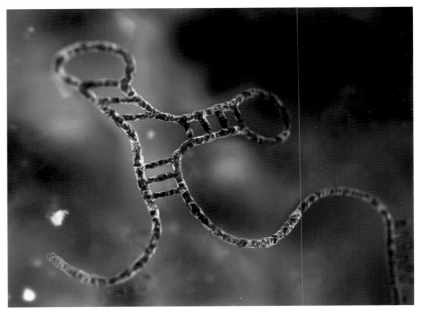

RNA干扰
RNA（核糖核酸）在转移细胞的遗传信息指令方面具有非常重要的作用。有一种被称作RNA干扰（RNAi）的机制，它通过关闭病毒的基因使某些病毒不能大量繁殖。研究人员正在探索将RNA干扰（RNAi）治疗方法用于与基因有关的残疾病人的研究。

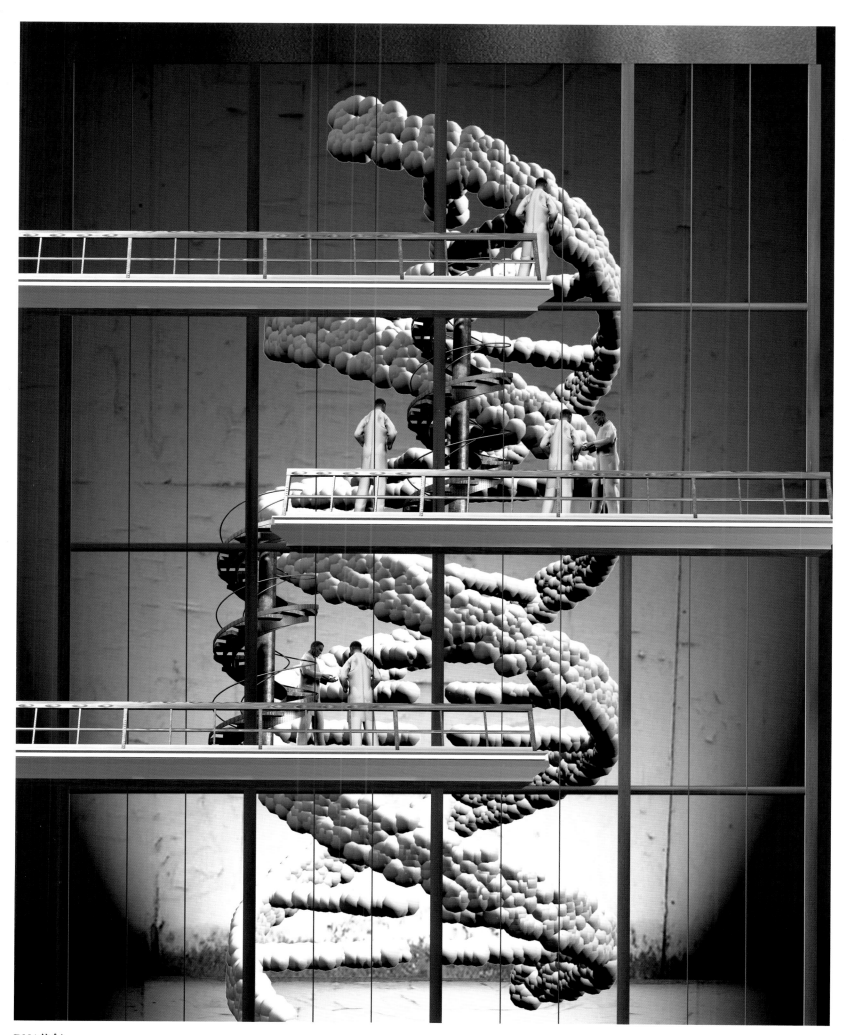

DNA修复

这张正在进行DNA维护和修复的概念性图片显示了修复因遗传疾病和环境因子导致受损的DNA，维护健康的DNA可以防止因DNA改变而导致的衰老性疾病，这一系列工程也被称为"基因工程"。

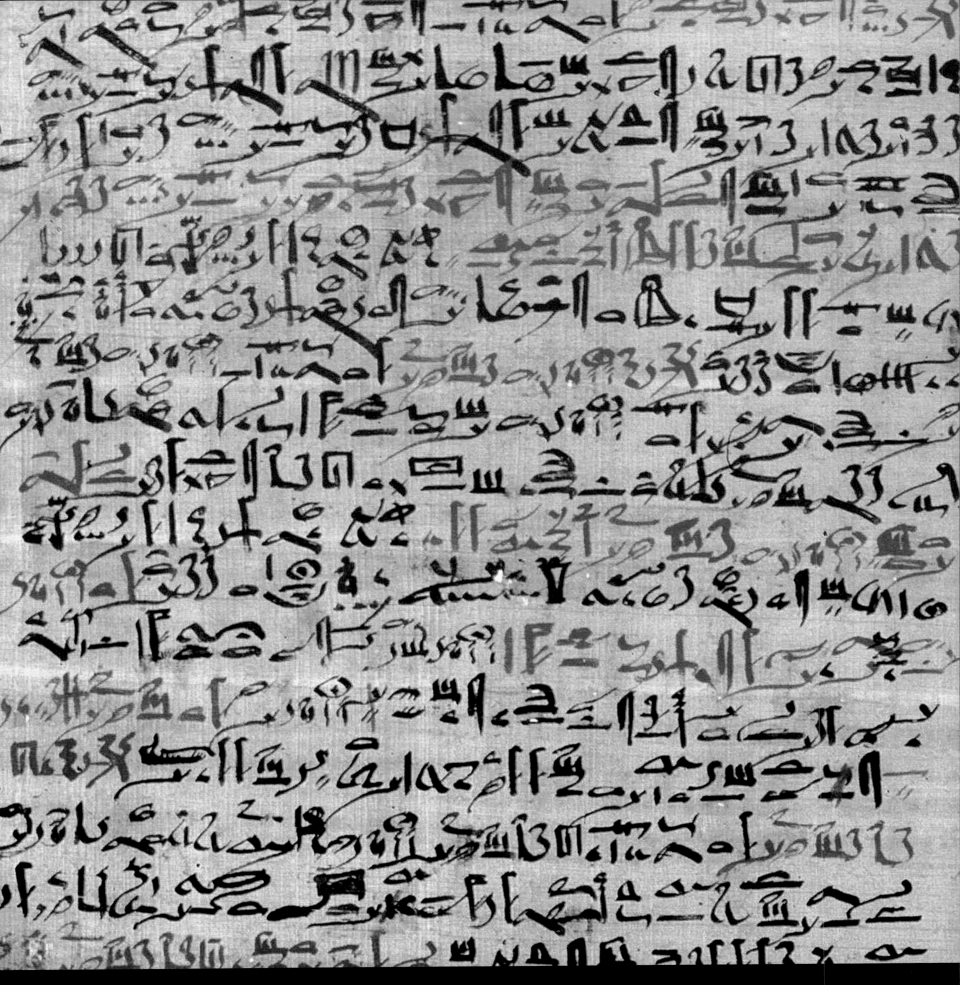

埃德温·斯密斯（Edwin Smith）的莎草画，是在大约公元前1900年到前1600年古埃及人记录的一本文卷，这是已知最早的医学文献。它由48个病例构成，以合理而又系统的方式描述了病人的病状、诊断和治疗情况。

参考资料

1850年之前医学大事记

数千年来，人类一直试图了解和治疗身体的各种病痛。下面展示的是一些医疗成果的实例和医学历史发展过程中的"第一"。

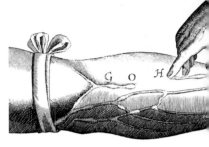

1628年，威廉·哈维（William Harvey）起草了关于心脏和血液循环的书籍，这被认为是生理学最重要的贡献之一。

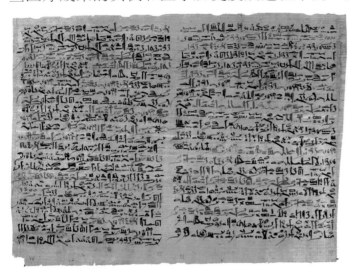

埃德温·史密斯（Edwin Smith）的莎草画，是在大约公元前1900年到前1600年古埃及人记录的一本文卷，这是已知最早的医学文献。

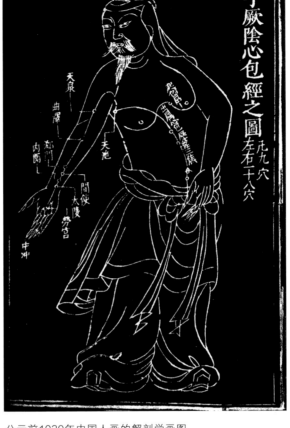

公元前1030年中国人画的解剖学画图，它展示了手臂上的针灸穴位。

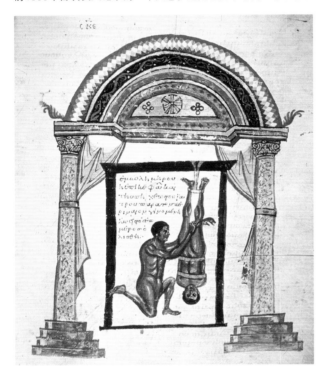

希波克拉底（Hippocrates）大约出生在公元前460年，他是早期医疗设备的发明者。图中显示的这个装置就是利用重力来治疗关节脱臼的设备。

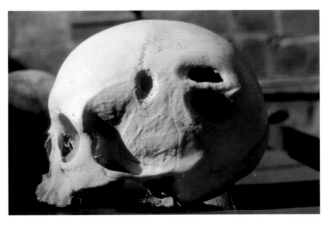

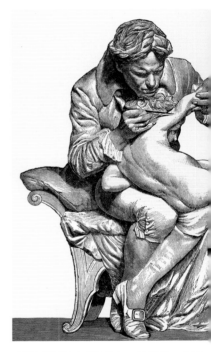

这张图描绘了18世纪末，爱德华·詹纳（Edward Jenner）正在给他的小儿子接种牛痘疫苗。

这个颅骨现在保存在秘鲁南部城市库斯科的考古博物馆之中，它显示了公元6世纪印加人进行颅骨手术的证据。

大约公元前2650年
伊姆霍提普(Imhotep)是第一个被称作医生的人，从此，"埃及医学之父"就诞生了。流传至今的莎草纸书记载了更早的埃及医学知识的起源。

大约公元前1000年
中国医生开始使用针灸技术并用草药和按摩来治病。为了应对牛痘，他们还采用了接种的初级形式。

大约公元前300年
被称为"生理学之父"的希腊医生埃拉西斯特拉图斯(Erisistratus)和西方解剖学研究的奠基人西洛菲勒斯(Herophilus)开创了对于人体深入研究的解剖手术。

公元500年
印加人开始实施钻孔手术——也就是在头颅上凿个洞，用于脑病的治疗或者基于密教的需要。愈合的颅骨表明当时这个手术救活了很多人。

公元1240年
阿拉伯内科和外科医生伊本·纳菲斯(Ibnal-Nafis)研究并正确地描述了肺部循环，也就是在心脏和肺之间的血液流动。

大约公元前1050年
博尔西帕城（Borsippa）的Esagil-kin-apli医生编写的书籍中列举了一份含有很多病症的名单，并记载了他对于相关因素的观察和诊断疾病的技术建议。

大约公元前460年
著名的希腊医生希波克拉底出生。他倡导一个科学合理的医疗思想体系，他把疾病的原因归咎于自然而不是什么超自然的迷信。

公元129年
希腊内科医生盖伦(Galen)诞生。他把动物解剖作为基础，详细记载了人类解剖学的一些内容。尽管也存在着许多错误，但内科医生们以此为参考达1400多年。

公元1000年
大约在这个时期，波斯医生和学者阿维森纳(Avicinna)编写了一本巨大的医学百科全书，欧洲人在医疗技术培训方面使用这本书达几个世纪的时间。

公元1543年
比利时医生安德里亚斯维萨里（Andreas Vesalius）进行了当时被认为是非法的人体解剖，并出版了解剖图集，校正了盖伦著作的错误之处。

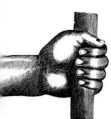

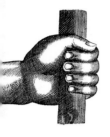

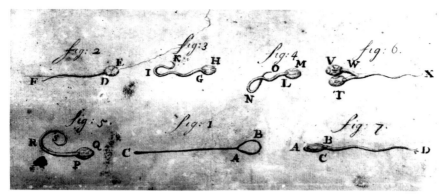

大约在1670年，安东尼·范·列文虎克（Antoni van Leeuwenhoek）把他通过显微镜观察的人类精子的图画送给了伦敦皇家协会（一家科学协会）。

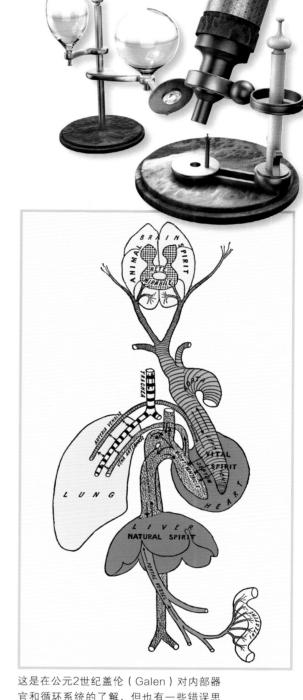

这是17世纪罗伯特·胡克（Robert Hooke）使用的显微镜的示意图。

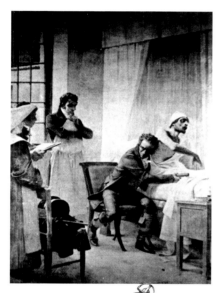

1816年，法国博士雷奈克(Rene Laennec)使用他发明的听诊器听诊病人胸部的声音以诊断疾病。

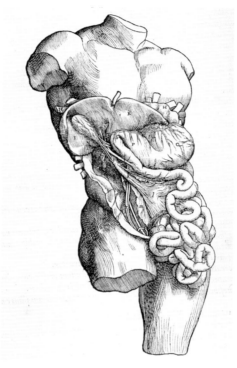

这是一张人体构造的绘制图，它是安德里亚斯·维萨里（Andreas Vesalius）在1543年所编写的一个系列的7本著作中的内容。

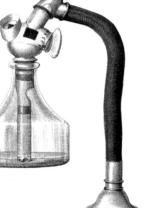

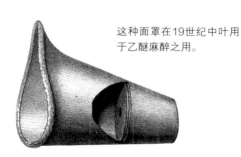

这种面罩在19世纪中叶用于乙醚麻醉之用。

这是在公元2世纪盖伦（Galen）对内部器官和循环系统的了解，但也有一些错误思想，比如他认为心脏是一个独立的泵。

公元1628年
英国医生威廉·哈维(William Harvey)出版了第一本准确描述动脉和静脉血液循环的书籍。

公元1667年
英国医生托马斯·悉登汉姆(Thomas Sydenham)提出了医疗检查和流行病学（疾病传播的科学）的基本原理，并认识到缺铁是贫血的一个原因，他还使用奎宁治疗疟疾。

公元1727年
英国牧师斯蒂芬·埃利斯（Stephen Hales）带着对科学的兴趣第一次测量了血压，他将一根管子插入血管中，观察血液的上升程度。

公元1796年
英国医生爱德华·詹纳(Edward Jenner)第一次使用接种的疫苗方法治疗牛痘，他从牛痘溃疡处提取液体接种到一个小男孩的身上，因此引发了免疫方法在牛痘治疗上的有效应用。

1816年
法国医生雷奈克(Rene Laennec)的母亲死于肺结核，在这件事的驱动下，他发明了第一个听诊器，通过放大的胸部声音来诊断疾病。

公元1665年
罗伯特·胡克（Robert Hooke）利用他自己设计的显微镜，对植物和昆虫进行研究之后开始使用"细胞"这个术语并把"细胞"作为生命的基本单位。

公元1677年
荷兰店主和发明家安东尼·范·列文虎克（Antoni van Leeuwenhoek）被认为是微生物学的奠基人，他开发了高倍的显微镜，并观察了精子、红细胞和微生物。

公元1761年
意大利医生乔瓦尼·巴蒂什·莫尔加尼（Giovanni Battista Morgagni）把640例尸检报告作为死前病症编入书中，为诊断相关病症奠定了基础。

公元1805年
德国化学家菲里德希·塞特纳(Friedrich Serturner)从鸦片中分离出了吗啡，并把它作为止疼药物开始使用。

1839年
德国动物学家泰奥多尔·施旺（Theodor Schwann）第一次把动物组织中的细胞描述成最小的生命单位，他还认为，所有的生物体都是由细胞组成的。

1842年
美国外科医生克劳福德·朗（Crawford Long）第一次使用乙醚气体作为麻醉药物，他在切除病人的颈部囊肿时使用乙醚减轻了病人的疼痛。

从1850年到现在的医学大事记

从19世纪末期到整个20世纪的医学突破已经为科学家们在未来的医学研究方面创造出更多的惊人发现奠定了坚实的基础。

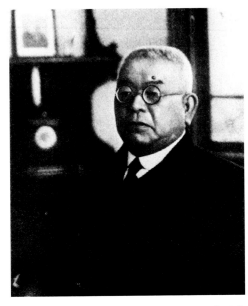

1894年北里柴三郎（Kitasato Shibasaburo）因发现引发黑死病的细菌而闻名。

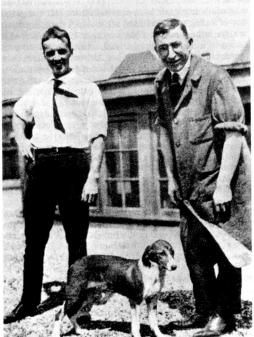

这张1923年的照片展示了费雷德里克·班廷（Frederick Banting）和查理斯·贝斯特（Charles Best）以及他们用胰岛素成功治愈糖尿病的第一批哺乳动物之一。

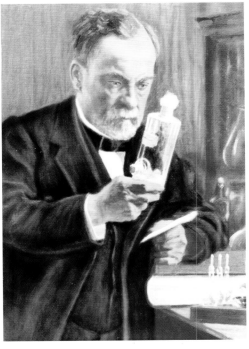

路易斯·巴斯德（1822—1895）发明的巴氏消毒过程，可以杀死食物中的病原体。

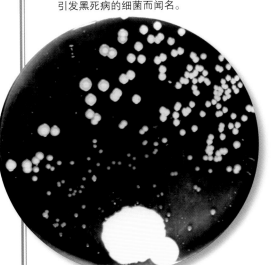

这张1928年的照片显示的是亚历山大·弗莱明(Alexander Flemming)爵士最初用过的培养皿，在这个培养皿中他观察到了特异青霉素，青霉素破坏了葡萄球菌的菌落。

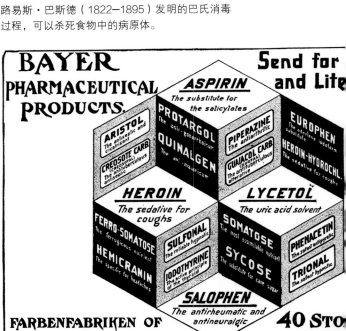

这是1900年拜耳公司关于阿司匹林的促销广告，阿司匹林可以取代众多的刺激性的水杨酸类药物。

1882年
德国研究人员瓦瑟·弗莱明（Walther Flemming）提出母细胞分裂时某种物质（染色体）会传给子细胞。他的发现是现代细胞生物学的基础。

1897年
德国化学家海因里希·德雷泽（Heinrich Dreser）从植物提取物中开发出了阿司匹林（水杨酸）。

1921年
加拿大病毒学家弗雷德里克·班廷和他的助手查理斯·贝斯特共同分离出了胰岛素，胰岛素后来被广泛应用于糖尿病的治疗。

1865年
英国外科医生约瑟夫·李斯特(Joseph Lister)开始将酚用于外科手术的防腐。因其使病人的死亡率急剧下降而成为外科手术防腐的常规操作。

1890年
埃米尔·贝林(Emil Behring)和北里柴三郎(Kitasato Shibasaburo)开发了抗白喉血清并发现了抗体。几乎在同时，梅切尼科夫（Elie Metchnikoff）提出了免疫学的细胞理论。

1901年
病原学家卡尔·兰德斯坦纳（Karl Landsteiner）发现了人类的血液类型：A、B和O，以及如何区分不同血型，因此使得安全输血成为了可能。

1928年
苏格兰细菌学家亚历山大·弗莱明(Alexander Flemming)爵士发现了特异青霉素菌落，它可以产生一种物质杀死细菌。

1952年
弗吉尼亚·阿普加（Virginia Apgar）博士发明了简单测验法，也就是根据外观表现、脉搏、痛苦面容、活动和呼吸等情况来确定新生儿是否需要立即采取医疗措施。

1870年
法国科学家路易斯·巴斯德（Louis Pasteur）证实，传染性疾病不是由"坏的空气"引起，而是由微生物导致的——这是疾病细菌理论的开端。

1895年
德国物理学家伦琴（Wilhelm Roentgen）发现了X射线，为医学影像技术的第一次应用奠定了基础。

1910年
德国化学家保罗·埃尔利希（Paul Ehrlich）和日本细菌学家羽田佐八城（Sahachiro Hata）从化学上改变了一种有毒的化合物，因此而发明了治疗梅毒的药物。他们的研究成果为现代药物研究奠定了基础。

1944年
科学家奥斯瓦尔德·艾弗里（Oswald Avery）和他的同事进行的实验更加清晰地证明：DNA是可以遗传的分子。

1952年
美国医生乔纳斯·沙克（Jonas Salk）开发了有效的脊髓灰质炎疫苗。

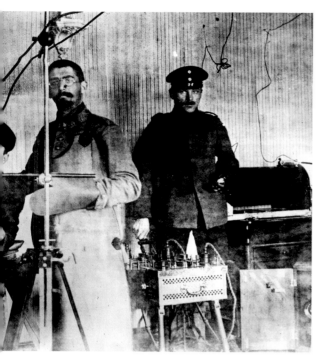

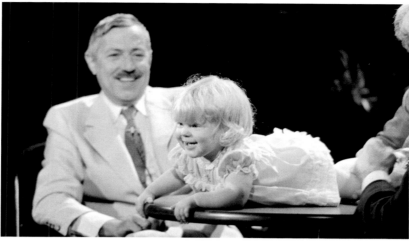

1978年第一例试管婴儿路易斯·布朗（Lousie Brown）诞生。这是皮尔·舒伯茨（Pierre Soupart)博士领导的医学团队所创造的。

这张1919年的照片展示的是，一个正在接受伦琴射线治疗的病人，这是经德国物理学家第一次解释了在X射线机器上使用的电磁辐射之后命名的。

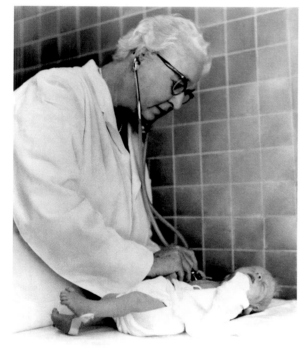

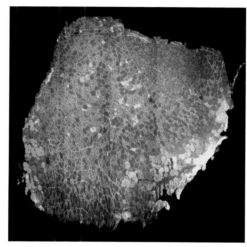

2006年，通过显微镜可以观察小白鼠的肌肉曾经遭到了破坏（上左图），通过基因治疗方法恢复了其肌肉的正常功能（上右图）。

1966年10月2日，弗吉尼亚·阿普加（Virginia Apgar）博士正在测定新生儿的健康状况。

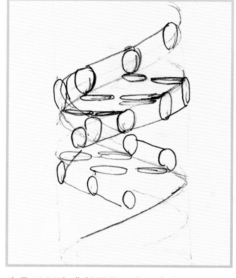

这是1953年弗朗西斯·克里克（Francis Crick）最初草画的DNA链式构造图。

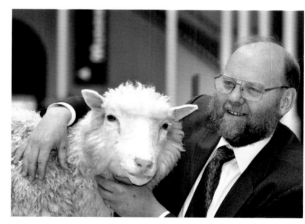

这里展示的是1996年的"多莉"羊，这是世界首例克隆羊和胚胎学家维尔莫特（Ian Wilmut）爵士的照片，他领导了这个实验项目。

1953年
美国人詹姆士·沃森（James Watson）和弗朗西斯·克里克（Francis Crick）发现了DNA的双螺旋结构，他们还发现有一种机制可以使DNA复制，并将其中的遗传信息传给新的一代。

20世纪五六十年代
1954年，美国医生约瑟夫·默里（Joseph Murray）进行了第一次成功的肾脏移植手术。1967年，南非外科医生克里斯蒂安·巴纳德（Christian Barnard）进行了人类首例心脏移植手术。

20世纪70年代
英国人高弗雷·纽博尔德·豪斯费尔德（Godfrey Newbold Hounsfield）爵士开发了计算机支持的X射线成像技术，也叫CT扫描，主要用于体内器官的成像。

1973年
美国生物学家斯坦利·高根（Stanly Cohen）和赫伯特·博耶（Hebert Boyer）在细菌细胞内成功地植入了外来基因，这为将来的基因工程奠定了基础。

1978年
在英格兰，路易斯·乔伊·布朗(Louise Joy Brown)成为世界上第一例以试管受精方式而出生的婴儿。

20世纪七八十年代
1977磁共振成像（MRI）技术第一次使用，实现了诊疗医学的一次革命；1987年正电子发射体层摄影术（PET）投入使用，它最初用于脑部异常的成像。

1996年
苏格兰爱丁堡罗斯林研究所（Roslin Institute）的研究人员宣布母羊"多莉"诞生，它是从成羊细胞克隆而成的第一例动物。

2003年
人类基因组工程联盟宣布，人类基因组的整体排序已经完成，这是对人类基因信息的汇总。

2007年
马里奥·卡佩奇（Mario Capecchi）、马丁·埃文斯（Martin Evans）爵士和奥利弗·史密斯（Oliver Smithies）因为在小白鼠"基因靶向"技术的研究进一步发展了遗传学的研究工作而获得了诺贝尔奖。

2008年
美国生物科技集团先进细胞技术公司（Advanced Cell Technology）的科学家们在不损坏胚胎细胞的前提下开发出了人类胚胎干细胞系，因而缓和了抵制干细胞研究的道德争论。

术语汇编（按英文首字母排序）

ABO血型（ABO blood type）
用于描述红细胞系列标记物的名词。人类有A型标记物血型、B型标记物血型、A和B两种类型标记物都有的AB型、以及两种类型标记物都没有的O型血型。

视觉调节（Accommodation）
为了让光线的焦点能够准确落在视网膜上，眼睛具有自动调节焦距的能力。

乙酰胆碱（Acetylcholine）
这是人体内一种主要的神经递质，它可以在中枢神经系统的神经元之间传递信号，也可以在运动神经元与肌肉和腺体细胞之间传递信号。

动作电位（Action potential）
一个神经冲动。

艾滋病（AIDS）
在获得性免疫缺陷综合征（AIDS）患者由于人类免疫缺陷病毒（HIV）的感染而易患多种疾病。

脂肪组织（Adipose tissue）
这个组织含有专门储存脂肪的细胞。

肾上腺皮质（Adrenal cortex）
这是肾上腺外皮层组成部分，它分泌包括压力激素皮质醇在内的类固醇类激素。

肾上腺髓质（Adrenal medulla）
这是每个肾上腺的内层。它分泌肾上腺素和去甲肾上腺素。

醛固酮（Aldosterone）
这是来源于肾上腺皮质的类固醇类激素。在肾脏中它行使着帮助调节血压的作用。

尿膜（Allantois）
胚外膜的一种，它是在怀孕早期发育而成的。它使胚胎产生第一个血细胞和膀胱。

过敏（Allergy）
这是指身体对有害物质的一种免疫反应。

肺泡（Alveoli）
肺中极小的空气囊。它使氧气从肺中的空气扩散到了血液中，并将二氧化碳从血液中扩散到肺中。

氨基酸（Amino acids）
这是组成蛋白质的分子。

羊膜穿刺术（Amniocentesis）
就是指怀孕早期进行的羊水取样操作，主要用于胎儿基因缺陷的诊断。

羊膜（Amnion）
这是包围发育胎儿的保护囊，里面充满着羊水。

雄激素（Androgen）
男性的性激素，睾酮就是人类主要的雄激素。

贫血（Anemias）
这是一种血液障碍，具体是指红细胞不能向人体组织提供充足的氧气。

抗生素（Antibiotic）
能够杀死或抑制微生物生长的一种物质。

抗体（Antibody）
这是淋巴细胞产生的一种防御性蛋白质。抗体与特定的抗原相结合并进行标记，以便于其他免疫细胞的反击。

体液免疫（Antibody-mediated immunity）
这是B细胞产生的抗体所赋予的免疫反应，它在体液中出现，特别是在血液和淋巴液之中。

抗原（Antigen）
刺激免疫系统发生反应的任何物质。

抗氧化剂（Antioxidant）
在自由基对DNA和细胞的某些部分产生损害之前，能够把它中和掉的一种物质。

主动脉（Aorta）
这个身体中最大的动脉，可把血液从心脏的左心室运送到身体的其余部分。

细胞凋亡（Apoptosis）
也就是遗传意义上的细胞死亡，这个机制可以在身体发育阶段帮助身体器官的塑造，也能够破坏异常的体细胞。

四肢骨骼（Appendicular skeleton）
上肢带骨、肢体躯干和下肢骨骼。

缺氧状态（Apoxia）
氧气缺少。

心律不齐（Arrhythmia）
异常心律的一种。

小动脉（Arteriole）
从动脉分支下来的比较小的血管，它与毛细血管相连接。

动脉（Artery）
通过压力把血液由心脏运往身体组织的一种大血管。

联合区（Association areas）
这是大脑皮层的一个区域，它既可以综合不同的输入信息，也可以对感知、推理、记忆和其他复杂的认知功能产生反应。

星细胞（Astrocytes）
这是指大脑中的有分支的胶质细胞，它可以为大脑神经元提供营养，还具有其他支撑功能。

动脉粥样硬化斑块（Atherosclerotic plaque）
这是指动脉血管内壁上异常的堆积物，一般由脂肪类物质、钙盐以及其他物质构成。

房室结〔Atrioventricular (AV) node〕
在心房和心室之间的一个大块组织，它可以接受窦房结的神经脉冲，并把它传送至心室肌。

房室瓣（Atrioventricular valve）
这是指两个心脏瓣膜，通过它血液可以从心房流向心室，并防止血液回流心房。

心房（Atrium）
这是指两个上部的心腔，左心房接受从肺传过来的含有氧气的血液，右心房接受从组织传送过来的脱氧的血液。

先兆（Aura）
这是一种感觉或情绪反应，它是急性癫痫发作或者偏头疼的警告特征之一。

自身免疫性（Autoimmunity）
这是一种免疫系统错误地袭击了身体自身组织的一种异常现象。

植物神经（Autonomic nerves）
与植物神经系统相联系的神经，它可以调节非意愿或者自主的身体功能。

常染色体（Autosome）
不能携带性特征基因的染色体。

中轴骨骼（Axial skeleton）
头骨、胸骨和脊柱。

轴突（Axon）
一个较长的突出部分，还具有分支状末梢，它来自于神经元的细胞体，神经脉冲沿着轴突运行。

游离神经末梢（Bare nerve endings）
存在于皮肤中的疼痛感受器。

嗜碱白细胞（Basophil）
这是可以吞噬和破坏微生物的一种类型的白细胞，在过敏反应之中，它也具有一定的作用。

B细胞（B cell）
这是一种淋巴细胞（白细胞），它来自于骨髓，它能够在免疫反应期间产生抵御外来细胞或物质的抗体。

良性（Benign）
非恶性、非癌性的肿瘤。

双侧对称（Bilateral symmetry）
由两部分组成的物体，两个部分一模一样。

胆汁（Bile）
一种黄色液体，它可以帮助脂肪的消化。它是由肝脏产生的，由胆囊释放的。

生物钟（Biological clock）
一种与松果体相联系的守时机制，松果体可以调节周期性的生理事件例如睡觉、醒来。

胚泡（Blastocyst）
这是一种早期的胚胎阶段，它是由气球一样的球状细胞包围的小细胞群构成的。

中枢神经系统（CNS）
大脑和脊髓。

血脑障壁（Blood-brain barrier）
大脑毛细血管管壁的专有名词，它可以防止某种类型的有害分子从血液进入大脑中。

凝血（Blood clotting）
血液凝结成浓胶状。

血压（Blood pressure）
心脏收缩产生的血液压力，它可以保持血液循环通过心血管系统。

骨髓（Bone marrow）
在胸骨和髋骨等骨空腔之中的柔软、海绵状的组织。骨髓中的干细胞可以产生红细胞和白细胞。

骨组织（Bone tissue）
构成骨的矿物化结缔组织。

大脑偏侧优势（Brain lateralization）
这是指特定大脑活动功能的分配，例如语言功能，主要在大脑两个半球中的一个。

脑干（Brain stem）
由脑桥、延髓和中脑组成的大脑区域。

细支气管（Bronchiole）
肺中小的具有分支的空气通道。

支气管（Bronchus）
它是气管的分支，一直通到肺。

烧伤（Burn）
由于过热、辐射或者酸碱等刺激导致的组织破坏。

癌症（Cancer）
这是一种疾病状态，细胞无限制地大量繁殖并形成恶性疾病，它可以扩散到身体的其他部位。

毛细血管（Capillary）
最细的血管，血液中的物质向体细胞的移进移出都要跨过毛细血管管壁。

心动周期（Cardiac cycle）
完整的一次心跳周期。

心肌（Cardiac muscle）
心脏中的肌纤维。

心脏起搏点（Cardiac pacemaker）
心脏里的一串细胞，它具有调控心脏跳动的作用。

软骨（Cartilage）
比较强韧的结缔组织，一般垫在骨骼和关节处，也为类似鼻子、耳朵等器官提供支持。

良性（Benign）
非恶性、非癌性的肿瘤。

软骨关节（Cartilaginous joint）
在骨与骨之间连接处的空隙中填充着软骨就形成了这种类型的关节。软骨关节只能允许轻微的活动。

盲肠（Cecum）
在大肠（结肠）的开始端有一个一端封闭的末梢囊就是盲肠。

细胞（Cell）
细胞是生命的最小单位。就个体而言，细胞的构件是没有生命的。

细胞免疫（Cell-mediated immunity）
由各种类型的活动T细胞控制的免疫行为，它可以进攻受感染的或异常的体细胞或者移植的细胞，还能释放调整免疫反应的化学物质。

小脑（Cerebellum）
大脑后部的区域，它是保持姿势和调整四肢活动的控制反射区。

大脑皮层（Cerebral cortex）
脑半球的薄的外层。它的某些部分能够接受感觉神经和其他协调反应的输入信息。

脑脊液（Cerebrospinal fluid）
包围在脑与脊髓外周的清澈液体。

大脑（Cerebrum）
它是脑部最大、发育程度最高的部分，它可分为左、右两个半球，它是大脑的认知功能区，比如思想和学习等。

化学感受器（Chemoreceptor）
对化学刺激有反应的感觉细胞。

绒毛膜（Chorion）
它是围绕早期胚胎而发育成的几个膜的其中一种，后来它又变成了胎盘的主要部分。

绒毛膜绒毛样检（Chorionic Villus sampling）
这是怀孕早期的一种取样程序，通过对胎盘提取的组织样本进行分析，以检查胎儿可能出现的基因缺陷。

染色体（Chromosome）
DNA分子以及与之联系的蛋白质。

食糜（Chyme）
吞咽的食物与从胃向小肠传递的胃液的半流质混合物。

纤毛（Cilia）
脆弱、可移动、像毛发一样的细胞结构。

克隆（Clone）
这是与它们的单个母体或母细胞从基因上完全一样的一个生物体或细胞。

耳蜗（Cochlea）
这是内耳中的环形并充满液体的腔室。在这里，声波被翻译成信号，而这种信号又能够被大脑翻译成声音。

密质骨（Compact bone）
这是致密的骨组织，它构成了所有骨的外层部分以及长骨的躯干部分。它含有血管和神经的通道。

补体系统（Complement system）
这是一套蛋白质，在免疫反应期间，它可以帮助定位并破坏病原（抗原）。

视锥细胞（Cones）
这是眼睛内部的光感受器，它对亮光起反应，并能够提供强烈和彩色的视觉感觉。

先天性（Congenital）
从出生时就有的。

结缔组织（Connective tissue）
类似骨骼、软骨、韧带、肌腱一类的组织，它用来支撑身体的器官以及其他结构。

角膜（Cornea）
眼睛前方透明的外层，它与眼球的晶状体一起共同使光线的焦点正好打在视网膜上。

胼胝体（Corpus callosum）
这是一个由几千万个神经轴突所组成的带状结构，它连接着左右两个大脑半球。

黄体（Corpus luteum）
它是排卵后发育的一种结构，它可以分泌激素（孕酮和雌激素）进而为可能的怀孕做好子宫内膜的准备工作。

皮质醇（Corticosteroid）
这是由肾上腺分泌的一种类固醇类激素，它可以减轻组织的炎症。

细胞因子（Cytokine）
这是一种在某些免疫反应中发挥作用的信号物质。

细胞质（Cytoplasm）
这是细胞的半流质部分，它包含除了细胞核之外的所有细胞器。

细胞骨架（Cytoskeleton）
它是由蛋白质丝组成的网络结构，它可以为细胞提供内部支持和内部结构，也可以帮助细胞运动和细胞分裂。

树突（Dendrite）
这是指神经元短分支的延长部分，它可以接受其他神经元的神经冲动。

树突细胞（Dendritic cell）
这是一种类型的防御细胞，它可以帮助淋巴细胞启动免疫反应。

真皮（Dermis）
这是皮肤的内层，在表皮层之下。真皮层含有感觉神经末梢、皮脂腺、毛囊以及血管和淋巴管。

横膈（Diaphragm）
这个拱形的骨骼肌把胸腔和腹腔分开。

舒张期（Diastole）
心脏周期的一个时期，它是指心室放松并充满血液的时期。

消化（Digestion）
是指通过物理和化学方法把食物分解成身体可以吸收的小分子的过程。

疾病（Disease）
正常人体及功能出现的异常状况。

传病媒介（Disease vector）
一种媒介（像昆虫）可以将致病病原体从被感染的有机体或物质传播到新的寄主。

脱臼（Dislocation）
这是指骨骼脱离了关节，脱臼通常会导致关节韧带和肌腱以及二者同时出现拉伤。

DNA
脱氧核糖核酸，它是遗传物质，由被称作核苷酸的小单位所组成。

DNA指纹识别（DNA fingerprint）
这是指每个人独特的DNA核苷酸的排列顺序，除了双胞胎是相同的，世界上没有两个人会有同样的DNA排序。

DNA修复（DNA repair）
这是细胞自然的修复过程，酶类可以修复DNA链条上的缺陷。

显性基因（Dominant gene）
这种版本的基因可以覆盖另外一个相似基因的隐性版本。

毒瘾（Drug addiction）
指的是严重的药物依赖性，它通常会伴随一个对于依赖药物的提高药量期和生理适应耐受期。

动态平衡（Dynamic equilibrium）
在对类似旋转、加速和减速等方面运动头部位置的反应进行监测的一种平衡状态。

外胚层（Ectoderm）
这是指人类胚胎早期形成的最外面的组织层，它的细胞最后发育成皮肤和神经组织。

卵细胞（Egg cell）
这是一个成熟的女性生殖细胞，也被称为卵子。

心电图（ECG或EKG）
这是心脏电位活动的记录，它是通过固定在皮肤上的电极所监测的结果。

胚胎（Embryo）
指的是发育早期，这是指从受精开始一直持续到怀孕第八个周末这个短短的开始阶段。

内分泌腺（Endocrine gland）
能够分泌激素的一种腺体，这种激素通常通过血液被送到靶细胞。

内胚层（Endoderm）
人类胚胎早期的最里边的组织层。它将发育成体内的很多器官。

内质网（Endoplasmic reticulum）
细胞膜的内部系统，它参与蛋白质和其他分子的合成、改变和运输。

内啡肽（Endorphin）
大脑产生的一种化学物质，它具有天然止痛剂的作用。

内窥镜检查（Endoscopy）
这是通过人体的自然开口或切口将纤维光学装置插入人体的一种检查方式。

脑啡肽（Enkephalins）
这是内啡肽的一种形式。

酶类（Enzyme）
可以加速（催化）化学反应的一种蛋白质。

嗜酸性粒细胞（Eosinophil）
这是一种类型的白细胞，它能够消化外来物质，并参与对抗寄生虫、蠕虫和过敏原的免疫反应。

表皮层（Epidermis）
皮肤的外面一层。

会厌（Epiglottis）
喉部的一个软骨片状的垂悬物，在吞咽东西时，它覆盖喉部，防止食物进入喉部的气管开口。

上皮细胞（Epithelium）
它是由单层紧密组合的细胞组成的一个组织。它覆盖在身体的内部和外表面。

红细胞（Erythrocyte）
血液中的一种细胞，含有血红蛋白。

促红细胞生成素（Erythropoietin）
肾细胞释放的一种激素，它可以刺激红细胞的产生。

雌激素（Estrogens）
女性的性激素，它是由卵巢产生的。

咽鼓管（Eustachian tube）
连接中耳和咽喉的一个细管。

外分泌腺（Exocrine gland）
这种腺体可以释放类似汗液和泪液一类的物质进入管道，然后由管道再将这些物质传输到皮肤表面或者进入人体的空腔和空腔器官。

胞外液（Extracellular fluid）
细胞外的所有体液，例如血浆。

受精（Fertilization）
卵细胞核与精子细胞核的融合。

用胎儿镜观察胎儿（Fetoscopy）
这是一种内窥镜方法，它可以直接观察子宫内胎儿的发育情况，以对可能的疾病进行产前诊断。

胎儿（Fetus）
胚胎在子宫内发育八周以后就被叫作胎儿。

发热（Fever）
体内的核心温度高于正常范围。

纤维关节（Fibrous joint）
两骨之间通过纤维结缔组织相连。

过滤（Filtration）
在肾脏中，通过肾单位过滤血液中的物质。过滤是尿液形成的第一步。

卵泡（Follicle）
在卵巢内卵母细胞（卵子）发育的结构体，它还与其他细胞一起共同行使生殖功能。

枕骨大孔（Foramen magnum）
颅骨上最大的开口，也是脊髓与脑干相连的地方。

中心凹（Fovea）
视网膜上视锥细胞的致密区，这是视觉最鲜明的区域。

卵泡刺激素（FSH）
它是由垂体产生的，它可以刺激女性的卵子和男性的精子产生。

神经节（Ganglion）
一团神经细胞体。

胃液（Gastric fluid）
胃进行食物消化的非常酸的液体。

胃肠道（Gastrointestinal tract）
消化道。

基因（Gene）
DNA片段，它含有制造特殊蛋白质的指令。基因是遗传的基本单位。

基因突变（Gene mutation）
基因内核苷酸排列顺序的改变，例如有的核苷酸被删除了。

基因排列顺序（Gene sequence）
组成人类基因核苷酸的排列顺序。

基因治疗（Gene therapy）
这项技术是把一个或多个正常基因转移到细胞内，以弥补缺陷基因的缺陷。

遗传密码（Genetic code）
在基因的核苷酸排列顺序和蛋白质中的氨基酸之间的化学交流信号。每一个氨基，由三个核苷酸序列进行解码。

基因组（Genome）
整个染色体的所有DNA。

生殖细胞（Germ cells）
生殖器官产生的细胞，它将发育成卵子（卵巢）或者精子（睾丸）。

怀孕（Gestation）
怀孕的过程要持续280天左右。

生长激素（GH）
也叫作人类生长激素（HGH）。

腺体（Gland）
它是一个器官或一组细胞，能够产生或释放一种或更多的物质，例如激素、消化液、汗液和泪液。

肾小球（Glomerulus）
是肾单位中的一串环状的毛细血管，来自于血液中的水和溶解的物质在这里得到了过滤。

声门（Glottis）
声带之间的开口。

糖元（Glycogen）
葡萄糖在人体内储存的化学形式，大部分糖元被储存在肝脏和肌细胞中。

高尔基体（Golgi apparatus）
一个专门负责蛋白质改变、归类和包装并使其从细胞中输出的细胞。

灰质（Gray matter）
这是大脑皮层和脊髓之中的神经组织。灰质中含有神经细胞体，白质中没有。

生长因子（Growth factor）
这是一种信号分子，它可以引起细胞的分裂，引导组织和器官的生长。

味觉（Gustation）
品尝味道的感觉。

听毛细胞（Hair cell）
这是一种可以刺激神经冲动的机械感受器，它在弯曲或倾斜时会启动神经脉冲。

辅助T细胞（Helper T cell）
这是一种类型的淋巴细胞，通过激活和引导其他细胞的免疫反应来刺激免疫系统的反应。

血红蛋白（Hemoglobin）
这是含有铁的蛋白质，它存在于红细胞中并与氧气结合在一起。

止血法（Hemostasis）
主要是通过血液凝结阻止血液的流失。

肝门静脉系统（Hepatic portal system）
肝脏里边的一套血管，通过肝门静脉可以接收来自消化道的富含营养的血液。

海马（Hippocampus）
它是大脑边缘系统的一个结构体，它在长期记忆的形成方面具有一定的作用。

组胺（Histamine）
这是肥大细胞释放的化学物质，它可以促使炎症的发生，如过敏反应。

体内平衡（Homeostasis）
这是体内平衡的一种状态，在很大程度上它是通过调整血液和组织液化学组成的调节机制来实现的。

激素（Hormone）
一种信使分子，由内分泌腺产生并通过血液传给靶细胞和组织。

皮下组织（Hypodermis）
正好在皮肤之下的结缔组织层。

下丘脑（Hypothalamus）
大脑底部的一个区域，它可以调节不同的代谢过程，例如体温和食欲。

免疫反应（Immune response）
身体对外来物质（抗原）的生理反应。

免疫（Immunization）
这是一种类似接种疫苗的过程，它可以激发某轻度的免疫反应，因而对某种特殊的疾病产生免疫能力。

免疫缺失（Immunodeficiency）
免疫反应的异常下降或总体缺失。

着床（Implantation）
早期的受精卵嵌入子宫壁的过程。

发炎（Inflammation）
对于感染或刺激的一般性的免疫系统反应，表现为变红、发热和肿胀。

遗传性（Inheritance）
这是指遗传特征由父母向子女的传播过程。

先天免疫（Innate immunity）
这是一般的免疫反应，具体包括发炎以及补体蛋白质的激活。

内耳（Inner ear）
耳朵最里边的部分，它由耳蜗和半规管组成，有听觉器官和前庭器官，这个器官对于平衡非常重要。

覆被（Integument）
身体的覆被物，对于人类来讲就是指皮肤。

肋间肌（Intercostal muscles）
这是指肋骨之间的肌，在呼吸时它使胸腔膨胀。

干扰素（Interferons）
一组蛋白质，它帮助调节对病毒和某些癌细胞的免疫反应。

内环境（Internal environment）
指的是体内包围体细胞的液体环境，由血液和组织液构成，但不包括细胞内部的液体。

中间神经元（Interneuron）
这是指大脑和脊髓中的神经元，它只与其他神经元交流信息。

椎间板（Intervertebral disk）
脊椎之间的软骨盘。

离子辐射（Ionizing radiation）
这是一种电磁辐射，它在改变原子结构方面具有充足的能量。

虹膜（Iris）
这是指眼睛的彩色部分，它能够扩大或收缩瞳孔的大小，以调节入眼的光亮度。

核型（Karyotype）
体细胞染色体的完整汇集，它通常显示了人类的23对染色体。

角蛋白（Keratin）
在皮肤的表皮、毛发和指甲细胞中发现的一种蛋白质。

杀伤性T细胞（Killer t cell）
这是一种类型的淋巴细胞，它可以直接破坏被特殊的病毒和细菌感染的细胞。

分娩（Labor）
娩出新生儿的过程。

分泌乳汁（Lactation）
妇女乳腺（乳房）奶水的产生和分泌。

喉（Larynx）
气管的上部分，它含有声带。

晶状体（Lens）
眼睛中薄而透明的结构，它可以将光的焦点调节到视网膜上。

白细胞（Leukocyte）
白血球的一般名称。

黄体生成素（LH）
这是黄体化的激素，它是由脑垂体前叶释放的，黄体生成素能够刺激女性排卵和刺激男性睾酮的产生。

韧带（Ligament）
这是一种强韧的带状结缔组织，它在关节部位将两骨相连。

边缘系统（Limbic system）
大脑的一个区域，它可以对情绪、动机和记忆过程进行集中控制或影响。

油脂（Lipid）
一种多油的化合物，它给细胞提供能量，构建类似细胞膜的结构成分。

淋巴液（Lymph）
这是淋巴管中传送的组织液。

淋巴结（Lymph node）
它是一个小器官，通常成串存在，一般存在于腋窝、腹股沟、颈部、胸部和颈部。在外来物质进入血液之前，淋巴结中的白细胞负责搜集并破坏这些外来物质。

淋巴细胞（Lymphocyte）
这是一种类型的白细胞，它包括T细胞和B细胞，它们都参与免疫反应。

淋巴管系统（Lymph vascular system）
淋巴系统的管道，它主要负责淋巴液的搜集和运输。

溶解酵素（Lysozyme）
泪液、唾液和汗液中的一种抗细菌的酶类。

巨噬细胞（Macrophage）
它是在组织内行使功能的一种大的白细胞，它可以吞噬并破坏细胞垃圾以及类似细菌之类的外来物质。

肥大细胞（Mast cell）
这是组织内的一种白细胞。肥大细胞可以释放类似组胺之类的炎性物质。

机械性刺激感受器（Mechanoreceptor）
对于机械压力产生反应的感觉感受器。

减数分裂（Meiosis）
可以产生配子（精子、卵子）的一种细胞分裂形式。只有在睾丸（男性）和卵巢（女性）的细胞中才能进行减数分裂。

迈斯纳小体（Meissner's corpuscles）
这是皮肤内的机械性刺激感受器，它对低频率的振动和压力比较敏感。

黑色素（Melanin）
使皮肤、毛发和眼睛具有颜色的色素。

黑素细胞（Melanocyte）
这是专门产生黑色素的细胞，它可以是棕色、黑色或黄色的。黑素细胞使得皮肤呈现各种肤色。

记忆细胞（Memory cells）
这是指T细胞和B细胞的小群体，它在免疫反应之后继续保存在体内，以便后来再遇到同样抗原时可以表现得更强壮、反应也更快。

脑脊膜（Meninges）
覆盖脑与脊髓的膜。

绝经（Menopause）
这是指月经逐渐停止的过程，绝经通常发生在女性的四十岁末期和五十岁早期。

月经周期（Menstrual cycle）
是指由未怀孕妇女子宫排出血液和脱落子宫内膜的周期。

梅克尔触盘（Merkel's disks）
是指皮肤内的机械性刺激感受器，它对细微轻柔的接触和压力比较敏感。

代谢（Metabolism）
是指细胞内所有化学反应的概括，通过代谢可以获得并产生能量。

显微外科（Microsurgery）
利用小型仪器进行的外科操作，一般会通过微小的开口进入。

微绒毛（Microvillus）
某些表皮细胞表面类似毛发一样的突起物，小肠内膜上的微绒毛专门负责营养物质的吸收。

中耳（Middle ear）
耳朵的中心腔，由它向内耳传递声音。它含有三个微小的耳骨和鼓膜。

线粒体（Mitochondrion）
能够产生细胞能量ATP（三磷酸腺苷）的细胞器。

有丝分裂（Mitosis）
这是一种细胞分裂的形式，通过这种分裂方式，身体组织进行生长，体细胞进行复制。

单克隆抗体（Monoclonal antibodies）
这是在实验室生产出的抗体，它是由一个单亲细胞的后代细胞制造出来的。

运动神经元（Motor neuron）
这是从中枢神经系统向肌肉和腺体传送运动脉冲的神经元。

运动单位（Motor unit）
是指肌组织内的一种神经元及其所控制的所有骨骼肌纤维。

黏膜（Mucous membrane）
一种薄而潮湿的膜，它含有黏液腺。黏膜被覆在对外开放的体腔之内。

肌疲劳（Muscle fatigue）
由于肌纤维（肌细胞）长时间工作，使得肌收缩产生的张力和力度降低。

肌纤维（Muscle fiber）
就是单个的肌细胞，它由成束的肌原纤维组成。在经受神经冲动刺激时，肌组织能够收缩（变短）。肌组织的三种类型是心肌、骨骼肌和平滑肌。

肌肉张力（Muscle tone）
是指肌肉在低水平收缩时的稳定状态，骨骼肌的张力有助于关节的稳定。

突变（Mutation）
是指基因化学构成的改变。突变可以自然发生，也可以由于受到病毒、离子辐射、化学物质及其他因素的影响刺激发生。

髓鞘（Myelin sheath）
包围许多运动和感觉神经轴突的多脂而又绝缘的覆盖物，它是由神经鞘细胞外膜形成的。

心肌（Myocardium）
心脏的肌肉组织。

肌原纤维（Myofibril）
肌细胞上可收缩的丝。

自然杀伤细胞（Natural killer cells）
对于体内外源物质进行一般性抵制的淋巴细胞。

负反馈（Negative feedback）
这是体内平衡的一种机制，某些异常的变化会激发对这个异常变化的反击反应。

肾小管（Nephron）
在肾脏中发现的微小管道，它过滤血液中的废物、无用物质和废液以产生尿液。

神经（Nerve）
一束神经元轴突及其支持细胞。

神经冲动（Nerve impulse）
这是一种跨过神经元细胞膜的短暂的电压运动。神经脉冲可以使得信息在神经细胞和身体其他部分之间互相传送，它也被叫作动作电位。

神经束（Nerve tract）
存在于中枢神经系统上的像电缆一样的一捆神经元轴突。

神经组织（Nervous tissue）
这种类型的身体组织包括神经元和与之联系的支持细胞。

神经内分泌（Neuroendocrine）
大脑中的控制中心，在下丘脑和肾上腺之间的互相作用可以控制许多生理功能。

神经胶质（Neuroglia）
这是对神经元提供物理和代谢支持的细胞，人体内有一半以上的神经组织都是由神经胶质构成的。

肌神经接点（Neuromuscular junction）
这是指运动神经元与骨骼肌纤维的连接点。

神经元（Neuron）
一个神经细胞。

神经递质（Neurotransmitter）
神经细胞释放的所有信号性的化学物质。

中性粒细胞（Neutrophil）
吞噬和破坏外源物质的一种白细胞。

伤害感受器（Nociceptor）
一种疼痛感受器，通常是指一种游离神经末梢。

神经核（Nuclei）
这是指存在大脑中的神经节（成串的神经细胞体）。

核酸（Nucleic acid）
这是一个长的链状大分子，它由核苷酸构成，DNA和RNA都属于核酸的类型。

细胞核（Nucleus）
含有绝大多数细胞遗传物质的细胞器，遗传物质在染色体当中以DNA的形式存在。

营养物质（Nutrient）
这是体内不能自然制造的一些物质，它是人体正常功能所必须的物质。

肥胖（Obesity）
体内脂肪过多，一般来讲，按照年龄和身高，超出建议体重的20%就属于肥胖。

嗅觉（Olfaction）
闻到气味的感觉。

嗅觉感受器（Olfactory receptor）
鼻腔内的一种感受器，它对气味分子比较敏感。

致癌基因（Oncogene）
能够引起癌症的基因，致癌基因一般是由以前的正常基因经过一次突变以后形成的。

卵母细胞（Oocyte）
一个发育中的卵子。

器官（Organ）
身体的组成部分，例如心脏、肝、胃和大脑，它是由一个或多个组织构成并共同履行特殊的功能。

柯蒂氏器官（Organ of Corti）
内耳的一个区域，它含有涉及听力的感觉毛细胞。

细胞器（Organelle）
它是细胞内的囊或一个间室，它由膜包围并具有特定的功能。

听小骨（Ossicles）
中耳骨（砧骨、锤骨和镫骨）。

成骨细胞（Osteoblast）
形成骨的细胞。

渗透压感受器（Osmoreceptor）
可以探测到体液中渗透压变化的感受器。

骨单元（Osteon）
密质骨的基本结构单位。

位砂（Otoliths）
内耳中的碳酸钙结晶，它对于重力和速度的改变有感觉。

排卵周期（Ovarian cycle）
卵巢每月一次的周期性变化，在这个周期内卵泡发育，卵子排出。

排卵（Ovulation）
在女性月经周期中卵子从卵巢的释放。

缺氧（Oxygen debt）
在血液中的一个降低的氧气水平，这种现象是由于工作的肌细胞消耗的能量比它补充更新得快而造成的。

催产素（Oxytocin）
由下丘脑分泌的激素，它可以在分娩期间刺激子宫收缩和女性乳腺乳汁的排出。

帕西尼体（Pacinian corpuscle）
在皮肤和某些内部器官上对压力敏感的机械感受器。

疼痛（Pain）
对于身体组织伤害的一种感知。

寄生虫（Parasite）
一种传染性的微生物，它可以从寄主组织中获取营养。

副交感神经（Parasympathetic nerves）
可维持正常身体机能的生理过程，例如消化和分泌；它是周围神经系统中的植物神经系统。

病原体（Pathogen）
导致疾病的微生物。

肩胛带（Pectoral girdle）
这是指连接和支持上肢的一套骨骼，具体包括肩胛骨和锁骨。

骨盆带（Pelvic girdle）
这是构成骨盆以及连接和支持下肢的一套骨骼。

知觉（Perception）
对于来自感觉器官的刺激所进行理解和翻译的意识过程。

心包（Pericardium）
这是包围心脏并覆被在心包腔内部的双层膜。

周围神经系统（Peripheral nervous system）
从脊髓和大脑发出的神经纤维束。

肠蠕动（Peristalsis）
食物或粪便移动并通过消化道时的那种像波浪一样的肌收缩。

pH度标（Ph scale）
这个度标用于测量血液和其他体液的相对酸度。其范围是从0（酸度最高）到14（碱度最高）。pH为7时被认为是中性的。

吞噬细胞（Phagocyte）
能够吞噬和破坏类似外源细胞、死体细胞和其他残骸等物质的一种细胞。

信息素（Pheromone）
是外分泌腺释放的一种物质，它是一种在同种不同个体之间社会交流的信号物质。

光感受器（Photoreceptor）
这是一种对光能具有反应的感觉感受器，例如视网膜上的视杆和视锥。

脑垂体（Pituitary gland）
这是大脑中的内分泌腺，它与下丘脑相互作用，协调和控制各种生理机能，包括其他类型的内分泌腺。

胎盘（Placenta）
为正在发育的胎儿提供营养的器官，它还可以运走废料。它的结构有助于防止母体血液与子体血液的混合。

血浆（Plasma）
血液的液体部分。

浆细胞（Plasma cell）
可以产生抗体的一种类型的T细胞。

血小板（Platelets）
这是血液中的细胞碎片，它具有凝血功能。

胸膜（Pleural membrane）
包围肺以及覆被胸腔内表面的一种双层的浆膜。

多基因性状（Polygenic trait）
由几个基因影响的特征表现。

脑桥（Pons）
这部分脑干是延髓与中脑连接的部位。

正反馈（Positive feedback）
这是一种体内平衡机制，它会强化初始表现的变化。例如，它可以在生育期间加强分娩时的收缩。

朊病毒（Prion）
一种只有蛋白质组成的传染颗粒。

黄体酮（Progesterone）
卵巢释放的女性性激素，它帮助子宫为怀孕作准备。

本体感受器（Proprioreceptor）
与监测身体器官位置有关的感觉感受器。本体感受器与关节、肌腱和韧带相联系。

前列腺素（Prostaglandins communication）
这种化学物质可以影响身体的许多机能，例如平滑肌收缩和血压。

假肢（Prosthetic）
人工制造的身体部分，例如关节和肢干等。

青春期（Puberty）
人类性成熟的一个发育阶段，第二性征开始出现。

肺循环（Pulmonary circuit）
是指从心脏到肺，又从肺到心脏的血液循环路径。

脉搏（Pulse）
是指动脉随着心脏泵血而进行的舒张和收缩的节律。

普肯野纤维（Purkinje fibers）
心脏内部能够传递收缩信号的特殊纤维。

重吸收（Reabsorption）
在肾脏中，来自血液的已经过滤的必需物质随着尿液的形成又回到了血液中，这个过程就是重吸收。

感受器（Receptor）
在细胞上（内）的一种蛋白质，它可以受到特殊刺激物的激活。感觉感受器就是个例子。

隐性基因（Recessive gene）
可以被同一基因的显性基因版本所覆盖的基因。通常来讲，隐性基因支配的性状，只有在它遗传了父母双方的隐性基因的时候，才能显现出来。

红骨髓（Red marrow）
在这种类型的骨髓中可以形成血细胞。

反射作用（Reflex）
对于刺激物的一种自动反应。

释放激素（因子）（Releasing hormone）
这是一种来源于下丘脑中的激素，它给脑垂体前叶发信号，让其释放其中的一种激素。

呼吸周期（Respiratory cycle）
吸入空气而后又呼出的呼吸周期。

静止膜电位（Resting membrane potential）
静止神经元的细胞膜上的电位状态（电压）。

视网膜（Retina）
眼中对光敏感的神经组织。

RNA（Rna）
这是存在于人类细胞中的核糖核酸，DNA当中的遗传指示要转换成RNA，然后直接指导细胞的反应。

视杆细胞（Rods）
这是视网膜上的光感受器，它主要对暗淡的光线有反应；视杆细胞主要在夜视时发挥作用。

肌原纤维节（Sarcomeres）
这是可以收缩的骨骼肌纤维单位。

巩膜（Sclera）
眼球外面的白色的外层覆被。

第二性征（Secondary sexual characteristic）
类似胡须生长、乳房发育之类的性状，它与性别有关，但是并不直接涉及生殖现象。

排泌作用（Secretion）
在肾脏把血液中过滤的废料运进正在形成的尿液之中。

自身标记（Self marker）
能够被识别为自身细胞的分子。

半规管（Semicircular canals）
内耳中三个充满液体的小管，它们具有提供平衡感觉的作用。

半月瓣（Semilunar valve）
这是一个半个月亮形状的心脏瓣膜，它防止心脏左心室泵出的血液反流。

感觉（Sensation）
对刺激的意识感知。

衰老（Senescence）
正常的老化过程。

感觉适应（Sensory adaptation）
在感觉系统中感受器启动的神经脉冲发射减慢或停止的过程，即使这个刺激仍然继续。

感觉区（Sensory area）
加工感觉信息和产生感知感觉意识的大脑皮层区域。

感觉神经元（Sensory neuron）
这是周围神经系统的一个神经元，它传送着由感觉感受器启发的神经冲动。

感觉感受器（Sensory receptor）
能够察觉类似光、压力或是某种化学物质等刺激的一种感觉细胞或结构。

浆膜（Serous membrane）
被覆在一个封闭的体腔之内的膜，例如关节囊，或绒毛膜。

性染色体（Sex chromosome）
携带着能够确定胚胎性别基因的X或Y染色体。

窦房结［Sinoatrial (SA) node］
在心脏右心房的一串细胞，它可以启动和帮助调节心跳。

骨骼肌（Skeletal muscle）
附着在骨骼上的肌组织，它可受意识控制。

平滑肌（Smooth muscle）
这是在器官内壁上的肌组织，它通常不受意识所控制。

本体感觉（Somatic senses）
是指身体对触摸、压力、温度和疼痛的感觉。

身体感觉皮质（Somatosensory cortex）
这是大脑对来自皮肤、肌肉和关节信号的加工区域。

痉挛（Spasm）
肌肉的突然不自觉的收缩。

特殊感觉（Special senses）
嗅、味、视和听的感觉。

括约肌（Sphincter）
能够通过收缩和放松来控制物质通过开口的环形肌。

脾（Spleen）
能够过滤血液中的陈旧血细胞和残渣的器官。其内存储着大量的血细胞，也含有抗感染的白细胞。

静态平衡（Static equilibrium）
这是监测头部相对于地面位置的平衡感觉。

干细胞（Stem cell）
它是一种非特异性细胞，能够重复分裂，并能产生能够发育成特异化细胞的后代。

刺激物（Stimulus）
能量的一种形式，例如光或压力，它能够激活感觉感受器。

抑制基因（Suppressor gene）
一般来讲，抑制基因是指能够抑制其他致癌基因活动的一种基因。

交感神经（Sympathetic nerves）
植物神经系统的一部分，也就是能够刺激生理反应的神经，例如对压力和兴奋反应的心率变化等。

突触（Synapse）
是指神经细胞之间的空隙，神经冲动可以跨过它通过神经递质进行传播。

综合征（Syndrome）
集合了疾病和障碍特点的一系列症状。

滑膜关节（Synovial joint）
在两个互相连接的骨之间具有一个充满了液体的腔的关节。这种类型的关节活动更加自如。

体循环（Systemic circuit）
这是指在心脏和身体组织之间的心血管循环。

心脏收缩（Systole）
在心脏周期中心腔收缩将血液泵出心脏的时期。

促味剂（Tastant）
味蕾能够感觉的化学物质。

味蕾（Taste buds）
在舌头和上腭上的化学感受器，它能产生味觉。

T细胞（T cell）
这是一种淋巴细胞（白细胞），它在胸腺内变成了特异化，具有特殊的免疫反应功能。

肌腱（Tendon）
肌腱是一束强韧而又纤维化的结缔组织带，它将骨骼肌附着在骨骼上。

丘脑（Thalamus）
去往大脑皮层感觉信号的主要协调和转发中心。丘脑位于前脑内部。

温度感受器（Thermoreceptor）
这是指对温度变化起反应的感觉感受器。

组织（Tissue）
两种或多种类型的细胞结合体以及与之相联系并共同行使同一功能的一些物质被称为组织。

气管（Trachea）
由喉部通往肺部的通气腔道。

甘油三酯（Triglyceride）
这是血液中脂肪的最常见形式。甘油三酯是体内脂肪储存的主要形式，它是人体代谢的重要能量来源。

肿瘤（Tumor）
细胞的异常团块，既有良性的，也有恶性的。

尿素（Urea）
这是蛋白质代谢的废弃产品，它由肾滤过到尿液中。

血管收缩（Vasoconstriction）
在血管壁肌收缩时，血管内腔空间变小。

血管舒张（Vasodilation）
在血管壁肌放松时，血管内腔（空间）变大。

静脉（Vein）
把脱氧的血液从身体组织运回心脏的一种血管。

心室（Ventricle）
这是指心脏的两个下部的腔室，它们具有泵血的功能。

小静脉（Venule）
连接毛细血管和大静脉之间的小的静脉。

前庭器官（Vestibular apparatus）
这是一种通道和囊系统，它构成了内耳的平衡器官。

绒毛（Villus）
这是微小的手指样的黏液褶皱，例如被覆在小肠内部的黏膜。绒毛可以吸收营养物质。

视觉皮层（Visual cortex）
大脑从视觉神经接收信号的区域。

视野（Visual field）
眼睛可以看到的整个区域，它包括周围视觉。

白质（White matter）
脊髓内的神经组织，它有许多髓鞘包围的轴突。它与灰质不同的是，白质不含有神经细胞体。

X染色体（X chromosome）
含有基因的一套性染色体。如果胚胎从父母双方获得了X染色体，X染色体基因就能使胚胎发育成女性。

Y染色体（Y chromosome）
含有基因的一套性染色体。如果胚胎从父母双方获得了Y染色体，Y染色体基因就能使胚胎发育成男性。

受精卵（Zygote）
这是新个体的第一个细胞，它随着精子和卵子的结合应运而生。

鸣谢

感谢下列人员对本书的帮助：阿莱克斯·比尔斯基（Alex Bilsky）、约翰·戴维斯（John Davis）、汉娜·杰瑟普（Hunnah Jessup）、卡瑟琳·摩尔根（Kathryn Morgan）、丹尼尔·劳斯（Daniel Rausch）、玛瑞恩·舍帕德（Maureen Shepherd）、凯文·苏丽婉（Kevin Sullivan）、茱莉亚·缇坦（Juliana Titin）。

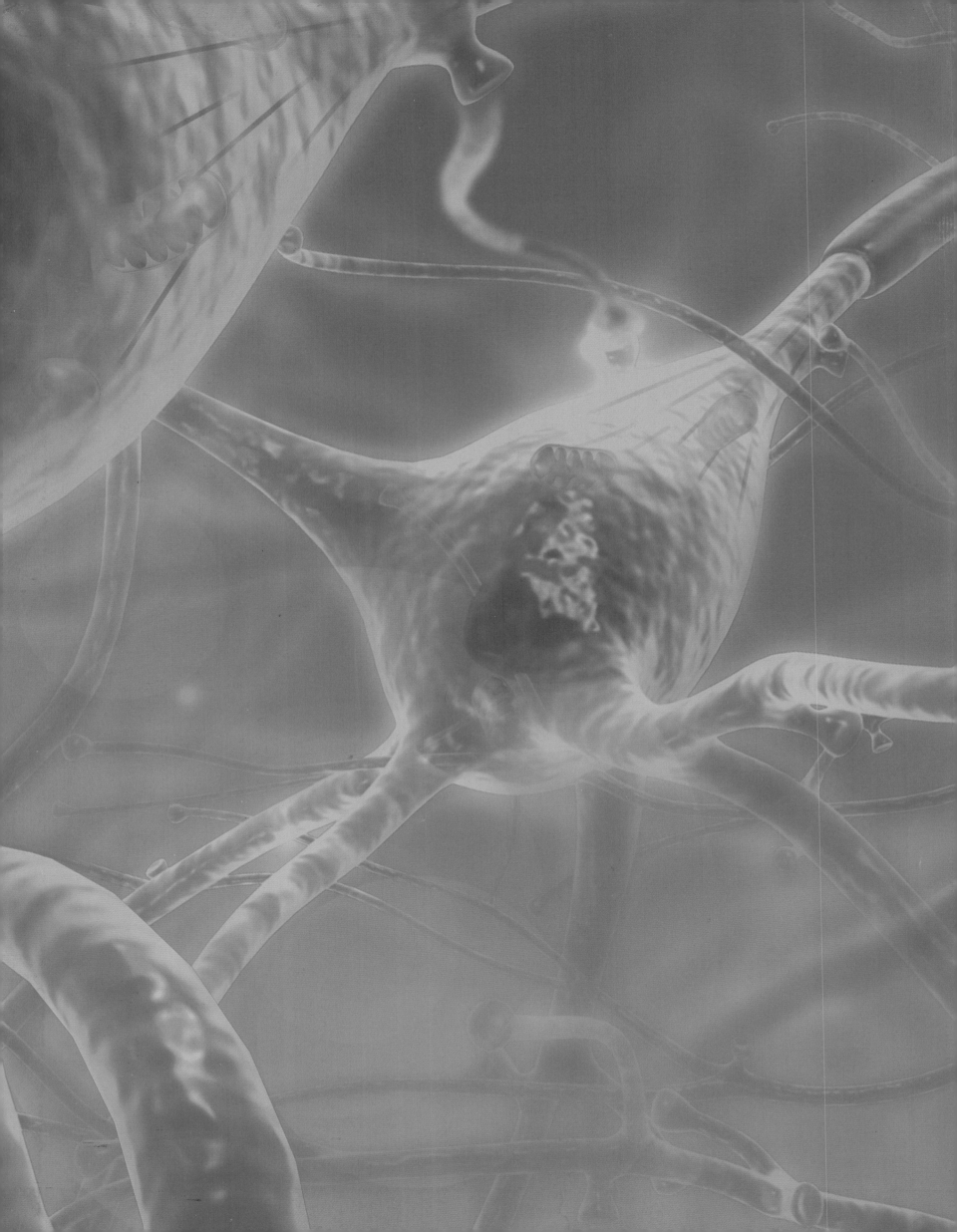